診断と治療の現況

colitic cancer

編集　渡邉　聡明
　　　味岡　洋一
　　　五十嵐正広
　　　田中　信治

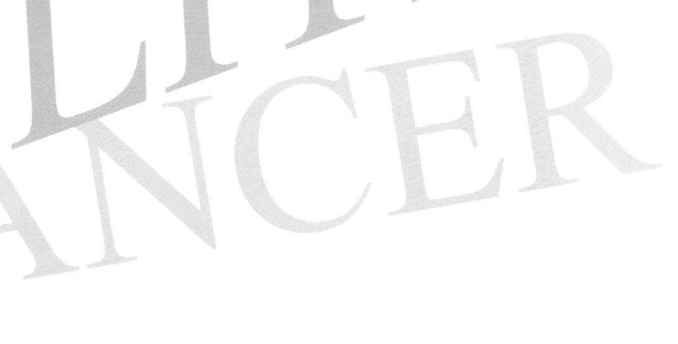

日本メディカルセンター

編集

渡邉	聡明	帝京大学医学部外科教授
味岡	洋一	新潟大学大学院分子・診断病理学分野教授
五十嵐正広		癌研有明病院内視鏡診療部部長
田中	信治	広島大学助教授・光学医療診療部部長

執筆 (執筆順)

武藤徹一郎		癌研有明病院院長
日比	紀文	慶應義塾大学医学部消化器内科教授
松岡	克善	慶應義塾大学医学部消化器内科
味岡	洋一	新潟大学大学院分子・診断病理学分野教授
田中	信治	広島大学助教授・光学医療診療部部長
岡	志郎	広島大学光学医療診療部
茶山	一彰	広島大学大学院分子病態制御内科学教授
渡辺	憲治	大阪市立大学大学院消化器器官制御内科学病院講師
押谷	伸英	大阪市立大学大学院消化器器官制御内科学助教授
荒川	哲男	大阪市立大学大学院消化器器官制御内科学教授
浜本	順博	大阪医科大学第二内科非常勤講師／Department of Gastroenterology and Hepatology, Karolinska Hospital／浜本クリニック副院長
Edgar Jaramillo		Department of Gastroenterology and Hepatology, Karolinska Hospital
平田	一郎	藤田保健衛生大学消化管内科教授
樫田	博史	昭和大学横浜市北部病院消化器センター助教授
大塚	和朗	昭和大学横浜市北部病院消化器センター講師
工藤	進英	昭和大学横浜市北部病院消化器センター教授
五十嵐正広		癌研有明病院内視鏡診療部部長
佐田	美和	北里大学東病院内科診療講師
小林	清典	北里大学東病院内科講師
横山	正	横山胃腸科病院院長
伊藤	治	三好町民病院内科部長
堀部	良宗	藤田保健衛生大学第二教育病院病理部助教授
勝又	伴栄	北里大学東病院内科助教授
清水	誠治	大阪鉄道病院医務部長・消化器内科部長
富岡	秀夫	大阪鉄道病院消化器内科副部長
多田	正大	多田消化器クリニック院長
松本	主之	九州大学大学院病態機能内科学講師
飯田	三雄	九州大学大学院病態機能内科学教授
樋田	信幸	兵庫医科大学内科学下部消化管科
松本	誉之	兵庫医科大学内科学下部消化管科教授
鈴木	公孝	富士クリニック院長
渡邉	聡明	帝京大学医学部外科教授
名川	弘一	東京大学大学院腫瘍外科教授
岩男	泰	慶應義塾大学包括先進医療センター専任講師
三富	弘之	国立病院機構相模原病院研究検査科長 (病理)
中村	隆俊	北里大学医学部外科診療講師
富永	圭一	獨協医科大学病理学 (人体分子)／内科学 (消化器)
藤井	茂彦	獨協医科大学病理学 (人体分子)／京都大学消化器内科
藤盛	孝博	獨協医科大学病理学 (人体分子) 教授
高崎	朋子	東京女子医科大学消化器内科
飯塚	文瑛	東京女子医科大学消化器内科
白鳥	敬子	東京女子医科大学消化器内科教授
板橋	道朗	東京女子医科大学第二外科講師
緒方	俊二	高野病院外科部長
山田	一隆	高野病院外科／院長
月岡	恵	新潟市民病院消化器科／副院長
佐野	正俊	佐野医院院長
藤田	浩史	藤田保健衛生大学消化器内科
高濱	和也	藤田保健衛生大学消化器内科助教授
有沢	富康	藤田保健衛生大学消化器内科助教授
中野	浩	藤田保健衛生大学消化器内科教授
大井	秀久	慈愛会今村病院消化器内科部長
西俣	嘉人	政記念研究所所長
末永	豊邦	鹿児島共済会南風病院外科／副院長

德留　一博	日当山温泉クリニック院長	
横山　泰久	横山胃腸科病院名誉院長	
所　　忠男	近畿大学医学部外科下部消化管部門講師	
奥野　清隆	近畿大学医学部外科下部消化管部門教授	
吉竹　直人	獨協医科大学内科学（消化器）	
武川賢一郎	獨協医科大学内科学（消化器）	
菅家　一成	獨協医科大学内科学（消化器）講師	
平石　秀幸	獨協医科大学内科学（消化器）教授	
荒木　俊光	三重大学消化管・小児外科学	
三木　誓雄	三重大学消化管・小児外科学助教授	
小林美奈子	三重大学先進的外科技術開発学	
楠　　正人	三重大学消化管・小児外科学教授	
中村　利夫	浜松医科大学第二外科講師	
倉地　清隆	浜松医科大学第二外科	
今野　弘之	浜松医科大学第二外科教授	
杉田　　昭	横浜市立市民病院外科診療担当部長	
木村　英明	横浜市立市民病院外科副医長	
小金井一隆	横浜市立大学市民総合医療センター難病医療センター講師	
鬼頭　文彦	横浜市民病院外科部長	
福島　恒男	横浜市立脳血管センター　センター長	
工藤　克昌	東北大学医学部生体調節外科	
舟山　裕士	東北大学医学部生体調節外科助教授	
福島　浩平	東北大学医学部生体調節外科講師	
佐々木　巖	東北大学医学部生体調節外科教授	
風間　伸介	東京大学大学院腫瘍外科	
井上　靖浩	三重大学消化管・小児外科学	
飯合　恒夫	新潟大学消化器・一般外科	
谷　　達夫	新潟大学消化器・一般外科	
岡本　春彦	新潟大学消化器・一般外科講師	
畠山　勝義	新潟大学消化器・一般外科教授	
角﨑　秀文	東京医科歯科大学大腸肛門外科／杏雲堂病院消化器科・外科医長	
樋口　哲郎	東京医科歯科大学大腸肛門外科
榎本　雅之	東京医科歯科大学大腸肛門外科講師
杉原　健一	東京医科歯科大学大腸肛門外科教授
鈴木　晴久	国立がんセンター中央病院内視鏡部
斎藤　　豊	国立がんセンター中央病院内視鏡部
下田　忠和	国立がんセンター中央病院臨床検査部病理医長
森谷　宜皓	国立がんセンター中央病院手術部部長
國弘　真己	中電病院内科
安保　智典	札幌厚生病院胃腸科主任部長
今村　哲理	札幌厚生病院副院長
藤沼　澄夫	東邦大学付属大橋病院消化器内科助教授
酒井　義浩	東邦大学付属大橋病院消化器内科教授
安田　正俊	日産厚生会玉川病院内科部長
高橋　　啓	東邦大学付属大橋病院病院病理部助教授
石黒　　陽	弘前大学医学部光学医療診療部助教授
山形　和史	弘前大学医学部内科学第一講座
島谷　孝司	弘前大学医学部内科学第一講座
棟方　昭博	弘前大学医学部内科学第一講座教授
池内　浩基	兵庫医科大学第二外科助教授
嵯峨山　健	兵庫医科大学第二外科
中埜　廣樹	兵庫医科大学第二外科
山村　武平	兵庫医科大学第二外科教授
西岡　　均	札幌厚生病院胃腸科医長
黒河　　聖	札幌厚生病院胃腸科医長
村岡　俊二	札幌厚生病院臨床病理主任部長
細見　周平	大阪市立大学大学院消化器器官制御内科学
澤田　鉄二	大阪市立大学大学院腫瘍外科学講師
高木　靖寛	福岡大学筑紫病院消化器科
古川　尚志	福岡大学筑紫病院消化器科
松井　敏幸	福岡大学筑紫病院消化器科教授
岩下　明德	福岡大学筑紫病院病理部助教授
後藤田裕子	札幌厚生病院臨床検査科主任部長

序　文

　近年，本邦での潰瘍性大腸炎患者数の増加に伴い，潰瘍性大腸炎癌合併例の報告数も増加しており，その診断・治療の重要性が増している．診断に関しては，欧米を中心としてサーベイランスの重要性が指摘され，多数の症例を対象とした報告がなされてきた．本邦からの報告もあるが，症例数，観察期間などさまざまな点で欧米からの大規模な検討には及ばない状況である．したがって，本邦ではサーベイランスに関して，これまでに発表された欧米からの報告に基づいた指針で対応してきた背景がある．一方，拡大内視鏡による pit pattern 診断など昨今の内視鏡診断学における進歩は著しく，これらがとくに大腸早期癌の診断において，大きな役割を果たしてきたのは周知の事実である．しかし，欧米のサーベイランスに関する検討は，より古い時代のデータに基づいたものであり，最新の精度の内視鏡診断学によって治療方針が決定されているわけではない．昨今，こういった内視鏡診断学の進歩によりサーベイランスを効率化する必要性が指摘されているが，潰瘍性大腸炎合併癌の診断は，一般早期癌の診断と異なり難しい点もある．その理由としては，炎症を背景とした病変の非病変部との境界が必ずしも明瞭でない点，炎症性変化により病理学的診断が困難な点，さらに病変が平坦で広い範囲にある場合がある点などがある．pit pattern 診断をはじめ，早期癌に対するは診断は pinpoint で病変に対して質的，量的診断が行われるのに対して，潰瘍性大腸炎では面での診断が必要となる．このような問題がある中で，本書では現在の内視鏡診断レベルによる潰瘍性大腸炎合併癌の診断の成果が紹介されている．

　一方，治療に関しては，dysplasia の扱い，手術適応，手術術式（開腹，腹腔鏡下），手術後の癌発生など様々な問題点がある．手術後の癌発生例は，これまでにおもに欧米から報告されているが，本書でも本邦における癌化例が報告されている．たとえば，数十年前，すなわち大腸全摘・回腸嚢肛門（管）吻合術が一般化されていなかった時代には，直腸を温存した結腸全摘・回腸直腸吻合術が施行された症例が現在より多かった可能性が考えられるが，術後数十年が経過したこのような症例で，実際に癌が発生した例も本書では紹介されている．これらは頻度は低いものの，決して無視はできない問題を提示している．

　このように潰瘍性大腸炎合併癌の診断，治療にはさまざまな問題点がある．これらを解決すべく，最新の技術に基づいた内視鏡診断，外科治療，さらには本書でも紹介されている遺伝子学的アプローチなどにより，新たな診断，治療体系を確立し，その検証を行っていく必要がある．そして，これからは本邦から外国に向けてそう

いった情報を発信していくことが重要だと思う．本書が，日常の潰瘍性大腸炎合併癌の診療に役立つと同時に，今後の潰瘍性大腸炎合併癌の診断と治療における新たな展開の先駆けとなることを期待できればと思う．

最後に，本書制作に当たって，ご執筆頂いた先生方をはじめ，貴重な症例をご提示いただいた先生方，また，アンケート調査にご協力を賜りました施設の方々に心より御礼申し上げます．

編　者

目 次

緒 言―UC の専門家に告ぐ　　武藤徹一郎　15

Ⅰ．疫学的総論　　日比　紀文，松岡　克善　17

 Ⅰ．colitic cancer の合併頻度／17
 Ⅱ．colitic cancer の危険因子／17
  1．罹病期間・罹患範囲／17
  2．その他／18
 Ⅲ．colitic cancer の臨床的特徴／18
  1．好発年齢／19
  2．dysplasia／19
  3．発生部位／19
  4．組織型／19
  5．予後／19

Ⅱ．病理学的総論　　味岡　洋一　21

 Ⅰ．潰瘍性大腸炎に発生する上皮性腫瘍の病理形態学的特徴／21
  1．sm 以深浸潤癌／21
  2．粘膜内腫瘍／23
 Ⅱ．組織分類／30
  1．dysplasia 分類／30
  2．日本の厚生省分類／32
  3．組織分類の今後の展望／33
 Ⅲ．生検病理診断／33
  1．表層分化傾向を示す上皮／33
  2．表層分化傾向を示さない上皮／35

Ⅲ．画像診断　　37

1　内視鏡診断（総論）　　田中　信治，岡　志郎，茶山　一彰　37
 Ⅰ．サーベイランス内視鏡検査における注意点／37
  1．高危険群／37

2．検査時期／37
　　　3．前処置／37
　Ⅱ．潰瘍性大腸炎の基本的内視鏡像／37
　　　1．基本的内視鏡像／37
　　　2．dysplasia/colitic cancer の特徴／40
　　　3．異常所見の拾い上げ／40
　　　4．dysplasia と sporadic adenoma の鑑別／40
　Ⅲ．将来展望／46

2　内視鏡診断（通常内視鏡を中心に）
　　──surveillance colonoscopyの実際
　　　　　　　　　　　　　　　　　渡辺　憲治，押谷　伸英，荒川　哲男　47
　Ⅰ．内視鏡機器と基本事項／47
　Ⅱ．surveillance colonoscopy の実際／48
　Ⅲ．色素内視鏡も併用した surveillance colonoscopy／48
　Ⅳ．症　　例／49

3　内視鏡診断（通常内視鏡を中心に）
　　──絨毛状粘膜の重要性
　　　　　　　　　　　　　　　　　浜本　順博，Edgar Jaramillo，平田　一郎　52
　Ⅰ．dysplasia の内視鏡的特徴／52
　Ⅱ．絨毛状粘膜の重要性／54
　Ⅲ．通常観察における dysplasia 拾い上げ診断のポイント／56
　Ⅳ．拡大内視鏡検査の役割／59

4　内視鏡診断（拡大内視鏡を中心に）
　　──拡大観察で狙撃生検が可能になるか
　　　　　　　　　　　　　　　　　樫田　博史，大塚　和朗，工藤　進英　61
　Ⅰ．潰瘍性大腸炎関連大腸癌の特徴（本邦例）／61
　Ⅱ．UC 関連早期癌，dysplasia の内視鏡像／62
　Ⅲ．自験例の検討／63
　Ⅳ．UC 関連大腸腫瘍における色素内視鏡・拡大内視鏡の意義と問題点／65
　　　1．内視鏡で見えない病変は存在するか？／65
　　　2．わずかな異常を捉え，色素内視鏡・拡大内視鏡で観察する／68
　　　3．内視鏡診断の有用性と限界／68

5　内視鏡診断（拡大内視鏡を中心に）
　　──拡大観察で注目すべき所見は？
　　　　　　　　　　　　　　　　　五十嵐正広，佐田　美和，小林　清典　70
　Ⅰ．dysplasia 発見を目的とした検査手順／70
　　　1．検査の時期／70

        2．前処置／70
        3．使用機種／70
        4．どのような所見に注目するか／70
        5．色素散布と拡大観察／71
    Ⅱ．拡大観察の実際／71
    Ⅲ．鑑別すべき所見／74
        1．過形成性病変／74
        2．さざ波模様／74
        3．sporadic adenoma／74
        4．巣状の活動期炎症像／74

6　DALM と adenoma との鑑別診断
　　──症例を通して
　　　　　　　　　　　　　　　横山　　正，伊藤　　治，堀部　良宗　　76
    Ⅰ．症　　例／77
    Ⅱ．考　　察／80
        1．DALM と腺腫の鑑別／80
        2．拡大内視鏡の有用性と問題点／80
        3．病理学的，分子生物学的特徴／81

7　DALM と adenoma との鑑別診断
　　──肉眼型に注目
　　　　　　　　　　　　　　　五十嵐正広，佐田　美和，勝又　伴栄　　83
    Ⅰ．内視鏡診断／83
        1．sporadic adenoma の診断／83
        2．DALM の診断／85
    Ⅱ．内視鏡診断における問題点／86

8　超音波内視鏡診断　　　　　清水　誠治，富岡　秀夫，多田　正大　　88
    Ⅰ．潰瘍性大腸炎（UC）における腸壁の EUS 像／88
    Ⅱ．UC 関連大腸癌の EUS 像／88
    Ⅲ．EUS の診断能／89
        1．存在診断／89
        2．質的診断／92
        3．深達度診断／92
    Ⅳ．考　　案／92
        1．UC 関連大腸癌では内視鏡診断・生検組織診断ともに難しい／92
        2．UC 関連大腸癌における EUS の意義／92
        3．EUS をいかに活用するか／93

| 9 | X線診断　　　　　　　　　　　　　　　松本　主之，飯田　三雄　94

　　Ⅰ．dysplasiaと注腸X線検査／94
　　Ⅱ．UCにおける注腸X線検査／94
　　　　1．検査のタイミングと前処置／94
　　　　2．造影剤の調整／94
　　　　3．検査の実際／94
　　Ⅲ．dysplasiaのX線描出率／94
　　Ⅳ．colitic cancerのX線所見／95
　　　　1．管状狭窄／95
　　　　2．隆起性病変／95
　　　　3．平坦病変／98
　　Ⅴ．colitic cancerにおける注腸X線検査の意義／98

Ⅳ．サーベイランス法　　99

| 1 | サーベイランス—本邦と欧米の比較　　樋田　信幸，松本　誉之　99

　　Ⅰ．欧米におけるサーベイランスの現状と問題点／99
　　　　1．サーベイランスの対象／99
　　　　2．dysplasiaをマーカーとしたサーベイランス／100
　　　　3．従来のサーベイランス／100
　　　　4．近年のサーベイランス／100
　　　　5．推奨されているサーベイランスプログラム／102
　　Ⅱ．本邦におけるサーベイランスの現状と問題点／102
　　　　1．本邦におけるサーベイランス／102
　　　　2．効率的なサーベイランス法の確立／102
　　　　3．活動期UC患者に対するサーベイランス／103
　　Ⅲ．班研究の成績／103

| 2 | ステップバイオプシー　　鈴木　公孝，渡邉　聡明，名川　弘一　105

　　Ⅰ．ステップバイオプシー／106
　　Ⅱ．生検数／106
　　Ⅲ．症例呈示／106
　　Ⅳ．ターゲットバイオプシーとの比較／106
　　Ⅴ．ステップバイオプシーの問題点／108

| 3 | ターゲットバイオプシー　　岩男　泰，松岡　克善，日比　紀文　110

　　Ⅰ．サーベイランスの現状と問題点／110
　　　　1．ランダムバイオプシーの問題点と
　　　　　　ターゲットバイオプシーの意義／110
　　　　2．癌マーカーとしてのdysplasiaの意義と問題点／112
　　　　3．dysplasiaの病理診断の問題点／113

Ⅱ．colitic cancer の内視鏡像／114
　　Ⅲ．colitic cancer・dysplasia の内視鏡診断の展望／116

Ⅴ．遺伝子学的話題　121

1　潰瘍性大腸炎における遺伝子異常　　三富弘之，中村隆俊　121

　Ⅰ．癌遺伝子異常／121
　　1．Kras 遺伝子変異／121
　　2．p53 遺伝子異常および蛋白発現／121
　　3．DCC，DPC4 遺伝子異常および蛋白発現／122
　　4．APC，β-catenin，E-cadherin 遺伝子異常および関連蛋白発現／122
　　5．hMSH2 遺伝子異常および hMLH1，hMSH2，hMSH6 蛋白発現
　　　　と microsatellite instability／123
　　6．Transforming growth factor-β1 receptor type Ⅱ（TGF-β1RⅡ）
　　　　遺伝子異常／123
　　7．p16^{INK4a}，p14^{ARF}，Rb 遺伝子異常および関連蛋白発現／123
　　8．その他の遺伝子異常／124
　Ⅱ．染色体異常／125

2　臨床応用　　富永　圭一，藤井　茂彦，藤盛　孝博　128

　Ⅰ．腫瘍合併 high risk 症例の拾い上げ（非腫瘍性粘膜における
　　　遺伝子変化の解析）／128
　　1．p53 遺伝子／129
　　2．DNA aneuploidy／129
　　3．sialyl-Tn antigen／129
　　4．age-related methylation／129
　　5．telomere length／131
　Ⅱ．colitic cancer/dysplasia が疑われた際の p53 遺伝子異常の
　　　解析の有用性／132

Ⅵ．治　療　法　　渡邉　聡明，名川　弘一　135

　Ⅰ．dysplasia の扱い／135
　　1．これまでに報告されている治療指針／135
　　2．dysplasia の治療指針と問題点／138
　Ⅱ．dysplasia に対する外科治療／141
　　1．手術術式／141
　　2．外科手術後の発癌の問題／142
　　3．外科手術後のサーベイランスの問題／145

VII. colitic cancer サーベイランスと症例の実態
——アンケート調査から

五十嵐正広,渡邉 聡明,味岡 洋一 *149*

1 サーベイランスの実態 *150*

 1．サーベイランス対象／*150*
 2．病悩期間／*150*
 3．サーベイランス開始年齢／*151*
 4．サーベイランス間隔／*151*
 5．サーベイランス法と手段／*152*
 6．腺腫と dysplasia の鑑別法／*152*
 7．HGD の取り扱い／*152*
 8．LGD 平坦型の取り扱い／*153*
 9．LGD 隆起型の取り扱い／*153*
 10．dysplasia と sm 以深癌の頻度／*153*

2 症例の実態 *154*

 I．臨　　床／*154*
  1．癌発見時の年齢・性／*154*
  2．癌発見時の UC 経過年数／*154*
  3．UC の病変の拡がりによる病型分類／*155*
  4．UC の臨床経過による分類／*155*
  5．UC に対する手術歴／*155*
  6．発見の契機／*156*
  7．主病変に対する発見の方法／*156*
  8．癌に対する治療（手術術式）／*157*
 II．病　　理／*158*
  1．癌の発生部位／*158*
  2．癌の深達度／*158*
  3．癌の組織型／*159*
  4．癌の肉眼型／*159*
  5．癌の大きさ／*159*
  6．多発癌／*160*
  7．dysplasia の併存／*161*

■コラム：大腸腫瘍の pit pattern 分類（工藤・鶴田分類）　　　田中　信治　*162*

症　例

急速に進行した例

Case 1 　急激な進展を呈した colitic cancer の 1 例 …………五十嵐正広 他　*164*
Case 2 　2 年間で急速に進行した直腸癌の 1 例　…高崎朋子，飯塚文瑛 他　*167*
Case 3 　経過観察中に急速に進展した直腸および胃重複癌の症例
　　　　　………………………………………………緒方俊二，山田一隆　*169*

経過が追えた例

Case 4 　約 7 カ月で比較的急速に腫瘍が増大した 1 例 ……月岡　恵，他　*172*
Case 5 　サーベイランス内視鏡にて 1 年にわたり経過を追求しえた
　　　　　low-grade dysplasia の 1 例 …………………………松本誉之，他　*175*
Case 6 　長期経過観察中に dysplasia が発見され，2 年 2 カ月後に手術と
　　　　　なった colitic cancer の 1 例 ……………藤田浩史，中野　浩，他　*178*
Case 7 　3 年間の経過が追えた 1 例 ………………大井秀久，西俣嘉人，他　*181*
Case 8 　1 年 10 カ月間 DALM の形態に著変がなく，
　　　　　切除時 mp 癌であった症例 ………………伊藤　治，横山　正，他　*184*
Case 9 　surveillance colonoscopy で発見された早期多発大腸癌の 1 例
　　　　　………………………………………………所　忠男，奥野清隆　*187*
Case 10 　18 年間経過観察しえた dysplasia の 1 例
　　　　　………………………………………吉竹直人，菅家一成，他　*190*
Case 11 　colitic cancer に対し大腸全摘回腸囊肛門管吻合（IACA）を施行し，
　　　　　残存直腸 follow-up 中の 1 例 ……………荒木俊光，楠　正人，他　*193*

外科手術後の発生例

Case 12 　回腸直腸吻合術後に残存直腸に癌が発生した例…五十嵐正広，他　*196*
Case 13 　IRA 術後に直腸癌を合併した潰瘍性大腸炎の 1 例
　　　　　……………………………………………中村利夫，今野弘之，他　*198*
Case 14 　潰瘍性大腸炎に対する回腸直腸吻合術後，残存直腸に発生した
　　　　　high-grade dysplasia の 1 例 …………………………杉田　昭，他　*200*
Case 15 　回腸直腸吻合術 29 年後に残存直腸癌を生じた 1 例
　　　　　………………………………………………工藤克昌，佐々木　巖，他　*203*
Case 16 　術後 35 年，サーベイランスを経ずに偶然発見された
　　　　　残存直腸進行癌症例…………………………………渡邉聡明，他　*205*
Case 17 　長期間空置された直腸に発生した colitic cancer の 1 切除例
　　　　　……………………………………………荒木俊光，楠　正人，他　*207*

Case 18	上行結腸直腸吻合術後に発生した直腸癌の1例 …………………………飯合恒夫，畠山勝義，他	210
Case 19	結腸亜全摘後に吻合部に癌が発生した1例 …………………………角﨑秀文，杉原健一，他	213

診断困難例

Case 20	内視鏡診断が困難であった平坦型 dysplasia の1例 …………………………高崎朋子，飯塚文瑛，他	216
Case 21	直腸にみられたⅡa＋Ⅱcの1例…………大井秀久，西俣嘉人，他	218
Case 22	サーベイランス内視鏡にて発見された LST に類似した colitic cancer の1例 …………………鈴木晴久，斎藤　豊，他	221
Case 23	全大腸炎型潰瘍性大腸炎に発生した顆粒集簇様 sm 微小浸潤癌の1例………………………………………………田中信治，他	225
Case 24	癌との鑑別に苦慮した UC-Ⅲの dysplasia を合併した潰瘍性大腸炎の1例……………………安保智典，今村哲理	228
Case 25	全周性狭窄を呈した mucinous carcinoma の1例 …………………………藤沼澄夫，酒井義浩，他	231
Case 26	術前診断が困難であった colitic cancer 症例　………石黒　陽，他	234

内視鏡治療後に手術を要した例

Case 27	内視鏡治療後に手術を要した1例 ………池内浩基，山村武平，他	237

見逃し例

Case 28	S状結腸の UC 合併癌（深達度 ss）例 ……西岡　均，今村哲理，他	240
Case 29	直腸病変を看過した1例　…………………………………多田正大	243

その他

Case 30	原発性硬化性胆管炎と AFP 産生性大腸癌を合併した潰瘍性大腸炎の1例……………………角﨑秀文，杉原健一，他	246
Case 31	sporadic adenoma からの発生と考えられた直腸癌を合併した1例 …………………………荒木俊光，楠　正人，他	249

UC 以外の炎症性腸疾患に合併した癌

Case 32	放射線性腸炎に合併した直腸癌の1例　……………渡辺憲治，他	252
Case 33	Crohn 病に合併した肛門直腸粘液腺癌の1例 …………………………高木靖寛，松井敏幸，他	255
Case 34	Crohn 病に合併した小腸癌の1例 ………黒河　聖，今村哲理，他	258

緒 言

UCの専門家に告ぐ

　同じ出版社から隔年に同じ主題の特集が続けて発行される．主題の名こそ違え内容は両方とも colitic cancer である．雑誌と書籍の性格と狙いが違うので事情はわかるのだが，欧米では決してみられない珍現象ではある．執筆者がだぶっていることは当然だが，緒言を書く者が同一人というおまけまでついている．本来ならお断りするのが筋というものであることを承知のうえで，あえてそうしなかったのは，筆者のこの領域への30年来の思い入れによるのかもしれない．これから増加の一途をたどるであろう colitic cancer のマネージメントが，誤った方向にいかないことを強く願うからである．しかし，方向を誤らせる可能性のある問題点はたくさんある．

　まず，潰瘍性大腸炎（UC）における dysplasia の概念の正しい理解である．すでに指摘したごとく[1]，わが国の病理医のなかでこの概念を正しく理解している人は決して多くはなく，癌か非癌かの診断に臨床家は振り回され，最終的には患者が不利益をこうむることになる．UC, dysplasia に関しては良い臨床家と良い病理医の協力が不可欠であるが，実状はなかなか厳しい状況にある．

　次に，サーベイランスの間隔，方法などは欧米の経験に従って行われているが，これが本当に適切か否かの検証が必要である．1年ごとのトータルコロノスコピーが本当に必要なのか？　40歳代の人と70歳代の人でリスクが異なるので，サーベイランスの間隔も違ってもよいのではないか？　左側型と全大腸炎型の間にもサーベイランス法に違いがあって当然であろう．サーベイランスの間隔は発癌のリスク要因の重さによって決められるべきであるが，罹患範囲のほかに年齢，性差，炎症の継続年数などは関係ないのか？　炎症の継続年数がリスク要因の一つであるという報告は，再度検証の必要があろう[2]．遺伝的背景も要因として考慮したほうがよいのではないか．

　腺腫と dysplasia とくに扁平型病変（DALM；dysplasia-associated lesion or mass）の鑑別は臨床上大きな問題である．前者ならポリペクトミーか EMR ですむ治療が，後者なら colectomy になるので，判断を誤ることの罪は小さくない．p53免疫染色が有用であるが，小さな病変に限られており，大きな病変の場合には必ずしも有用ではない．色素内視鏡，拡大内視鏡を含めて，わが国の内視鏡医が世界に貢献可能な分野がここにあると思う．すなわち，平坦型 dysplasia の診断，ならびに腺腫と DALM の鑑別である．本書の中にその解答が含まれていることを期待している．

　これらの情報は，わが国での colitic cancer の経験例が増加したとはいえ，個々の施設が独自に報告していたのでは10年経っても結論は出てこない．今こそ，上述

したごとき問題点を整理して協同研究を行うべきである．班会議を利用することが一つの方法であるが，学会を利用することもできる．座長が問題点に従ってパネリストの経験をまとめれば，一応の結論は出せるし，次の問題点も明らかになってくる．分子生物学などの最先端技術を使った一見いかにも科学的なデータよりは，簡単なアンケート調査によるデータのほうが，はるかに日常診療に役立つことを現役の方々は認識すべきであろう．筆者が述べた問題点の大半はこれで片がつき，新たな問題点が見つかるであろう．最近，欧米誌上にサーベイランス関係の論文をあまり見かけなくなったが，彼らが今どう考え，どうしているかの情報を現地で集める必要もあるだろう．本書でアンケート調査の集計が報告されており大変参考になる．そして，この種の努力を今後も続けてほしい

最後に治療の問題である．dysplasia が見つかれば，その大腸は発癌高危険群に属し，他に浸潤癌が存在する可能性もあるから大腸全摘が適切な治療である，という方針は本当に正しいのか？ 筆者の経験では dysplasia の別のところに浸潤癌が存在した例はなかった．内視鏡による dysplasia の診断の精度にも左右されるが，摘除標本の精査の結果を持ち寄れば解答が出せるはずである．個々の研究発表は例えてみれば自慢話がほとんどで，それらを集積しても日々の診療にはあまり役立たない日本の学会のあり方に，そろそろ反省が必要だろう．少なくとも colitic cancer に関しては，個々の発表が日常の臨床に役立つことは少ないと思う．話が傍路に外れたが，手術の適応も一律に total colectomy の必要はないように思うのだが，そのエビデンスがない．しかし，前述したように協同研究すればエビデンスは得られるはずである．70 歳の高齢者に 1 cm の dysplasia が発見されたからといって，total colectomy が必要か？ 60 歳なら，50 歳なら…？

過去の症例に基づいた 3 桁のオーダーのデータがあれば，年齢別による total colectomy の妥当性も今よりは明らかになり，患者へのインフォームド・コンセントも明確なものになるであろう．その努力もせずに，少数の自験例にのみに基づいて結論を出し，"今後症例を重ねて検討する"というお題目を唱える悪習は，そろそろ止めなければならない．colitic cancer に関しては，一生涯かけても，自分一人で結論が出せるほどの経験は積めないのは明らかだからである．

筆者が colitic cancer について書くのはこれが最後になろうとの自覚から，少々厳しい言を呈したが，指摘した点は欧米の先人たちも悩んでいるに違いなく，適切な指摘であると確信している．願わくば近い将来，日本の消化器専門医の手によってこれらの問題が解決されることを祈っている．誰よりも願っているのは，colitic cancer のリスクがある患者さんたちであることを忘れないでほしい．

文 献
1) 武藤徹一郎：Editorial：潰瘍性大腸炎と大腸癌．早期大腸癌 2005；9：11-12
2) Shinozaki M, Muto T, Suzuki K, et al：Chronic active disease reflect cancer risk in ulcerative colitis. Jpn J Cancer Res 1999；90：1066-1070

（武藤徹一郎）

I. 疫学的総論

- 潰瘍性大腸炎は大腸癌合併のリスクが高く，合併率は欧米では 3.7％，本邦では 2.6％と報告されている．
- 罹病期間 10 年以上の左側大腸炎型もしくは全大腸炎型の症例で colitic cancer 合併のリスクが高い．
- colitic cancer は dysplasia を伴うことが多いので，通常の大腸癌と異なる生物学的特徴を有している．

はじめに

潰瘍性大腸炎に合併する大腸癌（colitic cancer）は，潰瘍性大腸炎の予後を規定しうる重大な合併症である．colitic cancer は，1925 年の Crohn と Rosenberg による報告に端を発する．その後，数多くの検討により潰瘍性大腸炎患者は大腸癌を合併するリスクが高いことが明らかとなってきた．欧米の報告では，潰瘍性大腸炎の大腸癌発生の相対危険度は健常人に比較して 5.7 倍と報告されている[1]．本稿では colitic cancer の疫学的特徴について，欧米と本邦の報告を中心に概説する．

I colitic cancer の合併頻度

欧米では colitic cancer の合併頻度は，潰瘍性大腸炎全体で 3.7％，全大腸炎型では 5.4％と報告されている[2]．従来，本邦では colitic cancer の合併頻度は低いと考えられていたが，潰瘍性大腸炎症例数の増加と経過年数の長期化に伴い，本邦でも colitic cancer は確実に増えてきている．実際，わが国での colitic cancer の合併頻度は大腸癌研究会の国内多施設に対するアンケート調査によると，潰瘍性大腸炎 4,796 例中 123 例（2.6％）と，欧米と大差のない成績が報告されている[3]．

II colitic cancer の危険因子（表 I-1）

1．罹病期間・罹患範囲
1）全大腸炎型

colitic cancer 合併の危険因子としてもっとも重要であるのは，潰瘍性大腸炎の罹病期間と罹患範囲である．全大腸炎型の潰瘍性大腸炎の症例は colitic cancer の発症リスクがもっとも高く，年齢補正した健常人と比較すると相対危険度は 14.8 倍と報告されている[1]．colitic cancer の合併頻度は潰瘍性大腸炎の症状出現より 8～10 年経過したころより増加し始め，発症 10 年で 1.6％，20 年目で 8.3％，30 年目で 18.4％と罹病年数が長いほど高率である[2]．本邦の報告でも，発症 10 年未満では 2％以下，11～15 年で 4.2％，16～20 年で 5.2％，21～25 年で 11.4％，26～30 年で 13.8％と，ほぼ同様の結果が得られている[3]．また，若年発症（15 歳以下）の症例はさらにリスクが高いという報告もあるが[1]，

表 I-1 colitic cancer の危険因子

増　加
長期経過例
左側大腸炎以上の罹患範囲
大腸癌の家族歴
原発性硬化性胆管炎の合併
若年発症
backwash ileitis
炎症の重症度

低　下
5-アミノサリチル酸？
葉酸摂取？
ウルソデオキシコール酸（UC＋PSC）？

UC：ulcerative colitis,
PSC：primary sclerosing cholangitis

若年発症の症例は罹患年数が長いだけでリスクは変わらないとする報告もある[4]．

2）左側大腸炎型

左側大腸炎型の症例では相対危険度は 2.8 倍と全大腸炎型よりは低い[1]．また，colitic cancer 合併のリスクが上昇し始めるのも全大腸炎型の症例よりもやや遅く，発症 15 年から 20 年頃からと報告されている．

3）直腸炎型

直腸炎型の症例では大腸癌合併のリスクは 1.7 倍と，健常人と比較して上昇はわずかである[1]．

2．その他

1）炎症の程度

最近，case-control study ではあるが，内視鏡的および組織学的な炎症の程度と dysplasia の合併率が相関するとして，炎症の重症度が colitic cancer 発症の重要な危険因子として報告された[5]．

2）家族歴

大腸癌の家族歴を有する潰瘍性大腸炎患者の発癌リスクは，家族歴を有さない患者の 2 倍以上と報告されている[6]．

3）原発性硬化性胆管炎（PSC）

欧米では PSC を合併した潰瘍性大腸炎では大腸癌合併のリスクが増加すると報告されている[7]．癌は右側結腸に発生することが多く，胆汁酸の発癌への関与が示唆されている．実際，ウルソデオキシコール酸が，PSC を合併した潰瘍性大腸炎においては発癌を抑制するというデータもある[8]．欧米では PSC の 90％に潰瘍性大腸炎が合併する一方，本邦では PSC 自体の頻度が低く，また PSC に潰瘍性大腸炎が合併する頻度も低く，PSC が本邦の潰瘍性大腸炎の発癌リスクに関与しているかどうかは不明である．

4）backwash ileitis

潰瘍性大腸炎に伴う回腸の炎症である backwash ileitis の存在は colitic cancer の独立した危険因子と報告されている．backwash ileitis のある症例は colitic cancer 合併のリスクが 19 倍高いという報告もある[9]．

5）chemoprevention

colitic cancer の発生を予防すると確実に証明された薬剤はない．しかし，case-control study ではあるが，5-アミノサリチル酸（5-ASA）が潰瘍性大腸炎における発癌リスクを 53〜75％ 低下させるという報告がある[10]．5-ASA の発癌予防機序として，①炎症を抑制すること，②家族性大腸腺腫症に対する NSAIDs の効果と同様，cyclooxygenase 2 の阻害作用などが考えられている．そのほかにも，5-ASA 摂取に伴う葉酸欠乏に対する葉酸補充によって発癌率が低下するという報告や[10]，前述のように PSC を合併した潰瘍性大腸炎においてはウルソデオキシコール酸が発癌を抑制する可能性が示唆されている．

III　colitic cancer の臨床的特徴

colitic cancer は，発癌の分子メカニズムの観点から見ても，通常の癌でみられる APC や K-ras といった遺伝子の変異の頻度は低い一方

で，通常の癌では発癌の最終段階である p53 の変異が早期から認められるなど，明らかに通常の大腸癌と異なる生物学的特徴を有している．ここでは，colitic cancer の臨床的な特徴について記す．

1．好発年齢

通常の大腸癌の好発年齢が 60〜70 代であるのに対して，colitic cancer の罹患年齢は平均 43〜50 歳と通常の大腸癌より明らかに若年である[11]．潰瘍性大腸炎自体の発症年齢が若いことが大きな要因と考えられる．本邦でも，colitic cancer の罹患年齢は 50 歳以下が 56.8％を占めており，欧米の報告と同様に若年者が多い[3]．

2．dysplasia

colitic cancer の特徴として，dysplasia と呼ばれる異型腺管が，癌の周囲もしくは大腸の離れた部位に合併することが挙げられる．dysplasia はそれ自体が腫瘍性病変であり，colitic cancer の前癌病変と考えられている．それゆえ，dysplasia は将来の発癌，もしくは共存する癌のマーカーとして意義づけられている．とくにポリープ状隆起を形成する dysplasia（DALM；dysplasia-associated lesion or mass）は，平坦な粘膜に認められる dysplasia と比較して colitic cancer 合併のリスクが高いとされている．dysplasia は異型度により low-grade dysplasia（LGD）と high-grade dysplasia（HGD）に分類される．HGD の colitic cancer 合併率は 42％と高率であるが，LGD は 16％と比較的頻度が低い．しかし，LGD を 5 年間追跡した検討によると，54％の症例が癌もしくは HGD に進展したと報告されており[12]，LGD であっても慎重な対応が必要である．

3．発生部位

colitic cancer は直腸および S 状結腸にもっとも多く発生する．これは本邦においても同様で，直腸および S 状結腸で 55.3％を占めると報告されている[3]．また，colitic cancer は多発することが多く，多発癌は欧米の報告では 11.1〜13.5％，本邦でも 20.3％と報告されている[3]．

4．組織型

通常の癌はほとんどが腺癌であるのに対して，colitic cancer では低分化の粘液癌の比率が高いとされているが，本邦での報告では高分化腺癌が 51.2％ともっとも多く，低分化腺癌は 6.5％，粘液癌は 10.6％とそれほど多いわけではない[3]．

5．予　後

colitic cancer の術後の 5 年生存率は 52％であり，通常の大腸癌と差はないと報告されている．そして，予後ともっとも相関するのは，通常の癌と同じく病理学的な stage と報告されている[13]．

おわりに

colitic cancer は，潰瘍性大腸炎の予後に影響する重大な合併症である．本邦において潰瘍性大腸炎は発症率・有病率とも上昇し続けており，それに伴って長期経過例が増加している．今後，colitic cancer は本邦においても重要な問題となってくることが予想される．日本の得意とする精密な内視鏡診断学を駆使した colitic cancer・dysplasia の早期診断法の確立が急務と思われる．

文　献

1) Ekbom A, Helmick C, Zack M, et al：Ulcerative colitis and colorectal cancer. A population-based study. N Engl J Med　1990；323：1228-1233
2) Eaden JA, Abrams KR, Mayberry JF：The risk of colorectal cancer in ulcerative colitis：a meta-analysis. Gut　2001；48：526-535

3) 平井　孝，加藤知行，金光幸秀：炎症性腸疾患と大腸癌．胃と腸　2002；37：887-902
4) Greenstein AJ, Sachar DB, Smith H, et al：Cancer in universal and left-sided ulcerative colitis：factors determining risk. Gastroenterology 1979；77：290-294
5) Rutter M, Saunders B, Wilkinson K, et al：Severity of inflammation is a risk factor for colorectal neoplasia in ulcerative colitis. Gastroenterology　2004；126：451-459
6) Askling J, Dickman PW, Karlen P, et al：Family history as a risk factor for colorectal cancer in inflammatory bowel disease. Gastroenterology 2001；120：1356-1362
7) Brentnall TA, Haggitt RC, Rabinovitch PS, et al：Risk and natural history of colonic neoplasia in patients with primary sclerosing cholangitis and ulcerative colitis. Gastroenterology　1996；110：331-338
8) Tung BY, Emond MJ, Haggitt RC, et al：Ursodiol use is associated with lower prevalence of colonic neoplasia in patients with ulcerative colitis and primary sclerosing cholangitis. Risk and natural history of colonic neoplasia in patients with primary sclerosing cholangitis and ulcerative colitis. Ann Intern Med　2001；134：89-95
9) Heuschen UA, Hinz U, Allemeyer EH, et al：Backwash ileitis is strongly associated with colorectal carcinoma in ulcerative colitis. Gastroenterology　2001；120：841-847
10) Eaden J, Abrams K, Ekbom A, et al：Colorectal cancer prevention in ulcerative colitis：a case-control study. Aliment Pharmacol Ther　2000；14：145-153
11) Greenstein AJ：Cancer in inflammatory bowel disease. Mt Sinai J Med　2000；67：227-240
12) Ullman T, Croog V, Harpaz N, et al：Progression of flat low-grade dysplasia to advanced neoplasia in patients with ulcerative colitis. Gastroenterology　2003；125：1311-1319
13) Sugita A, Greenstein AJ, Ribeiro MB, et al：Survival with colorectal cancer in ulcerative colitis. A study of 102 cases. Ann Surg　1993；218：189-195

（日比紀文，松岡克善）

II. 病理学的総論

- sm 以深浸潤癌には，低分化腺癌・印環細胞癌・粘液癌の組織型と，分化型癌で浸潤性発育を示すものが多く，進行癌では3型，4型の頻度が高い．
- 粘膜内腫瘍には，通常の大腸の腺癌・腺腫と組織学的に同質のものと，通常の大腸ではみることがまれな特殊な組織像を呈するものとがある．
- 粘膜内腫瘍は隆起および色調（発赤調）で存在診断される可能性が高く，その質的診断には pit pattern の観察が有用と期待される．
- 粘膜内腫瘍の組織分類には dysplasia 分類と日本の厚生省分類があり，両者の成立背景，長所，問題点，対応関係を把握しておく必要がある．
- 生検病理診断は，上皮の表層分化傾向の有無，細胞異型，p53 免疫染色結果，病変の肉眼形態，の順で評価を行う．

はじめに

近年，本邦でも潰瘍性大腸炎の罹患率が増加しており[1,2]，その合併症としての大腸癌の早期発見と治療が，重要な臨床的課題になってきている．今後 colitic cancer 早期発見のためのサーベイランスが普及するものと考えられるが，効果的なサーベイランスを行うためには，潰瘍性大腸炎に発生する大腸上皮性腫瘍の形態学的特徴，組織分類，診断基準（形態像の見方）の理解・整理が大切である．

潰瘍性大腸炎に発生する大腸上皮性腫瘍は，炎症性腸疾患を合併しない大腸上皮性腫瘍とは異なる組織および肉眼の特徴を示すものが多い[2〜7]．臨床画像診断および病理診断を行う際には，こうした形態学的特殊性を考慮することが必要である．組織分類については，粘膜内腫瘍に関して日本と欧米では異なる分類が作成されている．欧米の分類[8]では，潰瘍性大腸炎に発生する粘膜内腫瘍は dysplasia と呼ばれ，前癌病変および癌発生の高リスクマーカーとしての側面が重視されている．一方，日本の分類[9]では腫瘍の質的診断が重視され，粘膜内腫瘍であってもその組織異型度からは「癌」の診断がなされる．異なる分類が成立する背景には，日本と欧米の消化管腫瘍の病理診断に対する考え方の違いがあるが，欧米の分類では colitic cancer とは sm 以深浸潤癌を指すのに対し，日本の分類では colitic cancer のなかには粘膜内腫瘍（欧米の組織分類の dysplasia）も含まれることになる．サーベイランスを行う際には，病理医，臨床医間でどの分類を用いるか，二つの分類の間にはどのような対応関係・互換性があるのか，についてのコンセンサスを得ておく必要がある．本章では，潰瘍性大腸炎に発生する大腸上皮性腫瘍の病理形態学的特徴を，sm 以深浸潤癌と粘膜内腫瘍とに分けて概説したうえで，粘膜内腫瘍の組織分類と今後の展望，および生検組織診断過程について述べる．

I 潰瘍性大腸炎に発生する上皮性腫瘍の病理形態学的特徴

1. sm 以深浸潤癌

癌の組織型は，欧米では，低分化腺癌・印環細胞癌・粘液癌の割合が高いとされてきた[4]．本邦でもその傾向は同じであり，鈴木ら[2]の本

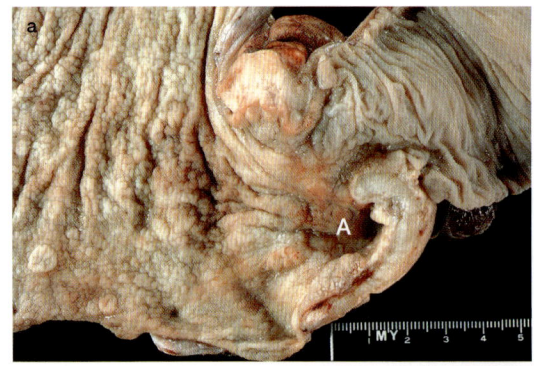

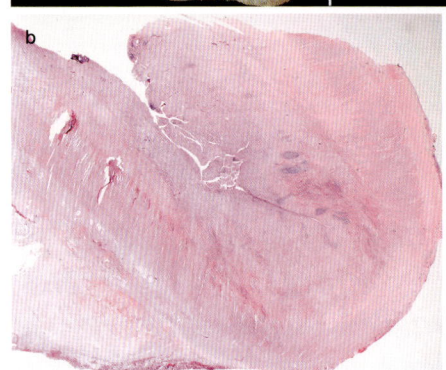
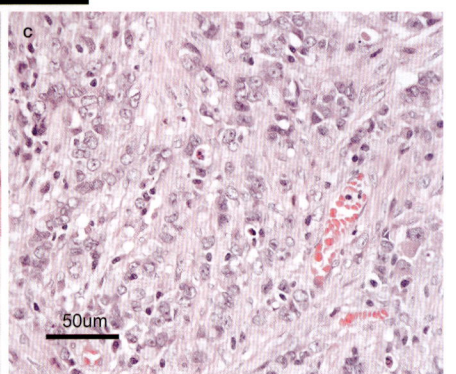

図 II-1　盲腸の低分化腺癌（3型，深達度 ss）
a：肉眼像（A）
b：組織ルーペ像．低分化腺癌のびまん性浸潤により壁全層に強い線維化がある．
c：癌の組織強拡大像

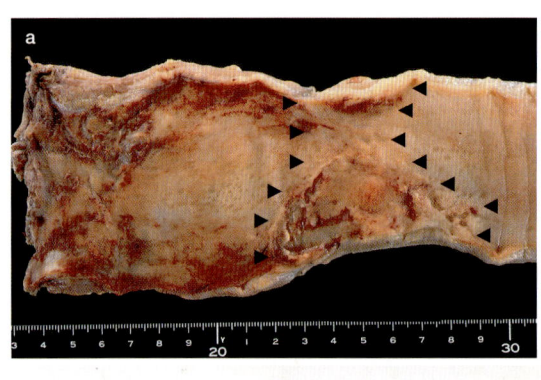
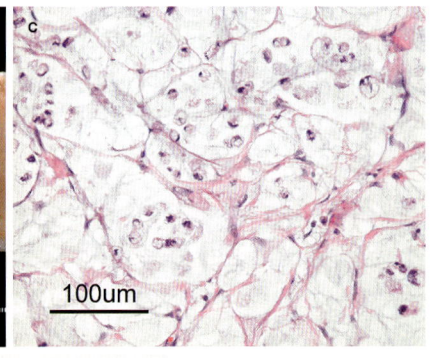

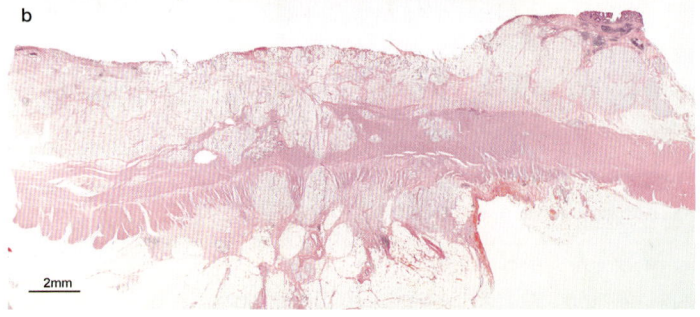

図 II-2　直腸の印環細胞癌・粘液癌（限局4型，深達度 ss）
a：肉眼像．矢印は，癌の sm 以深浸潤範囲．
b：組織ルーペ像．壁全層を粘液結節が占拠している．
c：癌の組織強拡大像．粘液結節の中に印環細胞癌がみられる．

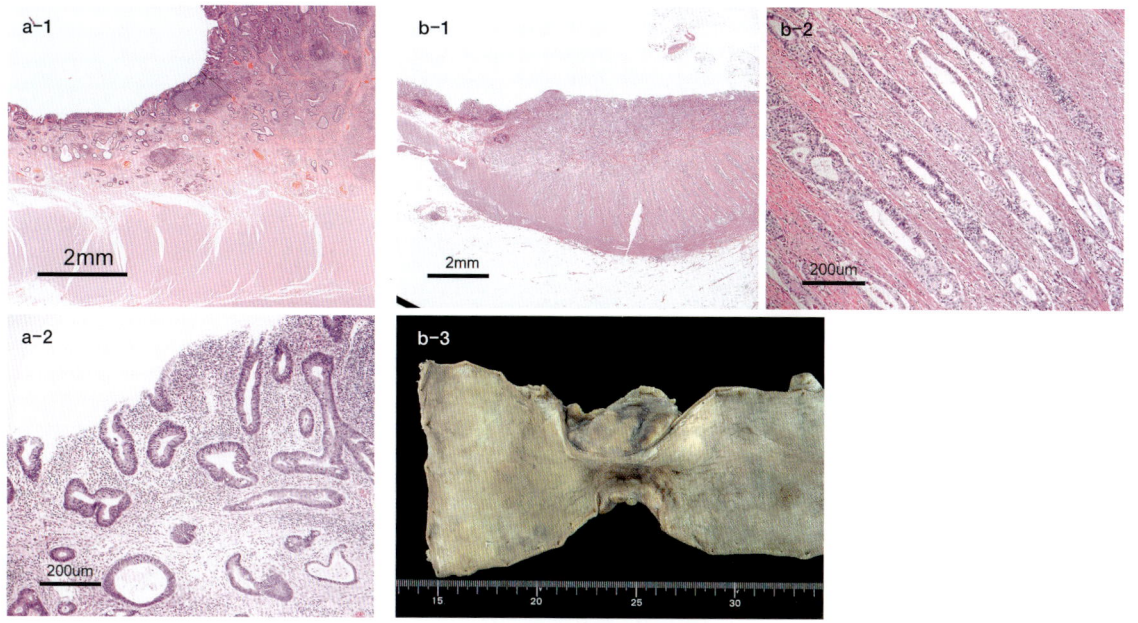

図 II-3　分化型腺癌の浸潤性発育（a, b）
a-1：粘膜下層で浸潤性発育を示す高分化腺癌．
a-2：sm 浸潤部直上の粘膜内癌部は脱落せずに残存している．
b-1, 2：固有筋層内で（垂直方向に）浸潤性発育を示す中分化腺癌（一部低分化腺癌の混在もある）．
b-3：肉眼的には腸管壁の著明な狭窄を示す 3 型進行癌．

邦報告例の集計では，潰瘍性大腸炎合併大腸癌の 45%（117/262）がこれらの組織型であった．本邦の大腸癌報告例の中には粘膜内癌も含まれている可能性があるが，この割合は，著者らの施設で診断した一般の大腸進行癌〔同組織型が 12%（377/3,049）〕に比較しても有意に高い（p＜0.0001）（**図 II-1, 2**）．癌の発育様式については，浸潤性発育を示し腸管の狭窄を示すことが多い[5]とされてきたが，このことは低分化腺癌のみではなく，分化型腺癌でも同様であり，著者らの経験した症例では分化型腺癌の 38.5%（5/13）が浸潤性発育を示していた[6]（**図 II-3**）．こうした癌の組織学的特徴は肉眼形態に反映されており，鈴木ら[2]の集計では進行癌で 3 型，4 型の浸潤型を呈するものの頻度は 56%（65/115）で，一般の大腸癌〔著者らのデータでは進行癌全体の 5%（145/3,049）〕に比べ有意に高い（p＜0.0001）．

また，通常の大腸癌では，深部浸潤に伴い粘膜内部の脱落・潰瘍化をきたすものが多いが，潰瘍性大腸炎に発生した癌では sm 以深浸潤部で粘膜内部が残存しているものが少なくない（図 II-3a）．これは，分化型腺癌であっても浸潤性発育を呈することが多いため，粘膜下層に癌塊を形成しないこと（したがって癌塊による血管網の傷害で粘膜面の虚血性壊死・潰瘍化をきたすことが少ない）等に起因していると考えられる．潰瘍性大腸炎に合併する癌は，深部浸潤癌であってもその内視鏡的発見が困難なものが多いが，その原因の一つには，こうした発育様式の特殊性がある．

2．粘膜内腫瘍

1）組織学的特徴

潰瘍性大腸炎の粘膜内腫瘍には，幅広い組織学的多様性がある[6),7)]が，1）通常の大腸粘膜に

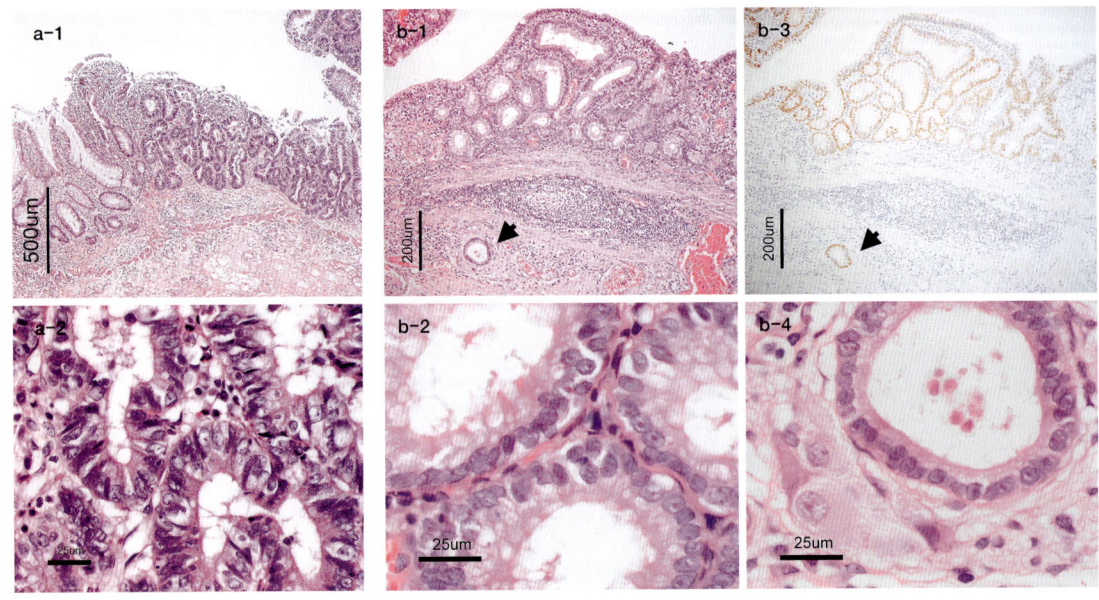

図 II-4 通常型の高分化腺癌
a：高異型度癌の弱拡大像（1）と強拡大像（2）．
b-1：低異型度癌．矢印部分に粘膜下層浸潤がある．
b-2：核は均一円形で，明瞭な好酸性核小体をもつ．
b-3：p53 免疫染色．陽性細胞がびまん性に分布する．
b-4：粘膜下層に浸潤した癌腺管（b-1，b-3 の矢印部分）．組織像は粘膜内癌のそれと同質．近傍にはマイスナーの神経叢がある．

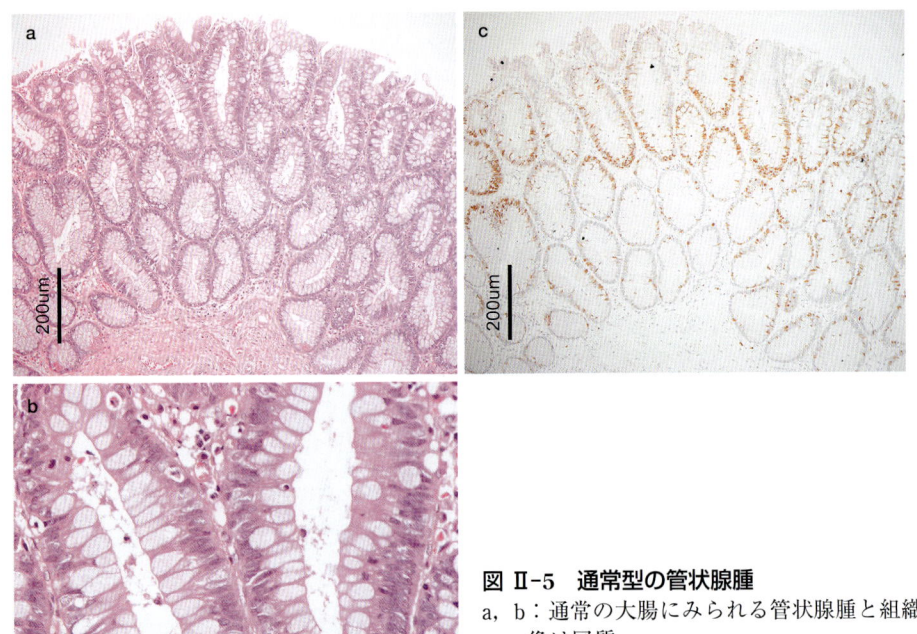

図 II-5 通常型の管状腺腫
a，b：通常の大腸にみられる管状腺腫と組織像は同質．
c：Ki-67 免疫染色．増殖細胞は粘膜中層〜表層に高密度に分布し，増殖帯を形成している．

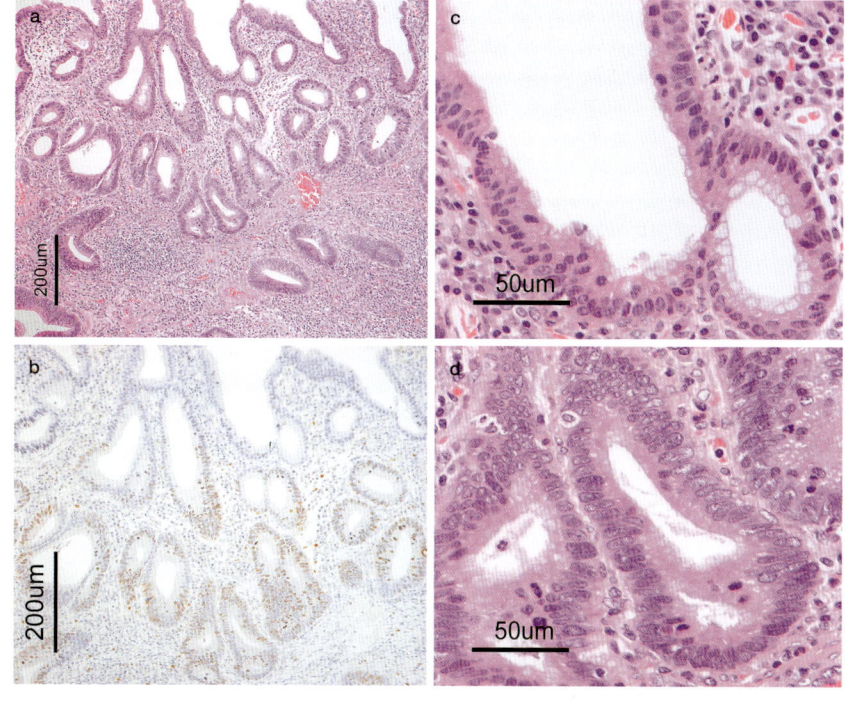

図 Ⅱ-6 表層分化を示す高分化腺癌（低異型度癌）
a：深部では粘膜下層に浸潤している．
b：Ki-67免疫染色．増殖細胞は粘膜中層～深部に高密度に分布し，表層部の細胞には増殖活性はない．
c：表層部の組織強拡大像．癌と診断することは困難．
d：腺底部の組織強拡大像．低異型度癌の細胞異型を示す．

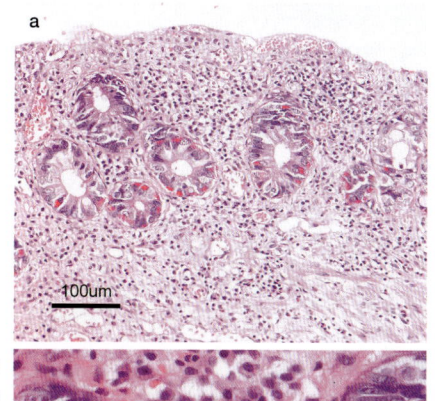
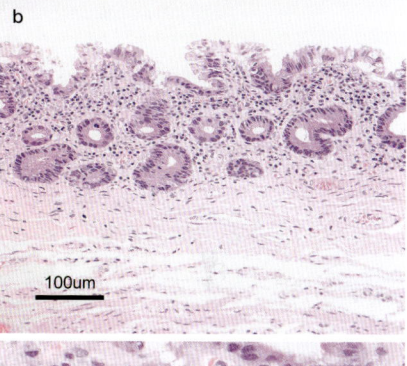

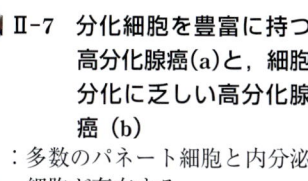

Ⅱ-7 分化細胞を豊富に持つ高分化腺癌(a)と，細胞分化に乏しい高分化腺癌（b）
：多数のパネート細胞と内分泌細胞が存在する．
：細胞質は均一弱好塩基性で，杯細胞や粘液滴を欠く．クロマチンの濃縮した円形～卵円形核が細胞基底側に比較的規則正しく配列している．

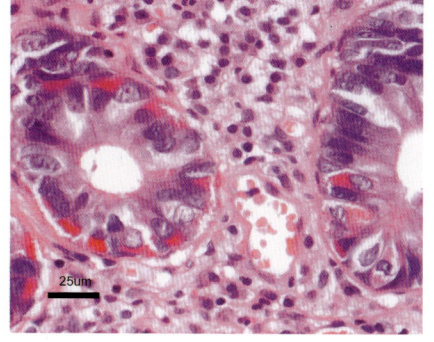
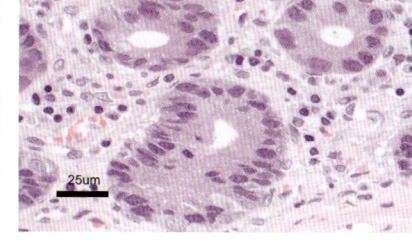

発生する高分化腫瘍と区別が付かないものと，2）通常の大腸粘膜ではみることがまれなもの，に大別することができる（便宜上，前者を通常型，後者を特殊型とする）．サーベイランスの生検病理診断を行う際には，特殊型の組織学的特徴を熟知しておくことが重要である．

　a．通常型

通常の大腸粘膜に発生する高分化腺癌（図

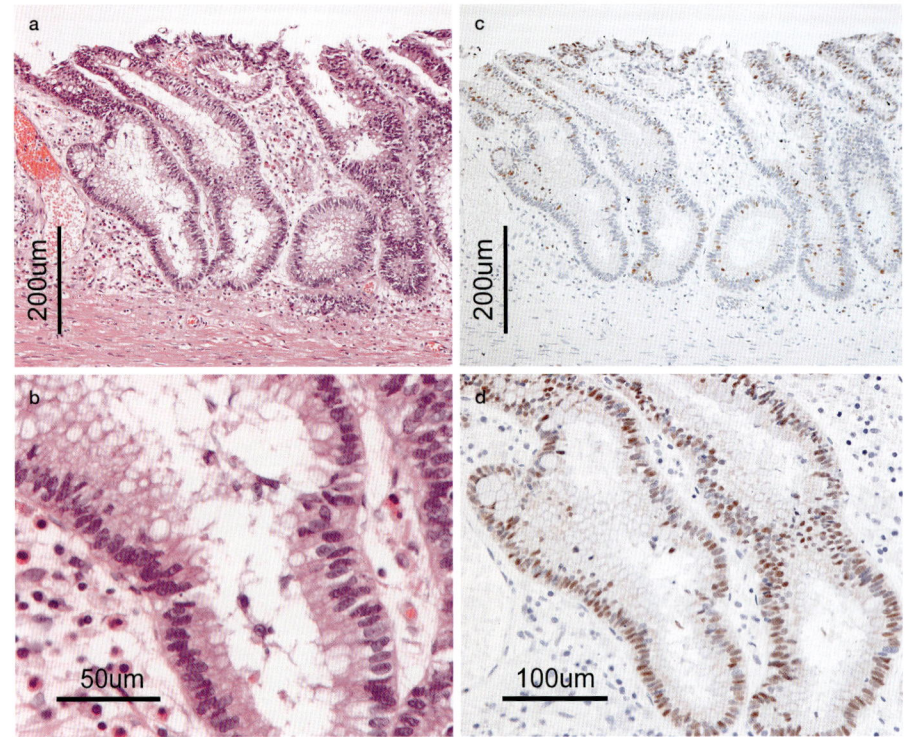

図 Ⅱ-8 腺腫とも癌とも判定が困難な腫瘍
a：比較的分岐の少ない管状腺管からなり，軽度の核偽重層がある．
b：核クロマチンが濃染した均一な小型卵円形核からなる．細胞異型では通常の腺腫とも癌とも判定が困難．
c：Ki-67免疫染色．増殖細胞は腺管全長に分布する．表層部で増殖細胞密度がやや高いが，通常の腺腫のような明らかな高密度領域（増殖帯）の形成はない．
d：p53免疫染色．腺管全長にわたってびまん性に陽性．

Ⅱ-4）や腺腫（図Ⅱ-5）と組織学的には同質の腫瘍である．癌には高異型度癌と低異型度癌[10]とが存在するが，低異型度癌の頻度が高い[6]．通常の大腸高分化腺癌では，癌の異型度と生物学的態度とは相関し，低異型度癌は粘膜下層浸潤能が低い癌[11]と考えられるが，潰瘍性大腸炎に発生する低異型度癌は，粘膜下層以深に浸潤する傾向が強い[6]（図Ⅱ-4b）．腺腫には管状〜絨毛，低異型から高異型までがあり，単独または通常型高分化腺癌に併存して存在することがある（腺腫内癌）．通常の大腸腺腫と同様に，粘膜表層〜中層にかけて増殖細胞高密度領域（細胞増殖帯の形成[12),13)]）があり（図Ⅱ-5），後述するp53免疫染色でも蛋白過剰発現はない[14]．

b．特殊型

以下の5つのパターンがある[6),7)]．

①**表層分化を示す高分化腺癌**：通常の大腸腫瘍では，鋸歯状腺腫[13]や一部の絨毛管状腺腫を除き，増殖帯は腺管表層〜中層または全層に存在し[12),13)]，表層に向かっての細胞分化を示すものは少ない．それに対し潰瘍性大腸炎では，腺管中層から深部に増殖帯が存在し，表層に向かって細胞分化を示し，異型度が減弱する高分化腺癌が好発する．これらの癌は絨毛状または絨毛管状構造を呈するものが多いが，腺底部では低異型度癌の細胞像を示すものの，表層では癌と診断することが難しい（図Ⅱ-6）．

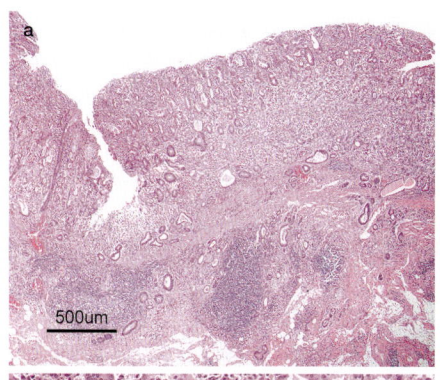
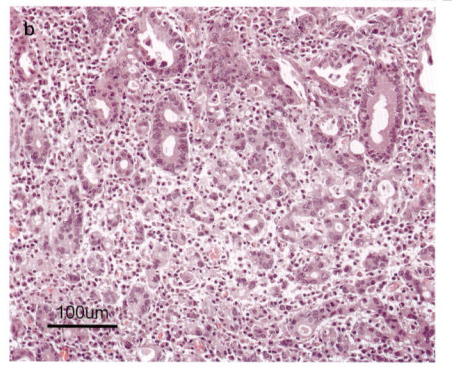
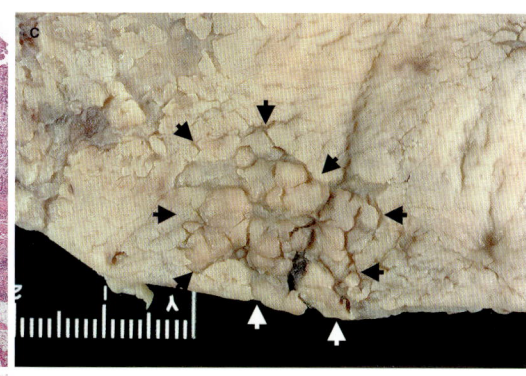

図 II-9 分化型腺癌の脱分化
a：粘膜内部は残存し，粘膜下層で分化型腺癌の浸潤性発育がある．
b：粘膜内部では，一部で分化型腺癌の低分化化（脱分化）がみられる．
c：同病変の肉眼像（矢印の範囲）．表面平滑な大小不同の結節の集簇からなり，周囲には浅い陥凹を伴う．癌は固有筋層まで浸潤していたが，浸潤箇所・範囲を肉眼的に指摘することは困難であった．

②**分化細胞を豊富にもつ高分化腺癌**：多数のパネート細胞，内分泌細胞が出現する（図II-7a）．これら分化細胞は通常の大腸腫瘍でも散見されるが，出現する分化細胞は1種類に限られることがほとんどである．これら腫瘍性分化細胞には増殖活性はなく，p53蛋白の過剰発現も消失している[15]．

③**細胞分化に乏しい高分化腺癌**：②とは逆に，杯細胞や粘液滴産生などの細胞分化をほとんど示さず，細胞質は好塩基性で，濃染クロマチン核が細胞基底側に比較的規則正しく配列する（図II-7b）．胃分化型腺癌で時折みられる組織像である．粘膜下層で浸潤性発育を示す高分化腺癌の直上には，このパターンの組織所見を示す粘膜内癌が存在することが多い．

④**腺腫とも癌とも判定困難な腫瘍**：表層への細胞分化を欠き，偽重層を示す紡錘形から卵円形核を有することから腫瘍と判定することはできるが，腺管密度の増加に乏しく，細胞像からは通常の腺腫とも癌とも診断できない（図II-8）．良悪性境界病変という意味ではなく，その組織像が通常の腺腫，癌のいずれのカテゴリーにも当てはめることが困難な腫瘍である．

⑤**低分化または分化型腺癌の脱分化**：低分化腺癌や印環細胞癌，または分化型腺癌の脱分化（低分化化）が粘膜内にみられることがある（図II-9）．潰瘍性大腸炎の炎症粘膜では分化度の低い腺癌が *de novo* に発生するか，分化型腺癌が粘膜内で脱分化をきたし，粘膜下層に浸潤する可能性がある．

上述した組織像の多様性については，Riddell[3]らも記述している．日本と欧米では病理組織診断基準が異なるため，厳密な対応付けは難しいが，通常型と特殊型の①と④はRiddellらの adenomatous change に，特殊型の②は pancellular dysplasia に，③は basal cell change に，⑤は *in situ* anaplasia に，それぞれほぼ対応していると思われる．

表 II-1 潰瘍性大腸炎に発生した粘膜内腫瘍の肉眼所見

肉眼形態	病変数	色調			存在診断可能例
		褐色	黄褐色	黄白色	
粗大顆粒状	6	2 (2)	2 (1)	2 (0)	3/6
乳頭状	1	1 (1)	―	―	1/1
不整扁平隆起	4	3 (2)	1 (1)	―	3/4
ポリープ状	2	2 (2)	―	―	2/2
平坦	16	3 (2)	8 (2)	5 (0)	4/16
	29	11 (9)	11 (4)	7 (0)	13/29

( )：肉眼存在診断可能例

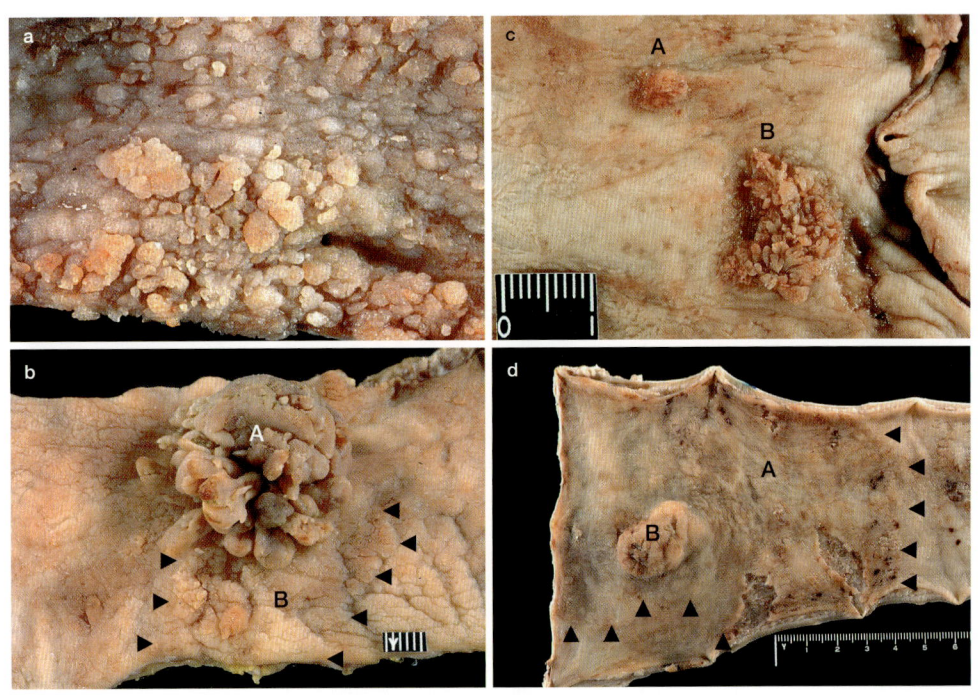

図 II-10 潰瘍性大腸炎に発生した粘膜内腫瘍の肉眼像
a：顆粒状．大小の顆粒の集簇からなる．
b：乳頭状（A）と不整扁平隆起（B，矢印の範囲）．
c：ポリープ状（A）と乳頭状（B）．
d：平坦病変（A，矢印の範囲内）．平坦な粘膜内腫瘍の中に，1 型進行癌（B）が存在する．

2）肉眼的特徴

潰瘍性大腸炎に発生する大腸粘膜内腫瘍（欧米の診断名では dysplasia）の多くは平坦で，隆起を呈するものでも周囲との境界が不明瞭なため，肉眼および内視鏡的認識が困難なものが多いとされている[4]．小西ら[16]は St Mark's 病院症例（62 例）の粘膜内腫瘍を粗大顆粒状（warty），不整扁平隆起（plaque like），乳頭状（papillary），ポリープ状（polypoid），平坦（flat）に分けて検討し，その 48％（30 例）は肉眼的に認識できない平坦病変であったとしている．

外科切除材料を対象とした著者らの検索[17]で

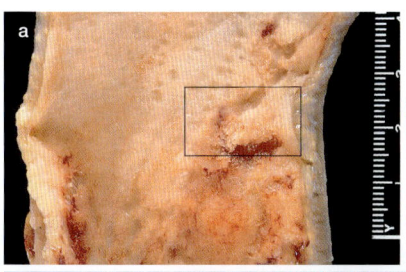
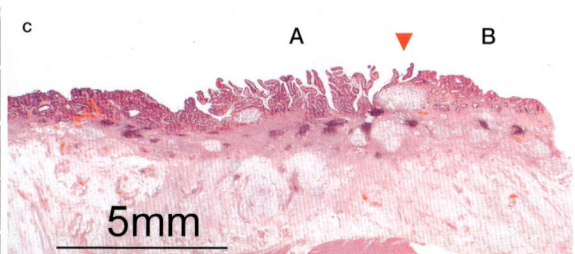
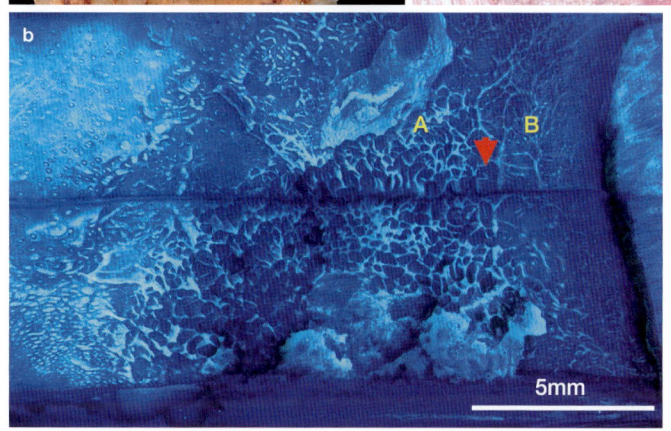

図 Ⅱ-11 乳頭状微細表面性状を呈する粘膜内病変（図Ⅱ-2 の進行癌と同一症例）

a：肉眼像．図Ⅱ-2 の進行癌の口側部分．実体顕微鏡像と対比させるため，図Ⅱ-2 を左に 90 度傾けてある．

b：a の黒枠部分のメチレンブルー散布下実体顕微鏡像．A 部分は粘膜内腫瘍で，乳頭状微細表面性状を呈している．B 部分は慢性活動性炎症粘膜．赤矢印は両者の境界．

c：b の A，B 部分の組織ルーペ像．乳頭状微細表面性状は，絨毛管状構造を呈する粘膜内腫瘍に対応している．

も，肉眼形態別頻度は小西らのそれとほぼ同様であり（表Ⅱ-1，図Ⅱ-10），55％（16/29）は周囲粘膜との高低差のない平坦病変で，その75％（12/16）は肉眼的に存在診断ができなかった．しかし平坦病変以外は，褐色調隆起として肉眼的に認識することが可能であり，さらに平坦病変も 69％（11/16）は（ホルマリン固定材料でみて）褐色調〜黄褐色調を呈していたことから，背景粘膜が炎症緩解期であれば，内視鏡的には発赤調粘膜として認識することは可能であろうと考えられる．

3）微細表面性状（pit pattern）

colitic cancer の内視鏡的早期発見には，上述した「隆起」と「発赤」が，病変拾い上げ（生検）のためのターゲットになると考えられる．しかし長期経過の潰瘍性大腸炎では再生過形成上皮や炎症性ポリープなどの粘膜隆起が存在し，臨床的緩解期であっても局所的には活動性炎症が残存して発赤調粘膜を呈することも少なくない．サーベイランスの効率を上げるためには，こうした炎症による隆起や発赤と，腫瘍性病変のそれらとの鑑別が重要である．病変の微細表面性状（pit pattern[18]）の観察は，そのための有用な手段として期待されている[14),19),20)]．

ホルマリン固定材料の実体顕微鏡観察から得られた著者らの所見[21)]では，潰瘍性大腸炎の粘膜内腫瘍の pit pattern には，①乳頭状（図Ⅱ-11），②通常の大腸腫瘍にみられる腫瘍性 pit pattern（工藤ら[18)]のⅢL，Ⅳ型）（図Ⅱ-12，13），③高密度な円形〜楕円形の均一 pit（図Ⅱ-13），の 3 つのパターンがあり，隆起性病変では①と②が，平坦病変では③のパターンが多い．病変の pit pattern にはその構造異型（腺管構造や密度，配列）が表現されているが，潰瘍性大腸炎の粘膜内腫瘍の組織像，肉眼像，pit pattern との間の対応関係を明らかにすることが，今後の課題の一つである．他方，pit pattern 診断を内視鏡診断に導入するためには，対照としての炎症性粘膜の pit pattern のバリエーションも検討・整理する必要がある．Hata ら[22)]も指摘して

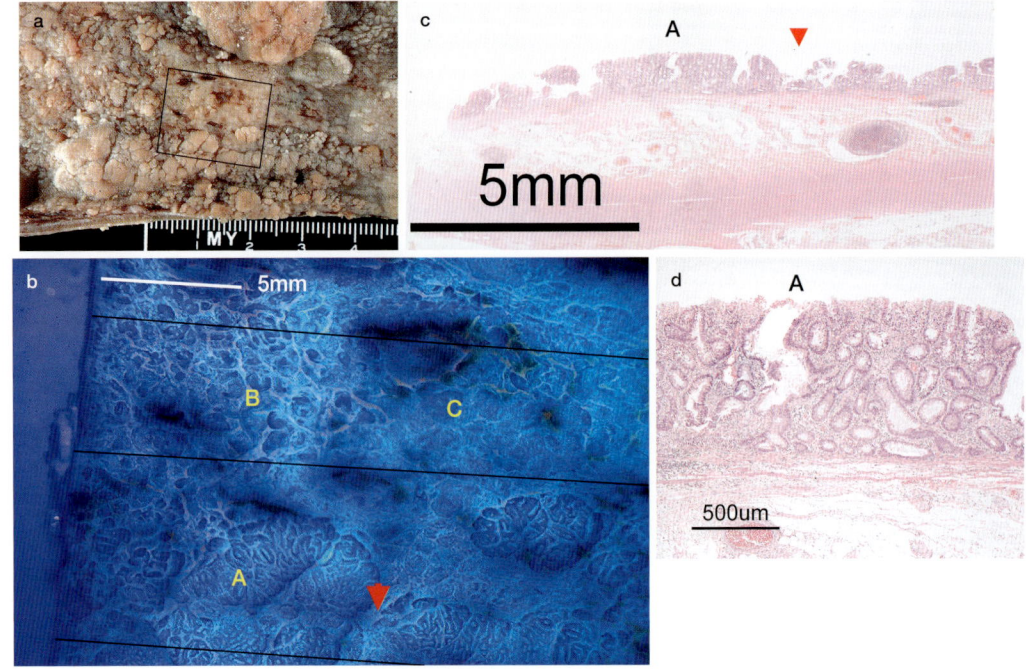

図 Ⅱ-12　通常の大腸の腫瘍性 pit pattern を呈する粘膜内腫瘍
a：顆粒状病変．
b：a の黒枠部分のメチレンブルー散布下実体顕微鏡像．A 部分はⅢL～Ⅳ型 pit pattern を，B 部分は低乳頭状微細表面性状を示す．A，B 部分は粘膜内腫瘍，C 部分は慢性活動期～回復期の炎症再生粘膜．
c：b の A 部分の組織ルーペ像．赤矢印は b の赤矢印部分に対応する．
d：A 部分の組織中拡大像．

いるように，ⅢL 型やⅣ型 pit pattern は炎症再生粘膜にも出現する．それらと，潰瘍性大腸炎の粘膜内腫瘍のⅢL 型・Ⅳ型 pit pattern の違いを見いだすことが必要と考えられる．

Ⅱ 組織分類

これまで日本では欧米の組織分類（dysplasia 分類）が用いられてきた．しかし近年は日本の病理診断基準に準拠した独自の分類（厚生省分類）も作成され，欧米の分類と併用されるようになってきた．以下に両者の概略と問題点および対応関係について述べる．

1．dysplasia 分類

欧米では，潰瘍性大腸炎に発生する粘膜内腫瘍を dysplasia と呼び[4),8)]，その病理組織診断のガイドライン[8)]を作成し，生検診断とサーベイランスが行われてきた[23)]（**表Ⅱ-2**）．欧米の消化管病理で dysplasia とは非浸潤性粘膜内腫瘍全般を指す診断名であり，潰瘍性大腸炎の粘膜内腫瘍に限定される用語ではない[24),25)]．Dysplasia のなかには，通常の大腸に発生する腺腫も含まれる．しかし，潰瘍性大腸炎に発生する粘膜内腫瘍の多くは，腺腫とは異なり周囲との境界が不明瞭な隆起または平坦な肉眼形態を呈すること，さらにその発生が大腸全体の癌発生のリスクマーカーとしての意義[26),27)]もあることから，通常の大腸に発生する腺腫とは区別する意味で dysplasia の用語を用い，腺腫とは異なる臨床

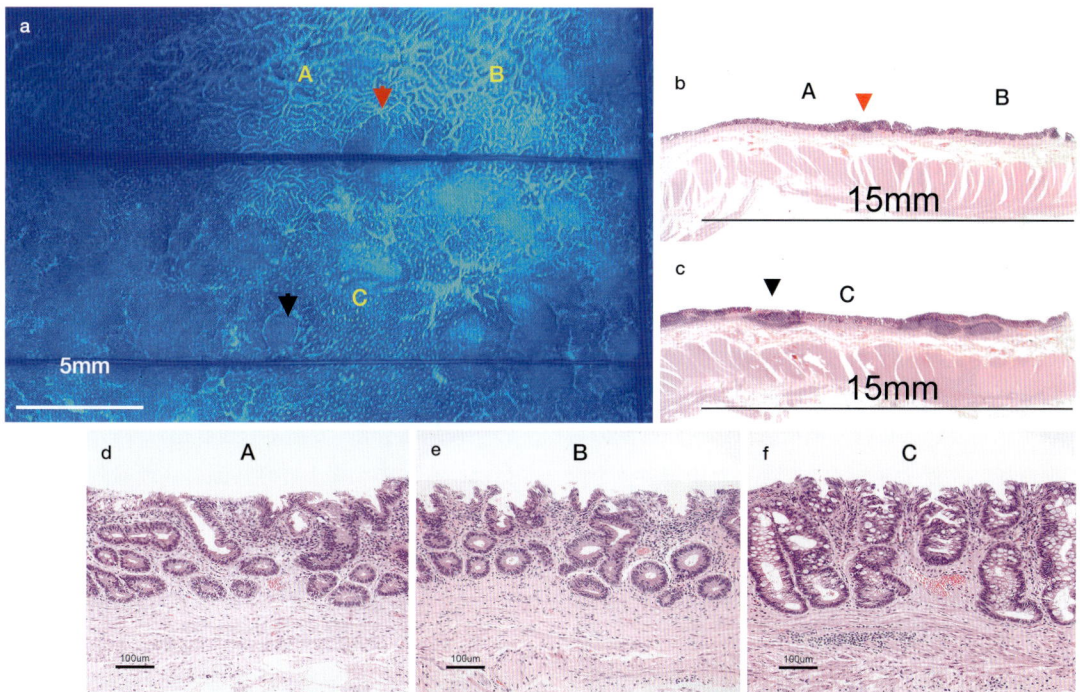

図 Ⅱ-13　通常の大腸の腫瘍性 pit pattern と円形〜楕円形の均一 pit の密在を呈する粘膜内腫瘍
a：肉眼的には平坦な粘膜内腫瘍（図Ⅱ-10d と同一症例）．A は ⅢL〜Ⅳ型 pit，B は ⅢL 型と円形〜楕円形 pit の混在，C は円形〜楕円型の均一な pit の密在からなる．
b：a の A，B 部分の組織ルーペ像．赤矢印は a の赤矢印に対応する．
c：a の c 部分の組織ルーペ像．黒矢印は a の黒矢印に対応する（同部にはリンパ濾胞がある）．
d〜f：それぞれ a の A，B，C 部分の組織中拡大像．

表 Ⅱ-2　Dysplasia 分類と臨床的取り扱い

Negative	
Indefinite	Continue regular follow-up
Probably negative	
Unknown	
Probably positive	Institute short-interval follow-up
Positive	
Low-grade dysplasia	Institute short-interval follow-up or consider colectomy, especially with gross lesion, after dysplasia is confirmed
High-grade dysplasia	Consider colectomy after dysplasia is confirmed

〔文献 8) より〕

的取り扱いを規定しているのが dysplasia 分類である．同分類では，上述した潰瘍性大腸炎に発生する粘膜内腫瘍は，「⑤低分化または分化型腺癌の脱分化」を除きすべてが dysplasia と診断・分類される（Riddell らも，⑤に対応する in situ anaplasia に対しては carcinoma の診断名を用いている[3]）．

　dysplasia 分類では潰瘍性大腸炎の粘膜内異型上皮をその異型度（細胞異型が重視される）から Negative（非腫瘍），Indefinite（腫瘍か非

腫瘍か判定困難），Positive（腫瘍）に3分し，Positive はさらに low-grade と high-grade に分類される[8]．生検組織で Positive と診断された場合は，いずれも最終的には腸切除の適応とされる[8,23]が，隆起を呈する dysplasia は DALM (dysplasia associated lesion or mass)[28]と呼ばれ，平坦な dysplasia に比べ癌（sm 以深浸潤癌）合併率が高いとされている．

dysplasia 分類の長所は，生検組織診断と臨床的取り扱いとの間の対応が明快なことにある．サーベイランスを行う臨床医は，生検診断の結果を基に，ガイドラインに従った治療方法を選択すれば良いことになる．しかしその問題点として，潰瘍性大腸炎に"癌発生のリスクマーカーではない通常の腺腫"が発生した場合，それに対しても dysplasia の診断が下されると，自動的に腸切除という過剰治療が行われることが挙げられる[14]．近年欧米でも，癌発生リスクマーカーとしての dysplasia と潰瘍性大腸炎に偶発した腺腫（sporadic adenoma）では，異なった臨床的対応を行う必要があること[29,30]が指摘されている．しかし現行の dysplasia 分類にはそのことが組み込まれていない．

2．日本の厚生省分類

他方，日本の消化管病理では，腺上皮系の粘膜内腫瘍はその組織異型度から「癌」または「腺腫」と診断してきており，欧米の dysplasia 分類は日本の病理医には受け入れ難い面がある．逆に dysplasia 分類をそのまま受け入れて生検診断を行うと，上述したように偶発腺腫に対する過剰治療に結びつく危険性がある．しかし一方で，潰瘍性大腸炎に発生する粘膜内腫瘍のすべてが，通常の大腸上皮性腫瘍に対する日本の病理診断基準で癌か腺腫かに明確に診断され，分類されるとは言い難い．これらのことを考慮し作成されたのが，厚生省（現 厚生労働省）特定疾患難治性炎症性腸管障害研究班（武藤班）の病理組織分類[9]である（表II-3）．同分類の特徴は，日本の大腸上皮性腫瘍の病理診断基準で「癌」と診断できるものを UC-IV として明確化したことと，「癌」とは診断できない粘膜内腫瘍を UC-III として一括し，その中で通常の腺腫と診断しうるものだけを「腺腫」として質的診断を行うことにしたことにある．同分類では，上述した潰瘍性大腸炎に発生する粘膜内腫瘍で，通常型の腺腫は「腺腫」に，通常型の高分化腺癌と特殊型の「④腺腫とも癌とも判定困難」以外は UC-IV に，「④腺腫とも癌とも判定困難」は UC-III に相当する．

厚生省分類の長所は，日本の大腸上皮性腫瘍に対する病理診断との間に互換性があることと，「腺腫」の診断名を明記したことで，上述した過剰治療の予防が意図されていることにある．しかし一方で問題点としては，dysplasia 分類とは異なり，病理診断と臨床的取り扱いとの

表II-3　厚生省研究班による，UC における異型上皮の病理組織分類

UC-I	炎症性変化
UC-II	炎症性か腫瘍性か判定に迷う変化
UC-IIa	炎症性変化がより疑われるもの
UC-IIb	腫瘍性変化がより疑われるもの
UC-III	腫瘍性変化であるが，癌とは判定できないもの
UC-IV	癌

付記　1．この基準には，Riddell らの "dysplasia" の概念も含む
　　　2．過形成と判定されるものは，そのように記載する
　　　3．通常の腺腫と区別できないものは，そのように記載する

〔文献 9) より〕

間の対応関係が明示されていないことが挙げられる．したがって，実際のサーベイランスに際しては，厚生省分類の診断を dysplasia 分類に対応させ，治療方針を決定しなければならないのが現状である．厚生省分類の UC-Ⅰ は dysplasia 分類の Negative に，UC-Ⅱa は Indefinite, probably negative に，UC-Ⅱb は同，probably positive に，UC-Ⅲ は Positive, low-grade dysplasia に，UC-Ⅳ は Positive, low-grade/high-grade dysplasia に対応する．

3．組織分類の今後の展望

潰瘍性大腸炎の粘膜内腫瘍を診断・分類する際に重要なことは，それが炎症粘膜を発生母地とした，癌発生のリスクマーカーとしての意義を持つ特殊な腫瘍なのか，またはそうした意義を持たない通常の腫瘍なのかを区別することである．dysplasia 分類は前者に力点が置かれすぎており，粘膜内腫瘍のすべてが特殊なものとして診断されかねない．一方で厚生省分類にはその点での考慮が十分になされていない．特殊な腫瘍か通常の腫瘍かの鑑別は実際には困難な場合も多いが，両者を独立したカテゴリーとした組織分類を作成する必要はあろう．

現行の厚生省（現 厚生労働省）特定疾患難治性炎症性腸管障害研究班（日比班）では，本邦独自のサーベイランスプログラムの作成が進行しており〔プロジェクト研究責任者：松本誉之（臨床側），味岡洋一（病理側）〕[31]，そこでは試験的に厚生省分類の UC-Ⅲ を UC-Ⅲa（通常型の腺腫），UC-Ⅲb（癌とは診断できない特殊型の腫瘍）の二つに亜分類している．今後はさらに UC-Ⅳ についても，通常型の癌か，特殊型の癌かのカテゴリー分けを視野に入れている．潰瘍性大腸炎粘膜に発生した癌であっても，通常の発癌機転で発生した粘膜内癌であれば，内視鏡的摘除で十分根治が期待できるからである．

一方それとともに，「炎症粘膜を背景に発生した特殊な腫瘍はすべて腸切除」という従来の治療法についても，〔患者の QOL（quality of life）を考慮した場合〕再検討が必要かもしれない．内視鏡機器や診断能の向上により，これまで見えないとされてきた潰瘍性大腸炎に発生する粘膜内腫瘍も，数多く発見されるようになってきた[19]．また，dysplasia 分類が成立した 1980 年代に比べ，内視鏡的治療手技も格段に進歩している．確実な内視鏡観察とサーベイランスを行うことが前提ではあるが，内視鏡的に切除可能なものは内視鏡的治療を第一選択とするというガイドラインが，いずれは確立される可能性もある．

Ⅲ 生検病理診断

最後に，厚生省分類（UC-Ⅲ は Ⅲa と Ⅲb とに亜分類）を用いた，潰瘍性大腸炎粘膜内腫瘍の生検診断について述べる．生検診断のプロセスは，まず上皮を表層分化傾向の有無で分け，次に細胞異型，p53 免疫染色結果，病変の肉眼形態の順で評価を行う．HE 染色標本で表層分化傾向の確認が困難な場合は，Ki-67 免疫染色による増殖細胞分布の確認が有用である．

p53 免疫染色は，病理診断に必須の補助手段である[14]．著者らのデータでは，潰瘍性大腸炎の粘膜内腫瘍（通常型腺腫と診断されるものは除く）では 79％（15/19）に蛋白過剰発現（染色陽性細胞のびまん性もしくは巣状出現）がみられたのに対し，非腫瘍性上皮では炎症のいずれの時相でも p53 蛋白の過剰発現はなく[14]，大腸腺腫でも過剰発現は低異型度で 0.8％（1/120），高異型度で 3.4％（3/89）に過ぎない[32]．しかし p53 免疫染色は，p53 遺伝子に異常があっても偽陰性になることもあり[33]，病理診断を行う上での絶対的マーカーではないことにも留意しておく必要がある．

1．表層分化傾向を示す上皮

表層分化傾向を示す上皮には，炎症性上皮

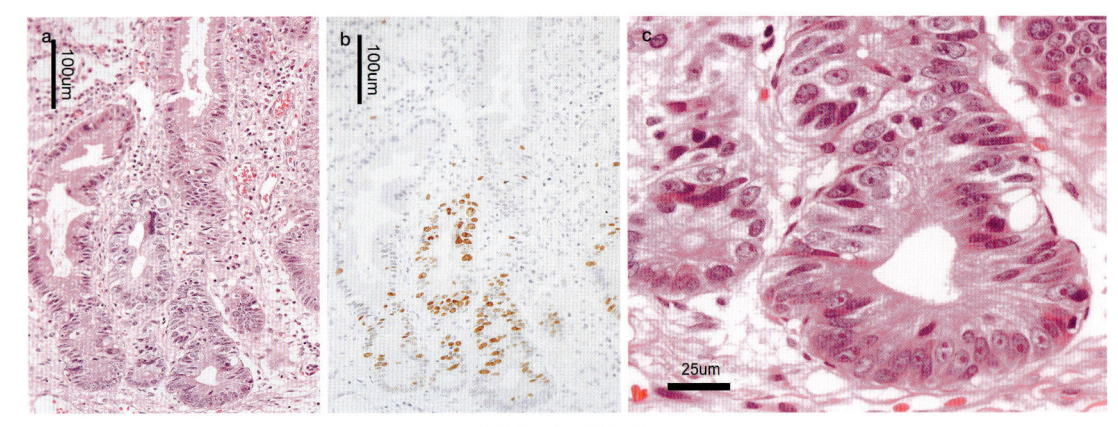

図 II-14　UC-IV
a：腺底部で細胞異型が強く，表層に向かって細胞分化を示す．
b：Ki-67 免疫染色．増殖細胞は腺管中層〜深部に高密度に存在．
c：腺底部の組織強拡大像．低異型度癌．明瞭な好酸性核小体をもつ均一円形〜卵円形核からなる．

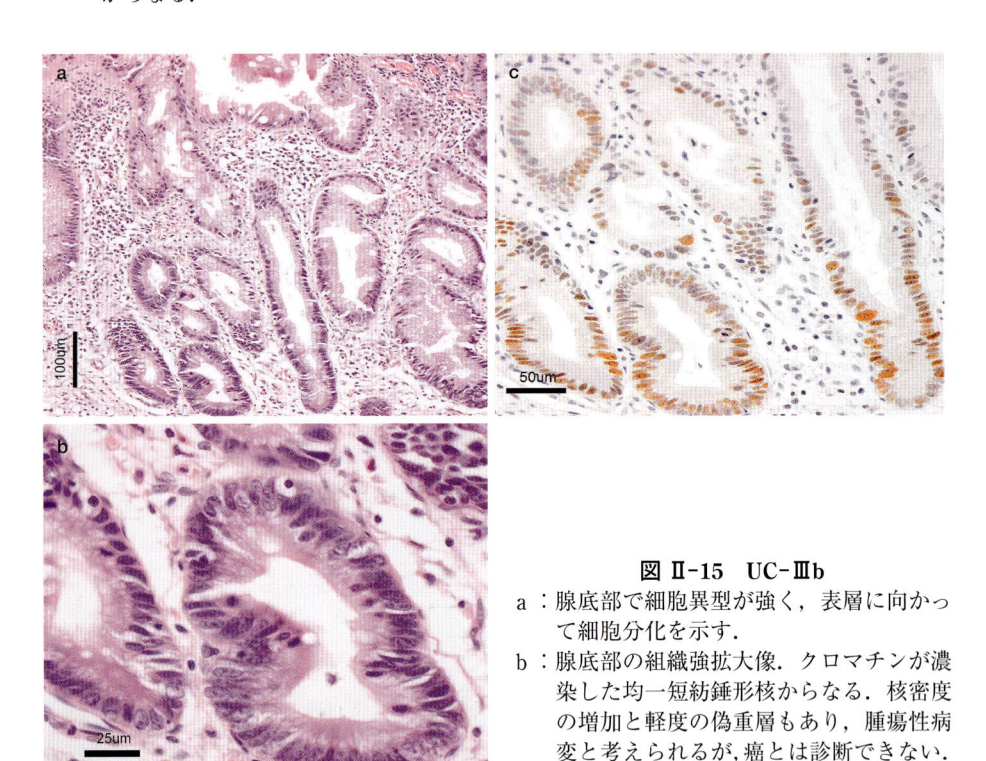

図 II-15　UC-IIIb
a：腺底部で細胞異型が強く，表層に向かって細胞分化を示す．
b：腺底部の組織強拡大像．クロマチンが濃染した均一短紡錘形核からなる．核密度の増加と軽度の偽重層もあり，腫瘍性病変と考えられるが，癌とは診断できない．
c：p53 免疫染色．腺底部はびまん性に陽性．

(UC-I, II)，表層分化を伴う特殊型の高分化腺癌（UC-IV），癌とは判定できない特殊型の腫瘍（UC-IIIb）がある．これらの鑑別には，増殖帯が存在する腺管腺底部の所見に注目する．腺底部に細胞異型（核の偽重層，核クロマチンの増加，細胞質や核の多形性，円形腫大核の出現，腫大した好酸性核小体，等）が認められない場合は，UC-I，いずれかの所見がみられる場合は UC-II 以上となる．UC-IV では，腺底部に低異型度癌の細胞異型[10]（核の形態は均一で，クロ

マチンは濃染し，明瞭な好酸性核小体が出現する．細胞質は均一好酸性で，核上部のゴルジ野は消失していることが多い）が認められる（図Ⅱ-14）．細胞異型から低異型度癌の診断が困難な場合は，p53免疫染色所見を参考にし，腺底部に陽性細胞がびまん性に出現するものはUC-Ⅲb（図Ⅱ-15），陰性の場合はUC-Ⅱと診断する．UC-ⅡaとⅡbの区別は，細胞異型の程度の評価によるが，診断者の主観に左右されざるを得ない．

2．表層分化傾向を示さない上皮

表層分化傾向を示さない上皮は，原則的にはUC-Ⅲ以上である．通常の大腸上皮性腫瘍の診断基準で癌と診断できるものはUC-Ⅳ，腺腫と診断できるものはUC-Ⅲaとする．その際には，潰瘍性大腸炎の粘膜内高分化腺癌には上述した特殊型が存在することを念頭に置くことが大切である．細胞異型から腺腫か癌かの判定が困難な場合（図Ⅱ-8）は，p53免疫染色で過剰発現がみられた場合はUC-Ⅲb，過剰発現がない場合は病変の肉眼形態も加味し，周囲との境界が明瞭な隆起や有茎性病変の場合はUC-Ⅲa，それ以外はUC-Ⅲまでにとどめ，診断的内視鏡摘除か周囲粘膜からの再検を勧めている．

おわりに

欧米に比べcolitic cancer症例の経験が少ない本邦では，これまで臨床，病理ともに欧米の考え方や診断基準，ガイドラインを後追い・模倣してきた．欧米で蓄積された症例数と，経過観察による臨床的エビデンスを前にして，dysplasiaの呪縛にとらわれてきたともいえる．しかし近年本邦でもcolitic cancer症例は増加しつつあり，ようやく自らが経験した症例をもとに物がいえるまでになってきた．しかしそれは単にスタートラインに立つことができたに過ぎない．今後臨床と病理とが密接な連携を取り合い，一例一例の症例に対して詳細な検討を重ねていくことで，欧米にはない新たなエビデンスや診断学，そしてそれを基にしたcolitic cancerの診断と治療ガイドラインが生まれることを期待したい．

文献

1) 北洞哲治：潰瘍性大腸炎の疫学的研究―わが国での問題点．厚生科学研究費補助金特定疾患対策研究事業　難治性炎症性腸管障害に関する調査研究　平成13年度研究報告書．18-21, 2002
2) 鈴木公孝，渡辺聡明，畑　啓介，他：潰瘍性大腸炎の癌化とサーベイランスの検討．日本大腸肛門病会誌　2003；56：62-69
3) Riddell RH：The precarcinomatous phase of ulcerative colitis. (Morson BC ed). Current Topics in Pathology 179-219, Springer-Verlag, Berlin, 1976
4) Morson BC, Dawson IMP：Gastrointestinal Pathology, 2nd ed. Blackwell Scientific Publications, Oxford, London, 1979
5) Butt JH, Konishi F, Morson BC, et al：Macroscopic lesions in dysplasia and carcinoma complicating ulcerative colitis. Dig Dis Sci 1982；28：18-26
6) 味岡洋一，渡辺英伸，加納恒久，他：colitic cancer/dysplasiaの病理組織学的特徴．胃と腸 2002；37：956-970
7) 味岡洋一：胃癌・大腸癌の病理診断　Ⅰ．診断基準　潰瘍性大腸炎における腫瘍性病変の診断―特に生検診断．病理と臨床　2005；23：843-851
8) Riddell RB, Goldman H, Ransohoff DF, et al：Dysplasia in inflammatory bowel disease：A standardized classification with provisional clinical applications. Human Pathol 1983；14：931-968
9) 武藤徹一郎，若狭治毅，喜納　勇，他：潰瘍性大腸炎に出現する異型上皮の病理組織学的判定基準―surveillance colonoscopyへの応用を目的とした新判定基準の提案．日本大腸肛門病会誌　1994；47：547-551
10) 渡辺英伸，味岡洋一：大腸良悪性境界病変の病理．病理と臨床　1988；6：1280-1292
11) 味岡洋一，渡辺英伸，片桐耕吾，他：異型度と

進展様式からみた早期大腸癌. 消化器外科 1992 ; 15 : 1321-1328

12) Kobayashi M, Watanabe H, Ajioka Y, et al : Proliferating cell nuclear antigen/cyclin expression in small adenomas of the large intestine in relation to size and macroscopic appearance. J Gastroenterol 1994 ; 29 : 139-146

13) Komori K, Ajioka Y, Watanabe H, et al : Proliferation kinetics and apoptosis of serrated adenoma of the colorectum. Pathol Int 2003 ; 53 : 277-283

14) 味岡洋一, 渡辺英伸, 小林正明, 他：潰瘍性大腸炎に合併する大腸癌・dysplasia の肉眼・実体顕微鏡像と生検組織診断. 胃と腸 1995 ; 30 : 629-642

15) 松田圭二, 渡辺英伸, 太田玉紀, 他：潰瘍性大腸炎に随伴する癌および dysplasia 内の腫瘍性内分泌細胞とパネート細胞では p53 蛋白異常発現と細胞増殖能が消失・著減する. 日本消化器病学会誌 1995 ; 92 : 1922-1928

16) 小西文雄, 武藤徹一郎：炎症性腸疾患の前癌病変. 医学のあゆみ 1982 ; 122 : 436-442

17) 味岡洋一, 渡辺英伸, 高久秀哉, 他：潰瘍性大腸炎での癌化のサーベイランス—病理の立場からみて. 臨牀消化器内科 2003 ; 18 : 235-244

18) 工藤進英, 三浦宏二, 高野征雄, 他：微小大腸癌の診断—実体顕微鏡所見を含めて. 胃と腸 1990 ; 25 : 801-812

19) 五十嵐正広, 佐田美和, 小林清典, 他：潰瘍性大腸炎に伴う dysplasia と colitic cancer の内視鏡診断に関する検討. 胃と腸 2002 ; 37 : 925-935

20) Kiesslich R, Fritsch J, Holtmann M, et al : Methylene blue-aided chromoendoscopy for the detection of intraepithelial neoplasia and colon cancer in ulcerative colitis. Gastroenterology 2003 ; 124 : 880-888

21) 味岡洋一, 西倉 健, 渡辺 玄, 他：colitic cancer と dysplasia の拡大観察と病理形態. 消化器内視鏡 2004 ; 16 : 1189-1196

22) Hata K, Watanabe S, Motoi T, et al : Pitfall of pit pattern diagnosis in ulcerative colitis-associated dysplasia. Gastroenterology 2004 ; 126 : 374-376

23) Itzkowitz SH : Inflammatory bowel disease and cancer. Gastroenterol Clin North Am 1997 ; 26 : 129-139

24) William GT : Dysplasia in the large intestine. Pathol Res Pract 1985 ; 180 : 656-664

25) Jass JR, Sobin LH (eds) : WHO Histological Typing of Intestinal Tumours, 2nd ed. Springer-Verlage, Berlin, 1989

26) Morson BC, Pang LSC : Rectal biopsy as an aid to cancer control in ulcerative colitis. Gastroenterology 1967 ; 8 : 423-434

27) Lennard-Jones JE, Morson BC, Ritchie JK, et al : Cancer surveillance in ulcerative colitis : Experience over 15 years. Lancet 1983 ; 11 : 149-152

28) Blacksotne MO, Riddell RH, Gerald Rogers BH, et al : Dysplasia-associated lesion or mass (DALM) detected by colonoscopy in long standing ulcerative colitis : an indication for colectomy. Gastroenterology 1981 ; 80 : 366-374

29) Torres C, Antonioli D, Odze RD : Polypoid dysplasia and adenomas in inflammatory bowel disease. Am J Surg Pathol 1998 ; 22 : 275-284

30) Engelsgjerd M, Farraye FA, Odze RD : Polypectomy may be adequate treatment for adenoma-like dysplastic lesions in ulcerative colitis. Gastroenterology 1999 ; 117 : 1288-1294

31) 松本誉之：潰瘍性大腸炎長期経過例へのサーベイランスシステムの確立—狙撃生検を中心としたサーベイランスシステム確立とアトラスの作成. 厚生労働科学研究費補助金特定疾患対策研究事業 難治性炎症性腸管障害に関する調査研究 平成 16 年度研究報告書. 62-63, 2005

32) 味岡洋一, 渡辺英伸, 西倉 健, 他：形態計測と p53 蛋白, Ki-67 免疫染色からみた大腸腺腫と腺癌. 病理と臨床 1998 ; 16 : 37-43

33) 富永圭一, 藤井茂彦, 武川賢一郎, 他：潰瘍性大腸炎と大腸癌—新しい診断法 (1) 遺伝子学的話題. 早期大腸癌 2005 ; 9 : 77-81

（味岡　洋一）

III．画像診断

1　内視鏡診断（総論）

- dysplasia/colitic cancer のサーベイランスは，緩解期に良好な前処置のもとで行う．
- わずかな色調の変化や凸凹不整に注意して，色素散布，狙撃生検を行う．
- sporadic adenoma/cancer との鑑別を常に考える．

はじめに

本邦では潰瘍性大腸炎（ulcerative colitis；UC）の罹患率が上昇するとともに，長期経過例も増加しつつある．これに伴い，dysplasia/colitic cancer も増加しつつあり，高危険群の特徴も明らかになっており，その早期診断が重要な課題になっている[1]．一方，内視鏡機器の進歩によって高画素電子内視鏡が一般化し，かなり解像度の高い内視鏡観察が可能になっている．

このような背景を踏まえ dysplasia/colitic cancer の内視鏡診断の基本について概説する．

I　サーベイランス内視鏡検査における注意点

1．高危険群

dysplasia/colitic cancer 高危険群は，長期経過例，全大腸炎型，再燃緩解を繰り返し炎症が長期に及ぶ患者である[2]．また，dysplasia の存在は，その前癌病変としての意義のみならず，癌の高危険群としても重要な意味をもつ[2]．とくに，high-grade dysplasia と診断されれば大腸全摘術の適応である．low-grade dysplasia の場合は，その自然史に不明な点も多く，その臨床的意義・取り扱いについては今後さらなる検討が必要であろう．

2．検査時期

UC のサーベイランス内視鏡検査は，緩解期に行うことが基本である．活動期では，活動性病変の存在により，局在性病変の診断が困難になるのみならず，狙撃生検による病理組織診断も難しい．活動期では，炎症性あるいは再生性異型と腫瘍性異型が組織学的に鑑別困難なことが多いからである．

症状が悪化した活動期の活動性把握のための内視鏡検査のみに終始せず，とくに高危険群では，緩解導入した状態での dysplasia/colitic cancer 早期発見のためのサーベイランス内視鏡検査を定期的に行うことが重要である．

3．前処置

dysplasia/colitic cancer 早期発見のためにはきれいな前処置が必須である．びらんや炎症性ポリポーシスが存在すると，腸壁に便や残渣が付着しやすいので，患者個々の状態に応じて前処置薬を追加するなどの工夫が必要になる．

II　潰瘍性大腸炎の基本的内視鏡像

1．基本的内視鏡像

緩解期の内視鏡所見もさまざまの微細構造を

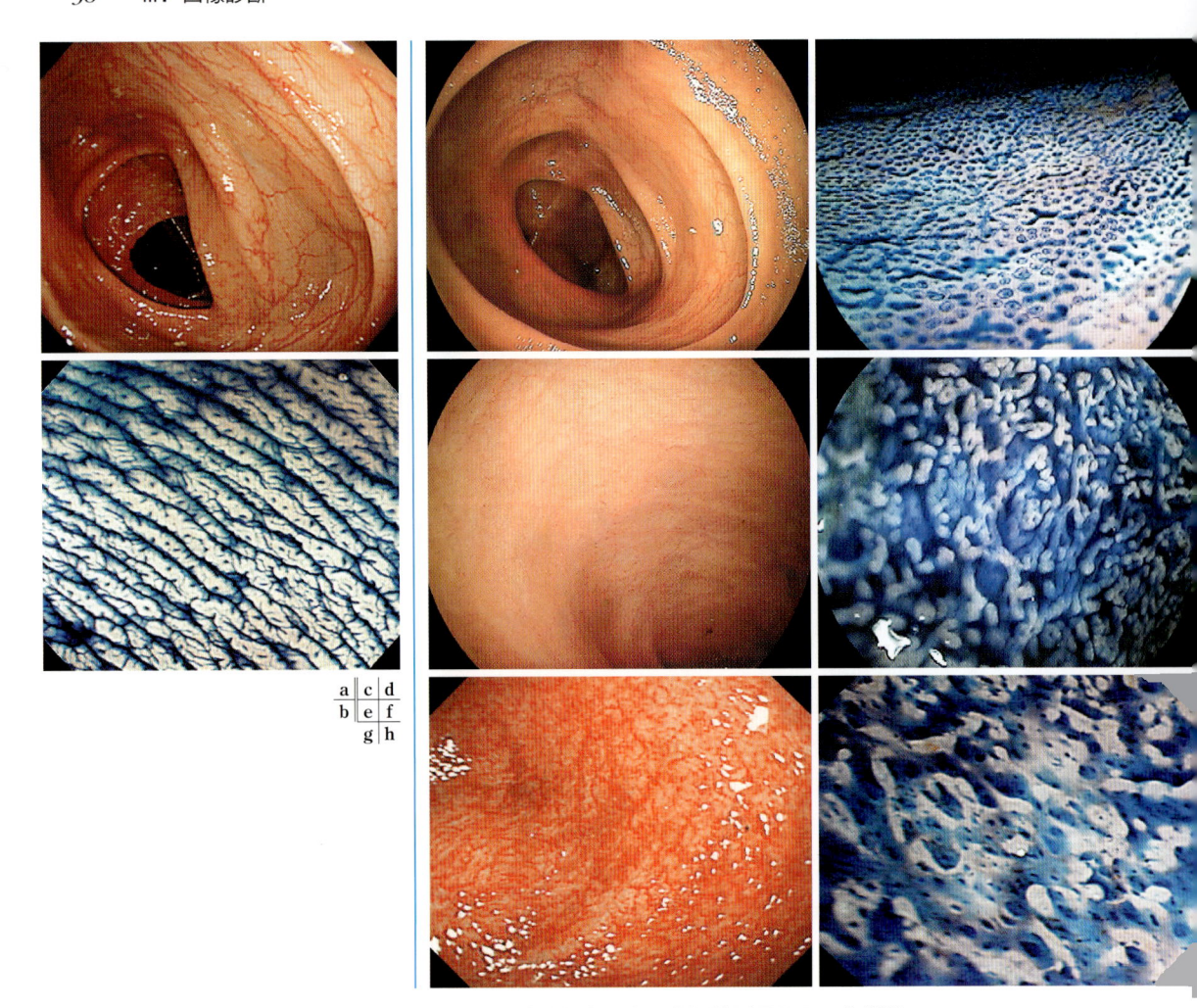

図 Ⅲ-1-1　緩解期潰瘍性大腸炎の内視鏡所見とその多様性

a：正常大腸の内視鏡像．きれいな血管模様が透見される．
b：同インジゴカルミン散布像．規則正しい無名溝（fine net-work pattern）と
　　Ⅰ型 pit が観察される．
c：Matts grade 2 と判定される緩解期の内視鏡像．
d：c のインジゴカルミン散布による拡大内視鏡像．いわゆる蜂の巣様所見を
　　認める．
e：Matts grade 2 と判定される緩解期の内視鏡像．
f：e のインジゴカルミン散布による拡大内視鏡像．いわゆる絨毛様所見を認
　　める．
g：Matts grade 2 と判定される緩解期の内視鏡像．
h：g のインジゴカルミン散布による拡大内視鏡像．いわゆる絨毛様上皮が正
　　常上皮に移行しつつある所見を認める．このように，きれいな前処置のも
　　とインジゴカルミンを散布することで，潰瘍性大腸炎粘膜の表面微細構造
　　が明瞭になる．

正常模様　　　　　　　　蜂の巣状　　　　　　　　絨毛状

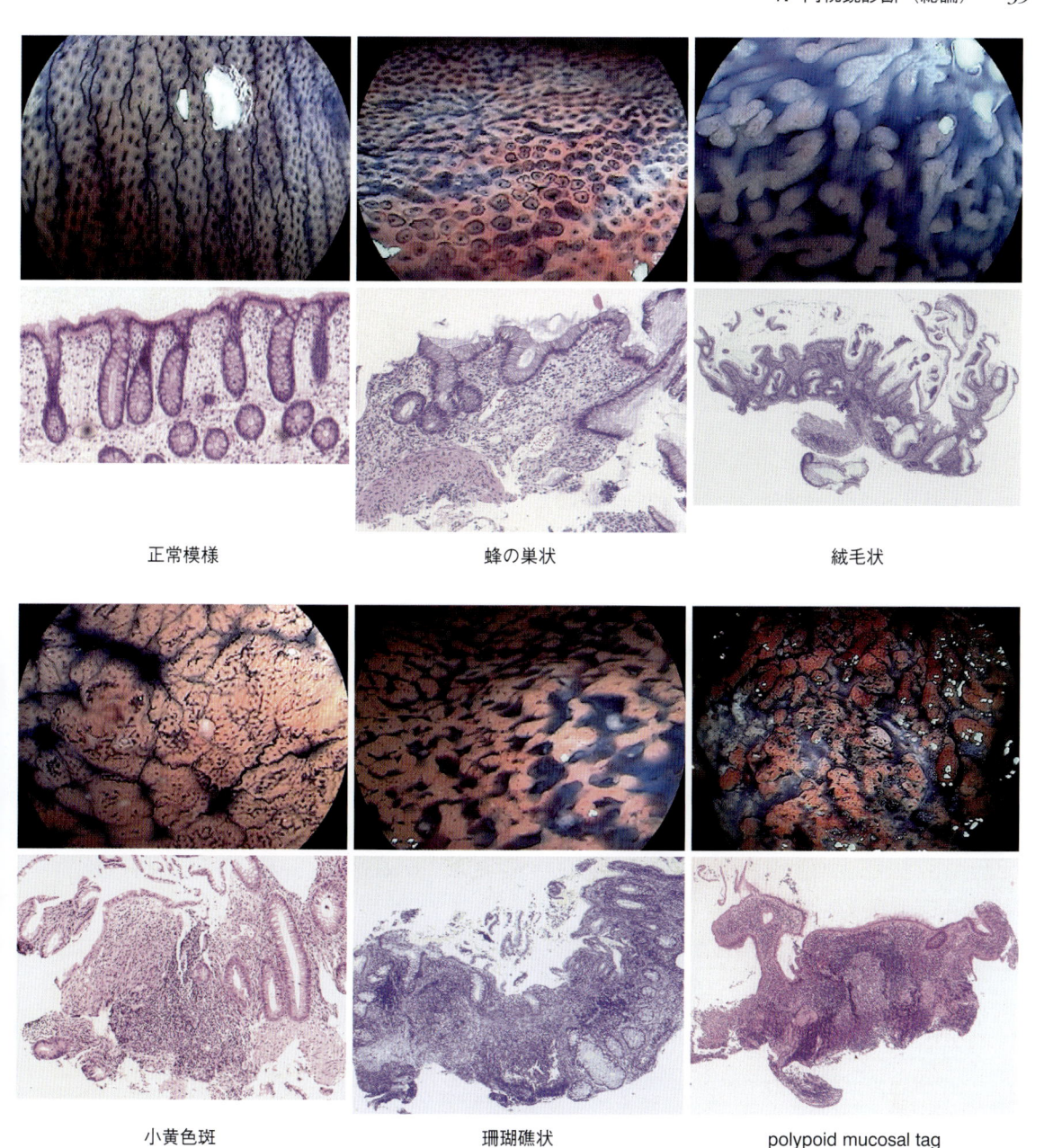

小黄色斑　　　　　　　　珊瑚礁状　　　　　　　　polypoid mucosal tag

図 Ⅲ-1-2　潰瘍性大腸炎背景粘膜のさまざまな拡大内視鏡所見とそれぞれの生検組織所見

　正常模様では炎症細胞浸潤はほとんどなく，分岐のないほぼ正常な開口部を呈する腺管が配列している．蜂の巣状粘膜では軽度の杯細胞の過形成と炎症細胞浸潤を伴い，開口部は正常に比べて開大している．絨毛状粘膜では著明な杯細胞の過形成を認め，軽度から中等度の炎症細胞浸潤を伴い，腺管は多方向に分岐を作り絨毛様の構造を呈している．小黄色斑は，cryptitis の像を反映している．珊瑚礁状粘膜では著明な炎症細胞浸潤を伴い，腺管は破壊され杯細胞の減少を認める．

呈する．図Ⅲ-1-1a, b に正常の大腸内視鏡像を示すが，血管透見は良好で血管辺縁に不整さもなく，色素散布（b）では無名溝がきれいに走行している．図Ⅲ-1-1c, e, g はいわゆる Matts grade 2 に相当する像であるが，各々微妙に感じが異なる．図Ⅲ-1-1c, e, g に各々対応した色素散布近接（弱拡大）像を図Ⅲ-1-1d, f, h に示すが，再生上皮の形態が異なることがよくわかる．

図Ⅲ-1-2 にさまざまな色素散布近接（弱拡大）像と組織所見の対比を示すが，このような基本的微細構造所見と組織所見とを併せて理解しておくことは，dysplasia/colitic cancer としての異常所見を拾い上げるうえで重要である[3]．

なお，UC の場合は背景に正常 pit が存在しないことから，大腸腫瘍の pit pattern 分類をそのまま dysplasia/colitic cancer に応用することが難しい場合も多く，安易な応用は慎むべきである．現在，厚生労働省の研究班で，dysplasia/colitic cancer の pit pattern が詳細に検討・解析されつつある．最近，欧米から拡大内視鏡が dysplasia/colitic cancer の発見に有用であるとの報告もあるが，本邦との通常内視鏡観察能の格差が大きいこともあり，単純には受け入れ難い[4),5)]．拡大観察は，高画素電子内視鏡による通常観察で拾い上げた所見の確認に使用するものと考えるべきであろう．いずれにしても今後の検証が必要である．

2．dysplasia/colitic cancer の特徴

平坦型の dysplasia は異型細胞が crypt の下部から発生し，粘膜を全層性に置換するまでは内視鏡的に腸管内腔から異常所見として捉えにくいという特徴がある[6]．また，colitic cancer は，通常の sporadic cancer と比べて低分化腺癌や粘液癌の頻度が高く（図Ⅲ-1-3），粘膜面に大きな形態変化をきたす前にびまん性に深部浸潤するタイプも存在するので注意を要する[6]．このようなタイプは炎症や線維化の修飾がかかっているので，深達度診断には超音波内視鏡が必須である．

3．異常所見の拾い上げ

通常内視鏡観察で，色調の変化や凹凸不整に注意する．とくに，領域性のある変化は腫瘍性変化である可能性が強い（図Ⅲ-1-4, 5）．このような変化を認めた場合は，必ず色素（インジゴカルミン液）を散布して，表面微細構造を詳細に観察する．拡大観察が有用なこともあるが，前述のごとく平坦型の dysplasia は再生性変化と鑑別できないこともある．いずれにしても，Ⅱc 病変を探す感覚で，dysplasia/colitic cancer を常に頭の中に意識した注意深い観察が重要なポイントである．このような過程で異常所見を認識したら，的確な狙撃生検によって病理診断を行う．

また，びまん性に顆粒状粘膜を呈する場合は，dysplasia/colitic cancer の存在診断が難しい場合もある．このような場合は，古典的なランダムステップバイオプシーを併用せざるをえない（図Ⅲ-1-6）．

4．dysplasia と sporadic adenoma の鑑別

隆起型の dysplasia（dysplasia-associated lesion or mass；DALM）（図Ⅲ-1-7）は，平坦型 dysplasia に比して内視鏡診断は容易であるが，炎症性粘膜にも通常の腺腫が発生する可能性もあり（図Ⅲ-1-8），しばしば，sporadic adenoma との鑑別が必要になる[7]．dysplasia か adenoma の鑑別は，治療方針に直結するため，きわめて重要である．病理組織学的には明確な鑑別基準はなく，単発か否か，周囲に dysplasia が存在するかどうかなどが参考所見になる．

最近では，形態的・病理学的に鑑別できず単発病変であれば通常の adenoma として扱ってよいと考えられている．p53 免疫染色が dysplasia の診断に有用なこともあるが[8]，p53 が陰性でも dysplasia は完全には否定できず，その解釈には注意が必要である．

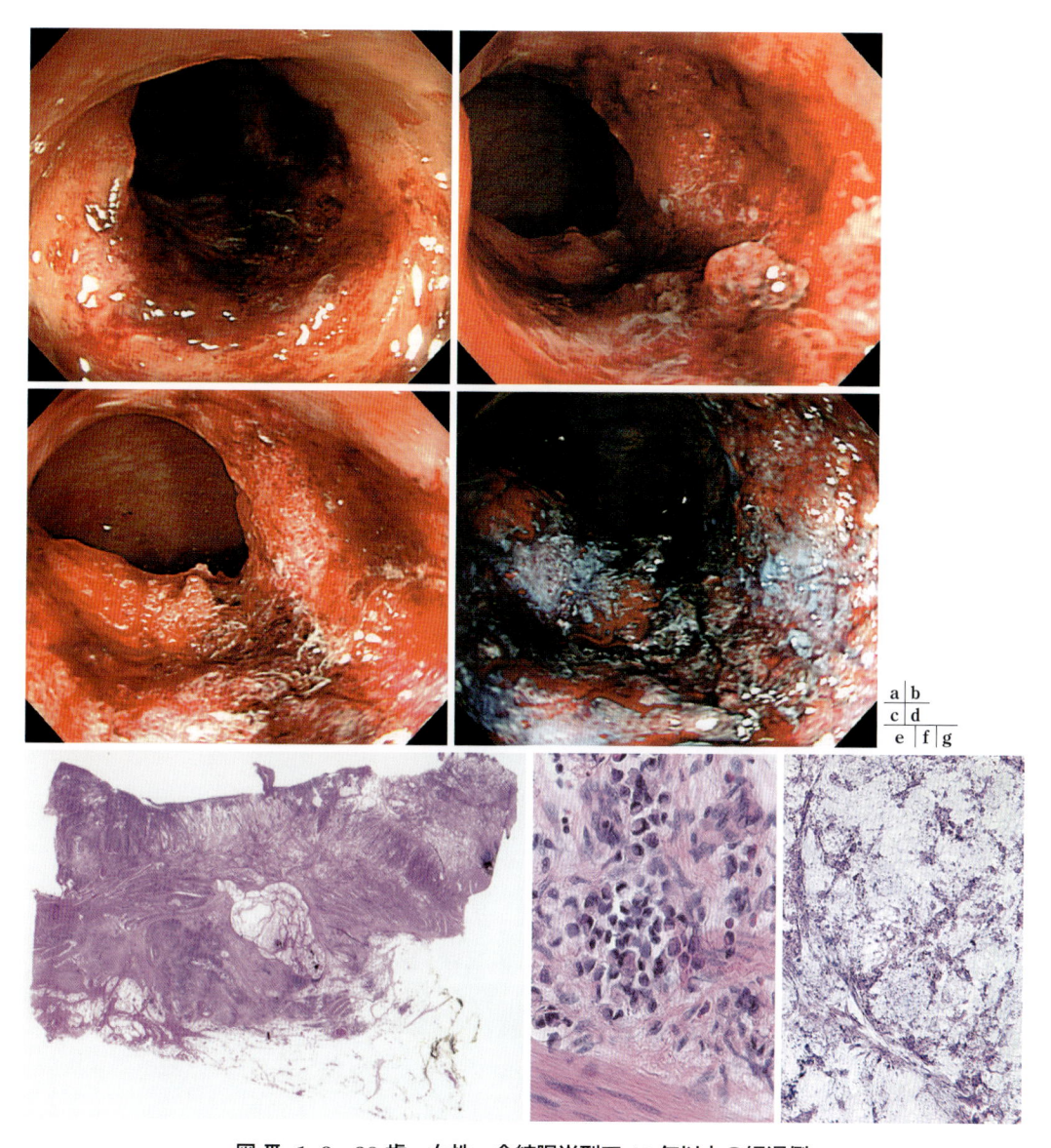

図 III-1-3 38歳，女性，全結腸炎型で10年以上の経過例

a〜d（a〜cは通常観察，dはインジゴカルミン散布像）：直腸のRa〜Rbにかけて3/4周性のtype 4の進行癌を認める．

e：外科的切除標本ルーペ像（HE染色）．粘液癌，a_2, P_0, ly_1, v_0, H_0, M（−），n_3（＋），Stage IIIb．

f：低分化腺癌の部分の組織像．

g：粘液癌の部分の組織像．

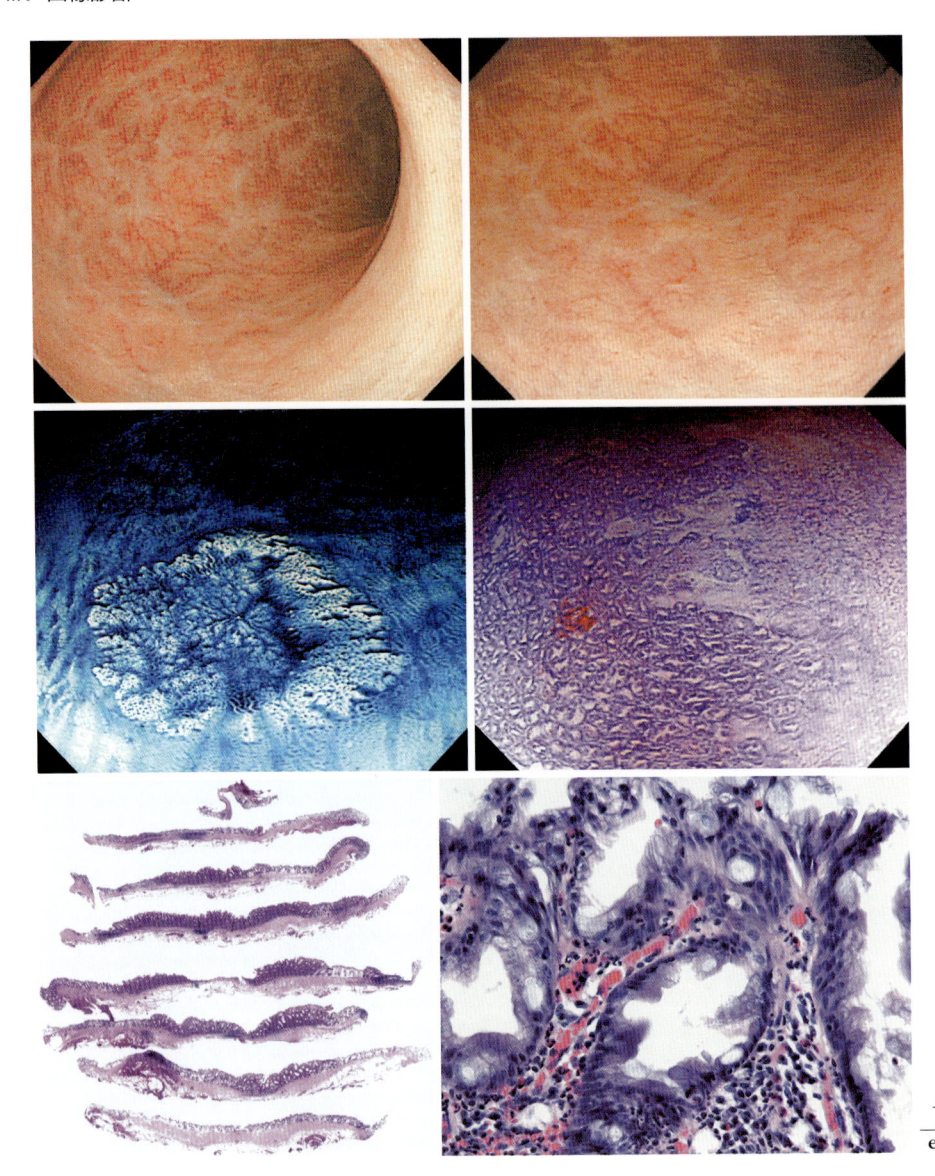

図 Ⅲ-1-4 潰瘍性大腸炎に合併した表面型 serrated adenoma
a：通常内視鏡像．網目模様の線維化を伴う潰瘍性大腸炎緩解期の内視鏡所見．画面左下に類円形の局在病変を指摘できる．
b：通常内視鏡像．同病変の近接像．
c：同病変のインジゴカルミン散布像．
d：クリスタルバイオレット染色による拡大観察像．不整なⅡ型 pit pattern を呈している．
e：ESD によって完全摘除された標本のルーペ像（HE 染色）．粘膜下層の線維化が目立つ．
f：組織学的にはきわめて軽度な異型を示す鋸歯状腺腫．過形成病変との鑑別が必要である．いずれにしても，潰瘍性大腸炎長期経過例では，このような表面型の過形成〜鋸歯状腺腫がよくみられ，colitic cancer への進展との関連について興味がもたれている．

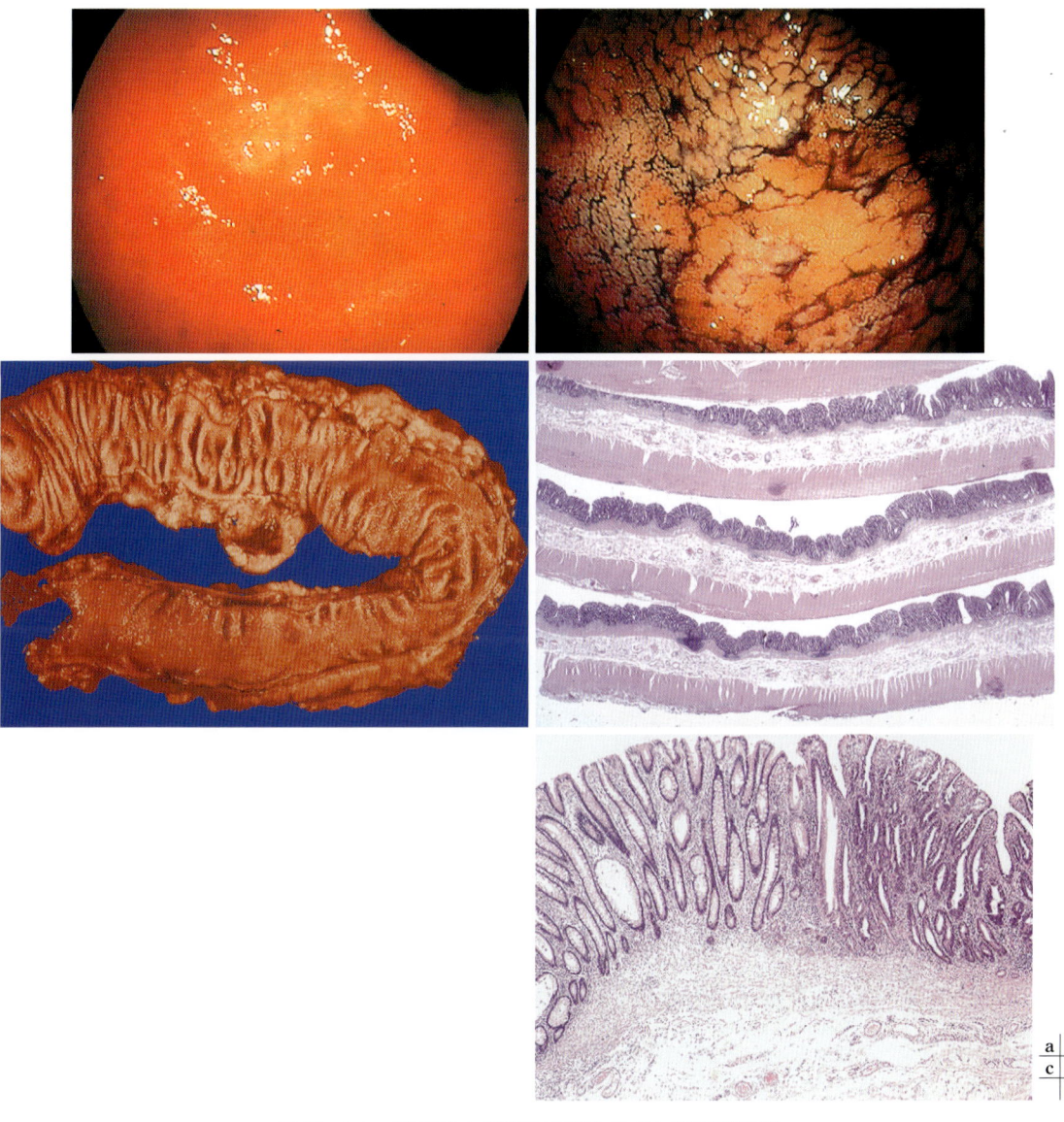

図 Ⅲ-1-5 潰瘍性大腸炎に合併したⅡb型粘膜内癌
a：通常内視鏡像．画面左下に類円形の局在病変を指摘できる．
b：同病変のインジゴカルミン散布像．Ⅱb様の病変範囲が明瞭になる．
c：外科的切除標本．
d：HE染色ルーペ像．Ⅱb様の病変である．
e：粘膜内に限局した高分化腺癌である．

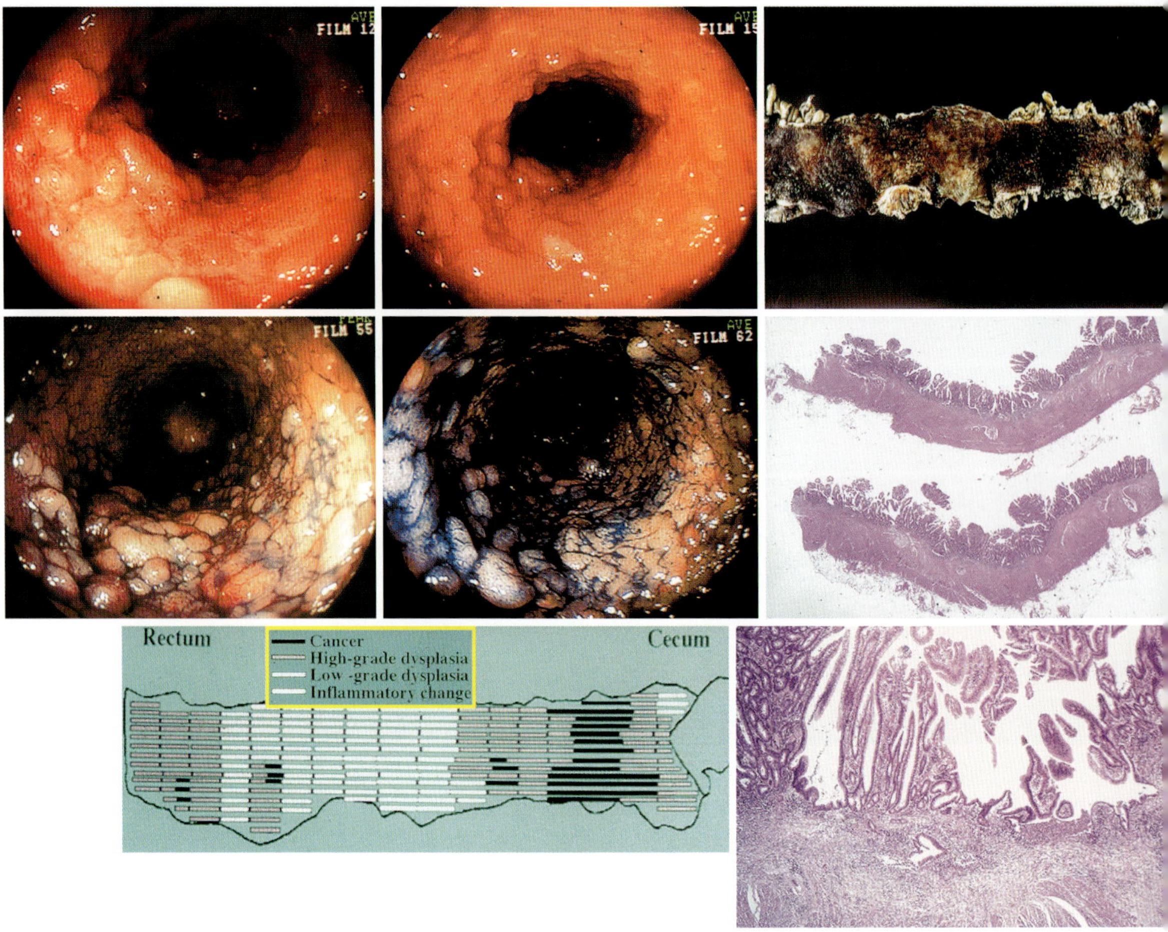

図 Ⅲ-1-6　経過 19 年の長期経過をもつ潰瘍性大腸炎症例

a, b：上行結腸の通常内視鏡所見．大小の顆粒結節が密集している．

c, d：同部位のインジゴカルミン散布像．顆粒像がより明瞭に観察される．大きな結節部からの生検で Group 5 と診断された．

e：手術標本．上行結腸は大腸内視鏡所見に一致して大小の顆粒が集簇している．

f, g：病理組織所見．5 mm 間隔で全割を行い，病理組織学的検索を行ったところ（切り出し図のマッピング参照），上行結腸の顆粒密集部と S 状結腸に粘膜内を主体とした高分化腺癌がみられ，上行結腸の顆粒密集部では粘膜下層に微小浸潤を認めた．周囲粘膜に広範な dysplasia を伴っていた．脈管侵襲やリンパ節転移は認めなかった．

a	b	e
c	d	f
		g

1. 内視鏡診断（総論）　45

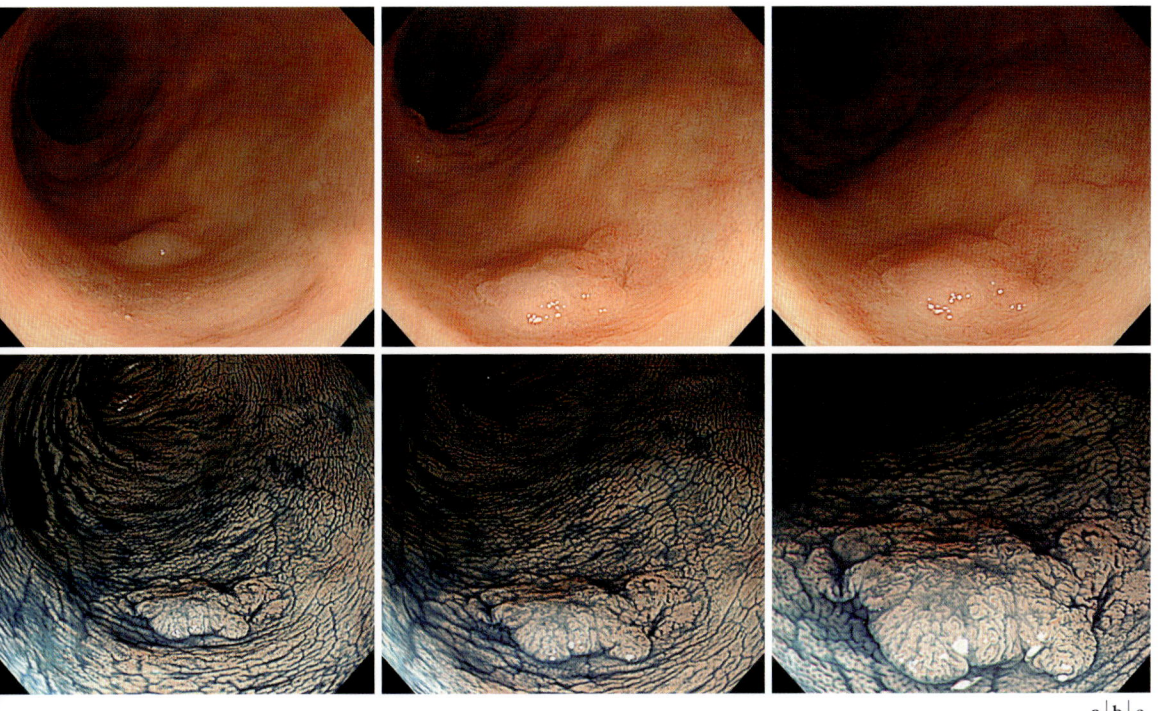

図 Ⅲ-1-7　隆起型の dysplasia（DALM）
a～c：通常内視鏡像．血管透見の消失した緩解期潰瘍性大腸炎粘膜に扁平隆起を認める．
d～f：同病変のインジゴカルミン散布像．病変の範囲が明瞭になる．

a	b	c
d	e	f

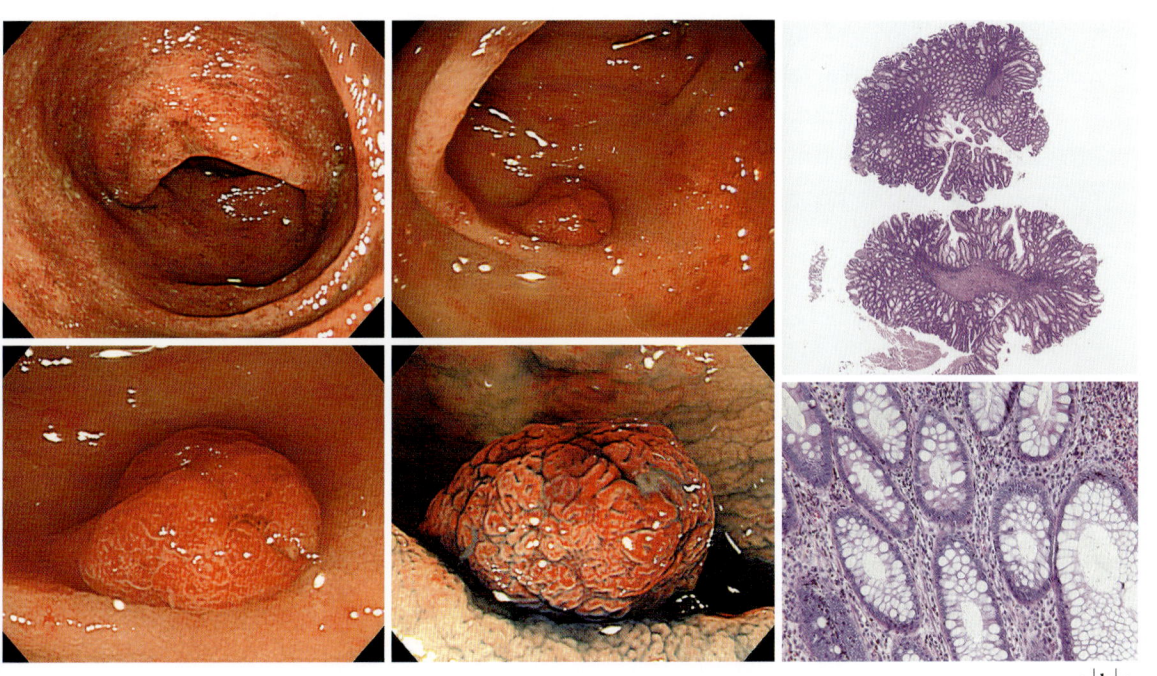

図 Ⅲ-1-8　潰瘍性大腸炎に発生した単発の通常型大腸腺腫 sporadic adenoma
a：大腸内視鏡像では全大腸炎型の潰瘍性大腸炎の所見で，罹病期間は 5 年．
b，c：通常観察で，S 状結腸に径 8 mm 大の Is 病変を認める．
d：同病変のインジゴカルミン散布像．ⅢL 型 pit pattern を認める．
e：ポリペクトミー標本のルーペ像（HE 染色）．
f：組織学的には軽度異型腺腫．

a	b	e
c	d	f

III 将来展望

　拡大内視鏡以外にも，新しい大腸内視鏡診断のmodalityが開発され臨床応用されつつある．virtual colonoscopy[9]もその一つであるが，UCでは残渣や便のため良好な前処置が通常よりも得にくいこと，dysplasia/colitic cancerにおいて背景粘膜の慢性炎症や平坦型病変が通常内視鏡観察でも診断が難しいことを考えると，今後なかなか役に立つとは言い難い．narrow band imaging (NBI)[10]は，内視鏡光源の光の波長を狭帯域にすることで表面微小血管を観察するという画像診断システムであり，大腸腫瘍の拾い上げ診断や質的診断に期待が寄せられているが，dysplasia/colitic cancerの場合は，背景の炎症性変化による微小血管の修飾が加わるため評価がさらに複雑になることもあり，今後，多数症例の集積による検討を行わないとその有用性には言及できない．

　将来，炎症と区別できるdysplasia/colitic cancerに特異的な薬剤を腫瘍に取り込ませて，それをカプセル内視鏡などなんらかの方法で感知できる診断手法が開発されれば，dysplasia/colitic cancerの診断は非常に簡単になるのだが……．

おわりに

　dysplasia/colitic cancerの内視鏡診断における基本事項について症例を呈示しながら概説した．dysplasia/colitic cancerの病理組織学的特徴をよく理解して内視鏡所見と対応させることでその診断能力は向上する．

文献

1) Eaden JA, Abrams KR, Mayberry JF：The risk of colorectal cancer in ulcerative colitis：a meta-analysis. Gut 2001；48：526-535
2) 武藤徹一郎：炎症性腸疾患のスペクトル．8-36，医学書院，東京，1986
3) Kunihiro M, Tanaka S, Sumii M, et al：Magnifying colonoscopic features of ulcerative colitis reflect histologic inflammation. Inflamm Bowel Dis 2004；10：737-744
4) Kiesslich R, Fritsch J, Holtmann M, et al：Methylene blue-aided chromoendoscopy for the detection of neoplasia and colon cancer in ulcerative colitis. Gastroenterology 2003；124：880-888
5) Hata K, Watanabe T, Motoi T, et al：Pitfalls of pit pattern diagnosis in ulcerative colitis-associated dysplasia. Gastroenterology 2003；126：374-376
6) 味岡洋一，渡邊英伸，加納恒久，他：colitic cancer/dysplasiaの病理組織学的特徴．胃と腸 2002；37：956-970
7) 五十嵐正広，佐田美和，小林清典，他：潰瘍性大腸炎と大腸癌—sporadic adenomaとdysplasiaの治療と問題点．早期大腸癌 2005；9：89-96
8) Taylor HW, Boyle M, Smith SC, et al：Expression of p53 in colorectal cancer and dysplasia complicating ulcerative colitis. Br J Surg 1993；80：442-444
9) 永田浩一，遠藤俊吾，大塚和朗，他：Virtual colonoscopy—下部消化管の3D-CT—CT enemaとCT colonography．早期大腸癌 2002；6：517-522
10) Machida H, Sano Y, Hamamoto Y, et al：Narrow-Band Imaging in the diagnosis of colorectal mucosal lesions：A pilot study. Endoscopy 2004；36：1094-1098

　　　　　　（田中信治，岡　志郎，茶山一彰）

2 内視鏡診断（通常内視鏡を中心に）
——surveillance colonoscopy の実際

- 罹患年数 7 年以上の左側腸炎型か全大腸炎型の緩解期の症例に，高画素内視鏡を用い，前処置を適切に行って，surveillance colonoscopy を施行する．
- 高い集中力で，多彩な粘膜所見から，周辺とは異なる質の所見をもつ，生検すべき病変の拾い上げに努める．
- とくに，S 状結腸から直腸は，できるだけ反転観察も用い，見落としがないように詳細に観察する．
- sporadic adenoma との鑑別に迷う症例は EMR を行い，p53 や Ki-67 染色を追加して，dysplasia との鑑別に努める．
- 必要に応じて色素内視鏡を併用し，病変の境界や pit pattern の認識を，より明瞭にする．
- 精度の高い surveillance colonoscopy で不要な生検を削減し，効率のよい dysplasia や colitic cancer の拾い上げを行う．

はじめに

良性疾患である潰瘍性大腸炎において致死的となりうる合併症の一つとして，近年，長期経過例に合併する colitic cancer が注目を浴びている[1]．本邦では欧米に比べ報告も少なかったが，今後，長期経過例の増加に伴い，症例数の増加が予想されており，surveillance colonoscopy に対する関心も高まっている．従来，炎症性腸疾患を専門とする医師は，潰瘍性大腸炎の患者に，重症度評価や病変の伸展範囲の掌握，治療の効果判定をおもな目的として colonoscopy を施行することが多かった．すなわち，治療上必要な際に内視鏡検査を施行されることが多かった．しかし，時に colonoscopy の負担を嫌がるケースもみられた．一方，surveillance colonoscopy は，おもに臨床的緩解の長期経過例患者に定期的に行うものであり，その安定した施行には，surveillance colonoscopy の意義を十分理解して頂く必要があると考える．

surveillance colonoscopy について，日本では一般的となっている色素内視鏡に加え，拡大観察を併用した Kiesslich らの報告[2]は，大きな影響を与えた．海外の国際学会では，NBI（narrow band imaging）や蛍光内視鏡など surveillance colonoscopy に有用な modality の可能性も模索されている．本稿では，こうした new modality でなく，基本的な通常内視鏡観察や，本邦では一般的になっている色素内視鏡による surveillance colonoscopy について，われわれの考えを述べさせて頂く．

I 内視鏡機器と基本事項

近年の内視鏡機器の進歩はめざましく，拡大観察を用いずとも，高画素内視鏡は質の高い内視鏡検査を可能にしている．まず，こうした最新の高画素内視鏡機器を surveillance colonoscopy に用いることが大切である．

炎症性変化の強い腸管では，多様な粘膜変化を認めるなかから dysplasia や colitic cancer の病変の拾い上げが難しく，炎症を伴う生検標本は dysplasia の病理判定も，再生異型と鑑別困難になることから，少なくとも臨床的緩解期，できれば内視鏡的緩解期の時期を狙って，長期経

過例（われわれの場合，罹患年数7年以上）の左側ないし全大腸炎型の症例に surveillance colonoscopy を施行すべきである．また，検査の前処置も大切で，残渣が多ければ，質の高い surveillance colonoscopy を行うことはできない．

しかし一方で先述のように，主治医は surveillance のみのために内視鏡を施行することは少なく，実際には腸管病変の活動性の評価も兼ねていることが多い．通常内視鏡で surveillance colonoscopy を施行する意義の一つはここにあり，内視鏡的な活動性の評価を兼ねて行うことができる点である．

さて，実際の surveillance colonoscopy の施行にあたっては，内視鏡医は通常検査よりも高い集中力と根気が必要と考えている．肝硬変症例に通常の超音波検査で径1cm以下の肝癌の初期病変を見つけようとするときの集中力で，あるいは，表面型のⅡc病変を見つけようとするときの集中力で，検査を施行する必要がある．内視鏡観察の基本は，病変の高低の変化に加え，色調変化や空気変形などの総合判定である．潰瘍性大腸炎の緩解過程での粘膜変化は多彩である[3]．そこから発生する dysplasia や colitic cancer の内視鏡像も，また多彩である．DALM (dysplasia-associated lesion or mass)[4] などの隆起性病変なら比較的認識しやすいが，多発する炎症性ポリープのなかに colitic cancer の病変が混ざっていたり，萎縮した緩解期の粘膜に現れた孤立性の潰瘍が低分化腺癌だったり，平坦な発赤として認識される病変が dysplasia だったりすることがある．こうした多彩さのなかから，周辺とは異なる性質の生検すべき病変を，上記のような集中力で拾い上げるように努めることが肝要である．

Ⅱ surveillance colonoscopy の実際

実際の surveillance colonoscopy にあたっては，潰瘍性大腸炎の過去の伸展範囲を意識しつつ，検査を行う．明らかに伸展範囲外であれば，dysplasia でなく sporadic adenoma などの病変と考えられ，内視鏡的切除など，フォローアップや治療法が異なる．

sporadic adenoma と dysplasia は海外の文献でも混同されて報告されているものも散見されるが，その治療法が異なるゆえ，内視鏡的に鑑別を行うよう試みるべきである．周辺との境界の明瞭性や病変の全体像，（おもに拡大観察によるが）pit pattern などで鑑別可能な病変が多いが，鑑別困難な場合は，内視鏡的粘膜切除（EMR）で病変を回収し，p53 や Ki-67 免疫染色を加えて鑑別を試みる．実際には潰瘍性大腸炎の背景粘膜にできた病変の EMR は通常より困難な場合が多く，注意を要する．

colitic cancer の好発部位はS状結腸から直腸であるので，その部分の観察はとくに注意する．直腸-S状結腸移行部の屈曲内側の詳細な観察や，直腸下部での反転観察などを心掛ける．潰瘍性大腸炎患者の直腸での反転観察は通常症例より困難な場合もあるが，左側臥位など用い，できるだけ行うべきである．その他，横行結腸より口側に colitic cancer を認めることもありうるので，油断しないようにすべきである．

Ⅲ 色素内視鏡も併用した surveillance colonoscopy

潰瘍性大腸炎の病変は，面としての拡がりをもつ．先述のように，潰瘍性大腸炎の粘膜は多彩だが，そのなかで病変が面として一定の傾向性をもっていることが多い．すなわち，びらんや小潰瘍や炎症性ポリープや瘢痕粘膜が，大腸の各部位で，面としての拡がりをもって存在することが多い．dysplasia の病理診断基準にも問題を含んでいることが多い現状では，surveillance colonoscopy の目的は，colitic cancer や dysplasia の可能性がある所見を「拾い上げ」，生検することである．面としての一定の傾向を

もった背景粘膜のなかから，隆起，発赤，潰瘍など，周辺とは異なる所見を含んだ病変を拾い上げることが大切である．

とは言っても，炎症性の潰瘍性大腸炎の背景粘膜にできる病変は境界不明瞭なことも多い．色素内視鏡は，その周辺とは異なる所見のコントラストをより明瞭にするのに有用である．また，colitic cancer や dysplasia には，Ⅳ型やⅢL型の腫瘍性 pit pattern を呈する病変が多く存在する．現在の高画素内視鏡に色素を併用すれば，おおまかな pit pattern 診断は可能であり，このような腫瘍性 pit を確認できれば，colitic cancer や dysplasia を強く疑う根拠になる．しかし，Hata ら[5]は，潰瘍性大腸炎の再生粘膜で腫瘍性 pit pattern を示す例があると指摘しており，注意を要する．

以下に，症例を呈示する．

Ⅳ 症 例

【症例 1】（図Ⅲ-2-1，矢印）：71 歳，男性．左側腸炎型，病悩期間 15 年の直腸に認めた病変

扁平隆起といえる，わずかに隆起した病変である．生検結果は UC‐Ⅲ，low‐grade dysplasia であった．

【症例 2】（図Ⅲ-2-2）：46 歳，男性．左側腸炎型，病悩期間 16 年の症例のS状結腸に認めた病変

通常観察（左図）でも認識は可能だが，色素内視鏡（右図）では，より明瞭に認識できる．病理診断は，UC‐Ⅲ，low‐grade dysplasia であった．

【症例 3】（図Ⅲ-2-3）：49 歳，男性．全大腸炎型，病悩期間 18 年の下行結腸に認めた病変

通常観察（左図）では，わずかな発赤として認識されるのみだが，色素内視鏡（右図）では，より明瞭に認識できる．生検の病理診断は，UC‐Ⅱb であった．

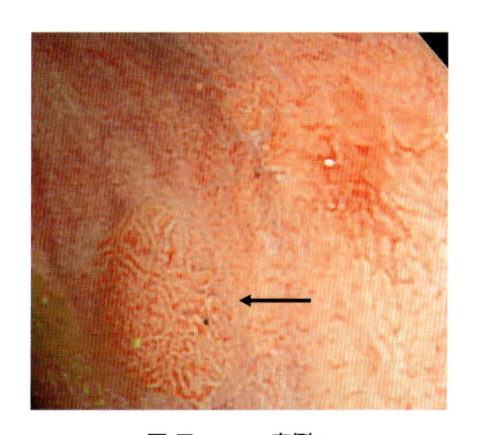

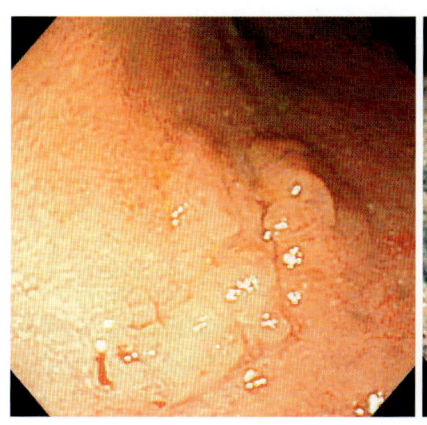

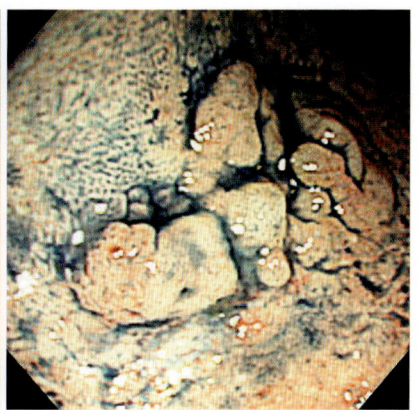

図Ⅲ-2-1　症例 1

図Ⅲ-2-2　症例 2

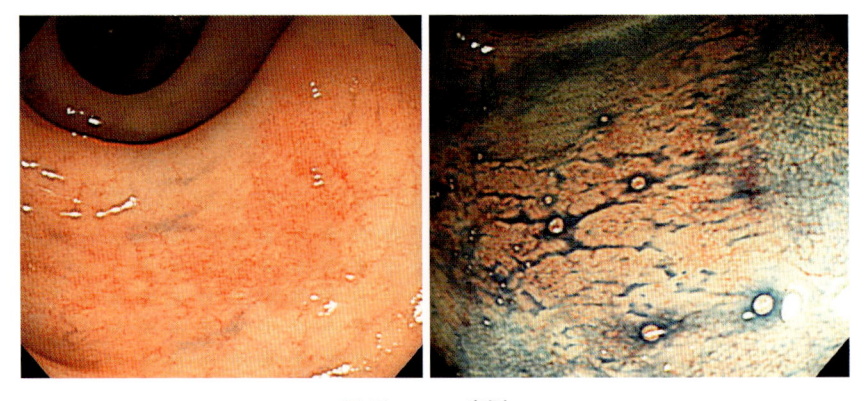

図 Ⅲ-2-3　症例 3

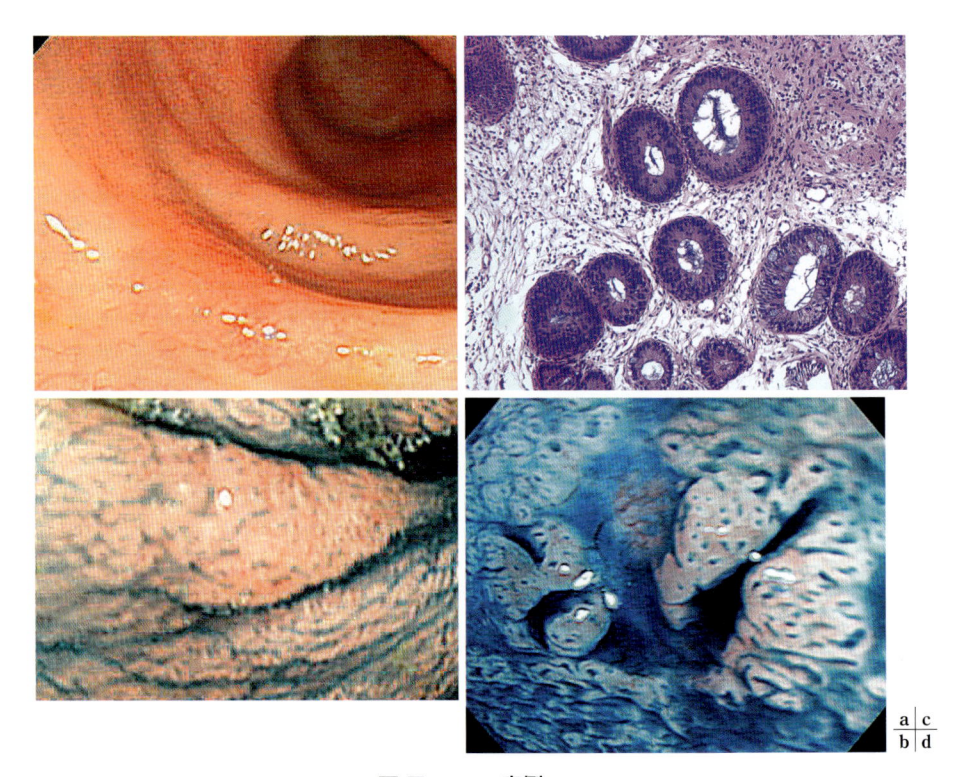

図 Ⅲ-2-4　症例 4

【症例 4】（図Ⅲ-2-4）：58 歳，男性．全大腸炎型，病悩期間 23 年の直腸で認識された病変
　通常観察（a）ならびに色素内視鏡（b）では平坦な発赤として認識される．生検にて UC-Ⅲ，low-grade dysplasia（c），p53 陽性だったため，再検した（d）．腺管密度が粗な，わずかな隆起性病変として認識される．

おわりに

　通常内視鏡ならびに色素内視鏡による surveillance colonoscopy について私見を述べさせて頂いた．どのような所見が，dysplasia や colitic cancer として拾い上げるべき所見なのかは，本邦でも検討中の課題であるが，random biopsy

による surveillance colonoscopy から，上述のような所見に注目して target biopsy を行う surveillance colonoscopy に，時代の潮流は変化しつつある．われわれの検討でも，こうした surveillance colonoscopy に拡大観察を加えることで，平均生検個数が約 3 個，dysplasia の発見率約 4％と，従来の random biopsy に比べ，大きく生検個数を軽減し，同等の検出率を出すことに成功している．colitic cancer や surveillance colonoscopy に対する意識の高まりや，こうした検討が，surveillance colonoscopy における無用な多数個の生検の削減や，dysplasia の早期発見による潰瘍性大腸炎患者さんの救命に役立つことを願っている．

文 献

1) 渡辺憲治，中村志郎，押谷伸英，他：潰瘍性大腸炎の診断治療の現況と将来．日本消化器病学会雑誌 2005；102：420-430
2) Kiesslich R, Fritsch J, Holymann M, et al：Methylene blue-aided chromoendoscopy for the detection of intraepithelial neoplasia and colon cancer in ulcerative colitis. Gastroenterology 2003；124：880-888
3) Fujiya M, Saitoh Y, Nomura M, et al：Minute findings by magnifying colonoscopy are useful for the evaluation of ulcerative colitis. Gastrointest Endosc 2002；56：535-542
4) Blackstone MO, Riddell RH, Rogers BHG, et al：Dysplasia associated lesion or mass (DALM) detected by colonoscopy in longstanding ulcerative colitis：an indication for colectomy. Gastroenterology 1981；80：366-374
5) Hata K, Watanabe S, Motoi T, et al：Pitfalls of pit pattern diagnosis in ulcerative colitis-associated dysplasia. Gastroenterology 2004；126：374-376

〈渡辺憲治，押谷伸英，荒川哲男〉

3 内視鏡診断（通常内視鏡を中心に）
──絨毛状粘膜の重要性

- dysplasia を効率よく発見するためには，非活動期に内視鏡検査を施行し，血管透見の消失した領域に対して積極的に色素散布を行う必要がある．
- 色素散布前には周囲に比し，わずかに発赤もしくは褪色した領域や隆起に，色素散布後には顆粒状もしくは絨毛状変化に着目することが重要である．
- 絨毛状粘膜の腫瘍・非腫瘍の内視鏡的な鑑別は困難であるが，絨毛状粘膜は非腫瘍性であっても発癌の危険因子であり，少なくとも複数個の生検を行うべきである．

はじめに

colitic cancer とは，広義には潰瘍性大腸炎（UC），Crohn 病，腸結核などの慢性炎症性腸疾患を発生母地とした癌を指す．とくに UC では 10 年以上経過した症例において大腸癌を合併する頻度が高いことが広く知られている．colitic cancer の前癌病変として，あるいは cancer の周囲粘膜に，dysplasia と呼ばれる異型上皮が存在する．一般に UC に合併する dysplasia は平坦病変が多く，病変部と背景粘膜との境界が不明瞭であるうえ，背景粘膜には慢性炎症を伴うため，その発見は容易ではない．欧米では dysplasia の発見を目的とした surveillance colonoscopy が実施されており，全大腸より 10 cm 間隔で複数個の生検を無作為に行う random biopsy が主流であるが，決して効率的な検査方法とはいえない．最近，dysplasia を効率よく発見するために色素内視鏡観察による狙撃生検を行う報告もみられ[1)～3)]，その有効性が認識されつつある．

本稿では，UC 長期経過例に対する surveillance colonoscopy での色素を含めた通常内視鏡観察における dysplasia 拾い上げに必要な内視鏡診断のポイントについて解説する．

I dysplasia の内視鏡的特徴

炎症性腸疾患，とくに UC の長期経過例に出現する dysplasia は，DALM（dysplasia-associated lesion or mass）といわれる隆起性病変と random biopsy で発見されるような flat dysplasia に大別される[4)]．その他の上皮性腫瘍として age-dependent に偶然発生する腺腫（sporadic adenoma）も存在するが，これらは大半が有茎もしくは亜有茎性を呈し，境界も明瞭である（図 III-3-1）．

DALM は扁平隆起性，ポリープ様，結節集簇様，粗大結節状などの形態を呈し，多くが広基

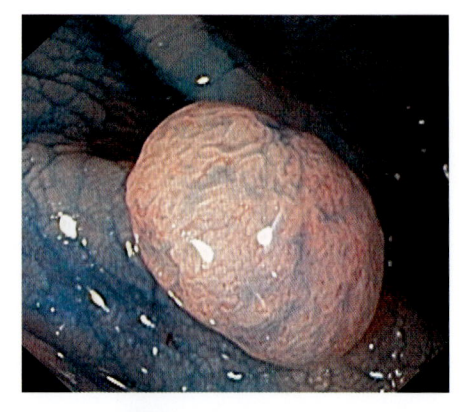

図 III-3-1 症例 1：径 8 mm の sporadic adenoma（亜有茎性腺腫）

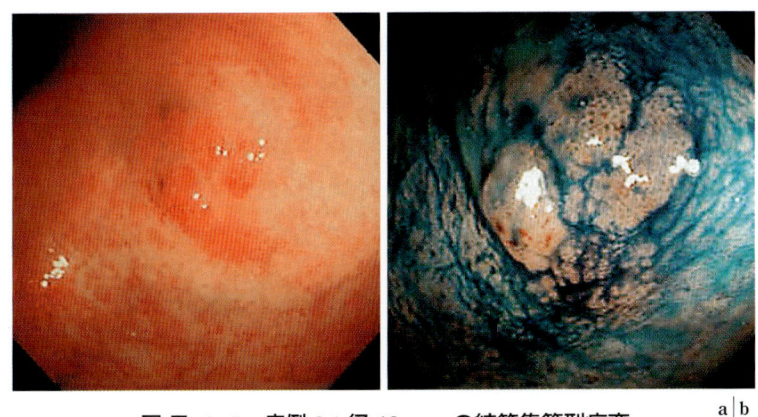

**図 Ⅲ-3-2　症例 2：径 13 mm の結節集簇型病変
（low grade dysplasia）**
a：淡いまだら発赤として認識できる．周囲粘膜は血管透見の消失した緩解期の粘膜である．
b：色素散布では大小不同の丈の低い顆粒の集簇として認識できる．

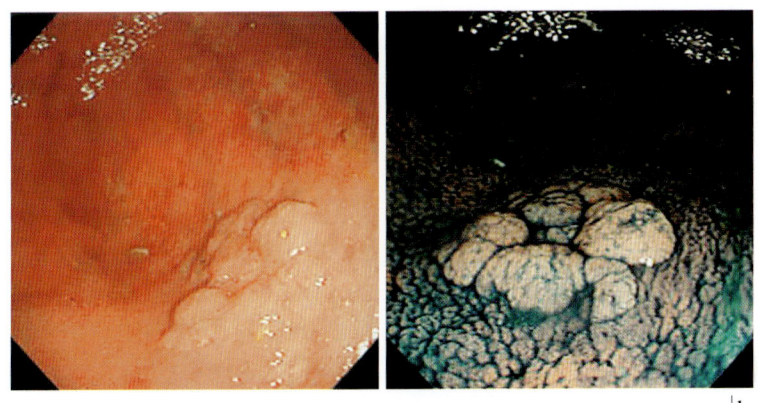

**図 Ⅲ-3-3　症例 3：径 15 mm の結節集簇型病変
（low grade dysplasia）**
a：発赤した周囲粘膜に比べ，病変部はやや褪色調の平坦な隆起として捉えることができる．
b：色素散布像．

性病変であることが知られている[4)～6)]．その表面は絨毛（ビロード）状，顆粒状，乳頭状で，境界も不明瞭なことが多い．周囲には内視鏡で診断困難な平坦な dysplasia の拡がりや，粘膜下に浸潤した癌を合併することがある．隆起の立ち上がりが急峻な病変では，その存在を認識することは比較的容易である．しかし，ごくわずかに隆起した扁平な病変では通常，病変の存在診断すら困難な場合が多く，発赤，もしくは褪色といった色調の変化に着目して積極的に色素散布を行う必要がある（**図Ⅲ-3-2～4**）．

腺腫は内視鏡的もしくは外科的な局所切除の適応であり，大腸全摘術を基本とする DALM とは治療方針がまったく異なるため，その鑑別は慎重にならざるをえない．しかしながら，両者を上述した形態学的な違いのみで判別すること

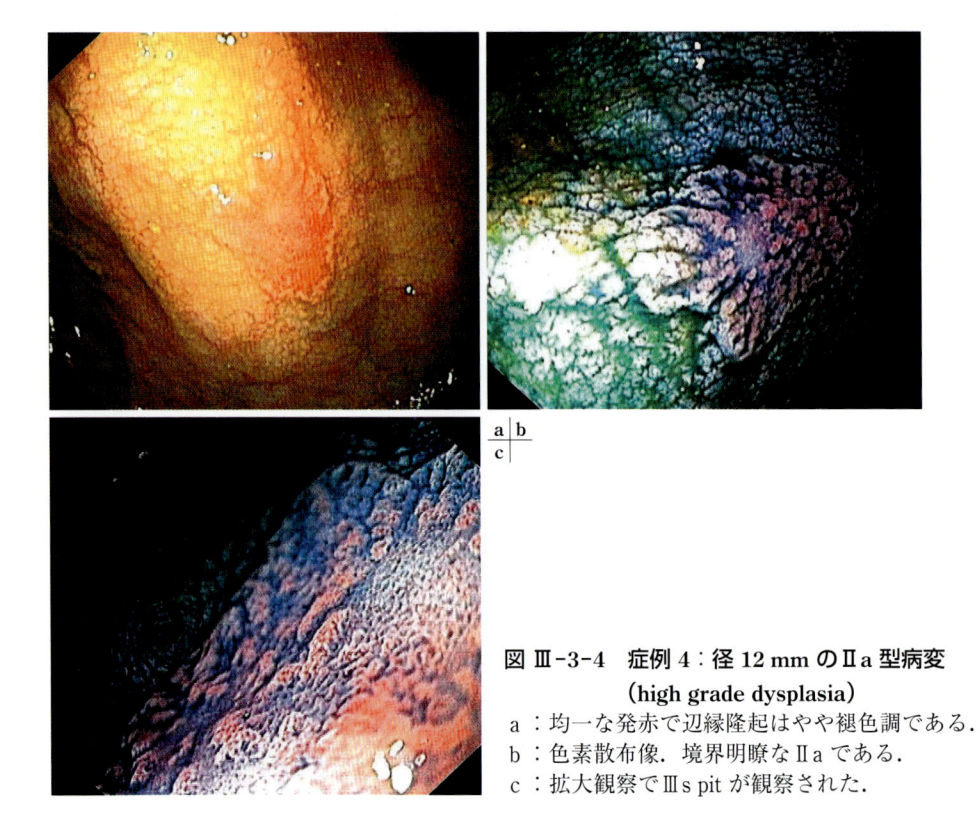

図Ⅲ-3-4　症例4：径12 mmのⅡa型病変
　　　　　　（high grade dysplasia）
a：均一な発赤で辺縁隆起はやや褪色調である．
b：色素散布像．境界明瞭なⅡaである．
c：拡大観察でⅢs pitが観察された．

は必ずしも容易でない．DALMと診断するためには，少なくとも病変が慢性炎症を伴った領域内に存在することが条件である．また，DALMでは絨毛腺腫成分の存在や粘膜固有層における炎症細胞浸潤などの組織学的な特徴がみられるものの[7]，生検標本のみから確定することも困難である．年齢，罹患年数などの臨床的背景や，生検材料を用いてp53，β-cateninなどの遺伝子学的な解析結果を加味することも重要である[7),8)]．また，隆起周囲の平坦粘膜におけるdysplasiaの拡がりを腺腫との鑑別点とする報告もみられる[9]．病変が広基性で表面が顆粒状もしくは絨毛状を呈し，周囲粘膜との境界が不明瞭であれば，積極的にDALMを疑い，病変部だけでなく周囲粘膜を複数カ所，生検することが重要である．

一方，欧米で行われているrandom biopsyで発見されるdysplasiaは内視鏡で認識することが不可能な病変とされてきた．しかしながら，surveillance colonoscopyでも色素散布が行われるようになり[1)〜3),10),11)]，今まで捉えることのできなかった平坦なdysplasiaの内視鏡像が報告されるようになった[2),10),11)]．その特徴としては，ほとんど周囲粘膜と高低差はないものの，周囲の非腫瘍性粘膜に比べ発赤もしくは褪色調を呈し，色素散布では顆粒状，絨毛状，脳回転状の表面模様を呈することが多い．一見，病変として認識できない平坦な粘膜でも色素を撒くと一定の境界をもった病変として描出される場合がある（図Ⅲ-3-5）．こういった病変が欧米でのrandom biopsyで偶然ヒットしている可能性がある．

Ⅱ　絨毛状粘膜の重要性

UCのサーベイランスにおける内視鏡観察に

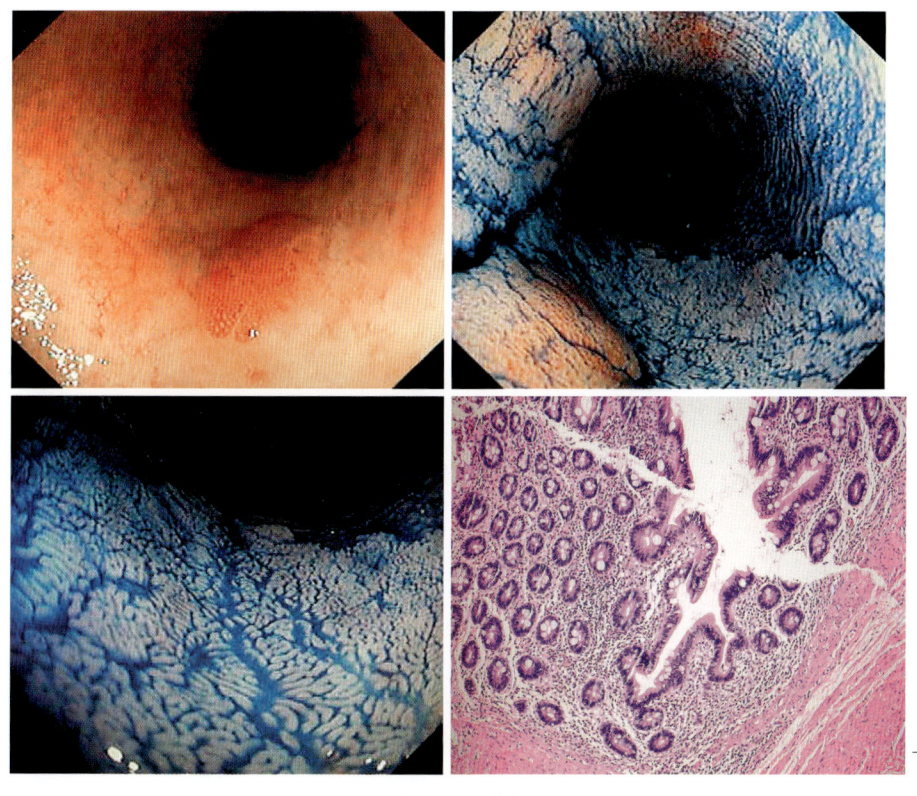

図Ⅲ-3-5 症例5

a：径5mm大の発赤した隆起を認める．その周囲は褪色調で血管透見は完全に消失している．
b：色素散布では発赤隆起の周囲に低隆起の拡がりを2/3周にわたり認めた．
c：近接像で表面模様は不規則な脳回転もしくは絨毛状を呈している．
d：手術標本では粘膜内に広範に拡がるlow grade dysplasiaを認めた．

おいて，絨毛状の粘膜模様はもっとも注意すべき表面構造の一つである[12]．絨毛状粘膜は非腫瘍性であっても，発癌の危険因子であることが遺伝子学的な解析からも指摘されている[13]．この所見はいわゆるDALMのみならず，隆起を呈さないdysplasiaにおいても出現する．また絨毛状粘膜は粘膜深層に異型を伴うこともしばしばみられる（図Ⅲ-3-6, 7）[14]．したがって，生検を行う場合は粘膜全層を正確に採取することが要求される．もちろん，絨毛状粘膜は炎症の再生過程において，非腫瘍性であってもしばしばみられる所見である．絨毛状粘膜の腫瘍・非腫瘍の内視鏡的な鑑別は現状では困難であるが，腸管の半周以上にわたりこの変化が認識される症例は大半が全大腸炎型で罹患年数も長い．また図Ⅲ-3-8のごとく，進行癌へ進展する悪性度の高い病変も存在する．絨毛状の表面構造は色素散布を行えば確実に拾い上げられる内視鏡所見であり，この所見を認めた場合は，少なくとも複数個の生検を行うべきである．

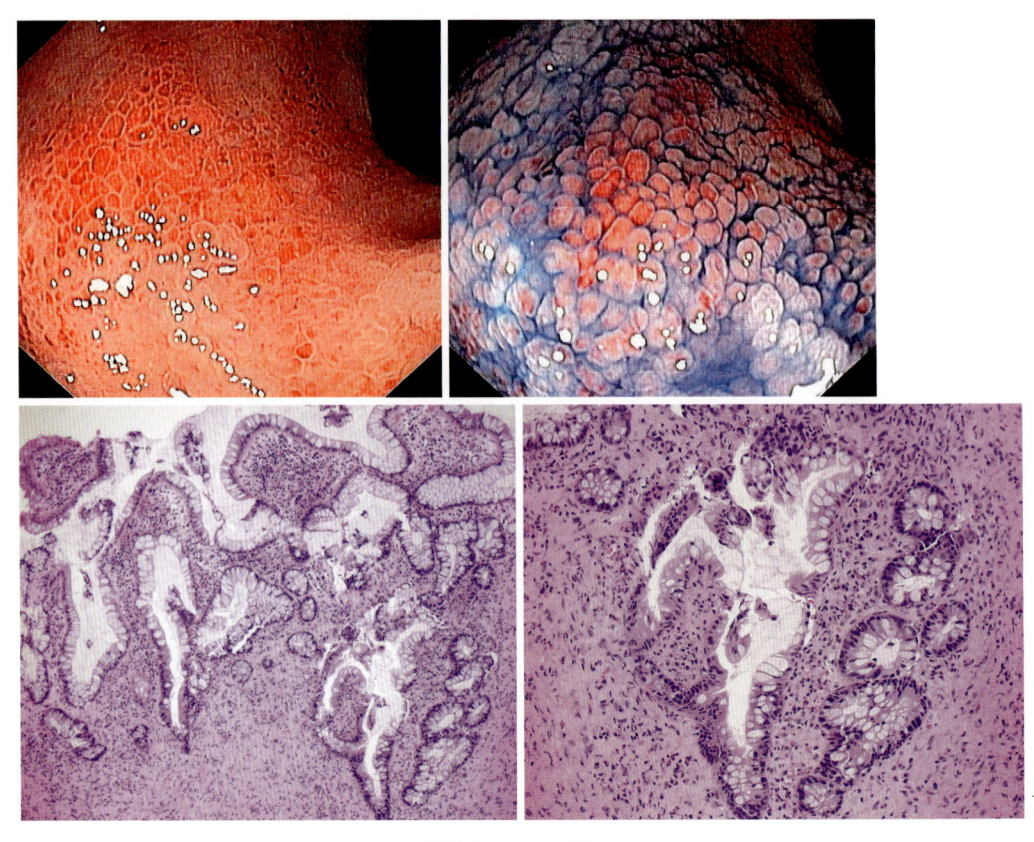

図Ⅲ-3-6 症例6
a：まだらに発赤した緩解期粘膜．色素散布前に比較的均一な絨毛状の表面構造が認識可能である．
b：色素散布にてさらに明瞭となったが，一見再生粘膜模様にみえ，腫瘍性 pit とは認識しえない．
c：生検では，絨毛状の腺管を認め，粘膜深層において low grade dysplasia を認めた．
d：粘膜深層の拡大像．

Ⅲ 通常観察における dysplasia 拾い上げ診断のポイント

背景粘膜に炎症性変化が存在する UC において，平坦型の早期癌や dysplasia を発見するためには病変の色調を含めた形態的特徴を十分に認識したうえでの注意深い内視鏡観察が要求される．

まず surveillance colonoscopy を行う時期としては，原則的に活動期を避けるべきである．活動期にはびらん，潰瘍のみならず，粘膜の浮腫や凹凸が存在する．また炎症，再生性変化による発赤も強く，腫瘍性病変にみられる発赤所見との鑑別が非活動期と比べ著しく困難と考えられる．したがって，臨床所見からみて非活動期と考えられる時期に内視鏡検査を行うことが重要である．

surveillance colonoscopy において，ただ漫然と観察していたのでは効率も悪く，dysplasia を発見するのは難しい．しかしながら，大腸全体に均等に色素を散布して観察することは検査時

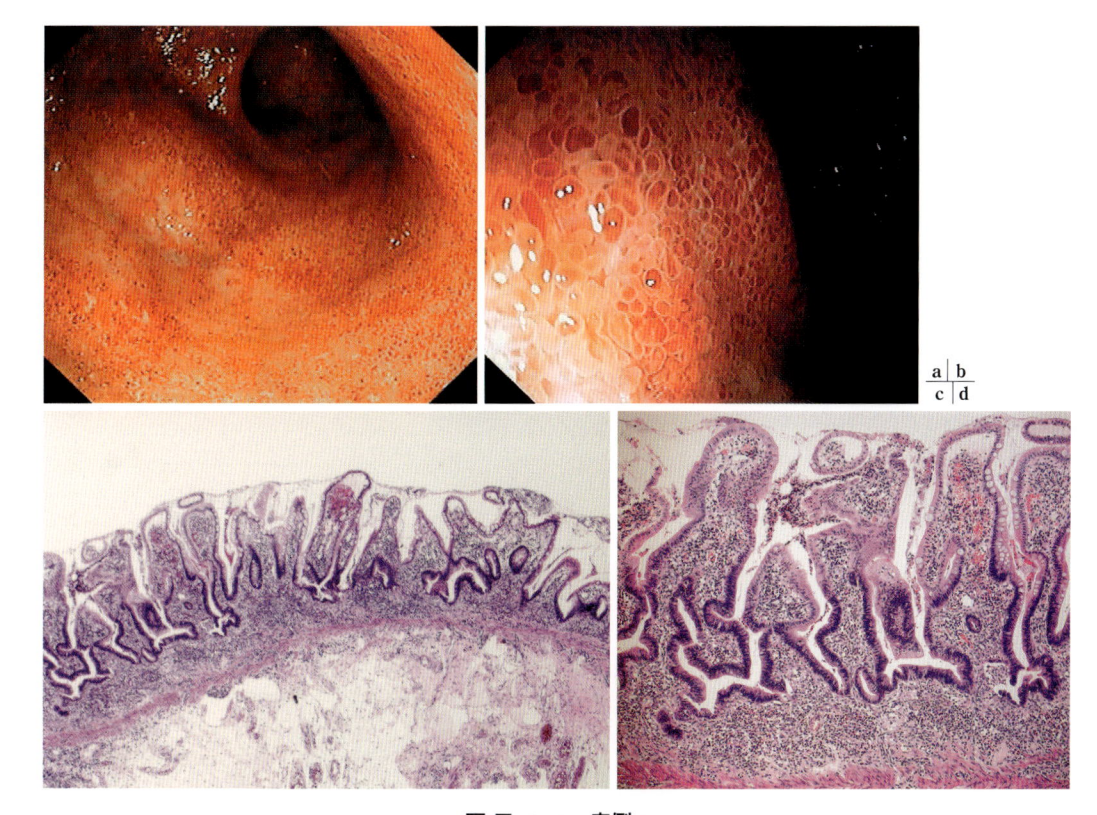

3. 内視鏡診断（通常内視鏡を中心に）―絨毛状粘膜の重要性

図Ⅲ-3-7 症例7
a：全周性に発赤調の非活動期粘膜が拡がっている．
b：図6と同様に色素散布前に表面の絨毛状構造が認識できる．絨毛の先端部は強い発赤を呈する．
c：手術標本のルーペ像．炎症のコントロールが困難なため手術を施行したが，粘膜は絨毛状構造を呈し，深層に high grade dysplasia を広範囲に認めた．
d：拡大像．

間の浪費にもつながる．基本的に cancer も dysplasia も背景に慢性炎症を伴う粘膜に発生するわけであるから，内視鏡観察においては血管透見が部分的に，あるいは完全に消失した箇所を丹念に観察することに重点をおくべきである．血管透見像が正常な部分は，以前に慢性炎症が存在した可能性は否定できないが，dysplasia を伴うことはまれであり，存在したとしても通常の腺腫の可能性が高く，また発見も比較的容易と考える．血管透見の完全に消失した部分を詳細に観察するためには色素（おもにインジゴカルミン）散布は必須であるが，ある程度 dysplasia の存在を疑わせる通常内視鏡所見に着眼し

たうえで色素を散布したほうが dysplasia をヒットする可能性も高いと考える．

DALM にしても flat dysplasia にしても，前述したように基本的には発赤，褪色といった色調の変化，わずかな隆起を捉えることが重要である．有茎性・亜有茎性の場合，その存在を指摘することは容易であるが，腺腫もしくは炎症性ポリープと鑑別を要する場合がある．広基性病変では表面が顆粒状で，いわゆる結節集簇様の形態を呈するものが多い（図Ⅲ-3-2, 3）．境界不明瞭な平坦病変の場合，隆起として病変を認識することがきわめて困難であるため，その発見には領域をもった色調の変化に着目し，積極

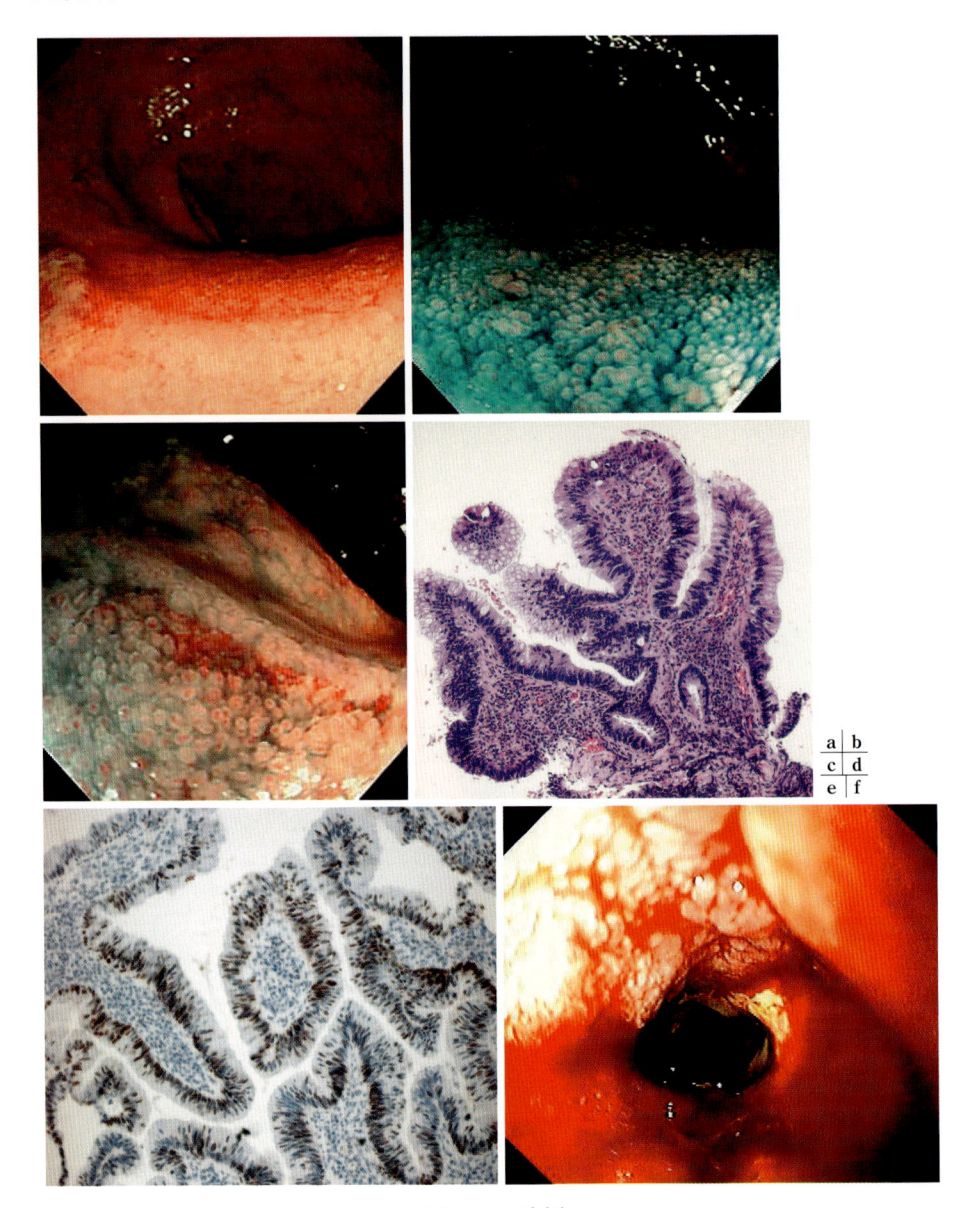

図 Ⅲ-3-8　症例 8
a：散在性に点状発赤を伴うやや陥凹した領域を認める．
b：色素散布では，絨毛が密に増生した領域を認める．
c：辺縁がわずかに陥凹している．
d：生検にて high grade dysplasia を認めた．
e：p53 染色でも diffuse に陽性を示した．
f：経過観察されていたが，2 年後の再検査にて同部位に全周性の狭窄を認めた．

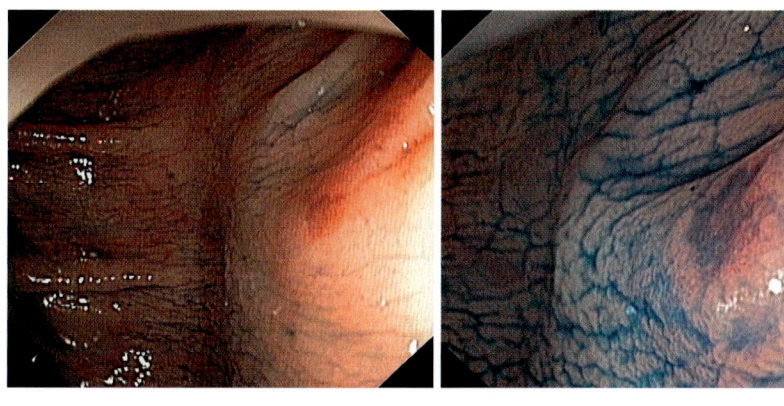

図Ⅲ-3-9　症例9：径3mmのⅡc型病変（low grade dysplasia）
a：やや接線方向からの観察で，淡い発赤として認識できる．
b：色素散布像．不整形の陥凹面を認める．

的に色素散布を行うべきである．

　なかには図Ⅲ-3-9のような微小な陥凹性病変も存在する．やや接線方向からの観察では，周囲粘膜との色調の違いや凹凸の変化が強調され，その存在が認識可能となる場合もある．さらに，前述した絨毛状変化は各絨毛の先端部が発赤していることが多く，最近の高画素内視鏡を用いれば，図Ⅲ-3-6, 7のように色素散布を行わずとも近接するだけで確認可能である．また，colitic cancerのなかには進行癌でも明らかな隆起を伴わずに，わずかな管腔の狭小化，もしくは壁の変形としてしか捉えられない病変も存在する．腸管壁の変形も見逃してはならない所見の一つである．

Ⅳ　拡大内視鏡検査の役割

　他項でも述べられるが，colitic cancer, dysplasiaの表面構造の微細診断において拡大内視鏡の役割が期待されている．通常の上皮性腫瘍の質的診断には，その表面のpit構造を観察することがきわめて重要であることは周知の事実である．UCのdysplasiaにおいても通常の上皮性腫瘍と類似し，Ⅲ型，Ⅳ型のpit patternを呈するものの頻度が高く，さらにdysplasiaでは通常よりpitの密度が粗であるとの報告もみられ[11]，質的診断における有用性が指摘されている．

　しかしながら，慢性炎症を発生母地とした病変は通常の腫瘍と異なり，より複雑な表面構造を呈する場合も多い．さらに非腫瘍部の粘膜模様も正常粘膜と違いさまざまなpit構造を呈するため[15]，とくに平坦病変の場合，両者の鑑別は困難を極めると考えられる．また，Ⅴ型pitのような不整もしくは無構造のパターンも炎症を背景にしているため，非癌部，非浸潤部でもしばしばみられる所見であり，深達度診断には有用とはいい難い．まず，第一に"どの部分を拡大観察するのか"という問題を解決しない限り，全大腸粘膜に対して拡大観察を行うことは闇雲に検査時間を費やし，"木を見て，森を見ない"内視鏡検査に陥る危険性がある．拾い上げ診断の段階で，どの通常内視鏡所見に注目して拡大内視鏡観察を行うか，現状では明確な見解は得られていない．まず通常の色素内視鏡所見を確立したうえで，拡大観察によるpit patternの分析，データの集積を行えば，拡大内視鏡が平坦なdysplasiaの内視鏡診断の解明に大きく寄与する可能性を秘めている．

おわりに

UC 長期経過例の surveillance colonoscopy に必要な内視鏡診断のポイントについて，色素を含めた通常観察を中心に解説した．平坦な dysplasia を効率良く発見するためには，非活動期に内視鏡検査を施行し，まず血管透見の消失した粘膜に対して積極的に色素散布を行う必要がある．色素散布前にはわずかな発赤，褪色，隆起に，色素散布後には顆粒状もしくは絨毛状変化に着目することが重要と考える．

文 献

1) Kiesslich R, Fritsch J, Holtmann M, et al：Methylene blue-aided chromoendoscopy for the detection of intraepithelial neoplasia and colon cancer in ulcerative colitis. Gastroenterology 2003；124：880-888
2) Matsumoto T, Nakamura S, Jo Y, et al：Chromoscopy might improve diagnostic accuracy in cancer surveillance for ulcerative colitis. Am J Gastroenterol 2003；98：1827-1833
3) Jaramillo E, Watanabe M, Befrits R, et al：Small, flat colorectal neoplasias in long-standing ulcerative colitis detected by high-resolution electronic video endoscopy. Gastrointest Endosc 1996；44：15-22
4) Blackstone MO, Riddell RH, Rogers BHG, et al：Dysplasia-associated lesion or mass (DALM) detected by colonoscopy in long-standing UC：An indication for colectomy. Gastroenterology 1981；80：366-374
5) Tytgat GNJ, Dhir V, Gopinath N：Endoscopic appearance of dysplasia and cancer in inflammatory bowel disease. Eur J Cancer 1995；31A：1174-1177
6) Butt JH, Konishi F, Morson BC, et al：Macroscopic lesions in dysplasia and carcinoma complicating ulcerative colitis. Dig Dis Sci 1983；28：18-26
7) Odze RD：Adenomas and adenoma-like DALMs in chronic ulcerative colitis：a clinical, pathological, and molecular review. Am J Gastroenterol 1999；94：1746-1750
8) Schneider A, Stole M：Differential diagnosis of adenomas and dysplastic lesion in patients with ulcerative colitis. Z Gastroenterol 1993；31：653-656
9) Suzuki K, Muto T, Shinozaki M, et al：Differential diagnosis of dysplasia-associated lesion or mass and coincidental adenoma in ulcerative colitis. Dis Colon Rectum 1998；41：322-327
10) 松岡克善，日比紀文，岩男 泰，他：潰瘍性大腸炎における surveillance の実態．胃と腸 2002；37：903-914
11) 五十嵐正広，佐田美和，小林清典，他：潰瘍性大腸炎に伴う dysplasia と colitic cancer の内視鏡診断に関する検討—特に拡大観察の有用性に関して．胃と腸 2002；37：925-935
12) Hamamoto N, Rubio CA, Befrits R, et al：Subtle villous changes detected at endoscopy in patients with inflammatory bowel disease. Endoscopy 2005；17：S24-S29
13) Andersen SN, Lovig T, Clausen OP, et al：Villous, hypermucinous mucosa in long standing ulcerative colitis shows high frequency of K-ras mutations. Gut 1999；45：686-692
14) Rubio CA, Johanssn C, Slezak P, et al：Villous dysplasia：an ominous histologic sign in colitis patients. Dis Colon Rectum 1984；27：283-287
15) Fujiya M, Saitoh Y, Nomura M, et al：Minute findings by magnifying colonoscopy are useful for the evaluation of ulcerative colitis. Gastrointest Endosc 2002；56：535-542

（浜本順博，Edgar Jaramillo，平田一郎）

4 内視鏡診断（拡大内視鏡を中心に）
——拡大観察で狙撃生検が可能になるか

- 潰瘍性大腸炎合併大腸癌に関する過去の報告では，サーベイランス・コロノスコピーが早期発見に有効であり，早期癌では水平方向進展の傾向が強かった．
- 早期癌，dysplasia の内視鏡像は，ほとんどの報告例で何らかの隆起や色調変化を示し，pit pattern は，IV型，III$_L$型，III$_S$型を呈するものが多かった．
- 自験例では，早期癌，dysplasia の内視鏡所見は，すべて顆粒型ないし非顆粒型の LST 様であり，pit pattern では，IV型が主体であるが，一部III$_L$，V$_I$型様を呈していた．
- 進行癌でも粘膜内病変を残したまま深部浸潤しており，拡大観察のみでの深達度診断は困難であった．
- 内視鏡でわずかな扁平隆起や発赤・褪色を認めたら，色素散布を行って領域を確認し，拡大観察でIV，III$_L$，V$_I$型様 pit pattern を示せば，その部位より生検を行う．

はじめに

Morson と Pang[1]が"内視鏡では見えない"平坦型の dysplasia の存在と，それらが高率にすでに進行癌であることを発表して以来，潰瘍性大腸炎合併大腸癌発見のためには盲目的な生検に頼らざるをえないとされてきた．しかしすでに 40 年近い年月が流れており，この間の内視鏡の進歩はめざましいので，本当に colitic cancer の内視鏡診断は現在でも不可能なのか，という疑問が湧いてくる．実際，かつては"幻"といわれたIIc病変が発見されるようになり，また，あまり報告のなかった"flat adenoma"や LST (laterally spreading tumor) も日常茶飯事に見つかる時代である．さらに，拡大内視鏡も改良，普及が進んでおり，colitic cancer に関しても，今の時代に合った新しい診断学が必要と思われる．

I 潰瘍性大腸炎関連大腸癌の特徴（本邦例）

第 55 回大腸癌研究会の際に行われた，炎症性腸疾患に合併した大腸癌に関するアンケート調査の結果[2]が参考になるので，要点を紹介する．

潰瘍性大腸炎（UC）に合併したものは 130 例で，詳細が検討可能であったのは 123 例であった．男女比はほぼ 1：1，癌発見時の年齢は 41～50 歳にピークがあり，21～30 歳でも約 9%を占め，通常の大腸癌より明らかに若年者に多かった．UC の経過観察期間が長くなるほど大腸癌合併率が高く，5 年以下の UC 患者に占める大腸癌例の比率は 1.5%にすぎないが，UC 合併大腸癌を分母とすると，UC 病悩期間 11～15 年がもっとも多くて 1/4 強を占めたが，5 年以内のものも 10%強を占めた．若年発症 UC 患者では癌合併までの期間が長く，中高年発症 UC 患者では癌合併までの期間が短い傾向であった．

大腸癌の占居部位は，直腸・肛門が 40%以上を占め，下行結腸以下の左側結腸で 75%であった．組織型は，高分化腺癌，中分化腺癌，低分化腺癌，粘液癌が，それぞれ 51%，18%，7%，11%であった．

大腸癌発見の契機がサーベイランス・コロノスコピーであったのは 59 例であり，うち m 癌が 27 例 46%，sm 癌が 9 例 15%であったのに

対し，それ以外で発見された症例ではm癌が9例14％，sm癌が7例11％であり，サーベイランスがより早期の癌の発見に有効であったことを示している．癌の肉眼形態に関する記載はないが，最大径の検討では，4cm以上のものがm癌の29％，sm癌の27％を占めており，水平方向進展の傾向が強いことを示唆している．

鈴木，渡邉ら[3]は，2000年までの医学中央雑誌およびMedlineで検索しえた，本邦におけるcolitic cancer 312例に関して検討を行っている．上記アンケート調査と同様の傾向であるが，多発癌が29％と多く，それらを含めた占居部位では，直腸52％，S状結腸23％と圧倒的ながら，下行結腸12％，横行結腸14％は，通常の大腸癌より比率が高いとしている．また，組織型では，低分化腺癌・粘液癌が15％，30％と，アンケート調査よりも高率であった．

II　UC関連早期癌，dysplasiaの内視鏡像

dysplasiaの肉眼所見を，小西ら[4],[5]は，①粗大顆粒状病変（nodular or warty lesion or mass），②不整な扁平隆起性病変（plaque-like lesion），③乳頭状隆起性病変（papillary lesion），④ポリープ様病変（polypoid lesion），⑤平坦な病変（flat lesion）と分類して記載している．長廻ら[6],[7]は，①隆起（広基性，表面隆起，結節集簇，絨毛腫瘍），②平坦，③陥凹，④複合型，に分類している．

内視鏡像に関しては，散発的な報告があったが，2002年「胃と腸」，2004年「消化器内視鏡」，2005年「早期大腸癌」でUC合併大腸癌の特集が組まれており，内視鏡像の検討もなされている．

味岡ら[8],[9]は，UCの大腸切除標本ホルマリン固定材料での検討で，dysplasiaの多くが褐色調を呈したことを報告し，これらが内視鏡的には発赤所見として捉えられる可能性を推測している．UC合併進行癌4例の切除標本に対する実体顕微鏡観察では，進行癌に随伴するdysplasiaのpit patternは，乳頭状，樹枝状，棍棒状，楕円形（IV型，IIIL型，IIIS型様）を示したとし，一部pit patternの不明瞭な箇所はV型に相当すると考察しているが，非UC症例での腫瘍性pit patternとの異同や，背景粘膜の違いによるUCでの判定の困難さなどの問題点を指摘している．また，実体顕微鏡上はIIIL・IV型pit patternを呈しながら再生粘膜であった症例を提示し，dysplasiaにおけるIIIL・IV型pit patternとの異同を検討する必要があると述べている．楠神ら[10]も同様の所見を記載している．

長廻ら[6]は，平坦型dysplasiaは粘膜模様が溝紋様変化（sulcular pattern）を呈することが特徴とした．佐野ら[11]は，sulcular patternを呈する粘膜やビロード様の領域に，不整なpitが開口している場合にdysplasiaの可能性が高いと述べている．

五十嵐ら[12],[13]はcolitic cancer 9例，13病変を報告しており，発生部位は直腸10病変，S状結腸1病変，横行結腸2病変であった．うち早期癌は5例，9病変で，すべて深達度mであった．早期癌の肉眼型は，I型2病変，IIc型2病変，IIa型4病変，結節集簇様1病変と記載されているが，IIa型とされたうちの3病変は最大径30mm以上であり，結節集簇様を含めて4病変はLST様であったものと推測される．6病変のHGD（high-grade dysplasia）に関する記載では，平坦粘膜は1病変のみで，他はすべて扁平隆起，顆粒状隆起，結節状隆起とされている．色は，扁平隆起の1病変が褪色調，他はすべて発赤調であり，内視鏡的に異常所見を指摘できない病変はなかったという．拡大内視鏡によるm癌とdysplasia〔13例，18病変：m癌5，HGD 8，LGD（low-grade dysplasia）5〕のpit patternは，IV型，IIIL型，IIIS型を呈するものが多かった（IV型7，IIIS～IIIL型7，IIIL～IV型1，IIIL型2，IIIS型1）が，通常の大腸腫瘍のものに比

表 III-4-1 UC 関連大腸癌症例〔m 癌（HGD）を含む〕

	年齢/性	UC		癌		
		範囲	期間(年)	部位	組織型	深達度
1	75 F	左側	35	R	mod + muc	mp
2	36 F	左側	8	R	well + muc	se
3	43 M	全	9	R	well	m（HGD）
4	40 M	全	12	R	well + muc	se
5	51 M	全	27	R	well + muc	mp
6	55 M	全	24	R	well	m（HGD）
7	50 M	全	18	R	well	m（HGD）
8	75 M	全	20	T	well	m（HGD）

R：直腸，T：横行結腸

表 III-4-2 dysplasia の内視鏡所見

	年齢/性	UC		腫瘍				
		範囲	期間(年)	部位	形態	最大径(mm)	pit pattern	組織診断
3	43 M	全	9	R	LST（+I s）	18	IV	HGD（m 癌）
6	55 M	全	24	R	LST（+I s）	35	IV, VI	HGD（m 癌）
7	50 M	全	18	R	LST	50	IIIL, IV	HGD（m 癌）
8	75 M	全	20	T	LST	60	IV, VI	HGD（m 癌）
				T	LST	25	IV	LGD
9	47 F	左側	4	R	LST（+I s）	12	IV	LGD

較して密度が粗であったとしている．

岩男ら[14]は，colitic cancer/dysplasia (HGD) 27例，47病変を報告し，うち早期癌は38病変であるが，その肉眼形態の内訳は，陥凹型3，扁平隆起17，顆粒状隆起4，絨毛腫瘍3，ポリープ状6，その他5，で，ほとんどの症例でなんらかの隆起が捉えられるとしている．一方で，ほとんど平坦な発赤部よりの生検で癌と診断され手術したところ深達度 ss の進行癌であった症例を紹介し，色調変化観察の重要性についても述べている．早期癌に LGD も含め，拡大観察し得た13例，23病変（癌16，HGD 2，LGD 5）の検討では，褪色調のみを示したのは1病変で，他はすべて発赤の部分を認めたとしている．pit pattern 解析では，ほとんどがIV型（17病変）ないしIIIL型（3〜4病変）であったと報告しているが，逆に，IV型やIIIL型でも dysplasia とはかぎらない，とも述べている．

III 自験例の検討[15)〜18)]

関連施設を含めて，われわれの経験した UC 合併大腸癌は8例である（**表III-4-1**）．cancer 患者は6例が男性，全大腸炎型，2例が女性，左側結腸炎型で，36歳以上，病悩期間は8年以上であった．粘膜内癌（HGD）4例，進行癌4例で，横行結腸の1例を除けばすべて直腸に存在した．

dysplasia の内視鏡所見を**表III-4-2**にまとめた．すべて，結節集簇様の LST（顆粒型 LST）ないし，扁平隆起型の LST（非顆粒型 LST）様であった．通常内視鏡観察では一見，I s 型隆起病変〔DALM（dysplasia associated lesion or mass）[19)]〕様であっても，注意深い観察や色素

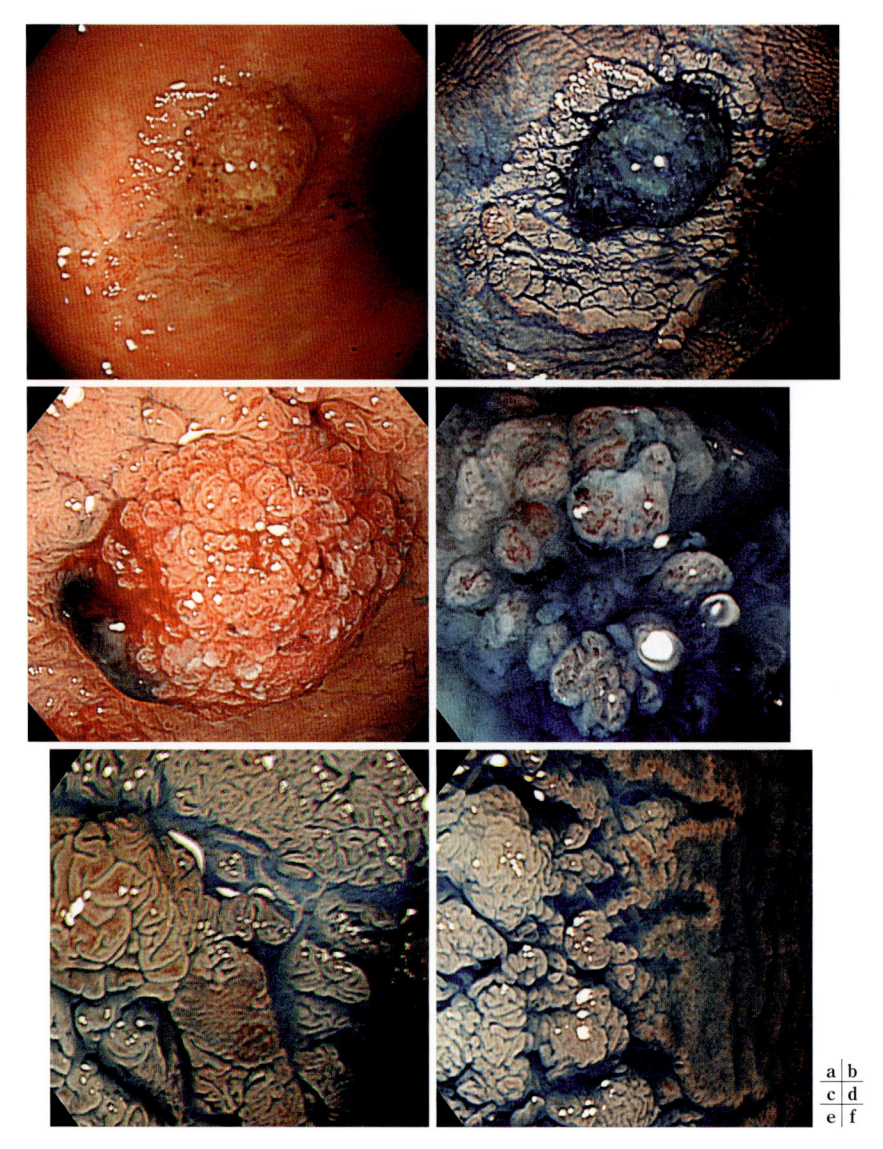

図Ⅲ-4-1 症例6
a：直腸に発赤調，1cmのⅠs様病変を認め，その周囲はやや褪色調である．
b：インジゴカルミン散布にて，LST様の領域が明らかとなった．
c, d：拡大像では，隆起部は絨毛様だが不規則なVI型pit patternを呈していた．
e：LST様部位の拡大像では，分枝型Ⅳ型pit patternを呈していた．
f：周囲粘膜との境界は明瞭であった．

散布を行うと，周囲に丈の低い扁平隆起を伴うことが多く，その部分を含めて腫瘍性変化であった．pit patternでは，Ⅳ型が主体であるが，一部ⅢL，VI型様を呈していた（**図Ⅲ-4-1～3**）．

一方，進行癌でもほとんどの症例で粘膜内病変を残したまま深部浸潤しており，また病変の隆起部分が最深部とはかぎらず[15]，拡大観察のみで深達度診断することは困難と思われた．

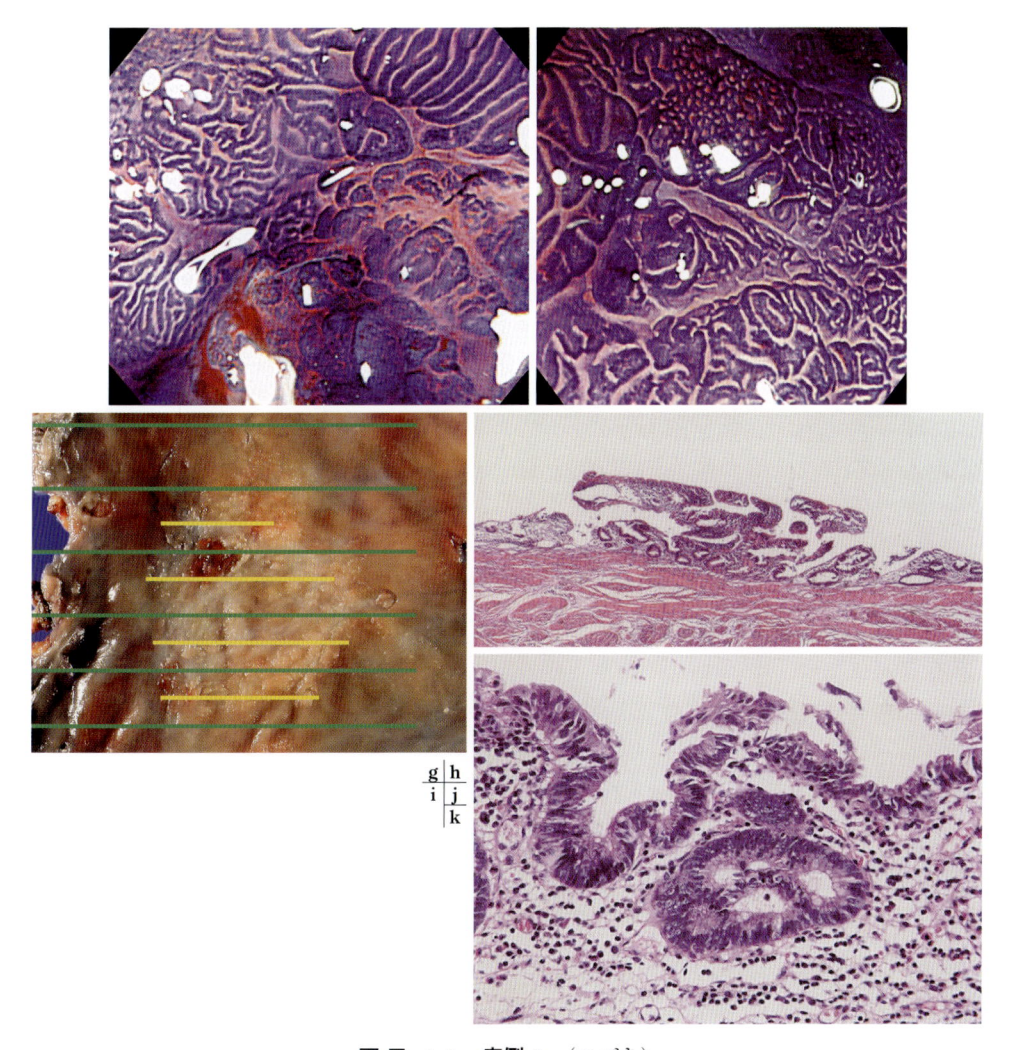

図 Ⅲ-4-1 症例6（つづき）
g, h：クリスタルバイオレット染色拡大像．g は隆起部と LST 部の境界．
i：手術標本．緑の線のように割を入れた．黄色線の部分が癌であった．
j, k：組織標本．高分化腺癌，深達度 m(HGD), ly_0, v_0, n − であった．

Ⅳ UC 関連大腸腫瘍における色素内視鏡・拡大内視鏡の意義と問題点

1．内視鏡で見えない病変は存在するか？

　UC 合併大腸腫瘍は"平坦""flat"なものが多く，"内視鏡では見えない"ということが強調されてきたが，"平坦"とか，"内視鏡では見えない"という言葉の意味する内容が，時代や使う者によって随分異なるように思われる．UC 非合併大腸において，"flat adenoma"は，純粋に平坦なものはほとんどなく，わずかに隆起している．LST は大きさの割に高さが低く通常観察では時に見逃されることがあるが，色素散布すれば，病変の存在や境界が一目瞭然となる．UC における"平坦型"dysplasia に関しても，"まったく高低差のない，つるりとした粘膜"

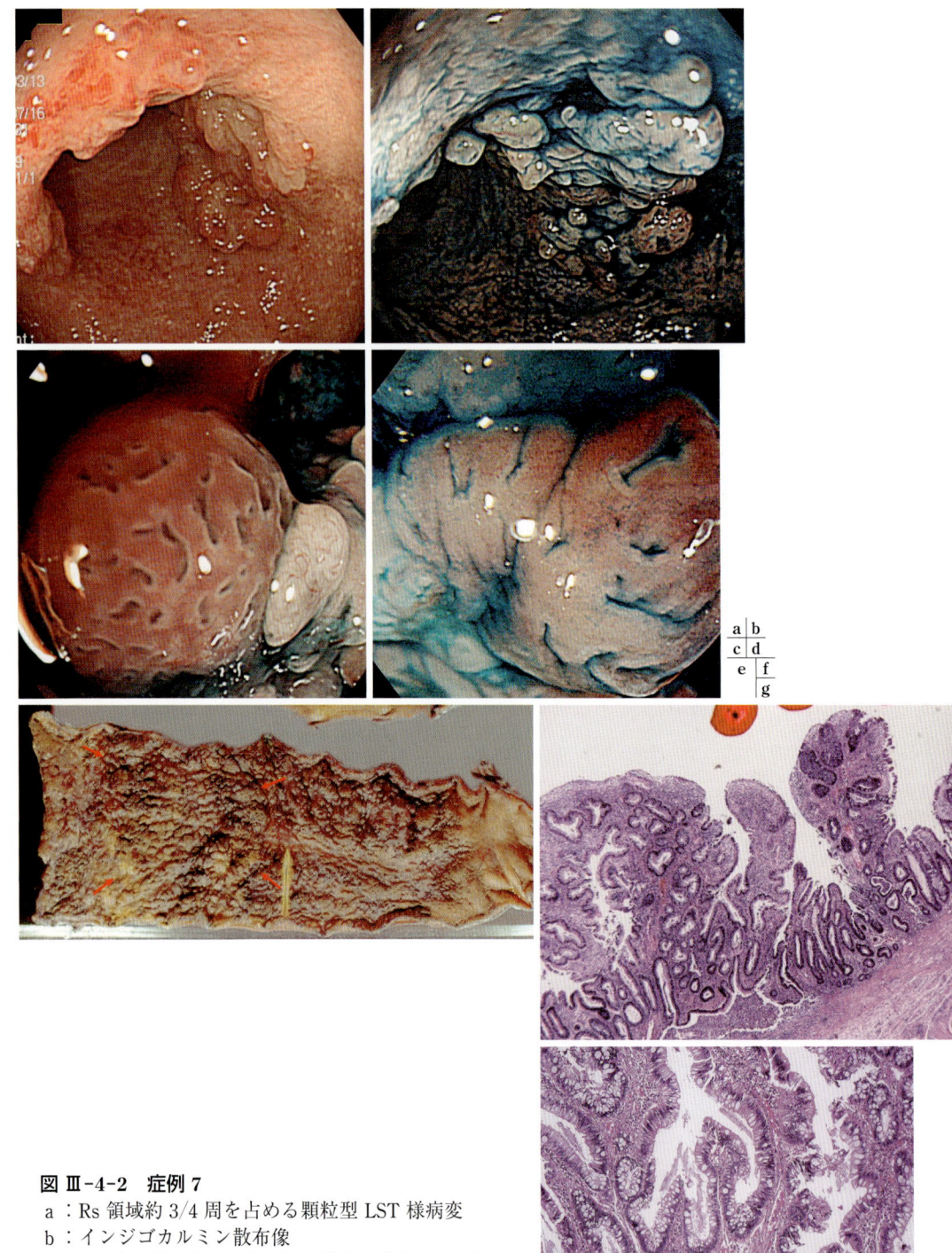

図 III-4-2　症例 7

a：Rs 領域約 3/4 周を占める顆粒型 LST 様病変
b：インジゴカルミン散布像
c, d：拡大像では，III$_L$ ないしIV型を主体とし，一部 serrated adenoma 様の pit pattern であった．
e：手術標本，マクロ像．矢印は病変の範囲を示す．
f, g：病理組織診断は，高分化腺癌，深達度 m (HGD)，ly$_0$, v$_0$, n − であった．

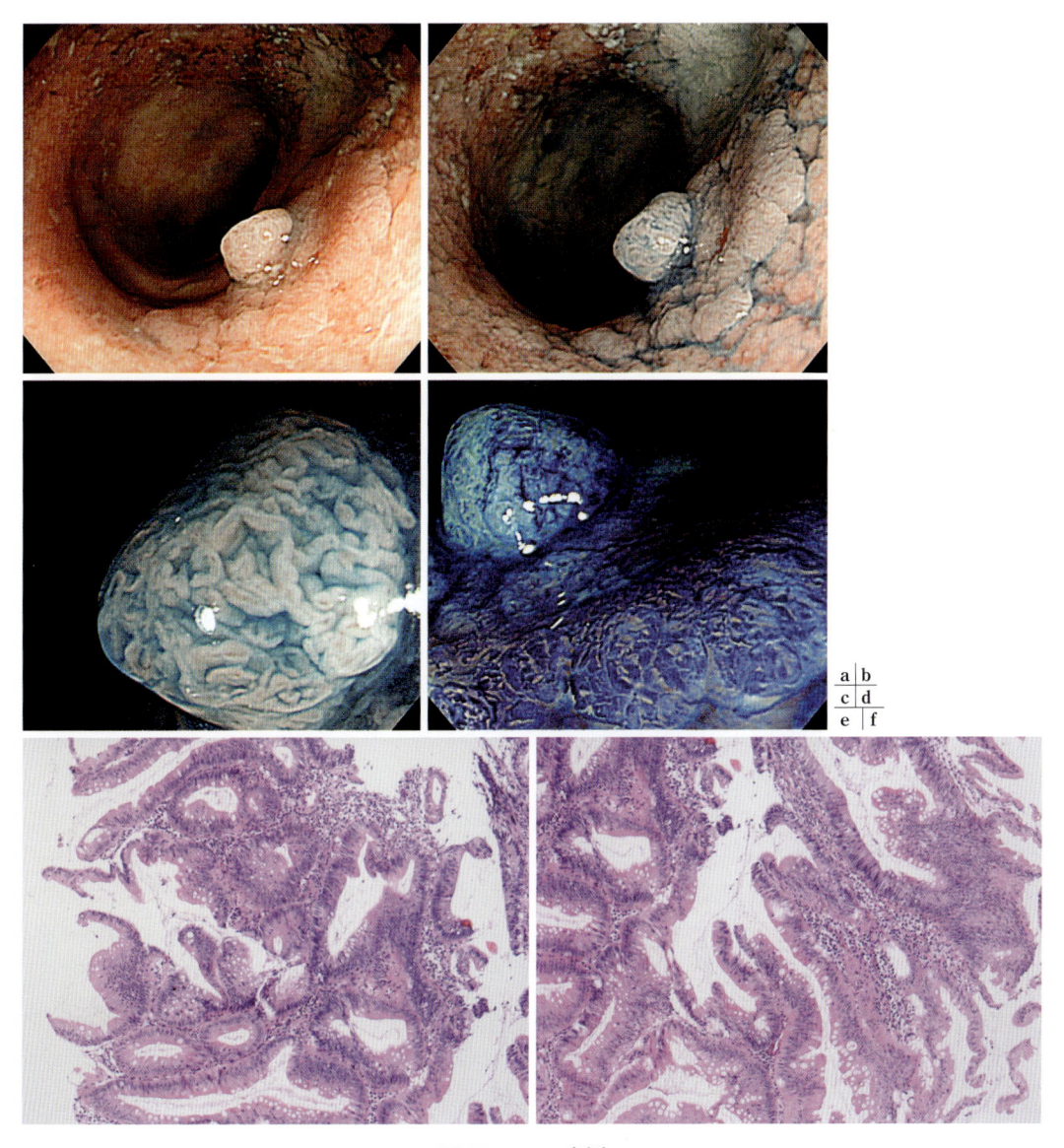

4. 内視鏡診断（拡大内視鏡を中心に）—拡大観察で狙撃生検が可能になるか　67

図Ⅲ-4-3　症例9
a：直腸にⅠs型隆起病変を認めた．
b：インジゴカルミン散布にて，隆起周囲にLST様平坦隆起が明瞭となった．
c：拡大像で，中心隆起部はⅣ型pit patternであった．
d：ピオクタニン染色拡大像で，平坦隆起部もⅣ型pit patternであった．
e，f：生検標本の病理組織診断はlow grade dysplasiaであった．現在経過観察中である．

ということではなく，注意深く観察すれば，やはりわずかな隆起やなんらかの凹凸を伴い，色調など，周囲とは異なる性状を呈する領域を有することがほとんどであろう．以前の内視鏡では見逃されていた微細な異常も，現在の高解像度内視鏡で注意深く観察すれば，発見不可能で

はないと思われる．形態的にも，色調も，表面微細構造にも異常のない，random biopsy に頼らなければまったく認識できない癌は，本当に存在するのだろうか．

2．わずかな異常を捉え，色素内視鏡・拡大内視鏡で観察する

わずかな異常を捉えた場合，色素散布を行えば，周囲粘膜との高低差や表面の凹凸が明瞭となり，ある程度，周囲粘膜から境界される領域として認識しやすくなる．さらに拡大観察を行えば，周囲粘膜と高低差がなくとも，表面模様が周囲と異なる領域として把握することができるであろう．そうすれば，これまできわめて効率の悪い，盲目的 random biopsy に頼ってきた診断が，異常な部位を的確に狙撃して生検する，targeted biopsy へと変貌を遂げることと期待される．Jaramillo ら[20]，Kiesslich ら[21]は，dysplasia 発見における高解像度内視鏡や色素散布の有用性を指摘し，とくに後者は，pit pattern がⅠないしⅡ型では 82 病変中 2 病変のみに腫瘍性変化を認めたのに対し，Ⅲ～Ⅳ型では，36 病変中 30 病変と高率であったとしている．Hata, Watanabe ら[22]も同様の検討を行っている．pit pattern がⅠないしⅡ型の 12 領域中で dysplasia を認めたものはなかったが，Ⅲ～Ⅳ型の 21 病変中では，dysplasia 12 病変，non-dysplasia が 9 病変と，感度は高いが特異度が低いことに注意を喚起している．

3．内視鏡診断の有用性と限界

UC 関連大腸癌や dysplasia 症例の手術標本の検討では，dysplasia が多発性に発見されることが知られている．微細な dysplasia をすべて内視鏡で診断することは不可能と思われるが，報告例を見るかぎり，主病変はかなりの領域を有するものがほとんどであるので，そういった病変を見逃さないようにすれば，多くの患者を救命できるであろう．以前より使われていた，顆粒状，扁平隆起性，乳頭状，などの表現の多くは現在，LST 様，という表現にまとめることができる．

進行癌でも多くの症例で粘膜内病変を残したまま深部浸潤しており，拡大観察のみで深達度診断することは困難である．また，散発性腫瘍に使われてきた pit pattern 分類をそのまま UC にあてはめることに対する反対意見もあろう．活動性の炎症のなかで腫瘍性変化を認識するのは困難である．さらに，いくつかの報告ではⅢ～Ⅳ型の pit pattern を示しても，false positive 症例があったとされる．しかし一方でⅠ～Ⅱ型 pit pattern の部位からはほとんど腫瘍が検出されないのも事実であり，無駄な生検を省略できる価値はあると思われる．

遺伝子学的な検討も色々なされているが[23],[24]，p53 染色を除いてまだ広く臨床に応用されるには至っていない．

おわりに

自験例および文献報告例の検討により，UC 関連大腸早期癌や dysplasia の特徴は，形態は LST 様，pit pattern はⅣ型が主体で，一部ⅢL，ⅤI 型様を示すものと考えられた．内視鏡にて，隆起は無論のこと，わずかな扁平隆起や発赤・褪色を認めたら，色素散布を行って確認する．拡大観察にて，Ⅳ，ⅢL，ⅤI 型様 pit pattern を示せば，その部位より生検を行う．こういう手順で検査を行えば，random biopsy より効率よく cancer/dysplasia を早期診断できるものと思われる．

しかし，UC 非合併大腸と異なり，生検なしに pit pattern 診断のみで手術に踏み切るだけのエビデンスはまだなく，深達度診断も困難である．

謝辞：本稿での自験例には関連施設の症例を含んでおり，症例を提供いただいた，三好町民病院 伊藤 治先生，横山胃腸科病院 横山 正先生，飯田病院

原　栄志先生に深謝致します．

文　献

1) Morson BC, Pang LS：Rectal biopsy as an aid to cancer control in ulcerative colitis. Gut 1967；8：423-434
2) 平井　孝，加藤知行，金光幸秀：炎症性腸疾患と大腸癌—第55回大腸癌研究会アンケート結果．胃と腸　2002；37：887-893
3) 鈴木公孝，渡邉聡明，畑　啓介，他：潰瘍性大腸炎の癌化とサーベイランスの検討—本邦報告例の解析．日本大腸肛門会誌　2003；56：62-69
4) 小西文雄，武藤徹一郎：炎症性大腸疾患の前癌病変．医学のあゆみ　1982；122：434-442
5) Butt JH, Konishi F, Morson BC, et al：Macroscopic lesions in dysplasia and carcinoma complicating ulcerative colitis. Dig Dis Sci 1983；28：18-26
6) 長廻　紘：潰瘍性大腸炎に伴う前癌病変・早期癌の内視鏡像（案）．厚生省特定疾患難治性炎症性腸管障害調査研究班　平成6年度研究報告書．61-62，1995
7) 長廻　紘，藤盛孝博，戸田潤子：IBDにおける発癌—内視鏡診断とサーベイランス．medicina 1996；33：1474-1478
8) 味岡洋一，渡辺英伸，小林正明，他：潰瘍性大腸炎に合併する大腸癌・dysplasiaの肉眼・実体顕微鏡像と生検組織診断．胃と腸　1995；30：629-642
9) 味岡洋一，西倉　健，渡辺　玄，他：Colitic cancerとDysplasiaの拡大観察と病理形態．消化器内視鏡　2004；16：1189-1196
10) 楠神和男，西尾雄司，伊奈研次，他：colitic cancer/dysplasiaの内視鏡診断．胃と腸　2002；37：937-943
11) 佐野　寧，加藤茂治，吉野孝之，他：潰瘍性大腸炎におけるDysplasia発見のための拡大内視鏡の展望．消化器内視鏡　2001；13：447-454
12) 五十嵐正広，佐田美和，小林清典，他：潰瘍性大腸炎に伴うdysplasiaとcolitic cancerの内視鏡診断に関する検討—特に拡大観察の有用性に関して．胃と腸　2002；37：925-935
13) 佐田美和，五十嵐正広，勝又伴栄，他：Colitic cancerとDysplasiaの効率的な見つけ方．消化器内視鏡　2004；16：1171-1180
14) 岩男　泰，松岡克善，緒方晴彦，他：潰瘍性大腸炎のサーベイランスとColitic Cancer・Dysplasiaの内視鏡診断．消化器内視鏡　2004；16：1181-1188
15) 横山　正，伊藤　治，横山泰久，他：潰瘍性大腸炎における癌のサーベイランスの問題点—問題例を通して．胃と腸　2002；37：915-923
16) 大塚和朗，樫田博史，伊藤　治，他：Dysplasia（m癌を含む）と癌（sm以上浸潤癌）の画像診断（1）内視鏡診断．早期大腸癌　2005；9：21-25
17) 大塚和朗，樫田博史，日高英二，他：Ⅳ型pit patternを呈したdysplasia．早期大腸癌　2005；9：212-213
18) 工藤進英　編著：大腸pit pattern診断学．医学書院，東京，2005
19) Blackstone MO, Riddell RH, Rogers BH, et al：Dysplasia-associated lesion or mass (DALM) detected by colonoscopy in long-standing ulcerative colitis：an indication for colectomy. Gastroenterology 1981；80：366-374
20) Jaramillo E, Watanabe M, Befrits R, et al：Small, flat colorectal neoplasia in long-standing ulcerative colitis detected by high-resolution electronic video endoscopy. Gastrointest Endosc 1996；44：15-22
21) Kiesslich R, Fritsch J, Holtmann M, et al：Methylene blue-aided chromoendoscopy for the detection of intraepithelial neoplasia and colon cancer in ulcerative colitis. Gastroenterology 2003；124：880-888
22) Hata K, Watanabe T, Motoi T, et al：Pitfalls of pit pattern diagnosis in ulcerative colitis-associated dysplasia. Gastroenterology 2004；126：374-376
23) Fujimori T, Kawamata H, Kashida H：Precancerous lesion of the colorectum. Journal of Gastroenterology 2001；36：587-594
24) Fujii S, Fujimori T, Kashida H：Ulcerative colitis-associated neoplasia. Pathology International 2002；52：195-203

（樫田博史，大塚和朗，工藤進英）

5 内視鏡診断（拡大内視鏡を中心に）
──拡大観察で注目すべき所見は？

- dysplasia のターゲットバイオプシーに拡大観察は有用.
- dysplasia ではいわゆる腫瘍 pit が観察される.
- dysplasia を疑い拡大観察すべき所見は，領域のある発赤，扁平な隆起，絨毛状粘膜，広基性隆起.
- サーベイランスは緩解期に行う.

はじめに

潰瘍性大腸炎（UC）を母地に発生してくる癌の前癌病変は dysplasia と呼称され，また，発生した癌は colitic cancer として一般の大腸癌とは別に分類され扱われている．colitic cancer は通常の癌に比べ肉眼的には浸潤型が多く，低分化型癌や粘液産生型癌などが多い[1,2]．内視鏡診断が困難とされ，その発見には腸管の 10 cm 間隔でアトランダムに生検するいわゆるステップバイオプシーが行われてきた[3,4]．

われわれは，炎症を母地に発生してくる dysplasia や癌が炎症とは明らかに区別され，組織学的に診断されるのであれば表面模様（pit）も炎症や正常粘膜とは異なる pit pattern が観察できるとの考えから，dysplasia や colitic cancer のサーベイランスに拡大内視鏡検査を行ってきた[5]．ここではその結果を基に dysplasia と colitic cancer の拡大内視鏡診断について述べる．

I dysplasia 発見を目的とした検査手順

1. 検査の時期

拡大観察を行ううえで重要なことは，拡大観察すべき病変を通常観察でいかに発見するかである．dysplasia や colitic cancer を発見する目的で行う検査では，UC の緩解期に行うのが理想である．しかし，UC では臨床的緩解と判断された場合でも，実際には炎症性変化がみられることが多い．したがって，疑われた病変が，炎症像なのか dysplasia なのかの見極めが重要となる．

2. 前処置

通常 UC の検査では，下剤は投与せず腸洗浄程度の前処置で行うのが一般的である．しかしながら，dysplasia や癌の発見を目的とする場合には，緩解期であれば腸管洗浄液による前処置を行ってから検査を行うことを推奨したい．なぜなら，粘液や残渣が多いと精度の高い拡大観察が困難となるからである．

3. 使用機種

使用機種は当然のことであるが拡大内視鏡を用いる．筆者は，PCF-240Z をおもに用いて行っている．通常の拡大内視鏡でもよいが，細径のスコープのほうが，苦痛が軽く大腸粘膜に対する侵襲も少ないだろうとの考えからである．

4. どのような所見に注目するか

dysplasia を発見するうえでもっとも重要なポイントとなる．これまでの検討では，通常観察で dysplasia が発見されたおもな所見は，①領域のある発赤（図Ⅲ-5-1，2），②扁平な隆

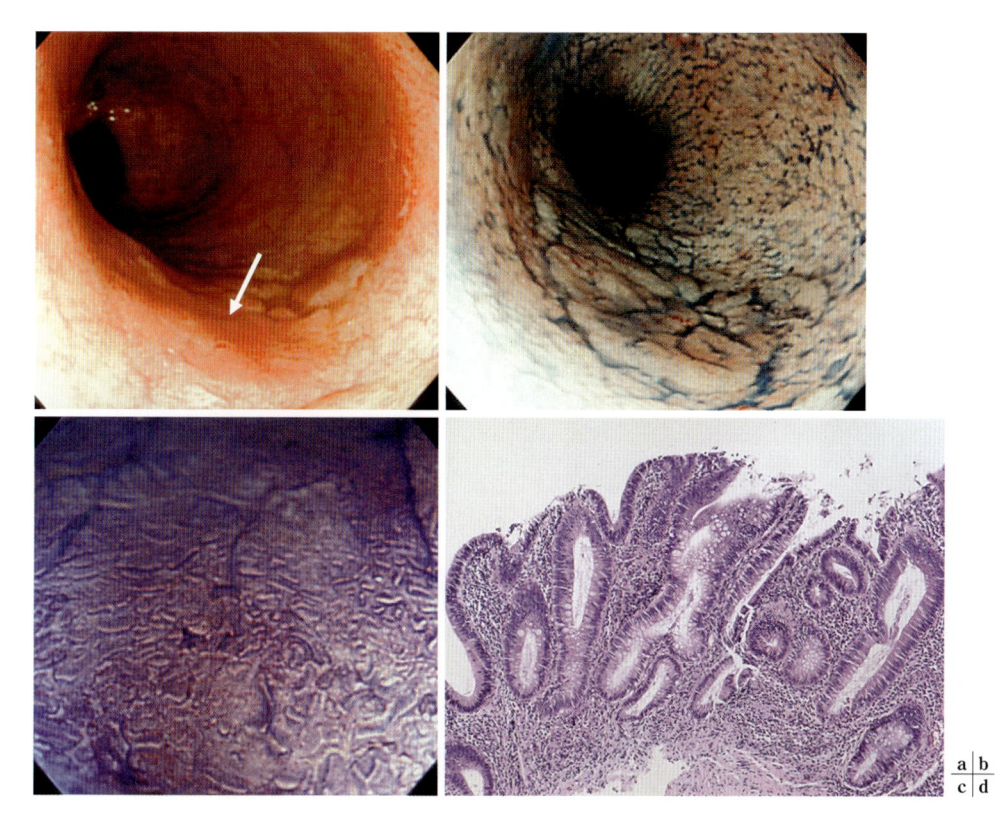

図Ⅲ-5-1 症例1のS状結腸に発見されたdysplasiaの内視鏡と組織像

起（図Ⅲ-5-3），③絨毛状の粘膜（図Ⅲ-5-4），④広基性隆起（図Ⅲ-5-5）などである．そのほか癌を疑う所見としては，狭窄や壁の伸展不良部などである．

5．色素散布と拡大観察

通常観察でdysplasiaを疑う病変に遭遇した場合には，インジゴカルミン（0.5～1%）による色素散布が病変の描出に有用である[6]．描出後連続して拡大観察が可能である．この際，腫瘍pit（Ⅲ，Ⅳ，Ⅴ型）が観察された場合には，クリスタルバイオレット（0.05%）を散布した後，拡大観察するとより鮮明なpitを観察することができる．

Ⅱ 拡大観察の実際

【症例1】68歳，女性

全大腸炎型で罹病期間7年．S状結腸に通常観察で発赤を伴う平坦な粘膜が観察された．さらにインジゴカルミン散布によってその病変が明瞭となり，クリスタルバイオレット散布後の拡大観察ではやや粗に分布するⅢs～ⅢL型のpitが観察された．生検組織診断ではlow grade dysplasia（LGD）と診断された（図1a～d）．

1年後の経過観察では，前回と同様の所見が観察され，拡大観察では前回に比較してやや密となったⅢs～ⅢL型pitが観察され，生検組織所見ではLGDと診断された．さらにこの病変の肛門側の直腸にはやや凹凸の目立つ病変があり色素散布でより明瞭となり，拡大観察ではⅣ～Ⅴ型のpitが観察され，生検組織像でhigh grade dysplasia（HGD）が検出された．

【症例2】37歳，女性

発症より5年経過時の内視鏡検査でS状結

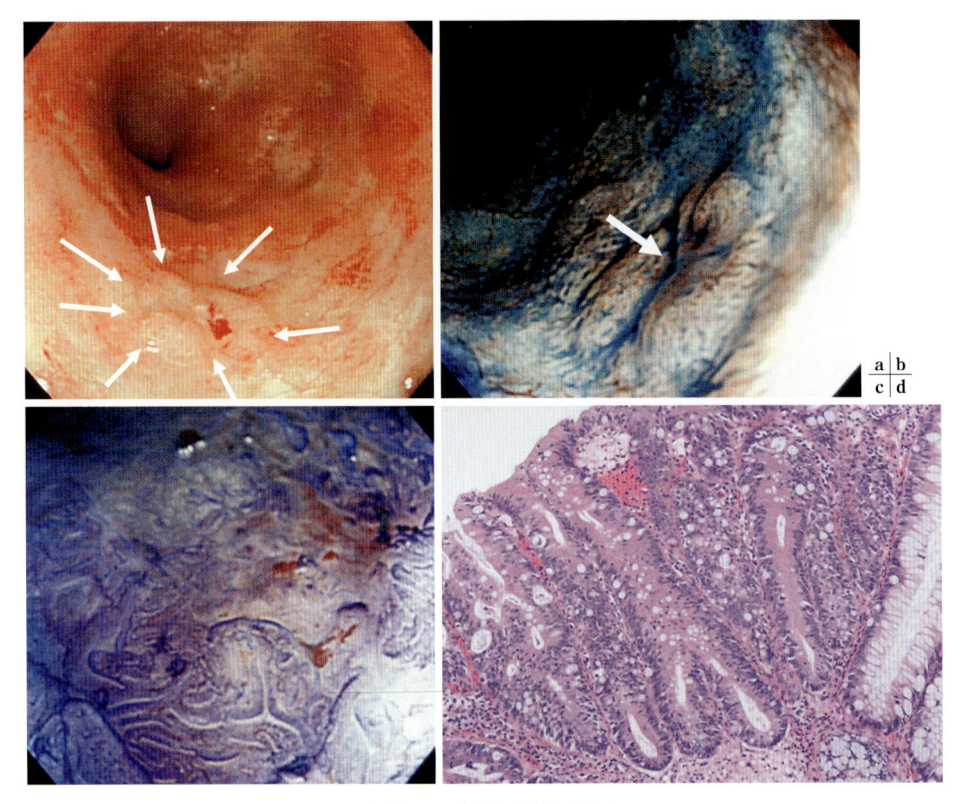

図 III-5-2　症例 1 の直腸に発見された dysplasia

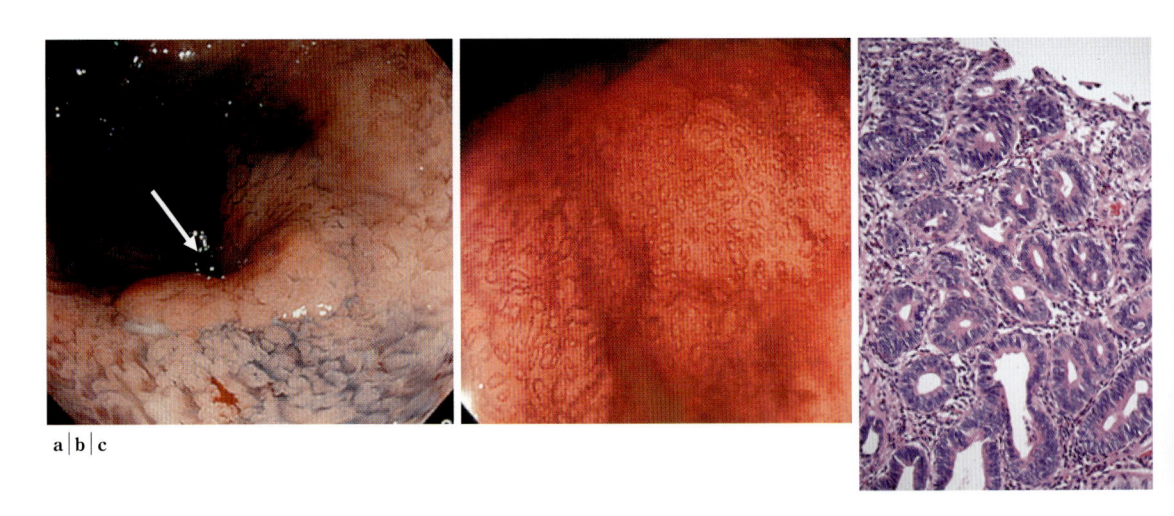

図 III-5-3　症例 2：S 状結腸の扁平な隆起として発見された dysplasia

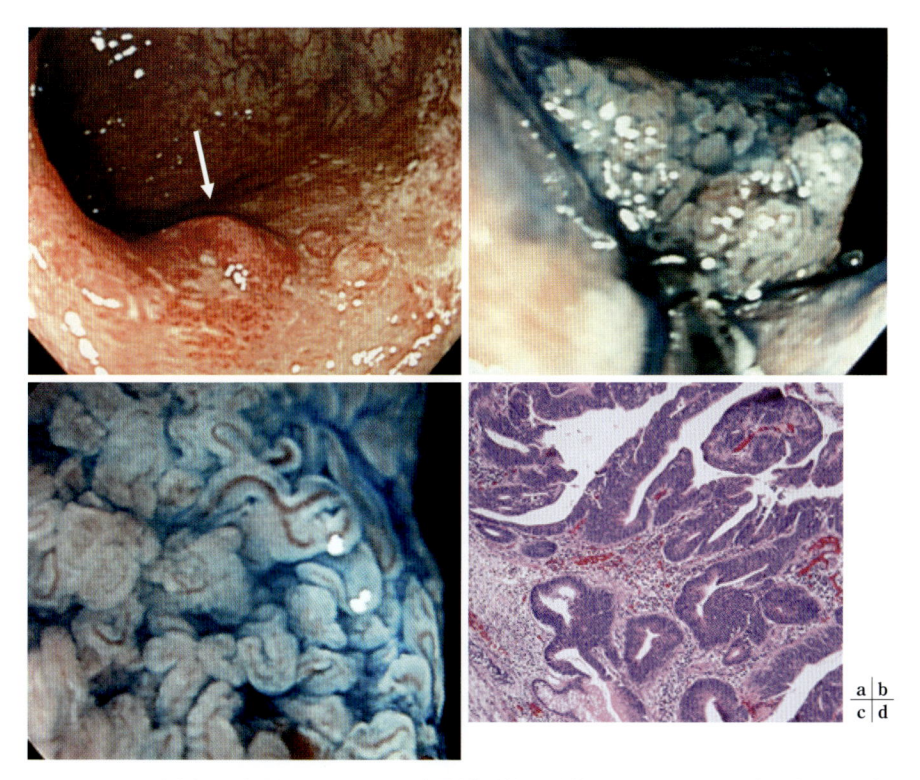

図 Ⅲ-5-4　症例3：直腸に発見された表面絨毛状の形態を呈する HGD（m 癌と診断）

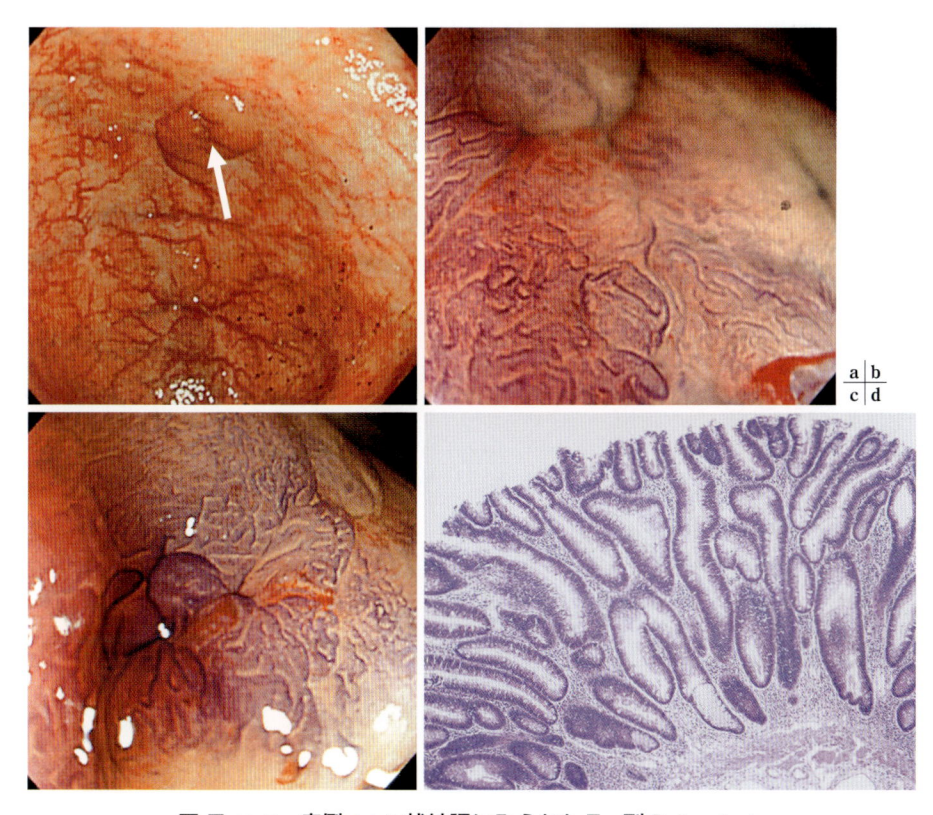

図 Ⅲ-5-5　症例4：S 状結腸にみられたⅡa 型の dysplasia

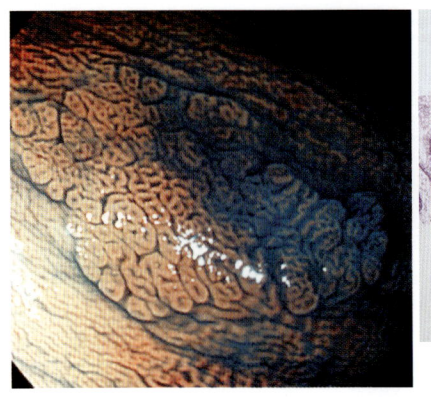

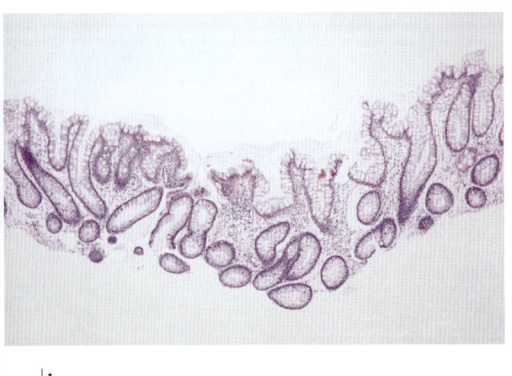

図Ⅲ-5-6 緩解期の直腸にみられた過形成性病変

腸に扁平な隆起が観察された．同部にクリスタルバイオレット散布後拡大観察すると図Ⅲ-5-3に示すようなⅢs〜ⅢL型のpitの混在が観察され，同部位の生検でHGDが認められた．

【症例3】絨毛状癌，29歳，男性
発症より7年間全大腸炎型で慢性持続型で推移．経過観察中直腸に広基性隆起が観察された．同病変を拡大観察するとⅣ型pitが観察され，組織学的には癌と診断された（図Ⅲ-5-4）．

【症例4】69歳，女性
発症より12年の全大腸炎型．S状結腸にⅡa様隆起性病変を認め，拡大観察ではⅢL〜Ⅳ型のpitを認めたため，組織学的にはHGDと診断された（図Ⅲ-5-5）．

Ⅲ 鑑別すべき所見

UCの粘膜を拡大観察すると多彩な粘膜模様が観察される．そのおもなものを以下に示すとともにdysplasiaとの鑑別点を示す．

1．過形成性病変

緩解期では図Ⅲ-5-6に示すような過形成性病変が多数観察される．しかし，図に示すようないわゆるpit pattern分類のⅡ型が観察できるのでdysplasiaなどとの鑑別は容易である．

2．さざ波模様

図Ⅲ-5-7に示すような粘膜模様で組織学的には過形成性の変化である．しかし，将来的にはこの病変が絨毛状のdysplasiaへ移行する可能性もあり，今後経過観察が必要な病変と思われる．

3．sporadic adenoma

dysplasiaなのかsporadic adenomaなのかの鑑別は治療方針の決定に非常に重要な問題である．別項にテーマがあるのでそちらを参照していただきたい．

4．巣状の活動期炎症像

活動期には斉藤ら[7]のいう珊瑚状粘膜が観察される．この場合にはpitは炎症による浮腫性変化のため確認できないことが多い．炎症が軽度のところではⅠ型のpitが観察される．

拡大観察してdysplasiaと診断するためにはある程度の領域をもたないと診断できない．数個の腺管のみの異常では指摘するのは困難である．

|a|b|
|c|d|

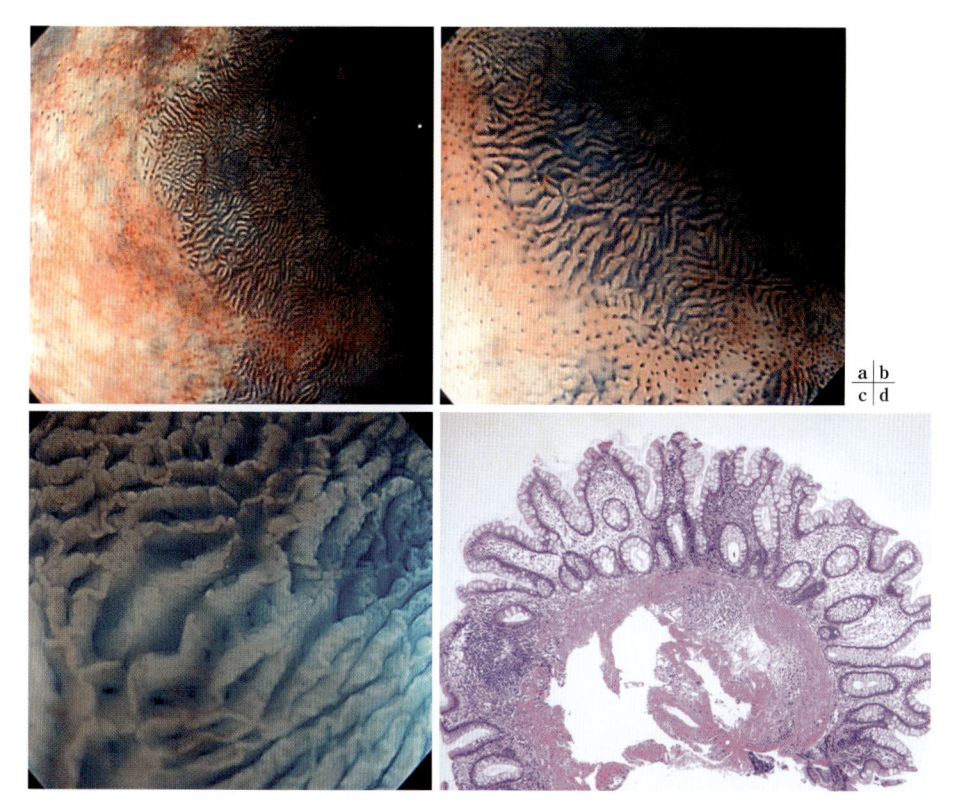

図 Ⅲ-5-7　緩解期の直腸にみられた"さざ波模様"病変

おわりに

dysplasia や colitic cancer の拡大観察診断は，これまで述べた所見に注目すれば容易となる．しかしながら，拡大観察する前の段階の通常観察でいかに病変を疑って色素散布を行い，病変を拾い上げるかが重要である．さらに，炎症を基本としている粘膜なので表面性状が多彩であり，所見を見極める経験がないと拡大観察による診断は困難となろう．

文　献

1) Farmer RG：Cancer risk in ulcerative colitis. Scand J Gastroenterol　1989；24：75-77
2) 鈴木公孝，渡邉聡明，畑　啓介，他：Colitic cancer の疫学―内外報告の比較．消化器内視鏡　2005；16：1135-1141
3) Riddell RH, Goldman H, Ransohoff DF, et al：Dysplasia in inflammatory bowel disease：standardized classification with provisional clinical applications. Hum Pathol　1983；14：931-968
4) Eaden JA, Mayberry JF：Guideline for screening and surveillance of asymptomatic colorectal cancer in patients with inflammatory bowel disease. Gut　2002；51(Suppl)：10-12
5) 五十嵐正広，佐田美和，小林清典，他：潰瘍性大腸炎に伴う dysplasia と colitic cancer の内視鏡診断に関する検討．胃と腸　2002；37：925-935
6) Sada M, Igarashi M, Yosizawa S, et al：Dye spraying and magnifying endoscopy for dysplasia and cancer surveillance in ulcerative colitis. Dis Colon Rectum　2004；47：1816-1823
7) 斉藤裕輔，藤谷幹浩，高後　裕：炎症性腸疾患の拡大内視鏡観察．田尻久雄，田中信治 編：消化管拡大内視鏡診断の実際．205-218，金原出版，東京，2004

（五十嵐正広，佐田美和，小林清典）

6　DALM と adenoma との鑑別診断
――症例を通して

- 潰瘍性大腸炎に合併する隆起性腫瘍では，DALM と腺腫の鑑別を行う必要がある．
- DALM であれば，他部位を含めて大腸癌を合併する確率が高く，大腸全摘の適応である．腺腫であれば局所的切除の適応と考えられる．
- 短い経過年数，有茎性病変，比較的小さな病変は腺腫を示唆する所見であるが例外もある．隆起周囲粘膜からの生検に異型のないことも腺腫を考える重要な所見である．
- 拡大内視鏡や p53, Ki-67 の免疫染色も鑑別に有用な手段と考えられている．

はじめに

　長期経過した全大腸炎型・左側大腸炎型の潰瘍性大腸炎（UC）には癌化のリスクがあり，本邦でも癌化例の報告が多くなってきた．UC に合併する癌を検討すると，進行癌の形態はびまん浸潤型の頻度が高く組織学的に粘液癌が多いなど通常の散発性大腸癌と比較し異なる特徴を有する．また，このことから癌の組織発生も異なる可能性が大きい．UC 合併癌には dysplasia と呼ばれる異型上皮が主病変近傍または離れた部位に高頻度に認められることが知られ，dysplasia はそれ自体が前癌病変であるうえに，大腸の他部位に癌を合併している危険性を示す指標と考えられてきた．とくに隆起型の dysplasia は DALM（dysplasia-associated lesion or mass）という呼称がつけられ，平坦型の dysplasia に比較し，より高い癌合併率を示すことが明らかとなっている[1]．

　一方，UC 合併癌においても，散発性大腸癌に好発する潰瘍限局型（Type 2）の形態を示し周囲に dysplasia を認めない通常形態の大腸癌も一定の頻度でみられる．また，合併する腫瘍性病変のなかに，一般の大腸にみられる腺腫と同様の病理学的特徴を示し，治療方針も同様の取り扱いでよいと考えられる病変も存在することがわかってきた[2),3)]．

　UC に合併した DALM と腺腫の鑑別が重要であるのは，前者は全大腸摘出を考慮する必要があり，後者は局所切除の適応であり，外科的対応が大きく異なることによる．平坦（陥凹）型の dysplasia と平坦（陥凹）型の腺腫の鑑別ということも起こりうることであるが，その検討は時期尚早であり，隆起型 dysplasia である DALM と隆起型腺腫の鑑別が現在検討されている．

　本稿では DALM と腺腫の鑑別が容易ではなかった症例を 3 例提示する．各症例のポイントは，

〈症例1〉小さな DALM が診断の契機になった平坦な進行癌

〈症例2〉長期経過した UC に合併した腺腫と考えられる病変

〈症例3〉重症かつ難治の UC に初めて発見された大きな隆起性腫瘍であったが，最終的には周囲に dysplasia を認めなかった粘膜内癌

というものである．DALM と腺腫の鑑別は完全に確立されたものではないと考えられるため，まずこれら 3 例を通して実地臨床におけるこれまでの判断の根拠と問題点を示す．考察では東京大学腫瘍外科におけるわれわれの検討結果を示した後，免疫染色による鑑別の可能性について触れる．

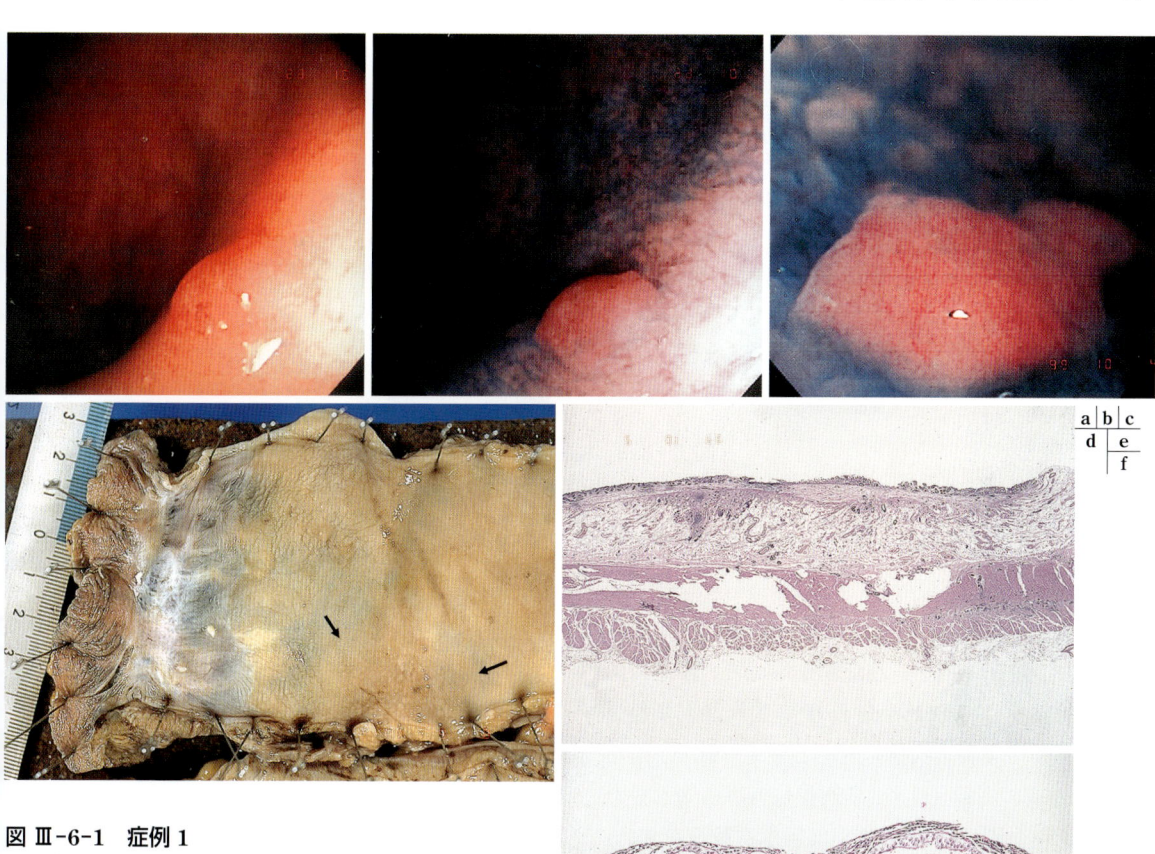

図Ⅲ-6-1 症例1
a：直腸にみられた直径3mm大の無茎性隆起.
b：同，色素散布像.
c：同，拡大内視鏡像.
d：切除標本．小隆起は同定しえず，まったく平坦である．肉眼型Ⅱb，深達度 mp.
e：断面像．病変は平坦でほとんど線維化なく筋層へ浸潤する粘液癌，印環細胞癌.
f：粘膜内病変.

Ⅰ 症　例

【症例1】 75歳，女性．小さな DALM が診断の契機になった平坦な進行癌

病　歴：1964年（40歳時），粘血下痢便にて発症．他院を経て1982年より，左側大腸炎型 UC として当院にて加療．1983年，1984年の入院加療以後は外来にてサラゾスルファピリジン内服，時にステロイドの使用にてコントロール良好．1990年以来再燃なく，大腸内視鏡検査は行われていなかった．

1999年（75歳時，発症から35年目），無症状時にサーベイランス内視鏡検査を施行．左側大腸は萎縮性粘膜を示しているが偽ポリポーシスはなく，直腸に直径3mmの小隆起（**図Ⅲ-6-1a**，色素散布像 **図Ⅲ-6-1b**）を認めた．腺腫との鑑別を要する大きさであったが生検は腺癌（UC-Ⅳ）で，隆起周囲の平坦粘膜からの生検でも異型上皮を認めた．

2週間後に確認のため拡大内視鏡検査を施行．前回の小隆起は生検後で変形していたが，色素散布下での拡大観察で pit が存在せず通常の腺腫や過形成性ポリープでないことが想像さ

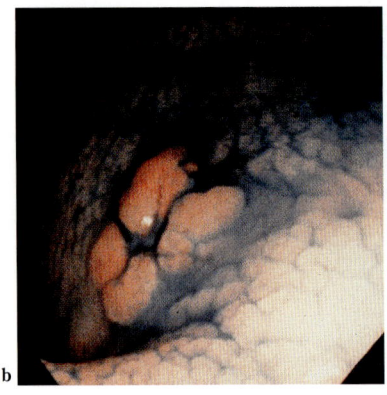

図Ⅲ-6-2 症例2
a：直腸にみられた直径5mm大の無茎性隆起．分葉を認める．
b：組織像．中等度異型の腺腫を認める．

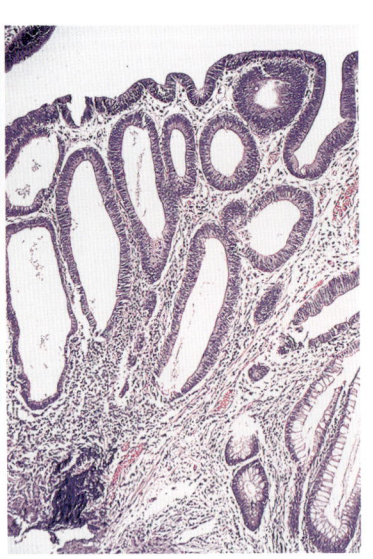

れた（図Ⅲ-6-1c）．小隆起から腺癌，隆起周囲平坦粘膜から dysplasia が検出され，小隆起はDALM で大腸全摘術の適応と考えられた．

75歳の高齢女性で，肛門機能低下も著しいため大腸全摘（直腸切断術），回腸瘻造設術を施行．切除標本では，術前にみられた小隆起を同定しえず，病変はⅡbと表現してよいものであった（図Ⅲ-6-1d）．断面では腸管の層構造が保たれていた（図Ⅲ-6-1e）．組織学的には粘膜内病変は残存しているが，pit pattern を形成するような腺管の開口はなく（図Ⅲ-6-1f），腫瘍は粘膜筋板を破壊することなく深部へ浸潤し，粘膜下層では粘液癌や印環細胞癌が主体となり腸管の厚みを増すことなく固有筋層まで浸潤していた．このためほぼ平坦で腸管の硬化像のない肉眼形態となったと考えられた．深達度 mp でリンパ節転移なく，Dukes A であった．2006年3月（81歳），再発なく生存中である．

【症例2】 64歳，女性．長期経過した UC 罹患部の平坦型隆起を腺腫としてポリペクトミーを行い8年経過し無再発の症例．

病 歴：1974年（42歳時），全大腸炎型で発症．その後サラゾスルファピリジン，プレドニゾロン使用にて治療継続．1988年頃より緩解し，再燃なし．年1回サーベイランス内視鏡検査施行．

1996年（64歳時，発症から22年目），全大腸内視鏡検査にて直腸に5mm大の無茎性病変（図Ⅲ-6-2a）を認めた．隆起周囲の生検にて異型上皮を認めず，病変が分葉しており，腺腫と考え内視鏡的切除を施行．組織標本でも腺腫と判定された（図Ⅲ-6-2b）．

1997年，横行結腸に2mm大のⅠs型ポリープを認め，内視鏡的切除．これも腺腫と判断された．

以後，8年間に11回の全大腸内視鏡検査を施行し，異型上皮の検出なし．2005年（73歳），再発なく生存中である．

【症例3】 42歳，男性．重症かつ難治の UC に初めて発見された大きな隆起性腫瘍で DALM を疑わせたが，最終病理にて周囲に dysplasia を認めず組織学的に UC 合併腺腫内癌とされた症例

病 歴：1992年頃発症．前医にて頻回再燃型の難治性左側大腸炎型 UC として加療．1999年5月（経過7年），前医にて行われた直腸内

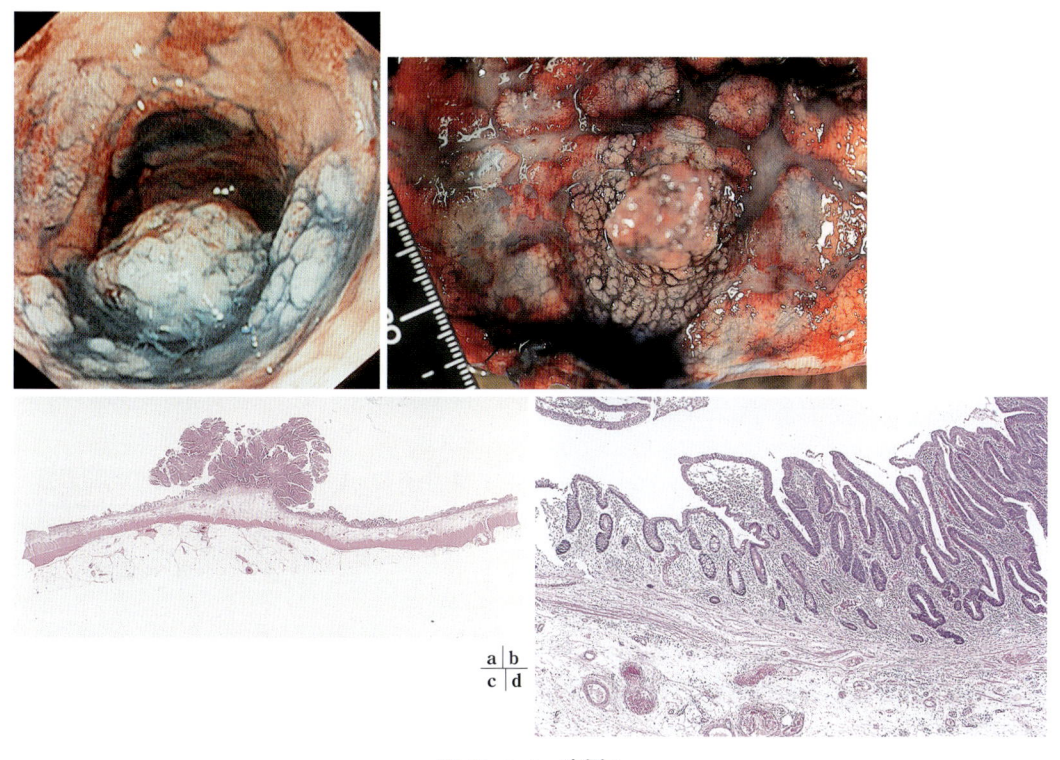

図Ⅲ-6-3 症例3
a：内視鏡所見．大きな結節を伴う結節集簇型病変の所見である．
b：切除標本．腫瘍の周囲は重度活動性のUCの所見である．
c：腫瘍の断面像．追加切り出しにても粘膜内病変であった．
d：腫瘍と周囲粘膜との移行部．周囲粘膜には異型がない．

視鏡にて活動性であったが腫瘍性病変は認めなかった．

2000年7月（経過8年），難治性かつ重症の再燃のため当院を初診．初回無処置の内視鏡にて地図状潰瘍などの重症活動性所見に加え，直腸に結節の一つが巨大化した結節集簇型の腫瘍を認めた（図Ⅲ-6-3a）．巨大結節の部分の生検は通常の大腸にみられる腺腫の所見で，丈の低い結節集簇型病変が約半周性に認められたが，さらにその周囲粘膜の生検では異型を認めなかった．難治性UCに合併した腺腫または腺腫由来癌とDALMとの鑑別が問題となる症例であったが，重症であり，これ以上の精査は行わず直腸粘膜抜去を併施する大腸全摘術の方針とした．

2000年8月，大腸全摘（直腸粘膜抜去），回腸囊肛門吻合術を施行．切除標本では，大結節を有する結節集簇型病変で丈の低い部分を含めると3.8 cm×3.0 cmと大きかった．周囲は潰瘍を形成して重症活動期の所見であった（図Ⅲ-6-3b）．

組織学的には，腫瘍は粘膜内に留まる病変（図Ⅲ-6-3c）で通常の大腸にみられる腺腫内癌と区別できなかった．周囲粘膜には異型を認めず，腫瘍は組織学的に明確に境界を追えた（図Ⅲ-6-3d）．検索しえた範囲では他の部位にdysplasiaを認めなかった．病理学的結果は，急性重症期UCに合併した腺腫内癌とされた．

難治性UCに1年2カ月の間に発生したと考えられる大きな腫瘍でありDALMを考えさせるが，経過が8年とやや短いことは腺腫を示唆する所見である．外科的にはDALM（colitic

表 Ⅲ-6-1　DALM と Adenoma の臨床的鑑別点

	DALM	Adenoma	p Value
No. of patients	16	11	
Mean age（range；yr）	46（26-74）	57（43-83）	$p<0.05$
Male/Female	11/5	5/6	NS
Mean duration（range；yr）	13（6-27）	6（1-16）	$p<0.01$
T/L/P	15/1/0	3/5/3	$p<0.005$
Cancer（%）	10（63）	0（0）	$p<0.005$

DALM：dysplasia-associated lesion or mass, T：total colitis, L：left-sided colitis, P：proctitis, NS：not significant
〔Suzuki K, et al：Dis Colon Rectum　1998；41：322-327[4]より〕

cancer）を考えて手術したので直腸粘膜抜去を行う術式を選択したが，腺腫内癌であれば肛門移行上皮を温存する術式（いわゆる回腸囊肛門管吻合）の選択肢も残されていたと考えられる．難治・重症で判断を急ぐ必要もあり，UC における DALM と腺腫の鑑別の困難さを示す症例である．

Ⅱ 考　察

1．DALM と腺腫の鑑別

UC に特有な病態である DALM と通常型の adenoma の鑑別は最初に内視鏡下観察時点で行われ，組織学的検索で吟味されることとなる．背景因子，内視鏡的所見についてわれわれは，DALM と adenoma の鑑別点を検討した[4]（**表 Ⅲ-6-1, 2**）．

UC 罹患範囲について検討すると自験例において UC 病変部より口側に認められた隆起性腫瘍はポリペクトミーを施行して，その後の癌・dysplasia の発生をみていない[5]．ほかの報告においてもこのような「Outside Colitis」の腫瘍に関しては通常の腺腫関連腫瘍として扱うことで一致している[6]．

UC の罹患範囲内の病変に関して腺腫を示唆するものとして，罹病期間が短い（10 年未満），高年齢（50 歳以上），小病変，有茎性病変，他部位の生検に異型がないことがあげられてい

表 Ⅲ-6-2　DALM と Adenoma の肉眼形態

	DALM	Adenoma	p Value
No. of specimens	28	16	
Appearance			$p<0.001$
Pedunculated	2	9	
Sessile	13	6	
Plaque-like	13	1	
Size（cm）			$p<0.0001$
0-0.9	3	16	
1.0-1.9	18	0	
2.0-2.9	4	0	
≧3.0	3	0	

DALM：dysplasia-associated lesion or mass
〔Suzuki K, et al：Dis Colon Rectum　1998；41：322-327[4]より〕

る．しかしながらこれは目安であり，症例 1 のごとく小さな DALM もあり，症例 2 のように長期罹患患者に腺腫と考えられる病変の出現する可能性もある．われわれは隆起周囲の粘膜生検で異型がないことを腺腫として取り扱う条件として強調してきた[4]が，このことからまず，周囲粘膜を含めた粘膜切除で主病変の周辺も病理学的に検索してみるというアプローチも有用であると思われる．

2．拡大内視鏡の有用性と問題点

一方，UC 合併癌の早期発見における拡大内視鏡の有用性が注目されてきた[7]．サーベイラ

ンスにおいて拡大内視鏡を用いた全大腸の観察は時間的制約などで困難と考えられるが，観察対象をしぼった DALM と腺腫の鑑別には大いに役立つ可能性がある．拡大内視鏡で pit pattern を観察すれば通常型の腺腫であれば工藤の分類[8]によるIII_LやIV型が認められると想像されるが，症例1の図III-6-1f に示すような粘膜内病変では腺口がないか大きく乱れが認められる可能性が高い．しかし，再生上皮においてもIII_LやIV型 pit pattern が認められるため拡大内視鏡のみの判断では問題点が多いことも指摘されており[9]，今後さらに検討が必要である．

3．病理学的，分子生物学的特徴

病理組織学的鑑別点として Odze は，DALM では粘膜固有層内の炎症性細胞浸潤が多いこと，villous 構造をとることもあること，ポリープ表面で異型腺管と正常腺管が混在することを指摘している[6]．さらに免疫染色による p53 の検索および β-カテニンの染色が有用と述べている．すなわち p53 陰性，β-カテニン陽性をもって腺腫を示唆するとしている．分子生物学的には，DALM は腺腫に比べて第3番染色体短腕や p16 遺伝子の存在する第9番染色体短腕の LOH の頻度が高いという報告もあり，組織発生に伴う遺伝子変化の解明も進んできている[6]．

一方，味岡は通常の大腸腺腫では細胞増殖帯が腺管表層〜中層または全層に存在し表層への分化傾向を示すものが少ないことに対し潰瘍性大腸炎では表層分化傾向を示す高分化腺癌が好発

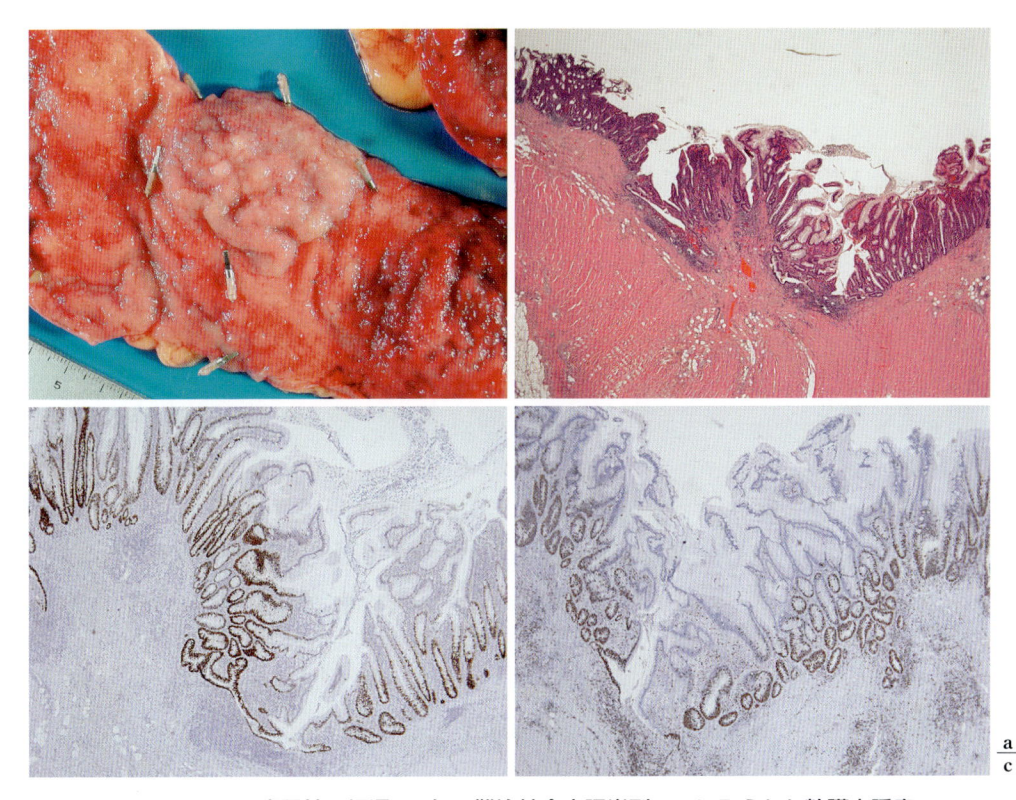

図 III-6-4　53歳男性．経過11年の難治性全大腸炎型 UC にみられた粘膜内腫瘍
a：病変の肉眼所見．通常大腸の結節集族型腺腫に類似する．
b：HE 染色．
c：p53 染色．腺管底部が染色されている
d：Ki-67 染色．細胞増殖帯が腺底部にあることを示している．

することなどからKi-67染色による細胞増殖帯の同定をp53染色と併用してDALMと腺腫の鑑別に用いている[10].すなわち腺腫であればKi-67染色による細胞増殖帯が腺管表層〜中層または全層にあることに対しDALMでは腺底部にこれが認められることを重要視している.自験例でUC合併の粘膜内腫瘍を免疫染色したところ図Ⅲ-6-4に示すごとく本例ではp53,Ki-67染色ともに腺管底部に陽性でありこの鑑別方法からは腺腫は否定的でDALMと考えられる.本法は一般病院でも施行できることから有益な方法と考えられ他施設多数例での経過観察を含めた臨床的検討が期待される.

さらに味岡は生検診断においては腺管底部の表現されていない標本の診断は慎重にすべきと述べており,DALMと腺腫の鑑別においても可能であれば粘膜切除標本での免疫組織学的検討が望ましいと考えられる.

以上,UCにおけるDALMと腺腫の鑑別は完全に確立されたものではないが,実地臨床においては患者年齢,UC経過年数,形態・大きさを考慮し,隆起性病変の周囲から生検を採取し,これに異型上皮が存在しないとき,腺腫と考えて対応することでよいと考えている.判断困難例では可能であれば内視鏡的切除を行ってこれにp53,Ki-67の免疫染色を加えて検討する.局所切除後はその後のサーベイランスを厳密に行うことが必要不可欠である.

文 献

1) Blackstone MO, Riddell RH, Gerald Rogers BH, et al：Dysplasia-associated lesion or mass (DALM) detected by colonoscopy in long standing ulcerative colitis：an indication for colectomy. Gastroenterology 1981；80：366-374
2) Medlicott SA, Jewell LD, Price L, et al：Conservative management of small adenomata in ulcerative colitis. Am J Gastroenterol 1997；92：2094-2098
3) Engelsgjerd M, Farraye FA, Odze RD：Polypectomy may be adequate treatment for adenoma-like dysplastic lesions in chronic ulcerative colitis. Gastroenterology 1999；117：1288-1294
4) Suzuki K, Muto T, Shinozaki M, Yokoyama T, et al：Differential diagnosis of dysplasia-associated lesion or mass and coincidental adenoma in ulcerative colitis. Dis Colon Rectum 1998；41：322-327
5) 横山 正,横山泰久,菊池 学,他：潰瘍性大腸炎の癌・dysplasiaのサーベイランスにおける生検の役割—特に隆起型dysplasiaの生検の諸問題について.胃と腸 2000；35：173-180
6) Odze RD：Adenomas and adenoma-like DALMs in chronic ulcerative colitis：a clinical, pathological, and molecular review. Am J Gastroenterol 1999；94：1746-1750
7) Kiesslich R, Fritsch J, Holtmann M, et al：Methylene blue-aided chromoendoscopy for the detection of intraepithelial neoplasia and colon cancer in ulcerative colitis. Gatroenterology 2003；124：880-888
8) Kudo S, Tamura S, Nakajima T, et al：Diagnosis of colorectal tumorous lesions by magnifying endoscopy. Gastrointest Endosc 1996；44：8-14
9) Hata K, Watanabe T, Motoi T, et al：Pitfalls of pit pattern diagnosis in ulcerative colitis-associated dysplasia. Gastroenterology 2004；126：374-376
10) 味岡洋一：潰瘍性大腸炎における腫瘍性病変の診断—特に生検診断.病理と臨床 2005；23：843-851

〈横山 正,伊藤 治,堀部良宗〉

7　DALM と adenoma との鑑別診断
──肉眼型に注目

- DALM は UC の病変内に発生していることが条件である．
- DALM は平坦粘膜，扁平隆起，顆粒ないし結節状隆起の形態をとるものが多い．
- DALM の表面には腫瘍 pit が観察される．
- 有茎，亜有茎の病変は sporadic adenoma．
- DALM は S 状結腸，直腸に頻度が高い．

はじめに

潰瘍性大腸炎（UC）の長期経過例に前癌病変とされる dysplasia が発生してくる．この dysplasia は，Blackstone ら[1]によって DALM（dysplasia-associated lesion or mass）と呼称されている．また，DALM の肉眼形態は，Butt ら[2]によって，粗大顆粒状病変，不整な扁平隆起性病変，乳頭状病変，ポリープ様病変，平坦病変などに分類されている．本邦では長廻らによって，隆起型，平坦型，陥凹型，複合型などの内視鏡肉眼分類が示されている[3]．

一方，通常の腺腫（sporadic adenoma）も UC の粘膜から発生してくる．しかし，dysplasia と腺腫の組織学的所見の鑑別診断は，通常の HE 染色のみでは困難とされている．しかし，両者の鑑別診断には，内視鏡医にとって大きな責任が課せられている．なぜなら，DALM か sporadic adenoma かの診断は患者の治療方針を大きく左右するからである．すなわち，DALM で高異型度（high-grade dysplasia；HGD）と診断された場合には大腸全摘の手術が必要[4,5]とされ，sporadic adenoma と診断されれば内視鏡治療[6,7]が選択される．

I　内視鏡診断

1．sporadic adenoma の診断

当院で経験し治療を行った sporadic adenoma と DALM の臨床的事項の比較を表III-7-1に示した．sporadic adenoma の診断は以下の

表 III-7-1　sporadic adenoma と DALM の臨床像の比較

臨床像	sporadic adenoma	DALM
症例数	65 例	19 例
男女比	37：28	10：9
UC 発症年齢（歳）	47.7±16.0	34.4±15.0
病変診断年齢（歳）	52.3±15.3	43.5±16.5
病型		
全大腸炎型	19	14
左側大腸炎型	21	5
直腸炎型	25	0
観察期間（年）	8.6±7.0	12.2±6.0
病変発見までの期間（年）	5.8±4.1	9.7±5.8

基準により行った．すなわち，①潰瘍性大腸炎の炎症外に存在しているもの．②肉眼形態では，有茎性病変．亜有茎性病変では表面が平滑でpitが密に観察されること．③炎症内の病変では病変基部や周辺にdysplasiaの所見がないこと．④組織学的にはp53過剰発現が陰性でsporadicと判定されたもの．**図Ⅲ-7-1**にはUCの炎症範囲内に発生しsporadic adenomaと診断された病変を示した．内視鏡所見のみでdysplasiaとの鑑別は困難であるが上記の条件をチェックすることで概ね診断可能となる．

sporadic adenomaとDALMの臨床病理学的な比較を**表Ⅲ-7-2, 3**に示した．sporadic adenomaは，大腸全域に分布し深部大腸に多くみられる．一方，DALMは，直腸，S状結腸に頻度が高い．肉眼形態は，sporadic adenomaでは隆起型が主で，UC以外で発見される通常の腺腫と同様の肉眼形態を呈する．DALMは，平坦，扁平，顆粒状，結節状の病変が主体であり，肉眼的には，sporadic adenomaとは異なるものが多い．隆起性の病変で内視鏡的にsporadic adenomaとDALMとの鑑別点で重要視されていることは，病変が炎症の範囲内にあるか否かである．炎症内にあるものでは他の部位にdysplasiaが存在しないことがsporadic adenomaの条件[8]とされている．また，臨床的，病理組織学的な鑑別点として，sporadic adenomaは，高齢者，罹病期間が短く，病理組織学的に単球や好中球の浸潤が少なく，絨毛の成分が少ない．さらに，p53免疫染色陰性，βcatenin陽性[6),9)]などがあげられている．組織学的な鑑別点として三富ら[10)]は，腺腫とdysplasiaでは，腺管の迂曲，

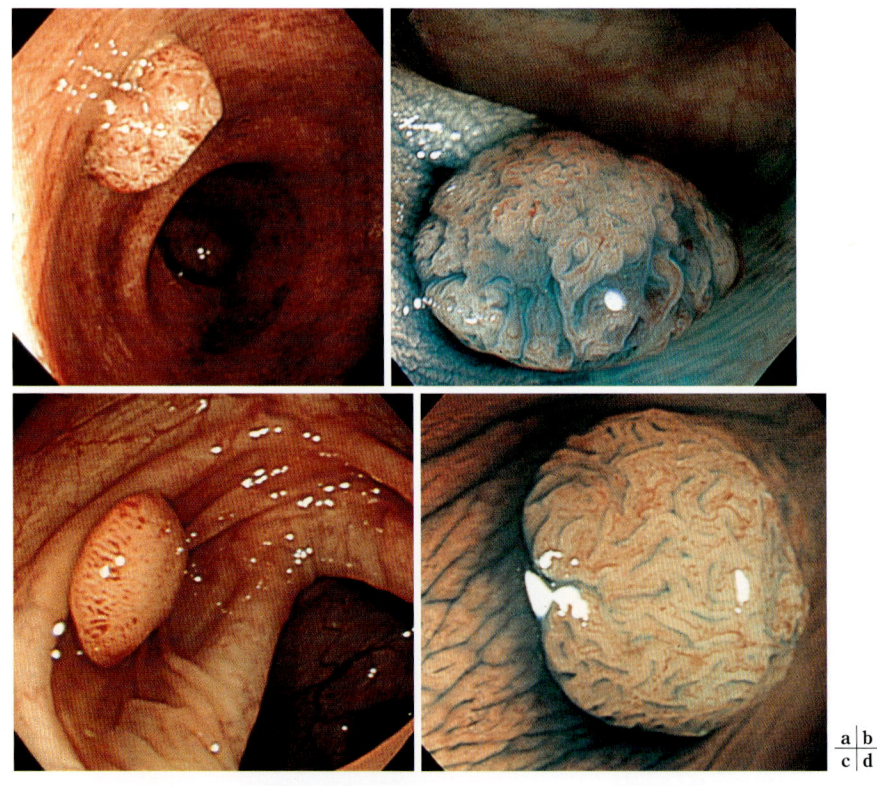

図Ⅲ-7-1 潰瘍性大腸炎例に発見された sporadic adenoma
　　a, b：炎症内に発見された腺腫．
　　c, d：炎症外に発見された腺腫．

表 Ⅲ-7-2 sporadic adenoma と DALM の発生部位の比較

部位	sporadic adenoma	DALM
R	14	11
S	28	7
D	13	
T	29	1
A+C	33	
計	117	19

表 Ⅲ-7-3 sporadic adenoma と DALM の肉眼型の比較

肉眼型	sporadic adenoma	DALM
Ⅰp	3	
Ⅰsp	45	
Ⅰs	47	2
Ⅱa	22	11
Ⅱc		1
結節集簇様		5
計	117	19

表 Ⅲ-7-4 DALM の内視鏡所見（14例・19病変）

症例	年齢・性	罹病期間	病型	部位	肉眼型	色調	拡大観察所見	組織型
1	43・M	7	Total	S	平坦型	発赤	ⅢS～ⅢL	HGD
2	34・M	8	Total	R	結節集簇様	発赤	Ⅳ	LGD
3	68・F	7	Total	S	表面隆起	発赤	ⅢS～ⅢL	LGD-HGD
				R	表面隆起	褪色	Ⅳ	LGD
4	35・M	11	Left	S	結節集簇様	発赤	ⅢL～Ⅳ	LGD
5	43・M	18	Left	R	広基性	褪色	Ⅳ	HGD
				R	結節集簇様	発赤	ⅢL～Ⅳ	LGD-HGD
6	45・F	14	Total	R	表面隆起	発赤	ⅢS～ⅢL	HGD
				R	結節集簇様	発赤	Ⅳ	HGD
7	70・F	12	Total	S	結節集簇様	発赤	Ⅳ	HGD
8	73・F	15	Total	S	表面隆起	発赤	ⅢL	HGD
9	70・F	30	Total	R	表面隆起	発赤	ⅢL	LGD
10	69・F	8	Total	S	表面隆起	発赤	ⅢS～ⅢL	LGD
				S	表面隆起	発赤	Ⅳ	HGD
11	46・M	17	Total	R	表面隆起	発赤	ⅢL	m ca (well)
12	70・M	17	Left	R	表面隆起	発赤	ⅢL～Ⅳ	m ca (well)
				R	表面隆起	発赤	Ⅳ	m ca (well)
13	29・M	7	Total	R	広基性	発赤	Ⅳ	m ca (well)
14	54・M	21	Total	T	陥凹型	発赤	ⅢS	m ca (well)

HGD：high-grade dysplasia
LGD：low-grade dysplasia

分岐，核の腫大，間質の炎症細胞浸潤の程度に差のあることが鑑別点としている．

2．DALM の診断

内視鏡観察が行えた DALM のまとめを表Ⅲ-7-4 に示した．われわれが経験した DALM は，通常観察において，平坦粘膜，扁平隆起，顆粒状粘膜，結節状隆起，広基性隆起などに分類された．平坦，扁平な病変は通常の腺腫の形態とは異なり DALM の診断はそれほど困難ではない．色調は発赤を呈するものが多い．拡大観察では，ⅢS，ⅢL，Ⅳ，Ⅴ型など工藤分類[11]における腫瘍 pit が観察される．また，顆粒状や結節状（絨毛状）の病変も dysplasia のことが

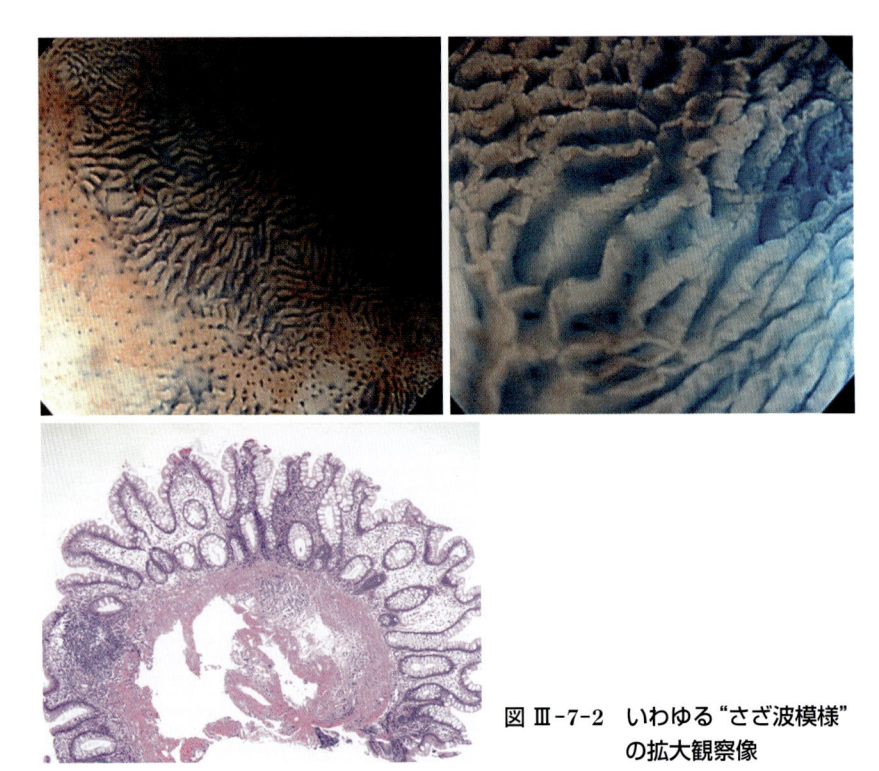

図Ⅲ-7-2 いわゆる"さざ波模様"の拡大観察像

多いが，広基性隆起では内視鏡所見のみからdysplasiaを確定することは困難である．Torresら[8]は，dysplasiaは粘膜固有層内の強い炎症細胞浸潤を伴い，非腫瘍腺管の混在や絨毛腺腫成分がみられ，p53過剰発現が高率としている．p53蛋白の過剰発現がdysplasiaの診断に有用とする報告は多い[12),13)]．

Ⅱ 内視鏡診断における問題点

DALMの表面を拡大観察すると腫瘍でみられるものと類似したpitが観察される．われわれの検討では，平坦でdysplasiaとされた病変では全例腫瘍pit（Ⅲ，Ⅳ，Ⅴ型）が観察されdysplasiaの診断に有用であった[14)]．その特徴は，pitの密度が通常の腺腫と比べ粗であり，間質が広い点である．Hataら[15)]の拡大観察での検討では，Ⅲ～Ⅴ型のpitと診断したなかに過形成性病変が21例中9例あったと報告している．また，Hurlstoneら[16)]もⅢ～Ⅴ型のpitとされたなかに過形成性病変が含まれていたと述べている．

炎症後の粘膜では，表面の模様とpitが混在し，pit診断は困難なことがある．図Ⅲ-7-2に示した病変は，われわれが"さざ波模様"と称している過形成性病変であるが，絨毛状の上皮間の溝にⅠ型pitが存在している．全体の表面パターンからⅣ型に分類される可能性がある．さらに，隆起性病変では，pitのみでsporadicかdysplasiaかを判定することは，現在のところ困難であり，この点においても今後の症例の集積と解析が必要である．

おわりに

sporadic adenomaとDALMの内視鏡診断は，病変が炎症部にあり，平坦，扁平，絨毛状など特徴的な肉眼形態を呈し，拡大観察して腫瘍様pitが観察されれば診断は容易である．しかし，広基性病変はsporadic adenomaとの鑑別が困

難なことがあり，総合的な診断が必要となる．

文 献

1) Blackstone MU, Riddle RF, Rogers BH, et al：Dysplasia-associated lesion or mass（DALM）detected by colonoscopy in long-standing ulcerative colitis；an indication for colectomy. Gastroenterology 1981；80：366-374
2) Butt JH, Konishi F, Morson BC, et al：Macroscopic lesions in dysplasia and carcinoma complicating ulcerative colitis. Dig Dis Sci 1983；28：18-26
3) 長廻 紘：潰瘍性大腸炎に伴う前癌病変，早期癌の内視鏡像（案）．厚生省特定疾患難治性炎症性腸疾患障害調査研究班平成6年度研究報告書．61-62, 1995
4) Riddell RH, Goldman H, Ransohoff DF, et al：Dysplasia in inflammatory bowel disease. Standardized classification with provisional clinical applications. Hum Pathol 1983；14：931-968
5) Itzkowitz SF, Harpaz N：Diagnosis and management of dysplasia in patient with inflammatory bowel disease. Gastroenterology 2004；126：1634-1648
6) Rubin PH, Friedman S, Harpaz N, et al：Colonoscopic polypectomy in chronic colitis；Conservative management after endoscopic resection of dysplastic polyp. Gastroenterology 1999；117：1295-1300
7) Kitiyakara T, Bailey DM, McIntyre AS, et al：Adenomatous colonic polyps are rare in ulcerative colitis. Alimet Pharmacol Ther 2004；19：879-887
8) Torres C, Antonioli D, Odze R：Polypoid dysplasia and adenomas in inflammatory bowel disease；A clinical, pathologic and follow-up study of 89 polyps from 59 patients. Am J Surg Pathol 1998；22：275-284
9) Odze RD：Adenoma and adenoma-like DALMs in chronic ulcerative colitis：A clinical, pathological and molecular review. Am J Gastroenterol 1999；94：1746-1750
10) 三富弘之，三上哲夫，岡安 勲：潰瘍性大腸炎におけるdysplasiaの組織診断とその問題点．病理と臨床 1997；15：300-308
11) Kudo S, Tamura S, Nakajima T, et al：Diagnosis of colorectal tumorous lesions by magnifying endoscopy. Gastrointest Endosc 1996；44：8-14
12) Mueller E, Vieth M, Stolte M, et al：The differentiation of true adenomas from colitis associated dysplasia in ulcerative colitis：a comparative immunohistochemical study. Hum Pathol 1999；30：898-905
13) Lashner BA, Shapiro BD, Husain A, et al：Evaluation of the usefulness of testing for p53 mutation in colorectal cancer surveillance for ulcerative colitis. Am J Gastroenterol 1999；94：456-462
14) 五十嵐正広，佐田美和，小林清典，他：潰瘍性大腸炎に伴うdysplasiaとcolitic cancerの内視鏡診断に関する検討．胃と腸 2002；37：925-935
15) Hata K, Watanabe T, Motoi T, et al：Pit falls of pit pattern diagnosis in ulcerative colitis-associated dysplasia. Gastroenterology 2004；126：374-376
16) Hurlstone DP, McAlindon ME, Sanders DS, et al：Further validation of high-magnification chromoscopic-colonoscopy for the detection of intraepithelial neoplasia and colon cancer in ulcerative colitis. Gastroenterology 2004；126：376-378

（五十嵐正広，佐田美和，勝又伴栄）

8 超音波内視鏡診断

- EUS は潰瘍性大腸炎関連大腸癌のうち，sm 以深の浸潤癌の存在診断，質的診断，深達度診断に有用であるが，dysplasia や m 癌の診断には役立たない．
- EUS は背景粘膜に活動性炎症がみられる場合にも癌の領域を描出することが可能である．
- EUS で全大腸を観察することは不可能に近いが，潰瘍性大腸炎関連大腸癌の好発部位である下部に限定すれば十分観察が可能である．
- EUS は炎症による隆起や狭窄と浸潤癌の鑑別を行ううえでも有用である．

I 潰瘍性大腸炎（UC）における腸壁の EUS 像

すでに報告しているとおり[1,2]，本症にみられる腸管壁の EUS 像は基本的に 6 型に分類される（図Ⅲ-8-1）．

1 型：正常と同様の 5 層構造
2 型：第 2 層のみ肥厚
3a 型：第 3 層のみ肥厚
3b 型：第 2 層と第 3 層の両方が肥厚
4 型：第 2 層と第 3 層が高度に肥厚し境界が不明瞭，3b 型と 5 型の中間型
5 型：第 1 層から第 3 層にかけての層構造が識別できず，腸管壁が 3 層構造として描出

内視鏡所見との対比では，緩解期には 1 型，3a 型が，活動期で炎症が軽度の場合には 2 型，3b 型が，高度になると 4 型，5 型がみられる．上記の変化は全周性にみられるが，潰瘍が存在する場合には限局性の変化が加わる．

Ⅱ UC 関連大腸癌の EUS 像

UC 関連大腸癌の自験例は 7 症例 8 病変である（表Ⅲ-8-1）．病変部位は直腸 7 病変，S 状結腸 1 病変であり，深達度別では m：3 病変，

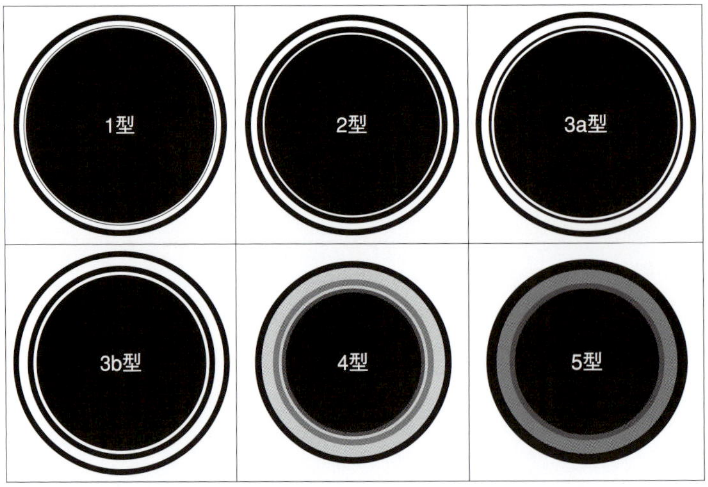

図 Ⅲ-8-1　潰瘍性大腸炎における腸壁の EUS 像

8. 超音波内視鏡診断

表 III-8-1 UC 関連大腸癌症例のプロフィールと EUS 診断

No	症例 年齢/性	潰瘍性大腸炎 病悩期間	病変範囲	病型	癌 病変部位	形態	大きさ (mm)	深達度	組織型	dysplasia	EUS 所見	癌のEUS診断 存在診断	質的診断	深達度診断
1	45 M	7年	左側	慢性持続	Ra	IIa	10×8	m	well	+	第2層までの肥厚；第3層以深には変化なし	○	×	○
2	38 M	19年	全大腸	再燃緩解	Ra	Isp	15×10	m	well	+	第2層までの肥厚；第3層以深には変化なし	○	×	○
					Ra	IIc	15×15	ss	sig, muc	+	第3層深層に及ぶ辺縁不整な低エコー；内部にさらにエコーレベルの低い領域を斑状に認める	○	○	△
3	41 M	24年	全大腸	慢性持続	Rb	IIc様	55×55	a_1	muc	+	第3層深層に及ぶ辺縁不整な低エコー；内部にさらにエコーレベルの低い領域を斑状に認める	○	○	○
4	56 M	10年	全大腸	再燃緩解	Rb～Ra	2型	90×70	a_2	muc	+	第5層に及ぶ低エコー；内部にさらにエコーレベルの低い領域を斑状に認める	○	○	○
5	56 F	20年	全大腸	再燃緩解	S	Isp	20×15	m	well	+	第2層までの肥厚；第3層以深には変化なし	○	×	○
6	69 M	9年	左側	再燃緩解	Rb	IIa	20×15	sm	well～mod	+	第3層の肥厚が著明で，第3層中層までの低エコー	○	○	○
7	64 M	20年	全大腸	慢性持続	Rb	4型	40×30	a_2	por, muc	+	第3層は低エコーで完全に断裂し，第4層も部分的に非連続的	○	○	○

sm：1病変，ss：1病変，a：3病変である．観察は脱気水充満法により，症例 4, 5 では 7.5 MHz 超音波内視鏡で，他はすべて 20 MHz 細径プローブで観察を行った．症例 2 は EUS による癌の存在診断が通常内視鏡観察に先行した症例であるが，詳細は報告済みのため割愛する[3]．症例 6, 7 を供覧する（図 III-8-2, 3）．

III EUS の診断能

1．存在診断

存在診断は 8 病変すべてで可能であり，m 癌 3 病変は隆起として，浸潤癌 5 病変は第 3 層以深に広がる低エコー像として認識できた．癌周囲にみられる平坦な dysplasia は EUS では認識できなかった．

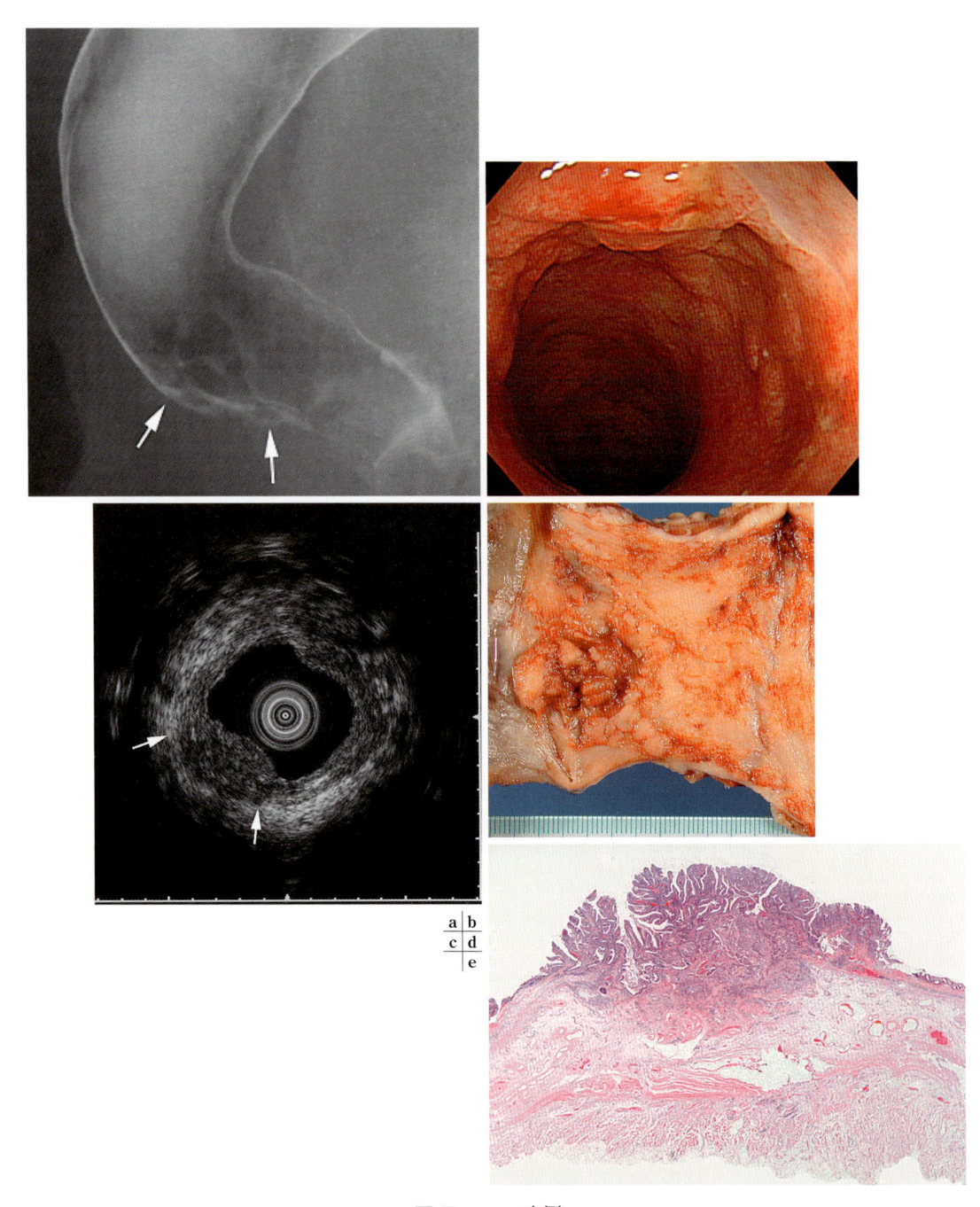

図 Ⅲ-8-2 症例 6
a：注腸 X 線像．下部直腸後壁側に丈の低い隆起が描出されている．
b：大腸内視鏡像．歯状線に接して軽度の凹凸を伴う約 1/4 周性の隆起が観察される．
c：EUS 像．隆起部に一致して第 3 層中層まで低エコーが認められる．
d：手術標本肉眼所見．歯状線近傍の下部直腸に径 20 mm で凹凸を伴う隆起がみられる．
e：ルーペ像．sm_2 浸潤癌で表層は高分化，浸潤部は中分化腺癌である．

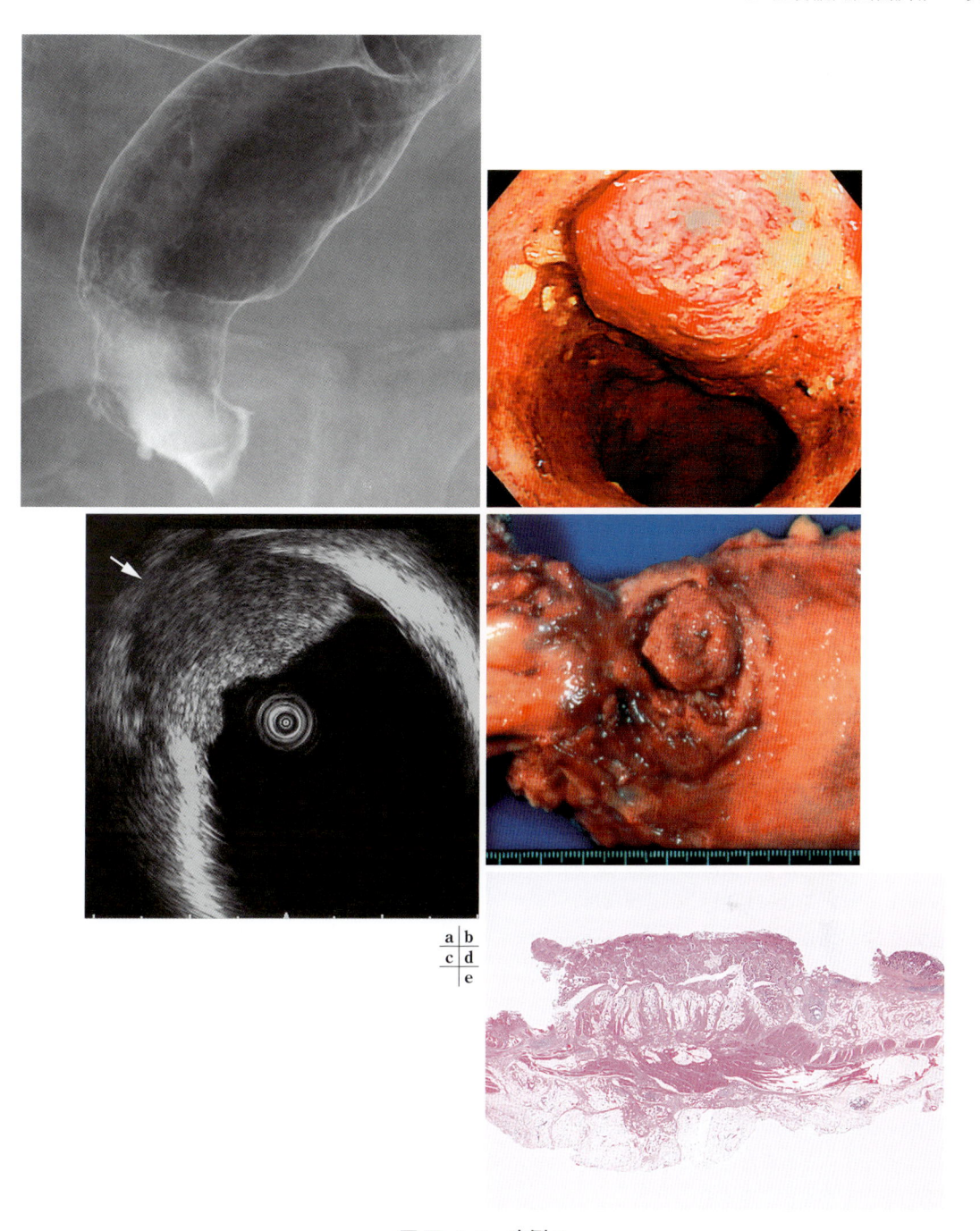

図 Ⅲ-8-3　症例 7
a：注腸 X 線像．下部直腸に狭小化がみられる．
b：大腸内視鏡像．歯状線近傍に易出血性を伴う境界不明瞭な隆起が観察される．
c：EUS 像．隆起の部位に一致して低エコーの腫瘤像がみられ，第 4 層の断裂が観察される（矢印）．
d：手術標本肉眼所見．歯状線近傍の下部直腸に径 40 mm で内部に凹凸を伴い境界不明瞭な隆起がみられる．
e：ルーペ像．a_2 浸潤癌で，低分化腺癌と粘液癌が混在している．

2. 質的診断

質的診断は浸潤癌5病変でいずれも深層に及ぶ輪郭不整な低エコー領域の存在により可能であった．病変内部のさらにエコーレベルの低い斑状の領域は粘液癌成分と考えられた．粘膜癌3病変では粘膜に限局した変化であるため質的診断は不可能であった．

3. 深達度診断

深達度診断は8病変中7病変で正診できた．症例2（漿膜下層浸潤癌）ではsm浸潤部は明瞭に描出されたものの，細径プローブを使用したため非連続に漿膜下層に存在した小粘液癌巣を描出できなかった．

IV 考 案

1. UC関連大腸癌では内視鏡診断・生検組織診断ともに難しい

UCを背景に発生する癌は通常みられる癌と異なり，存在診断自体がきわめて困難である．内視鏡診断の困難さは，炎症で荒廃した粘膜を背景に発生し，明らかな隆起や陥凹を形成しない病変が多いことに起因する．長廻は，「炎症という絵が描かれた画布にcolitic cancerという別の絵が描かれたようなものである」と認識の困難さを表現している[4]．UC関連大腸癌の早期発見を目的としてサーベイランスが，一応の成果を上げてきたのは事実である．サーベイランスにおいて，生検でのdysplasiaの証明が癌合併のマーカーであると考えて手術を行うという図式は，欧米的な合理主義的発想である．しかし，サーベイランスにおける盲目的生検が考案されたのはファイバースコープの時代であり，dysplasiaを拠り所としたサーベイランスは，癌を画像として認識できないために案出された方策である．現在では狙撃生検が取り入れられているが，術前に生検でdysplasiaが証明されていても，術後の組織検査で違う場所に浸潤癌が見つかることがまれでない．

一方，dysplasiaの生検組織診断はよほど経験豊富な病理医でなければ適確に評価することは難しい．またサーベイランスは緩解期に行うのが基本とされているが，活動期には評価が困難とすれば，活動期の症例に対してはお手上げということになってしまう．その意味で，あまりにdysplasiaの生検組織診断に依存している現状には危惧を覚える．

翻ってdysplasiaではなく浸潤癌自体の診断については，内視鏡診断では明瞭な病変がみられる場合を除き，存在診断すら困難である．高画素の内視鏡や拡大内視鏡の開発により，表面微細構造の観察が可能となり，通常の早期大腸癌の診断では威力を発揮している．最近，拡大内視鏡を用いたdysplasia診断に関心が高まり，dysplasiaを画像として認識しようとする試みが盛んで，その特徴像が明らかになりつつある．しかし，UC関連大腸癌では，表面と深部で組織像に乖離がみられることは周知の事実である．内視鏡診断は表面性状の差を検出するのを得意とするが，なだらかな伸展不良を検出するのは苦手である．むしろ後者の目的には注腸X線のほうが優れており，進行したUC関連大腸癌では注腸X線で病変が明瞭に認識されることも経験される．

2. UC関連大腸癌におけるEUSの意義

われわれは以前に，EUSを用いて潰瘍性大腸炎における壁層構造の変化を検討し，EUS所見が活動度を反映することを報告してきたが[1,2]，治療法が多様化する今日では治療法選択の拠り所にはならない．一方で，通常の大腸癌の深達度診断におけるEUSの有用性はほぼ確立されたといえるが[5]，UC関連大腸癌のEUS診断に関してはほとんど顧みられていないのが現状である．しかしEUSは壁深層の情報収集に有効であり，粘膜下層以深に浸潤したUC関連大腸癌を検出するうえでもっとも確実な方法と考え

られる[6],[7]．さらに，背景粘膜に活動性炎症がみられる場合でも癌の領域を認識できるのがEUSの利点である．

EUS診断はdysplasiaの診断には無力であるが，この点に関しては拡大観察のように表面を詳細に観察する方法に委ねられるべきである．われわれはEUSによる存在診断が内視鏡診断に先行した1症例を契機に，UC関連大腸癌の存在診断においてもEUSの有用性があるのではないかと考えている[3]．EUSにより病変がもっとも明瞭に認識できた症例の報告が他施設からもなされている[8]．

3．EUSをいかに活用するか

EUSの活用方法については問題が多い．大腸の広範囲をEUSで観察することはほとんど不可能であり，決してサーベイランスに組み込まれる性格の検査ではない．しかし，潰瘍性大腸炎に合併する癌の大半は直腸からS状結腸に発生することを考えると，下部大腸に限定してEUSを追加することは十分可能である．DALMs（dysplasia-associated lesion or mass）があらかじめわかっている場合には，その領域の観察を行う．dysplasiaが生検で疑われても，手術を躊躇することはしばしばであり，EUSで浸潤癌の有無をある程度評価できれば，手術適応や術式を決定するうえでの判断材料となる．また炎症性による隆起や狭窄がみられ，癌を否定するのが難しい場合にも，生検とEUSを併用すればある程度鑑別できる．

なお，癌の領域が低エコーで描出されるのは通常の大腸癌と同様であるが，炎症により壁層構造の厚さが変化しているため，読影において留意する必要がある．ことに下部直腸は脱気水が貯留しにくく，十分な壁伸展が得られないため，さらに壁が肥厚して描出される．また，潰瘍性大腸炎で潰瘍がみられる場合には，EUSで観察すると限局性の潰瘍エコーがみられるが，内視鏡像を考慮すれば癌との鑑別は容易である．

文　献

1) Shimizu S, Tada M, Kawai K : EUS in inflammatory bowel disease. Gastroint Endosc Clin N Am 1995；5：851-859
2) 清水誠治：炎症性腸疾患の超音波内視鏡診断．朝倉　均，多田正大　編：炎症性腸疾患の臨床（改訂第2版）．79-84，日本メディカルセンター，東京，2001
3) Shimizu S, Myojo S, Nagashima M, et al : A patient with rectal cancer associated with ulcerative colitis in whom endoscopic ultrasonography was useful for diagnosis. J Gastroenterol 1999；34：516-519
4) 長廻　紘：潰瘍性大腸炎，colitic cancer．長廻紘　著：内視鏡的大腸病学．186-221，医学書院，東京，1999
5) 清水誠治：EUSによる早期大腸癌の深達度診断．Gastroenterol Endosc 2003；45：1017-1023
6) 清水誠治，多田正大，富岡秀夫，他：潰瘍性大腸炎関連大腸癌に対するEUSの診断的意義．胃と腸 2002；37：945-955
7) 清水誠治，富岡秀夫，渡邉元樹，他：Dysplasiaと癌の画像診断（3）超音波内視鏡診断．早期大腸癌 2005；9：31-36
8) 元　鐘聲，飯塚文瑛，長廻　紘，他：大腸癌を合併した長期経過潰瘍性大腸炎の1例．胃と腸 1995；30：685-690

　　　　　　　　（清水誠治，富岡秀夫，多田正大）

9 X線診断

- 潰瘍性大腸炎のdysplasiaの約70％は緩解期の注腸X線検査で隆起性病変，あるいは限局性の平坦病変として描出可能である．
- 隆起性病変のX線所見は平滑隆起，小結節状隆起，粗大結節状隆起に大別され，後2者でhigh-grade dysplasia，あるい浸潤癌が多い．
- 平坦病変のX線所見は微細顆粒状粘膜，粗大顆粒状粘膜，ないし陥凹性病変に大別されるが，組織学的異型度とは相関しない．

I dysplasia と注腸X線検査

潰瘍性大腸炎（UC）におけるdysplasiaのX線所見に関する報告は1978年のFrankら[1]の検討に遡る．その後1999年に至るまで，隆起型dysplasiaの描出に関する解析の報告が散見される[2〜5]．一方，本邦では平坦型dysplasiaの一部は微細顆粒状粘膜，あるいは辺縁不整として描出されることが報告されている[6]．

しかし，その後dysplasiaの内視鏡診断が進歩し，色素内視鏡や拡大内視鏡を用いた狙撃生検がX線検査，あるいは盲目的生検よりもdysplasiaの存在診断に有用と考えられるようになった[7〜9]．ただし，注腸X線検査で描出される平坦型dysplasiaの存在が色素内視鏡の積極的な導入の一因となったのも事実である[6,9]．

II UCにおける注腸X線検査

1．検査のタイミングと前処置

UCの活動期にはX線検査を行わない．また，大腸内視鏡検査と検査計画が過密にならないように十分な間隔をおくことも重要である．前処置は通常のBrown変法に準じ，検査直前に抗コリン薬を投与する．

2．造影剤の調整

UCでは過度の濃度の造影剤を用いると粘液分泌物のため容易に変性し，十分な粘膜像が得られない．基本的に75〜80％に調整した硫酸バリウムを500 ml程度準備する．検査によるUCの増悪を考慮し，水溶性プレドニゾロンないしプロピオン酸ベクロメタゾンなどのステロイド薬を混入しておく．

3．検査の実際

基本的には通常の注腸X線検査と同じである．dysplasiaを合併するUCの大部分は長期罹患例で鉛管状変化を伴うので，少量の造影剤を体位変換で大腸全体に注入することが可能である．その後，空気を注入して二重造影像を撮影する．大量の空気注入は粘膜像の描出能を低下させること，UC患者では容易に回腸へバリウムが逆流し遠位大腸との重なりが生じることに留意する．また，dysplasiaの診断では粘膜像の描出が重要となるので，造影剤の変性をきたさない短時間の検査を心がける．

III dysplasiaのX線描出率

UCにおける癌ないしdysplasiaは，X線所見から明らかな隆起性病変，平坦病変，および管状狭窄に大別される[10,11]．表III-9-1に示すように，自験例38病変の遡及的検討では71％が

表 Ⅲ-9-1　UC の腫瘍性病変の X 線描出率

内視鏡所見	dysplasia・m 癌	sm・mp 以深癌	計
管状狭窄		100%（n＝2）	100%（n＝2）
隆起性病変	75%（n＝12）	100%（n＝6）	83%（n＝18）
平坦病変	58%（n＝12）	50%（n＝6）	56%（n＝18）
計	67%（n＝24）	79%（n＝14）	71%（n＝38）

（九州大学病態機能内科学：1994～2004）
〔文献 11）より改変して引用〕

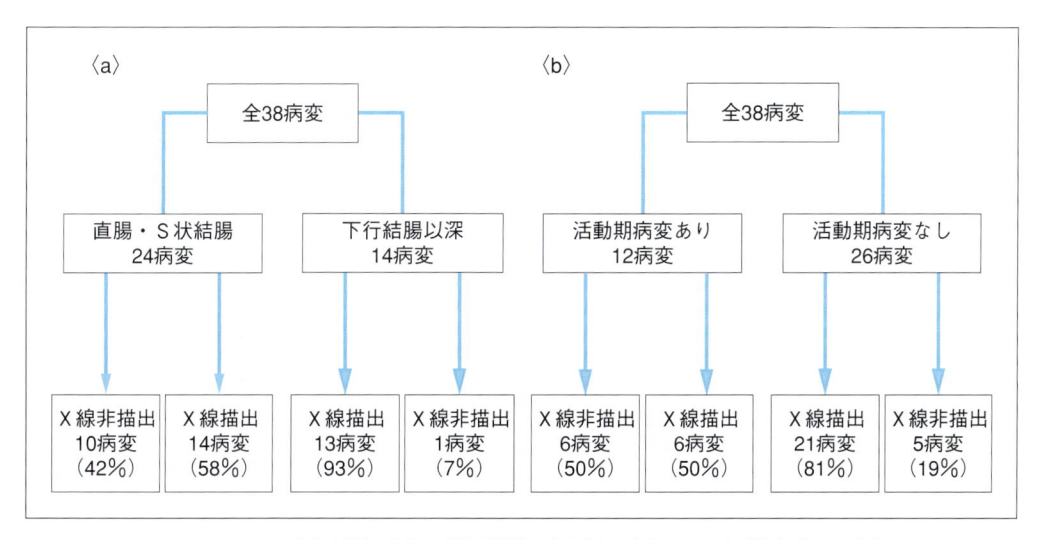

図 Ⅲ-9-1　病変部位（a），背景粘膜の活動性（b）と X 線描出率の関係
（九州大学病態機能内科学：1994～2004）

X 線検査で描出されているが，平坦病変の描出が不良な傾向がみられる．一方，深達度別では浸潤癌で dysplasia・m 癌よりも描出率が高いものの，平坦病変に限れば浸潤癌で dysplasia・m 癌よりもむしろ描出率が低値を示している．

病変部位や UC の活動性も X 線描出能に影響を与える要因で，近位大腸の病変や非活動性粘膜で描出率が高い傾向にある（**図Ⅲ-9-1**）[11]．この要因として，遠位大腸や活動期 UC では慢性炎症を伴う非腫瘍性粘膜との鑑別が容易ではないこと，および，粘液分泌物や出血による粘膜像の不十分な描出が考えられる．

Ⅳ colitic cancer の X 線所見

1．管状狭窄

colitic cancer に多い低分化型癌や粘液癌が浸潤し管状狭窄をきたす．その X 線所見はびまん浸潤型大腸癌に酷似する．すなわち，明らかな範囲をもった両側性の伸展不良として描出され，病変内の粘膜像は荒廃する（**図Ⅲ-9-2a**）．ただし，UC による鉛管状変化が一見，管状狭窄様に描出されることもあるので注意を要する（**図Ⅲ-9-2b**）

2．隆起性病変

広茎性の隆起性病変として描出される．平滑

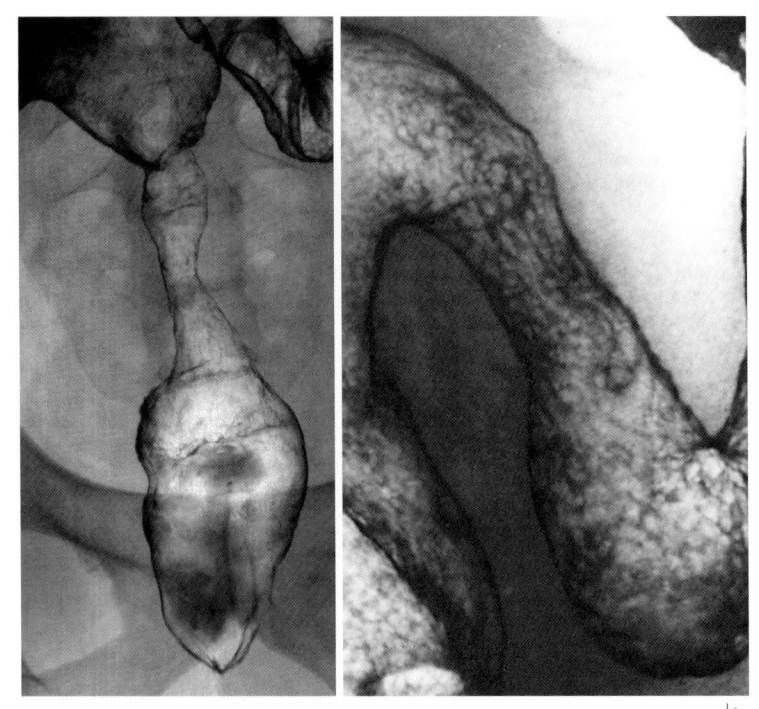

図 Ⅲ-9-2　管状狭窄
　a：両側性の伸展不良.
　b：管状狭窄様に描出された鉛管状変化.

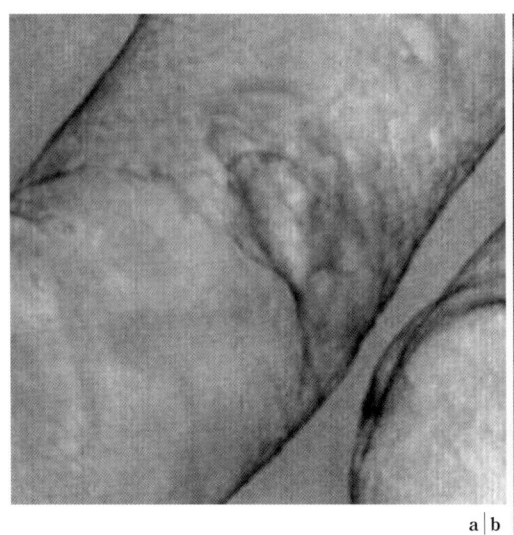

図 Ⅲ-9-3　隆起性病変
　a：平滑隆起.
　b：小結節状隆起.

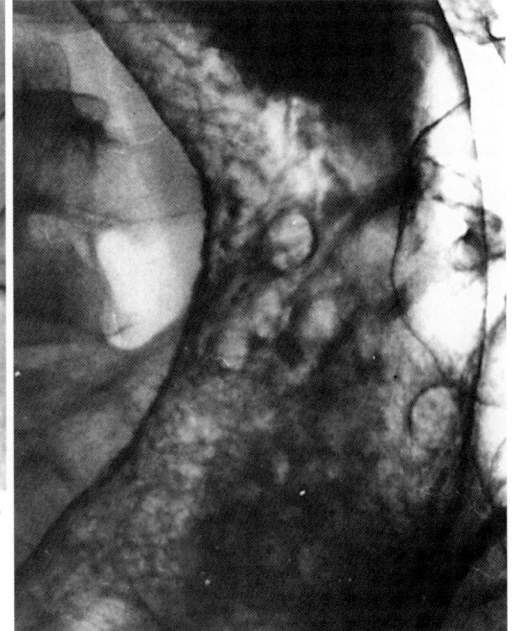

表 Ⅲ-9-2　隆起性病変の X 線所見と組織所見の関係

X 線所見	LGD (n=4)	HGD・m 癌 (n=5)	sm 癌・進行癌 (n=6)	計 (n=15)
平滑隆起	4 (57%)	3 (43%)	0 (0%)	7 (100%)
小結節状隆起	0 (0%)	1 (33%)	2 (67%)	3 (100%)
粗大結節状隆起	0 (0%)	1 (20%)	4 (80%)	5 (100%)

LGD：low-grade dysplasia, HGD：high-grade dysplasia.
括弧内は各 X 線所見における頻度.

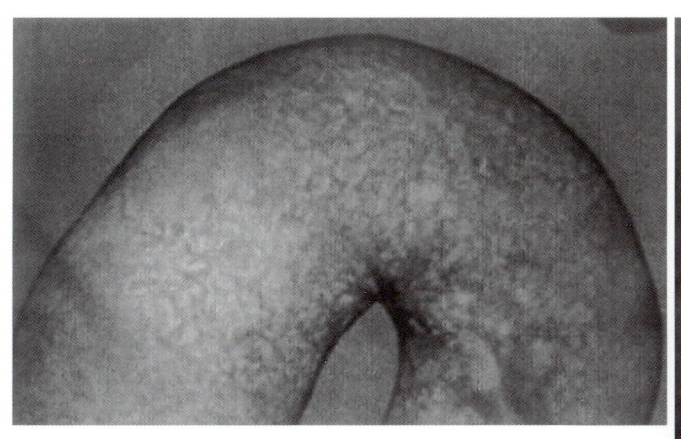

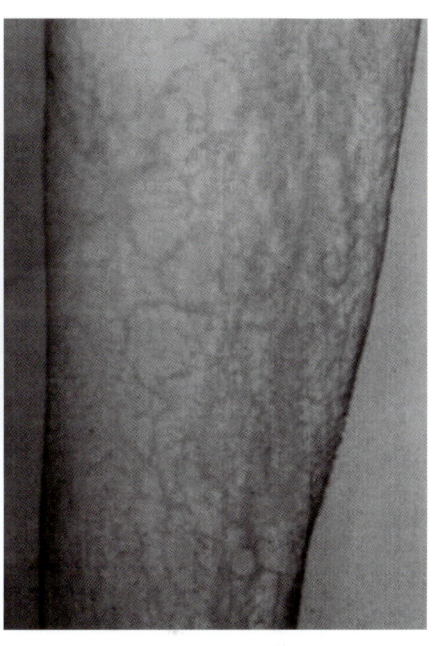

図 Ⅲ-9-4　平坦病変
 a：微細顆粒状粘膜.
 b：粗大顆粒状粘膜.

表 Ⅲ-9-3　平坦病変の X 線所見と組織所見の関係

X 線所見	LGD (n=4)	HGD・m 癌 (n=4)	sm 癌・進行癌 (n=2)	計 (n=10)
正面像				
微細顆粒状粘膜	3 (43%)	3 (43%)	1 (14%)	7 (100%)
粗大顆粒状粘膜	1 (100%)	0 (0%)	0 (0%)	1 (100%)
陥凹性病変	0 (0%)	1 (50%)	1 (50%)	2 (100%)
辺縁像				
辺縁ケバ立ち	1 (20%)	2 (40%)	2 (40%)	5 (100%)
硬化像	0 (0%)	1 (50%)	1 (50%)	2 (100%)

LGD：low-grade dysplasia, HGD：high-grade dysplasia.
括弧内は各 X 線所見における頻度.

隆起（図Ⅲ-9-3a）として描出される病変を炎症性ポリープと鑑別することは困難である．一方，小結節の集簇よりなる小結節状隆起は腫瘍性病変を示唆する所見である（図Ⅲ-9-3b）．さらに，大型の粗大結節状隆起はX線検査で容易に描出される．表Ⅲ-9-2に示すように，表面性状と組織所見や壁深達度にはある程度の関係がみられる．

3．平坦病変

平坦病変は正面像で微細顆粒状粘膜，粗大顆粒状粘膜，あるいは明らかな陥凹性病変として描出される．微細顆粒状粘膜は顆粒の大きさが1～3mm程度で周囲粘膜との境界は不明瞭である（図Ⅲ-9-4a）．一方，粗大顆粒状粘膜の顆粒は不揃いである（図Ⅲ-9-4b）．しかし，表Ⅲ-9-3に示すように正面像と組織学的異型度には明らかな関係はみられない．なお，これらの平坦病変では顆粒間の高低差が辺縁像で限局性のケバ立ち所見として描出されることがある．ただし，長期罹患例ではUC自体による腸管の伸展不良や変形をきたすので，平坦病変における側面硬化所見を読影することは困難である．

Ⅴ colitic cancerにおける注腸X線検査の意義

注腸X線検査の意義は通常の大腸癌においてさえ議論の分かれるところである．UCではとくに平坦病変のX線描出率が低いので，サーベイランス法としては狙撃生検が可能な内視鏡検査に劣るといわざるをえない．ただし，緩解期UCのX線所見から平坦病変の拾い上げが容易となる可能性は残されている．dysplasiaの内視鏡診断が未だ確立されていない現時点では，胃癌の診断学が歩んできたようにX線・内視鏡所見を分析し，病理所見と対比することも重要である．

文献

1) Frank PH, Riddell RH, Feczko PJ, et al：Radiological detection of colonic dysplasia（precarcinoma）in chronic ulcerative colitis. Gastrointest Radiol 1978；25：209-219
2) Kelvin FM, Woodward BH, McLeod ME, et al：Prospective diagnosis of dysplasia（precancer）in chronic ulcerative colitis. AJR 1982；138：347-349
3) Stevenson GW, Goodacre R, Jackson R, et al：Dysplasia to carcinoma transformation in ulcerative colitis. AJR 1984；143：108-110
4) Hooyman JR, MacCarty RL, Carpenter HA, et al：Radiographic appearance of mucosal dysplasia associated with ulcerative colitis. AJR 1987；149：47-51
5) De Backer AI, Schepper AM, Pelckmans P：Polypoid and pseudopolypoid lesions of inflammatory bowel disease. Diagnosis on double-contrast enema. Acta Gastroenterol Belg 1999；62：190-195
6) Matsumoto T, Iida M, Kuroki F, et al：Dysplasia in ulcerative colitis. Is radiography adequate for the diagnosis? Radiology 1996；199：85-90
7) Kiesslich R, Fritsch J, Holtmann M, et al：Methylene blue-aided chromoendoscopy for the detection of intraepithelial neoplasia and colon cancer in ulcerative colitis. Gastroenterology 2003；124：880-888
8) Rutter MD, Sounders BP, Schofield G, et al：Pancolonic indigo carmine dye spraying for the detection of dysplasia in ulcerative colitis. Gut 2004；53：256-260
9) Matsumoto T, Nakamura S, Jo Y, et al：Chromoscopy might improve diagnostic accuracy in cancer surveillance for ulcerative colitis. Am J Gastroenterol 2003；98：1827-1833
10) 松本主之，飯田三雄，青柳邦彦，他：潰瘍性大腸炎における腫瘍性病変のX線・内視鏡診断．胃と腸 1995；30：613-628
11) 松本主之，飯田三雄：Dysplasia（m癌を含む）と癌（sm以深浸潤癌）の画像診断：X線診断．早期大腸癌 2005；9：26-30

（松本主之，飯田三雄）

IV. サーベイランス法

1 サーベイランス—本邦と欧米の比較

- dysplasia や colitic cancer を早期に発見・治療するためには，サーベイランスが不可欠である．
- 近年，サーベイランスの効率化を目指したさまざまな工夫が報告されている．
- 班研究において，内視鏡的有所見部を中心とした狙撃生検によるサーベイランスの有用性が示された．

はじめに

潰瘍性大腸炎（ulcerative colitis；UC）の長期経過症例，とくに全大腸炎型患者において，腸炎を背景とした大腸癌（colitic cancer）を合併するリスクが高くなることが知られている．colitic cancer に関する報告は欧米を中心になされてきたが，本邦においても UC 患者数および長期経過症例の増加に伴い報告例が増えており，欧米と同様の臨床的特徴を有することが明らかにされつつある．

長期罹患 UC 症例に合併する dysplasia と呼ばれる異型上皮や colitic cancer を早期に発見・治療するためには，定期的に大腸内視鏡検査と組織検査を行うサーベイランスプログラムが不可欠と考えられている．欧米を中心に従来行われてきたサーベイランスは盲目的な多数の生検から病変を拾い上げることが重要視されてきたが，最近ではより効率的なサーベイランス法の確立が重要な臨床的課題となっている．

本稿では colitic cancer 早期発見のためのサーベイランスについて，欧米と本邦における現状と問題点，サーベイランスの効率化に関する厚生労働省研究班でのプロジェクト研究の成績を中心に概説する．

I 欧米におけるサーベイランスの現状と問題点

1. サーベイランスの対象

UC における大腸癌合併に関する欧米を中心とした多施設研究報告のメタアナリシスによると，UC 全症例中の大腸癌合併頻度は 3.7% であり，全大腸炎型に限ると 5.4% と報告されている[1]．また，累積癌発生率は 10 年で 2%，20 年で 8%，30 年で 18% と罹患期間が長期になるほど発癌リスクが高くなることを示している．これらの疫学の結果から欧米におけるサーベイランスの対象は，症状の有無にかかわらず発症後 8〜10 年以上経過した全大腸炎型症例および発症後 12〜15 年以上の左側大腸炎型症例とするのが従来一般的であった[2,3]．2003 年に発表された新しいガイドラインでは罹病範囲の正確な評価が困難なことなどを考慮し，罹病範囲の区別なく発症後 8〜10 年以上経過したすべての症例を対象とするべきであるという指針が示されている[4]．

2. dysplasiaをマーカーとしたサーベイランス

前癌病変とされるdysplasiaには，DALM（dysplasia-associated lesion or mass）と呼ばれる内視鏡的に隆起性病変として認識されるものと，平坦な病変が存在する．DALMは浸潤癌の合併が多いとされており，DALMを含めたdysplasiaをマーカーとしたサーベイランスは臨床的に重要な意味をもつ．DALMの形態は多様であり境界不明瞭な場合も多く，とくに平坦な病変の場合は周囲の炎症性再生粘膜との区別が困難であるため，内視鏡にて病変を的確に捉えることは容易ではない．

3. 従来のサーベイランス

そこで，従来のサーベイランスではcolitic cancerおよびdysplasiaの内視鏡診断が困難であることを前提とし，病変の有無にかかわらずランダムバイオプシーを行うことが推奨されてきた．実際には，罹患範囲の大腸粘膜から盲目的に10 cm間隔で2～4個の生検を行い，さらにDALMなどの有所見部から生検を追加して病理学的にdysplasiaの有無を検討する方法が，ガイドラインで示されている[3]．欧米では盲目的に採取する生検の個数を数十個以上に増やすことによって，サーベイランスの精度を上げることが議論されてきた．その根拠としてRubinらは33個の生検組織診断を施行すると，dysplasiaが存在する場合には90%の確率で発見可能であることを示している[5]．しかし，たとえ多数の生検を施行したとしても採取できるのは大腸のごく一部にすぎず，dysplasiaが効率的に発見されないことが問題となっており，また患者への負担や費用対効果の面からも最適な方法とは考えにくい．

4. 近年のサーベイランス

そこで近年は，サーベイランスの効率化を目指したさまざまな工夫が報告されるようになった．ランダムバイオプシーが考案されたのは20年以上前のファイバースコープの時代であったが，現在は高解像度電子内視鏡の進歩に加え，色素内視鏡や拡大内視鏡検査により質の高い画像診断が可能となっている．これらの新しい画像診断はサーベイランスにも応用され，微細な変化を含めた腫瘍性病変の発見精度向上に対する有用性が示されている．

1）色素内視鏡検査

Kiesslichらは発症後8年以上経過したUC症例に対し，従来の内視鏡検査群とメチレンブルーを用いた色素内視鏡検査群に分けて，腫瘍性病変の発見率を検討した結果，色素内視鏡検査群において有意に高率な発見が可能であったと報告している[6]．また，色素内視鏡では平坦な腫瘍性病変の発見率も高率であった．Rutterらは同一症例に対してまず通常内視鏡，その後再挿入して色素内視鏡によるサーベイランスを行い，色素内視鏡の有用性について検討した[7]．その結果，色素散布によって見出した病変の狙撃生検がもっともdysplasiaの発見率が高く，通常内視鏡による盲目的な生検ではdysplasiaがまったく検出されなかった[7]．これらの結果は，色素内視鏡によりDALMだけでなく微細な変化の平坦病変も有所見部として拾い上げ可能となり，狙撃生検によって効率的なサーベイランスが行えることを示唆している．

2）pit patternによる診断

UCに合併する腫瘍性病変の拡大内視鏡による診断に関しては，Kiesslichらは工藤分類に準拠して腫瘍性病変のpit patternを判定した結果，感度，特異度ともに93%で診断可能であったと報告している[6]．しかし，HataらはUCの大腸粘膜においては非腫瘍性病変においてもpit pattern Ⅲ～Ⅳの腫瘍性pitがみられることがあり，感度は必ずしも高いとはいえないため，他のマーカーなどを総合して判断すべきだと述べている[8]．大腸粘膜に多彩な炎症後の再生性変化を呈するUCにおいて，pit patternによる

図 IV-1-1 UC 長期経過例に発症した周囲に low-grade dysplasia を伴う colitic cancer
a：通常内視鏡
b：色素内視鏡
c：拡大内視鏡

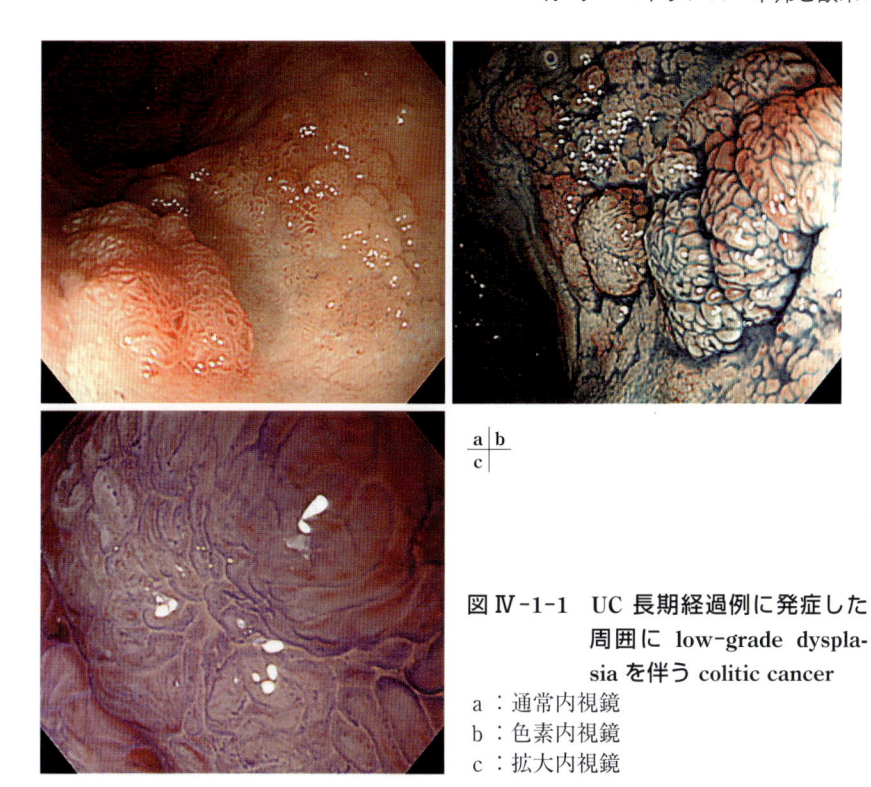

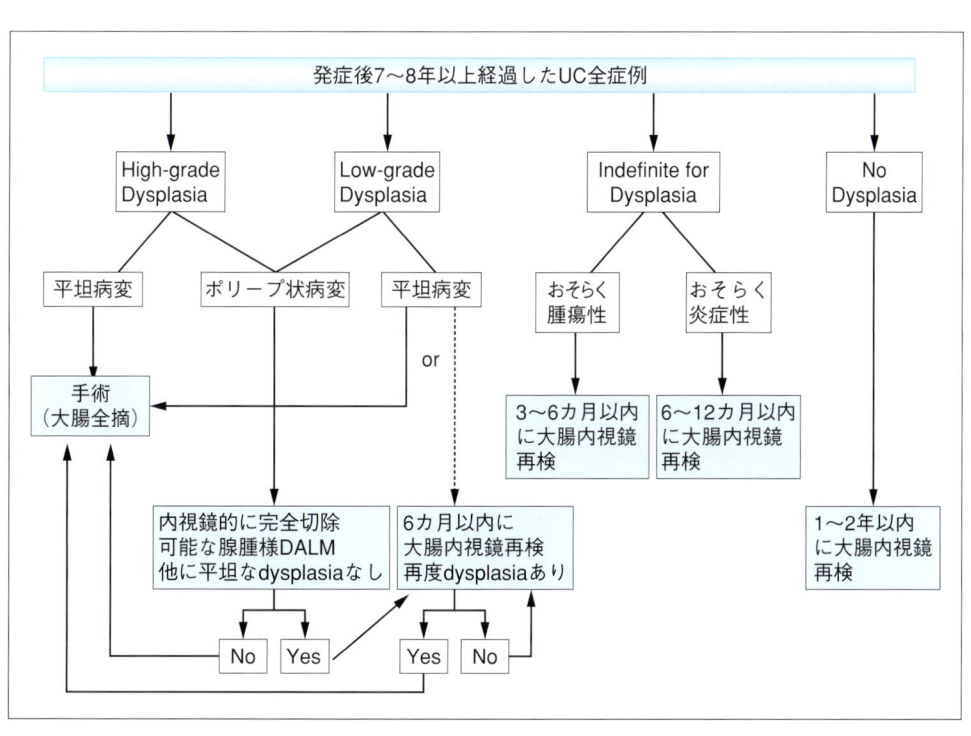

図 IV-1-2 推奨されるサーベイランス法
〔文献 9）より一部改変〕

腫瘍性病変の診断が有用であるかについては，今後さらなる検討を要する．

このように，近年の内視鏡診断法の進歩により dysplasia の部位には何らかの異常所見が見出せるものと考えられるようになってきた（図Ⅳ-1-1）．

5．推奨されているサーベイランスプログラム

発症 7～8 年経過した UC に対する初回のサーベイランスで得た所見から，以後のサーベイランスの方針が決定される．図Ⅳ-1-2 に現在欧米で推奨されているサーベイランスプログラムを示す[9]．

dysplasia を疑うが判定が困難な病変の場合には，3～12 カ月以内に再検する．low-grade dysplasia（LGD）のうち内視鏡にて完全に切除可能なポリープ状病変（腺腫様の DALM）で，周囲や他部位に平坦な dysplasia を認めない場合は，内視鏡切除後に 6 カ月以内のサーベイランスを繰り返す．平坦な LGD の場合は dysplasia の自然史を考えると手術を考慮すべきであり，high-grade dysplasia（HGD）や癌に進行するまで経過をみることはリスクを伴うとしている．HGD や癌が発見された場合は大腸切除の適応である．dysplasia が発見されなかった場合でも 1～2 年間隔でサーベイランスを続けることが望ましい．

しかしながら，上記のような推奨プログラムはあるものの，LGD の扱いに関しては様々な意見があり，確定的な治療指針が出されていないのが現状である．LGD が検出された場合には病変の形態や個数，臨床事項などの状況によって総合的に判断する必要がある．

Ⅱ 本邦におけるサーベイランスの現状と問題点

1．本邦におけるサーベイランス

本邦におけるサーベイランスプログラムには，確立されたものがないのが現状である．これまで欧米に比し colitic cancer の報告例が少なかった本邦では，多くの施設で欧米のサーベイランス法に準じた形で施行されることが多かった．具体的には，発症後 7 年以降の全大腸炎型および左側大腸炎型緩解期 UC 症例を対象として，年 1 回のサーベイランスを施行する．DALM などの有所見部が認められる場合はそこから生検し，認めない場合は 10 cm 間隔でランダムバイオプシーを施行するのがもっとも一般的である[10]．

しかし，実際には施設間によって施行法に大きな差がある．対象の罹患期間に関しては 6～10 年程度の幅があり，病型では左側大腸炎型を含まない施設もある．また，内視鏡的に異常所見がない場合のランダムバイオプシーについても一定のガイドラインがなく，部位別に盲腸，上行結腸，横行結腸，下行結腸，S 状結腸，直腸より採取する施設もある．生検個数についても各部 1 個程度とする施設と，欧米の指針に準じて各部 3～4 個を原則とする施設がある．さらに，有所見部の捉え方についても内視鏡医の経験と感覚によるところが大きいと思われ，専門施設においても発見精度が一定でないのが現状と思われる．

2．効率的なサーベイランス法の確立

サーベイランスの必要性については一定のコンセンサスが得られているが，実際には，検査による症状の増悪や苦痛などを危惧するため患者の検査に対するコンプライアンスが高くないこと，dysplasia や colitic cancer の正確な判定を行える内視鏡医や病理医が十分でないことなどのさまざまな問題点があり，専門施設においても施行率は必ずしも高いとはいえない．検査に伴う負担や疾患の増悪などのリスクを考えると，より効率的なサーベイランスが必要である．後述するように，現在，厚生労働省の研究班において効率的なサーベイランス法の確立に向け

た検討が行われている．

3．活動期 UC 患者に対するサーベイランス

サーベイランスは原則として UC の緩解期に施行し，生検組織における dysplasia の有無の判定も，活動期粘膜の場合は保留とするのが一般的である．しかし，実際には慢性持続型など，長期の活動性炎症を背景としてもつ患者も少なくなく，その対応が問題となっている．これまでは再燃頻度と発癌率の検討結果などから，腸炎の活動性は発癌のリスクとは考えられていなかった．しかし，Rutter らは内視鏡的および病理組織学的な炎症の程度が強いほど発癌のリスクが高いことを報告している[11]．

活動期 UC 患者に対するサーベイランスをどのように行うかについては，欧米と共通する問題点である．サーベイランス施行前に治療で炎症を抑える必要性があるかなど，今後検討するべき課題と考える．

III 班研究の成績

2002 年度より厚生労働省の「難治性炎症性腸管障害調査研究班（日比班）」において，より効率的かつ確実なサーベイランスの確立を目指したプロジェクト研究が開始された．本プロジェクトの目的は，進歩した内視鏡診断技術を応用し，内視鏡的に何らかの異常所見がある部位を中心に狙撃生検を行うことによって，より患者への負担が少なく，かつ正確に腫瘍性病変の診断が可能なサーベイランスプログラムを作成することにある．多施設共同の prospective study として施行したプロジェクトの概要を表IV-1-1 に示す．発症後 7 年以上の全大腸炎型および左側大腸炎型 UC 症例を対象とし，DALM や平坦病変などを疑う有所見部の判定は通常内視鏡を主体として行った．有所見部の狙撃生検に加えて，colitic cancer の好発部位である下部直腸からは所見の有無にかかわらず生

表IV-1-1　狙撃生検によるサーベイランス法の概要

対　象	罹患年数：7 年以上 病型：全大腸炎型 　　　　左側大腸炎型 病期：問わないが臨床的緩解期を前提 　　　　（病理診断のため）
方　法	検査法：全大腸内視鏡検査（色素併用可） 頻度：年 1 回を原則 生検部位：有所見部＋下部直腸
生検部位	DALM：1）不整な扁平隆起 　　　　2）粗大顆粒状粘膜 　　　　3）乳頭状隆起 　　　　4）ポリープ状隆起 その他：1）粗大結節状粘膜 　　　　2）平坦発赤粘膜 　　　　3）ビロード状粘膜など 下部直腸：正常粘膜でも生検

検を行った．得られた組織は病理プロジェクトにて判定し，dysplasia の検出率と内視鏡像の特徴を検討した[12]．

最終的には約 370 の症例（うち 41 例は従来のランダムバイオプシー法併用）が集積された．中間集計で結果の得られた 184 例（809 生検）の報告では，1 症例当りの平均生検数は 4.5 個であり，colitic cancer（HGD を含む）および LGD の検出率は 3.8％であった．組み入れ症例の背景は同一とはいえないが，この結果は従来報告されている多数の盲目的生検によるサーベイランス法での検出率に十分匹敵するものであった．また，腫瘍性変化を認めるものの，dysplasia より通常の sporadic adenoma ではないかと診断されたものを含めると検出率は 10％強になった．adenoma と dysplasia の鑑別には HE 染色結果のほか，p53 免疫染色を加味して判定しており，今後のサーベイランスにおいて，HE 染色だけでどこまで鑑別可能か，あるいは p53 免疫染色をどこまで加味すべきかなど検討すべき点が明らかになった．dysplasia と判定された部位は，全例内視鏡的に異常所見が認められた

部位であった．腫瘍性病変の内視鏡像の特徴は平坦隆起，乳頭状隆起が大部分であったが，一部（2例）は平坦発赤粘膜であった．

本研究の結果から，内視鏡的有所見部を中心とした狙撃生検の有用性が示された．低侵襲かつ効率的なサーベイランス指針を設定し，検証することが今後の重要な課題であると考える．

また，患者数の増加から今後は専門医以外が施行するサーベイランスも重要と考えられる．専門施設以外にも広くサーベイランスの重要性を啓蒙し，検査精度を向上させるために，UC合併腫瘍性病変の内視鏡所見をアトラス化した「潰瘍性大腸炎サーベイランスの手引き」を同研究班にて現在作成中である．

おわりに

欧米を中心として行われてきたサーベイランスプログラムは，数々の問題点を踏まえて，現在その施行方法について再検討が必要な時期となっている．将来的には本邦から，より効率的かつ患者への負担を軽減したサーベイランス法が確立されることを期待する．

文　献

1) Eaden J, Abrams K, Mayberry J : The risk of colorectal cancer in ulcerative colitis : a meta-analysis. Gut 2001 ; 48 : 526-535
2) Winawer S, Fletcher R, Miller L, et al : Colorectal cancer screening ; clinical guideline and rationale. Gastroenterology 1997 ; 112 : 594-642
3) Kornbluth A, Sachar DB : Ulcerative colitis practice guidelines in adults. American college of Gastroenterology, Practice Parameters Committee. Am J Gastroenterol 1997 ; 92 : 204-211
4) Winawer S, Fletcher R, Rex D, et al : Colorectal cancer screening and surveillance ; clinical guideline and rationale ; update based on new evidence. Gastroenterology 2003 ; 124 : 544-560
5) Rubin CE, Haggitt R, Burmer G, et al : DNA aneuploidy in colonic biopsies predicts future development of dysplasia in ulcerative colitis. Gastroenterology 1992 ; 103 : 1611-1620
6) Kiesslich R, Fritsch J, Holtmann M, et al : Methylene blue-aided chromoscopy for the detection of intraepithelial neoplasia and colon cancer in ulcerative colitis. Gastroenterology 2003 ; 124 : 880-888
7) Rutter M, Saunders B, Schofield G, et al : Pancolonic indigo carmine dye spraying for the detection of dysplasia in ulcerative colitis. Gut 2004 ; 53 : 256-260
8) Hata K, Watanabe T, Motoi T, et al : Pitfalls of pit pattern diagnosis in ulcerative colitis-associated dysplasia. Gastroenterology 2004 ; 126 : 374-376
9) Itzkowitz S, Harpaz N : Diagnosis and management of dysplasia in patients with inflammatory bowel diseases. Gastroenterology 2004 ; 126 : 1634-1648
10) 鈴木公孝，渡辺聡明，畑　啓介，他：潰瘍性大腸炎の癌化とサーベイランスの検討．日本大腸肛門病会誌　2003；56：62-69
11) Rutter M, Saunders B, Wilkinson K, et al : Severity of inflammation is a risk factor for colorectal neoplasia in ulcerative colitis. Gastroenterology 2004 ; 126 : 451-459
12) 松本譽之：潰瘍性大腸炎長期経過例へのサーベイランスシステムの確立―狙撃生検を中心としたサーベイランスによる早期発見の可能性に関する研究．厚生労働省科学研究費補助金難治性疾患克服研究事業「難治性炎症性腸管障害に関する調査研究」平成15年度研究報告書．69-70, 2003

　　　　　　　　　　　（樋田　信幸，松本　譽之）

2 ステップバイオプシー

- サーベイランスでは，colitic cancer のハイリスク群に対し盲腸より直腸に至る全大腸の平坦粘膜から random な生検をルーチンに行う．
- 通常の生検法では dysplasia を発見することが困難であるため，付加的な検査法として色素散布，拡大内視鏡，washing，brush cytology などが用いられる．
- 術前の生検と術後の切除標本を比較した検討では，ステップバイオプシーにおける適正な生検数は 20 個といわれている．
- ステップバイオプシーで UC-Ⅲ を繰り返し認めている症例は，腸切除の適応と考えられる．

はじめに

潰瘍性大腸炎（ulcerative colitis；UC）に合併する癌（colitic cancer）は通常の大腸癌に比し，4 型癌，低分化腺癌の頻度が高く，術前診断が困難で，またイレウス症状を呈して発見される場合も多いため，予後不良といわれてきた[1]．

近年，dysplasia という異型上皮が UC に合併して認められ，前癌病変であるとして注目されるようになった．また，定期的な内視鏡検査で dysplasia を発見し，colitic cancer を未然に防ぐことが可能であるかどうかを検討する試み（サーベイランス）が多くの施設で行われ，良好な成績を上げてきた．

しかし dysplasia は，平坦な大腸粘膜上を肉眼的な特徴もなく，不規則に地図状に広がることが多いため早期発見が困難である．隆起する dysplasia にもまれに遭遇するが，plaque-like lesion といって肉眼で確認しづらい境界不鮮明なわずかな隆起であるにすぎない[2]．

そのため今日までのサーベイランスにおける生検の基本は，隆起性病変に対するターゲットバイオプシーというより，平坦粘膜におけるス

表 Ⅳ-2-1 ステップバイオプシーの方法と結果

報告者	サーベイランス対象		方　法		結　果	
	罹患範囲	罹病期間	生検法	内視鏡間隔	サーベイランス症例	dysplasia
Lennard-Jones	T	≧10yr	10 cm ごと	2yr	401	100（25%）
Rosenstock	T	—	12 個	—	248	54（22%）
Broström	T	≧8yr	20 個	2yr	71	25（35%）*
Blackstone	T	≧7yr	10 cm ごと	—	112	39（35%）
Manning	T	≧8yr	8〜10 cm ごと	1yr	112	36（32%）
Nugent	T, L	≧7yr	19 個（平均）	2yr	213	29（14%）
Woolrich	T, L	≧7yr	10〜15 cm ごと	1〜4yr（平均）	121	27（22%）
Biasco	T, L	≧7yr	18 個	2yr	65	7（11%）
Hata	T, L	≧7yr	10 cm ごと	1yr	217	15（7%）

T＝全大腸炎型，L＝左側大腸炎型，*：indefinite と判定された症例を含む．

テップバイオプシーである[3].

本稿ではステップバイオプシーの意義について，筆者らの経験を踏まえ，欧米からの報告についての文献的考察を加えて検討する．

I ステップバイオプシー

サーベイランスでは，colitic cancer のハイリスク群とされる 7～8 年以上経過した全大腸炎型および左側大腸炎型の症例に対し 1～2 年間隔で大腸内視鏡下の生検が行われる（表Ⅳ-2-1）．

盲腸より直腸に至る全大腸の平坦粘膜から random な生検をルーチンに行い（ステップバイオプシー），さらに隆起性病変を認めた場合にはそこから追加の生検を行う（ターゲットバイオプシー）．

ステップバイオプシーの方法については，表に示すようにあらかじめ採取する部位，数を決めておく場合と，単に 10 cm ごととする場合があり施設間で異なる．

通常の生検法では dysplasia を発見することが困難であるため，付加的な検査法として色素散布[4]，拡大内視鏡[5]，washing[2]，brush cytology[6] などをサーベイランスに取り入れている施設もある．

II 生検数

dysplasia は広範囲な大腸粘膜に認められる場合もあるが，しばしば継ぎはぎ状の分布 (patchy distribution) を示す[3]．

そこで dysplasia をより有効に拾い上げるために，より多くの生検が要求される．とはいえ 10 個の生検をしたにしてもその面積はわずか 60 mm^2 であり，これは大腸全体の 0.05％ を占めるにすぎない[7]．Korelitz は直径 2 cm の dysplasia を発見するためには，20～25 個の等間隔の生検を 10 cm ごとに行う必要があると述べている[8]．dysplasia を 95％ の信頼度で発見するためには 33～64 個の生検が必要であるとする報告もある[9]．

しかし，dysplasia の発見の感度を上げるために生検数を増やすと，検査の費用，検査時間，合併症などの問題が無視できなくなる．

術前の生検と術後の切除標本を比較した検討では，適正な生検数は 20 個といわれている[10]．

Eaden らは，中央値 18 個の生検を行った場合，合併症の頻度は 379 例中わずか 1 例 (0.26％) であったと報告している[11]．

III 症例呈示

筆者らが経験した colitic cancer 合併 2 症例につき，各サーベイランスでのステップバイオプシーの結果につき呈示する．

【症例 1】38 歳，女性（図Ⅳ-2-1）

罹病期間 23 年，左側大腸炎型．4 回目のサーベイランスで，S 状結腸の平坦粘膜からの 3 個の生検すべてが研究班判定基準[12]で UC-Ⅲ，直腸からの 2 個の生検ではⅡa であった．翌年の 5 回目のサーベイランスでは，それぞれⅡa，Ⅰであった．それから 5 年後の 7 回目のサーベイランスで直腸に sm に浸潤する癌を認めた．

【症例 2】40 歳，男性（図Ⅳ-2-2）

罹病期間 19 年，全大腸炎型．5 回目のサーベイランスで，直腸の平坦粘膜の 2 個のステップバイオプシーのうち 1 個が UC-Ⅳであった．腸切除が施行され，切除標本の検索で ss に浸潤する癌が発見された．

IV ターゲットバイオプシーとの比較

dysplasia は DALM (dysplasia-associated lesion or mass) といって隆起性病変に伴って認められる場合もあるが，通常それはターゲット

2. ステップバイオプシー

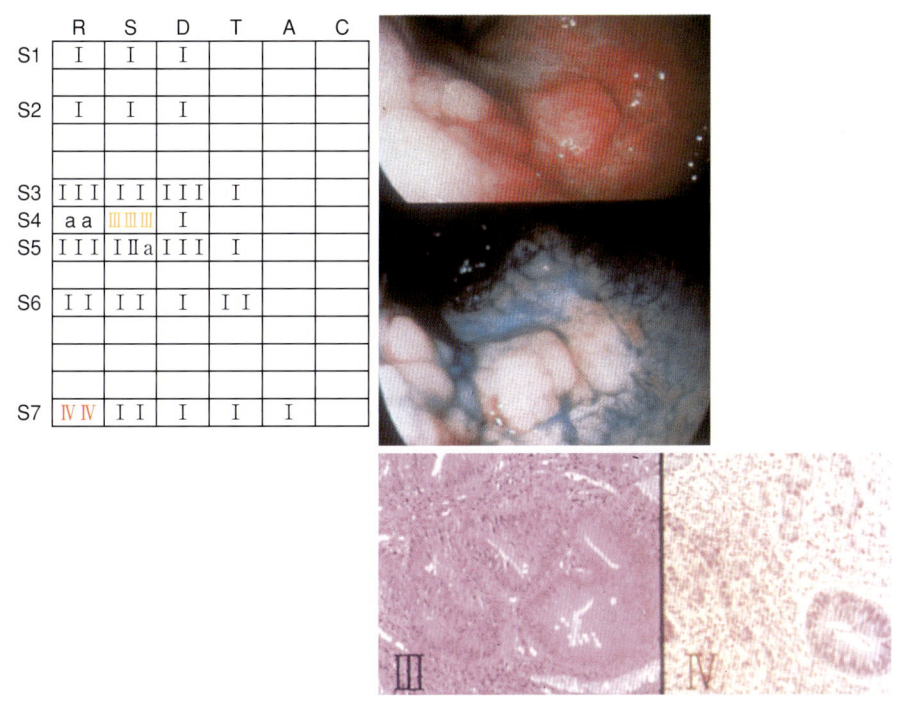

	R	S	D	T	A	C
S1	I	I	I			
S2	I	I	I			
S3	III	II	III	I		
S4	a a	III III III	I			
S5	III	I IIa	III	I		
S6	I	I	I	I	I	
S7	IV IV	I	I	I	I	

図 IV-2-1 症例 1

4回目のサーベイランスでS状結腸の平坦粘膜からの3個の生検がUC-Ⅲ，直腸からの2個の生検がⅡaであった．翌年の5回目には，それぞれⅡa，Ⅰとなった．それから5年後の7回目に直腸にsmに浸潤する癌を認めた．

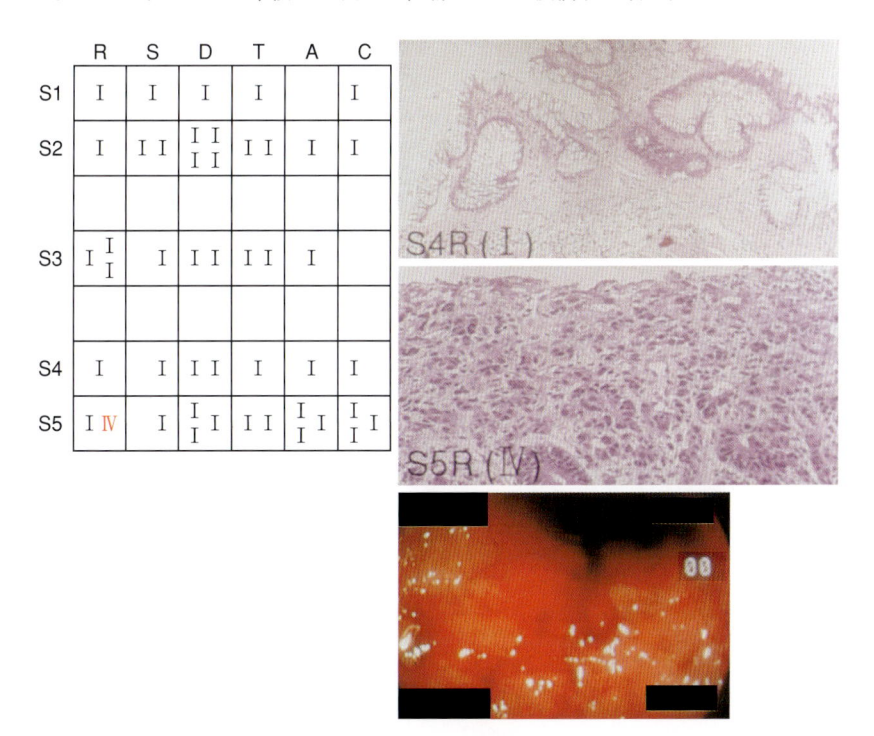

	R	S	D	T	A	C
S1	I	I	I	I		I
S2	I	I I	I I	I I	I	I
S3	I I	I	I	I	I	I
S4	I	I	I	I	I	I
S5	I IV	I	I I	I I	I I	I I

図 IV-2-2 症例 2

5回目のサーベイランスで直腸の2個のステップバイオプシーのうち1個がUC-Ⅳであった．その前年の直腸からの生検の所見はUC-Ⅰであった．切除標本の検索でssに浸潤する癌が発見された．

バイオプシーの適応となる．この際，内視鏡によるdysplasiaの発見が容易であるほど，より進行したcolitic cancerが同一部位か大腸のほかの部位に発見される頻度も高くなる[13]．

そこで近年，dysplasiaをより早期のうちに，平坦型と隆起型の中間の段階で発見しようとする内視鏡の試みが注目されるようになった．その代表的なものが色素散布法と拡大内視鏡である．

Kiesslichらは，0.1％メチレンブルーを用いた色素散布法を従来のステップバイオプシーと比較して次のように報告している[14]．すなわち，この方法で内視鏡の平均時間は延長したものの，dysplasiaの発見率は3倍となり，ステップバイオプシーで偶然発見される病変に対し有意にターゲットバイオプシーを可能にしたという．

Rutterらは，0.1％インジゴカルミンによる色素散布法を行って同様の結果について報告している．彼らは100例のサーベイランス症例に対し延べ2,904個のステップバイオプシーを行ったが，dysplasiaはまったく発見されなかったという．しかし，その後に同一症例に対し色素散布を行ったところ，114個の病変が発見され，うち7個(6.1％)はdysplasiaであったという[4]．

Hataらは拡大内視鏡によるpit pattern診断をサーベイランスに取り入れて，III_L，IV，V型がdysplasiaと対応しており有用であったと述べている．しかし一方で，III_L，IV型のあるものはUCの再生性粘膜においても認められるとして注意を喚起している[15]．

Ⅴ　ステップバイオプシーの問題点

ステップバイオプシーで発見されたdysplasiaの臨床的取り扱いについては問題が多い．

症例2のようにUC-Ⅳを平坦粘膜で認めるか，DALMを認めた症例では，colitic cancerの合併率が約50％と高率なため，病理学的検査で再確認後に全大腸切除術の適応とされる．しかし平坦粘膜で認められるUC-Ⅲの取り扱いに関しては一定していない．通常はステップバイオプシーで3～6カ月ごとに経過をみていくが，症例1のように引き続く生検でdysplasiaが認められなくなる場合がある．これの説明としてdysplasiaの，① patchy distribution，② sampling error，③ regression，④ misinterpretationなどの問題が指摘されている[3),16]．

しかし平坦型のUC-Ⅲにおいても，その1/5はその後のサーベイランスでUC-Ⅳあるいは浸潤癌を認めるので，UC-Ⅲを繰り返し認めている症例は腸切除の適応と考えられる[17]．

おわりに

ステップバイオプシーの意義・問題点について欧米からの報告を踏まえ文献的に考察した．近年，色素散布や拡大内視鏡によるpit pattern診断などの補助診断法の進歩により，サーベイランスにおいてステップバイオプシーよりもターゲットバイオプシーの役割が増えてきた．しかしステップバイオプシーを廃止しうるほどターゲットバイオプシーの技術が進歩しているとは言い難い．dysplasiaによるサーベイランスの基本が，dysplasiaそのものを発見することではなく，dysplasiaをマーカーとしてcolitic cancerのハイリスク群をより早期に見出すことであるという点に着目すべきである．

文　献

1) Connell WR, Lennard-Jones JE, Williams CB, et al：Factors affecting the outcome of endoscopic surveillance for cancer in ulcerative colitis. Gastroenterology　1994；107：934-944
2) Yardley JH, Diamond MP：Cancer in ulcerative colitis. Gastroenterology　1979；76：221-225
3) Collins RH, Feldman M, Fordtran JS：Colon cancer, dysplasia, and surveillance in patients with ulcerative colitis—a critical review. N Engl J

Med 1987 ; 25 : 1654-1658
4) Rutter MD, Saunders BP, Schofield G, et al : Pancolonic indigo carmine dye spraying for the detection of dysplasia in ulcerative colitis. Gut 2004 ; 53 : 256-260
5) Kiesslich R, Neurath MF : Surveillance colonoscopy in ulcerative colitis : magnifying chromoendoscopy in the spotlight. Gut 2004 ; 53 : 163-165
6) Melville DM, Richman PI, Shepherd NA, et al : Brush cytology of the colon and rectum in ulcerative colitis : an aid to cancer diagnosis. J Clin Pathol 1988 ; 41 : 1180-1186
7) Rosenstock E, Farmer RG, Petras R, et al : Surveillance for colonic carcinoma in ulcerative colitis. Gastroenterology 1985 ; 89 : 1342-1346
8) Korelitz BI : Considerations of surveillance, dysplasia, and carcinoma of the colon in the management of ulcerative colitis and Crohn's disease. Med Clin North Am 1990 ; 74 : 189-199
9) Rubin CE, Haggitt RC, Burmer GC, et al : DNA aneuploidy in colonic biopsies predicts future development of dysplasia in ulcerative colitis. Gastroenterology 1992 ; 103 : 1611-1620
10) Broström O, Löfberg R, Öst A, et al : Cancer surveillance of patients with longstanding ulcerative colitis : a clinical, endoscopical, and histological study. Gut 1986 ; 27 : 1408-1413
11) Eaden JA, Mayberry JF : Colorectal cancer complicating ulcerative colitis : a review. Am J Gastroenterol 2000 ; 95 : 2710-2719
12) 厚生省特定疾患難治性炎症性腸管障害調査研究班：潰瘍性大腸炎に出現する異型上皮の病理組織学的判定基準（案）—Surveillance colonoscopyへの応用を目的とした判定基準の提案. 日本大腸肛門病会誌 1994 ; 47 : 547-551
13) Connell W : Surveillance for dysplasia is necessary for patients with ulcerative colitis. Am J Gastroenterol 2004 ; 99 : 1631-1633
14) Kiesslich R, Fritsch J, Holtmann M, et al : Methylene blue-aided chromoendoscopy for the detection of intraepithelial neoplasia and colon cancer in ulcerative colitis. Gastroenterology 2003 ; 124 : 880-888
15) Hata K, Watanabe T, Motoi T, et al : Pitfalls of pit pattern diagnosis in ulcerative colitis-associated dysplasia. Gastroenterology 2004 ; 126 : 374-376
16) Suzuki K, Muto T, Masaki T, et al : Microspectrophotometric DNA analysis in ulcerative colitis with special reference to its application in diagnosis of carcinoma and dysplasia. Gut 1990 ; 31 : 1266-1270
17) Dobbins Ⅲ WO : Dysplasia and malignancy in inflammatory bowel disease. Ann Rev Med 1984 ; 35 : 33-48

〔鈴木公孝，渡邉聡明，名川弘一〕

3 ターゲットバイオプシー

- colitic cancer は炎症粘膜を母地として発生するため，内視鏡診断は容易ではない．早期発見のためには内視鏡診断の精度向上が必須である．
- ランダムバイオプシーによるサーベイランスは発見率が低く，対費用効果からも疑問があるだけでなく，精緻な内視鏡観察を妨げる可能性がある．
- まず隆起性病変をターゲットとし，平坦部位に対しては周囲と異なる発赤など色調や表面構造の変化に注意し，狙撃生検を行う．
- 生検を行った部位の画像を必ず記録し，病理所見との対比を行う．体位変換などを利用し，記録する画像に再現性をもたせるように努める．
- サーベイランスにおける拡大内視鏡の位置づけについては今後の検討が必要であり，再生に伴う過形成性変化との鑑別が重要になる．

はじめに

潰瘍性大腸炎（UC）に合併する大腸癌（colitic cancer）は，1925年のCrohnとRosenbergによる報告[1]を初めとするが，その後長期経過例で全大腸炎型，左側大腸炎型症例に発癌のリスクが高いことが明らかとなり，累積発癌率はUCの罹病期間が10年で1.6%，20年で8.3%，30年で18.4%と報告されている[2]．早期発見のためには定期的な内視鏡的サーベイランスが重要になる[3]．しかし，背景粘膜に炎症を伴う colitic cancer は，平坦で境界不鮮明な病変が多いため早期診断は容易ではなく，診断法の確立が望まれている．

本論文では現在行われているサーベイランスの現状と問題点について概説し，当院において発見された colitic cancer・dysplasia 例の内視鏡所見の分析を通じ，今後のサーベイランス内視鏡の在り方について考察する．

I サーベイランスの現状と問題点

欧米のガイドラインでは，対象を長期経過例（8年以上）の左側結腸型以上の罹患範囲を有する症例とし，年1回のサーベイランス内視鏡を施行，腸管10 cm ごとにランダムに多数の生検を行うことを推奨している[4,5]．前癌病変として dysplasia と呼ばれる異型上皮をマーカーとして，ランダムに多数の生検検体を採取して colitic cancer を発見しようとする方法である[6,7]．しかし，サーベイランスによる colitic cancer の発見率の低さ[8,9]が指摘されており，サーベイランスの有効性そのものを疑問視する意見もある[10]．

本邦での colitic cancer 203 例をまとめた報告をみても，サーベイランスで発見されたものは16例にすぎない[11]．また，再生異型や通常腺腫（sporadic adenoma）との鑑別など dysplasia の病理診断基準の問題点[12,13]もあり，癌合併のマーカーとしての dysplasia の意義，対費用効率[8,9]の観点からも現行のサーベイランス方法について再検討が必要である．

1．ランダムバイオプシーの問題点とターゲットバイオプシーの意義

図IV-3-1 は44歳，女性，罹患年数15年，全大腸炎型症例である．直腸に発赤領域として認識された症例で，ほぼ平坦な病変であるが固有筋層を分け入るように ss まで浸潤していた．

図Ⅳ-3-1　44歳，女性．罹患年数15年，全大腸炎型症例
a：直腸（Rb）にほぼ平坦な発赤領域が広がっている．
b：色素散布像．
c：固有筋層を分け入るように浸潤し，深達度はssであった．

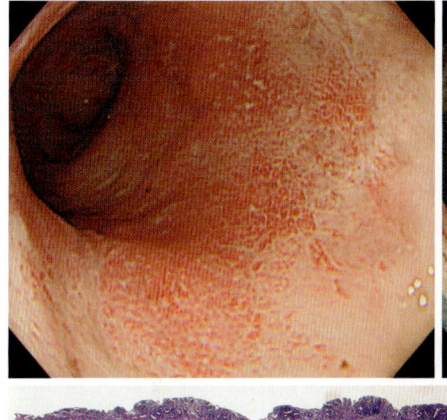

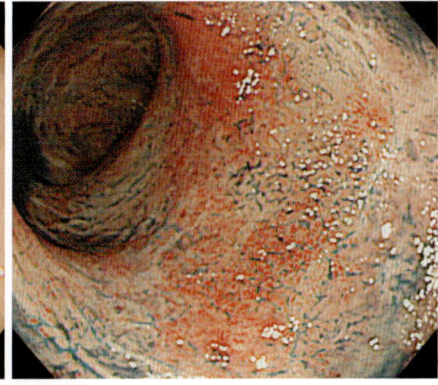

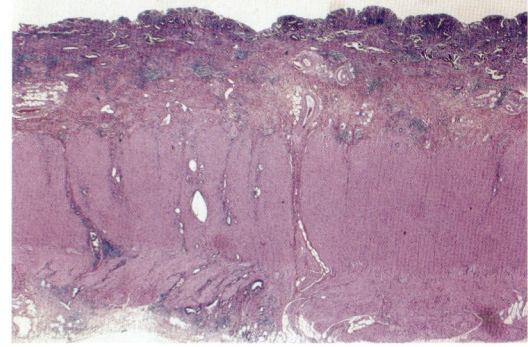

こういった平坦病変でありながら，早期に深部浸潤を示す症例が存在するのがcolitic cancerの一つの特徴である．サーベイランスにランダムバイオプシーが取り入れられてきた背景には，colitic cancerがこういった炎症を伴う粘膜に発生し，境界不鮮明で平坦な病変が多く内視鏡的診断が困難[3]なことがある．

しかし，たとえ30～40数個の生検検体を採取したとしても，大腸粘膜全体の1％にも満たず[2]，大腸粘膜のすべてを代表しているわけではなく，報告例にみる発見効率の低さ[8),9)]，要する時間や労力を考慮するとcost-benefitの面からも明らかな限界がある[8),9)]．

近年，高解像度の内視鏡が開発され，色素散布を併用することによって平坦病変の発見率の向上が報告されている[14),15)]．自験例でも周囲粘膜と異なる発赤や粘膜模様などの所見に注意し，色素散布後に拡大観察を加えたうえで狙撃生検することで平坦病変を発見できるようになってきた．

図Ⅳ-3-2は53歳，男性，罹患年数16年，全大腸炎型症例．S状結腸に周囲とはやや異なる強い発赤領域（図Ⅳ-3-2a，b）を認め，拡大観察ではⅣ型pitを認めた（図Ⅳ-3-2c）．low-grade dysplasia（LGD）（図Ⅳ-3-2d）であった．

図Ⅳ-3-3は38歳，女性，罹患年数15年，全大腸炎型症例．直腸に周囲とは異なる発赤した領域を認め（図Ⅳ-3-3a），生検で異型を認めUC-Ⅱbとした症例である（図Ⅳ-3-3b）．p53免疫染色で過剰発現（図Ⅳ-3-3c）を認め，UC-associated dysplasiaと診断した．

以前行っていたランダムバイオプシーで平坦型症例を1例も診断できなかったことを考えれば，詳細な内視鏡観察を行うほうがより発見効率が高いともいえる．安易なランダムバイオプシーが内視鏡診断の精度向上を放棄させ，実際には内視鏡的に指摘できるはずの病変を見落としていた可能性がある．ランダムバイオプ

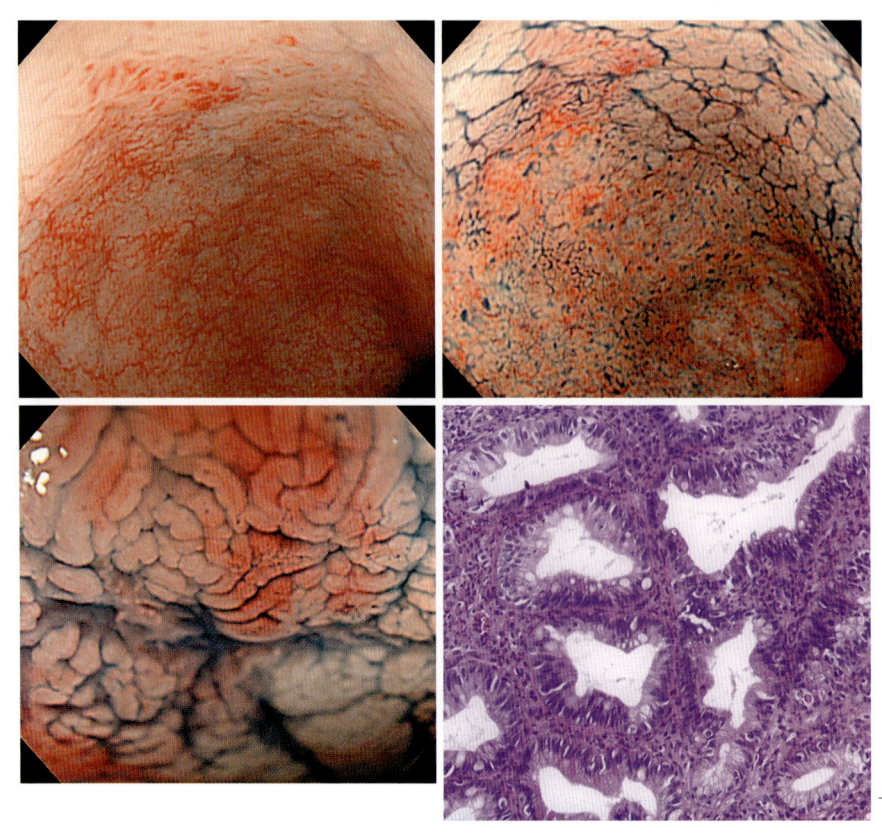

図Ⅳ-3-2　53歳，男性．罹患年数16年，全大腸炎型症例
　a：S状結腸に発赤した領域を認める．
　b：色素散布像．
　c：拡大内視鏡所見．Ⅳ型 pit がみられる．
　d：病理組織学的所見．LGD の所見であった．

シーではおそらく屈曲部の内側など，手技的に生検しにくい部分の検体は採取されることはないはずである．今こそ dysplasia や早期の colitic cancer の内視鏡所見をもう一度再検討し，内視鏡診断の可能性を探る必要がある．

2．癌マーカーとしての dysplasia の意義と問題点

colitic cancer の前癌病変として dysplasia は，それ自体の発見の意義のみならず，癌の high risk marker としての意味をもつ[3]．しかし，high-grade dysplasia（HGD）と診断された症例で切除標本で癌が合併している率も報告によりさまざまであり[8),16)]，dysplasia が従来から考えられているような絶対的な発癌マーカーとは考えられない．

一方，low-grade dysplasia（LGD）については，実際に LGD と判定された病変が，自然経過で消失してしまうことをしばしば経験する．非切除 LGD の自然史については，高率に癌や HGD に進行するという報告[17),18)]と否定的な意見[19),20)]とがある．LGD については，後述する病理診断の問題から LGD の病理診断そのものの再現性が低いことが指摘[12),19)]されており，LGD と診断されたすべてが短期間に癌へ進展するわけではなく，現時点では LGD を全大腸切除の絶対適応とするのは over surgery の危険性が高い．

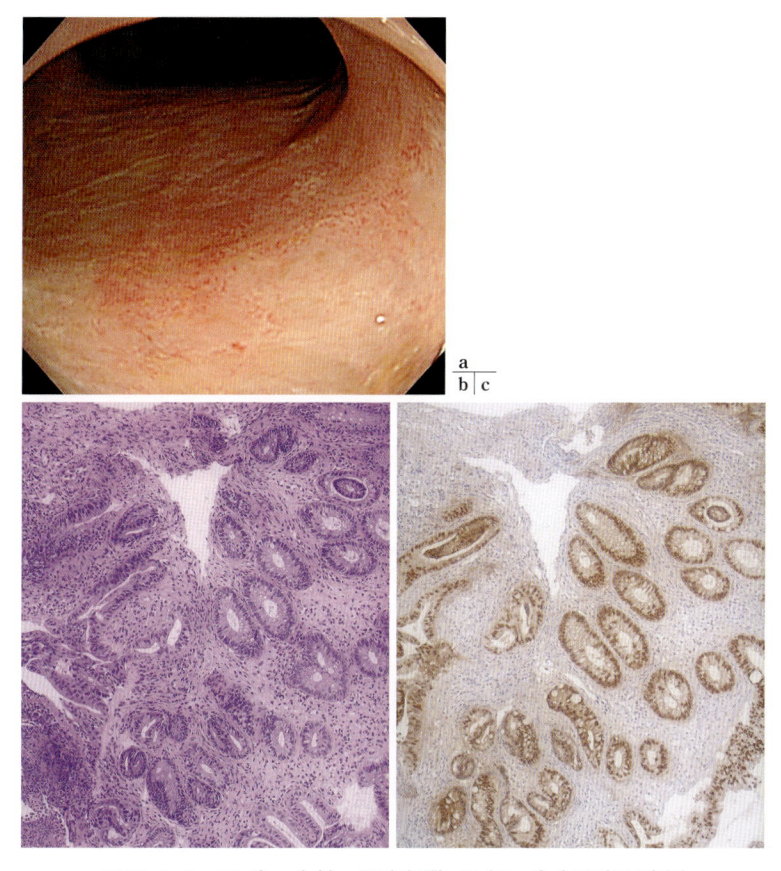

図Ⅳ-3-3　38歳，女性．罹患年数15年，全大腸炎型症例
a：内視鏡所見．直腸に平坦な発赤粘膜を認める．
b：生検病理組織所見．異型腺管を認める．
c：p53免疫染色．p53過剰発現を認める．

3．dysplasiaの病理診断の問題点

1）再生異型との鑑別

　慢性炎症を背景とする潰瘍性大腸炎の粘膜においては，炎症に伴う再生異型とdysplasiaとの鑑別は容易ではない．経験を積んだ病理医でさえ診断にかなり乖離があると報告している[8),12)]．サーベイランスに際し，病理診断の違いが治療方針に大きく影響するため，きわめて大きな問題である．

　再生異型か腫瘍性病変かの鑑別が問題になるときの有力な手段としてp53の免疫染色がある[21),22)]．UCに合併したdysplasiaでは早期から高頻度にp53が陽性になるとされ，われわれも平坦病変からの生検で鑑別に迷う時にはp53染色を施行している（図Ⅳ-3-3）．

2）sporadic adenomaとの鑑別

　隆起型のdysplasia（dysplasia-associated lesion or mass；DALM）は平坦型dysplasiaに比して内視鏡的診断は容易であるが，癌合併の率が高く，浸潤癌が多いとされ，cancer high risk markerとしての重要性が高い[16)]．一方，炎症性粘膜にも通常の腺腫（adenomatous polyp）が発生する可能性があるが，診断によっては治療方針が大きく異なる．over surgeryにつながるため，鑑別は重要になるが，adenomatous polypとDALMとの病理学的鑑別の基準も確定したものはない．

　最近では形態的，病理学的に一般の腺腫と鑑

図Ⅳ-3-4　71 歳，男性．罹患年数 28 年，全大腸炎型症例
a：内視鏡所見．横行結腸に Isp 型の隆起性病変を認める．
b：病理組織所見．高度異型を認める．
c：p53 免疫染色．過剰発現は認めない．

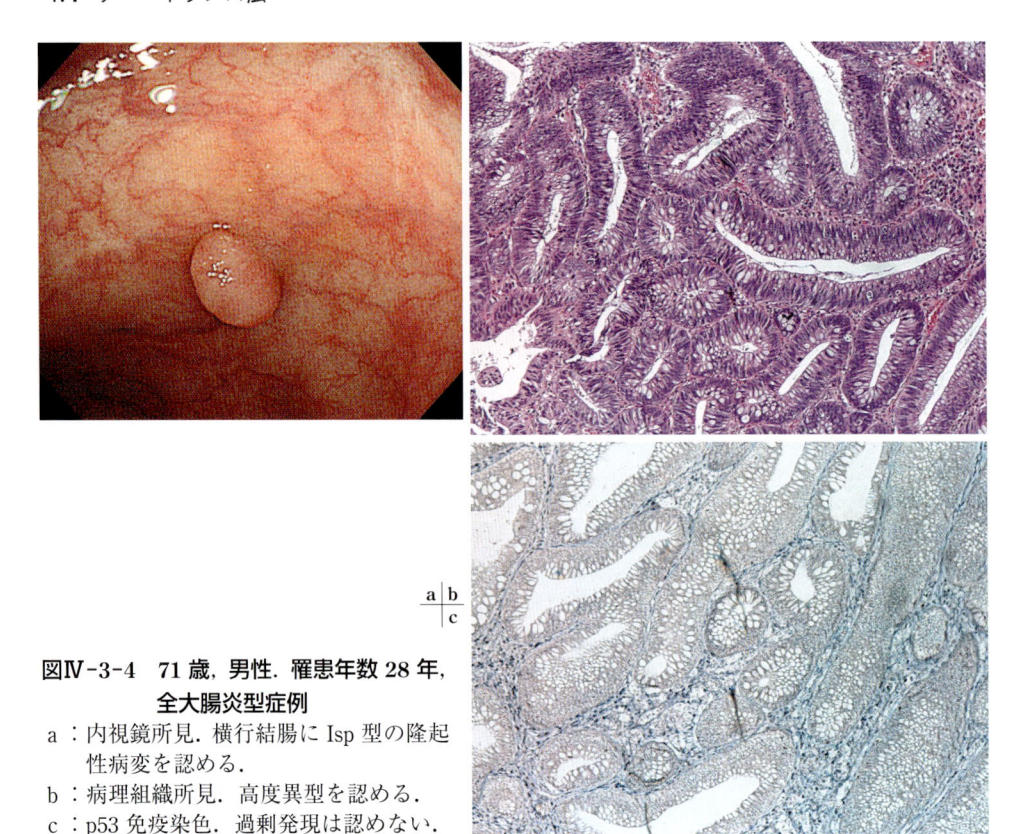

別できず，単発病変であれば通常腺腫と同様に扱ってよいと考えられている[23),24)]．また，周囲粘膜に dysplasia が存在するか[13)]，p53 の染色性などが鑑別のポイントになる[21),22)]．

図Ⅳ-3-4 は 71 歳，男性，罹患年数 28 年，全大腸炎型症例．横行結腸に Isp 型隆起を認めた（図Ⅳ-3-4a）．周囲粘膜はわずかに混濁しているが，形態的には sporadic adenoma と鑑別はつかない．周囲粘膜からの生検でも dysplasia は認めず，p53 免疫染色でも過剰発現を認めず（図Ⅳ-3-4c），内視鏡的に切除した．

ただし，p53 免疫染色はあくまで補助診断であり p53 が陰性であっても dysplasia であることを完全に否定するものではない．また，抗体や施設による前処置の違いでも染色性にかなり差がみられるため，注意が必要である．

Ⅱ　colitic cancer の内視鏡像

過去当院において経験した癌・dysplasia（HGD）症例 27 例，47 病変の発見の契機となった内視鏡形態を検討した（**表Ⅳ-3-1**）．内視鏡形態分類は厚生省難治性炎症性腸管障害調査研究班の分類（案）[25)]に準じた．また，colitic cancer/dysplasia の表面構造の検討として，**表Ⅳ-3-2** に拡大観察を行い得た早期癌，dysplasia（HGD）をまとめた．

内視鏡観察時に明らかな進行癌と判断された病変を除くと 38 病変中 30 病変（79％）がなんらかの形で隆起性病変として認識されていた．隆起型の dysplasia は DALM（dysplasia associated lesion or mass）と呼ばれ，前癌病変としてだけでなく，癌合併の危険が高いとされ，cancer high risk marker としての重要性が高い[26)]．

表Ⅳ-3-1　colitic cancer/HGD 肉眼形態
（27 症例，47 病変）

表面型	隆起型	ポリープ状	6
		扁平隆起	17
		顆粒状隆起	4
		絨毛腫瘍	3
		その他	5
	陥凹型		3
進行癌	2 型		7
	4 型		1
	5 型		1

〔厚生省（現 厚生労働省）難治性炎症性腸管障害調査研究班分類（案）に準ずる〕

表Ⅳ-3-2　Colitic cancer・dysplasia の拡大内視鏡所見

年齢/性	部位	肉眼形態	色調	表面構造	病理所見	
1. 27 M	S	扁平隆起	発赤	Ⅳ	por-mod	UC-Ⅳ
2. 36 F	T	陥凹型	発赤	Ⅴ	mod	UC-Ⅳ
3. 60 M	S	扁平＋結節状隆起	褪色＋発赤	Ⅱ＋Ⅴ	well	UC-Ⅳ
4. 42 F	R	顆粒状隆起	発赤	Ⅳ＋Ⅴ	well	UC-Ⅳ
5. 29 F	C	ビロード状粘膜	発赤	Ⅳ	well	UC-Ⅳ
6. 28 M	R	絨毛腫瘍	発赤	Ⅳ	well	UC-Ⅳ
7. 43 M	R	扁平隆起	褪色	Ⅳ	well	UC-Ⅳ
8. 59 M	S	扁平隆起	褪色＋発赤	Ⅳ	well	UC-Ⅳ
9. 48 M	S	扁平隆起	褪色	ⅢL	well	UC-Ⅳ
	S	扁平隆起	発赤	Ⅳ	well	UC-Ⅳ
	S	扁平隆起	発赤	Ⅳ	well	UC-Ⅳ
	R	扁平隆起	発赤	Ⅳ	well	UC-Ⅳ
	R	扁平隆起	発赤	Ⅳ	well	UC-Ⅳ
10. 40 M	S	ポリープ状	発赤	Ⅳ	well	UC-Ⅳ
	S	顆粒状隆起	発赤	Ⅰ	well	UC-Ⅳ
	S	扁平隆起	発赤	Ⅳ	well	UC-Ⅳ
	R	扁平隆起＋絨毛腫瘍	褪色＋発赤	Ⅱ＋Ⅳ	LGD	UC-Ⅲ
	R	扁平隆起＋絨毛腫瘍	褪色＋発赤	Ⅱ＋Ⅳ	LGD	UC-Ⅲ
11. 38 F	R	顆粒状隆起	発赤	ⅢL	LGD	UC-Ⅱb
12. 52 F	S	絨毛腫瘍	発赤	Ⅳ	HGD	UC-Ⅱb
	R	扁平隆起	発赤	ⅢL-Ⅳ	HGD	UC-Ⅲ
13. 32 M	D	顆粒状隆起	発赤	Ⅳ	LGD	UC-Ⅱb
	S	顆粒状隆起	発赤	ⅢL	LGD	UC-Ⅲ

図Ⅳ-3-5 は典型的な DALM 症例である．51歳，女性．罹病期間 19 年，全大腸炎型症例．軽い炎症の残存する粘膜を背景に扁平な隆起性病変を S 状結腸に認めた（図Ⅳ-3-5a）．拡大観察ではⅢL 型からⅣ型の pit pattern を呈し（図Ⅳ-3-5b），HGD と診断した（図Ⅳ-3-5c）．

一方，平坦病変に関しては，以前は術後の切り出しで発見されたものがほとんどであり，内

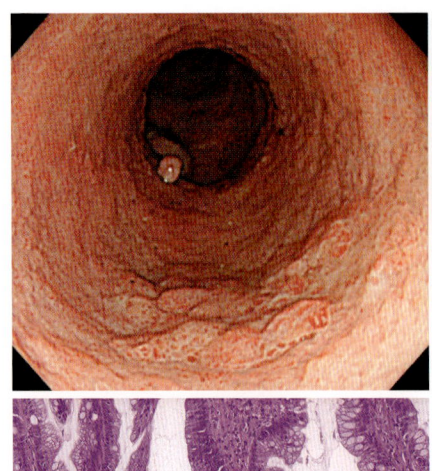

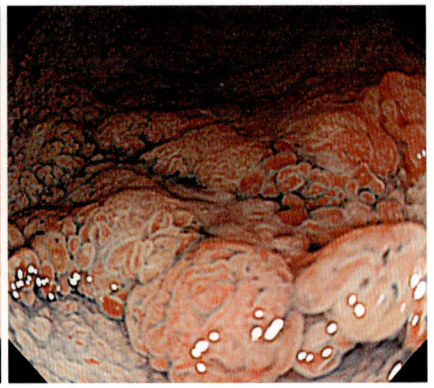

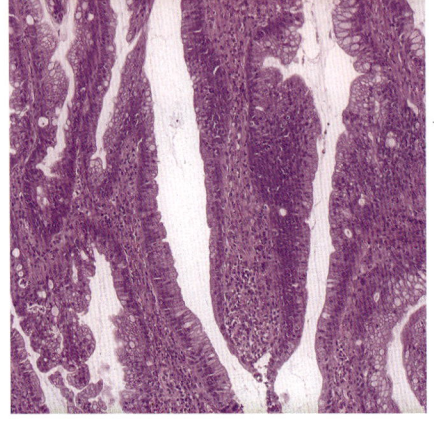

図Ⅳ-3-5 51歳，女性．罹患年数19年，全大腸炎型症例
a：内視鏡所見．S状結腸に扁平な隆起性病変を認める．
b：色素内視鏡所見．ⅢL～Ⅳ型pitがみられる．
c：病理組織所見．HGDの所見であった．

視鏡的に発見は困難とされていた．しかし，最近では色素散布後に認識可能になる程度の顆粒状粘膜模様など周囲粘膜と性状の異なる領域を認識し，狙撃生検で診断し得た症例が報告されている[14),15)]．また，色調に関しては一部を除き，自験例の多くが発赤調を呈していた．dysplasiaの色調については切除標本の検討から発赤として観察される可能性を示唆する報告[26)]があり，背景粘膜が緩解粘膜であれば周囲と異なる強い発赤は平坦なdysplasiaの拾い上げに重要な所見になりうる可能性がある（図Ⅳ-3-2, 3）．

表面構造に関してはⅢL～Ⅳ型のpit patternが多くを占めていた（表Ⅳ-3-2）．拡大観察で腫瘍性pitが認められればcolitic cancerやdysplasiaの可能性が高い[14)]．もちろん拡大内視鏡が本当にサーベイランスに有用かについては，今後の症例の蓄積が必要であり，とくに再生に伴う過形成性変化との鑑別が重要なポイントである．

Ⅲ colitic cancer・dysplasiaの内視鏡診断の展望

現時点においてはまず隆起性病変をターゲットとし，平坦部位に対しては発赤などの色調やわずかな表面構造の変化に注意して見つけだすほかはない．色素散布を併用し，わずかな平盤状隆起や顆粒状粘膜模様を見出すことでdysplasiaの発見率を向上させることができる[14),15)]．また，色素散布前の画像を記録することも重要である．周囲粘膜の性状や，有所見と判断せず生検を行わない領域もしっかりと記録に残すことが重要と考えている．病理組織診断に確実性と再現性を要求するだけでなく，体位や空気量，壁の伸展性などを考えたうえで生検部位や内視鏡所見に再現性をもたせる努力が，

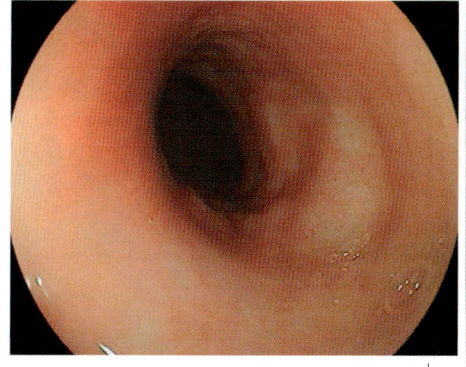

図Ⅳ-3-6　70歳，女性．罹患年数32年，左側大腸炎型症例

a：内視鏡所見（診断2年前）．診断の5年前からすでに狭窄を認め，毎年行われていた生検はすべて陰性であった．
b：注腸X線像．肛門側（矢印A）の狭窄は炎症に伴う線維性の狭窄であり，口側（矢印B）の狭窄は内腔への結節状隆起がみられ4型癌を呈している．

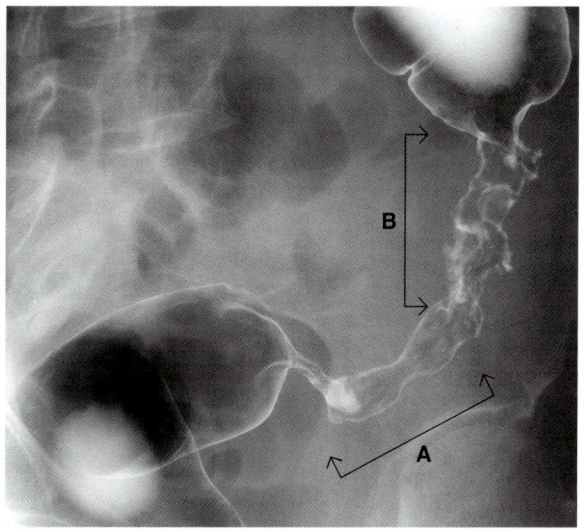

colitic cancer・dysplasia の内視鏡的診断の質の向上につながると考える．

　現在，従来のサーベイランスの問題点をふまえ，詳細な内視鏡観察とターゲットバイオプシーによるサーベイランスシステムの構築を目的とした厚生労働省特定疾患班研究のプロジェクトがプロスペクティブに進められている[27]．このプロジェクトにおいて，2003年3月より2004年2月までわれわれの施設でサーベイランスを104例に対し行った．この1年間の自験例104例において，sporadic adenoma と判定した病変を除き，平坦型を含めた colitic cancer 1例，HGD 1例，LGD 5例が診断可能であった．前述したように，以前行っていたランダムバイオプシーでは平坦型の癌・dysplasia を1例も診断しえなかった事実があり，内視鏡診断を意識したサーベイランスの有効性を再認識すべきと考えている．今後，さらに早期癌や dysplasia 症例を集積し，内視鏡像の特徴やその表面構造を解析する努力が必要である．

　なお，内視鏡診断のピットフォールとして狭窄例がある．図Ⅳ-3-6は，癌と診断された5年前よりすでに線維化による狭窄（図Ⅳ-3-6a）を認めていた症例で，定期的に検査を行い繰り返し生検が行われていたにもかかわらず，進行癌に至って初めて診断された症例である．図Ⅳ-3-6bにみられる狭窄の肛門側は線維性の狭窄であるが，口側は4型癌であった．狭窄の口側の観察や正確な狙撃生検は困難であり，内視鏡診断の限界であり，狭窄例には注腸X線検査，超音波内視鏡などを施行する必要がある

おわりに

　近年，治療の進歩によって重症例でも手術を回避できることが多くなった．一方，当然の結果として長期経過例が急速に増加している．UCの予後を規定するのは colitic cancer といっても過言ではない．早期発見のためには内視鏡診断の精度向上が必須である．また，患者のコンプライアンスを維持しつつ，対費用効果も考慮した適正なサーベイランス間隔の設定，登録，

呼び出しを含めたシステムの構築も重要である．

文　献

1) Crohn BB, Rosenberg H：Sigmoidoscopic picture of chronic colitis (non specific). Am J Med Sci　1925；170：220-228
2) Eaden JA, Abrams KR, Mayberry JF：The risk of colorectal cancer in ulcerative colitis. A meta-analysis. Gut　2001；48：526-535
3) Riddle RH, Goldman H, Ransohoff D, et al：Dysplasia in inflammatory bowel disease：standardized classification with provisional clinical applications. Human Pathol　1983；14：931-968
4) Eaden JA, Mayberry JF：Guidelines for screening and surveillance of asymptomatic colorectal cancer in patients with inflammatory bowel disease. Gut　2002；51(Suppl)：v10-12
5) Kornbluth A, Sachar DB：Ulcerative colitis practice guideline in adults. American College of Gastroenterology, Practice Parameters Commitee. Am J Gastroenterology　1997；92：201-211
6) Nugent FW, Haggitt RC, Gilpin PA：Cancer surveillance in ulcerative colitis. Gastroenterology　1991；100：1241-1248
7) Woolrich AJ, DaSilve MD, Korelitz BI：Surveillance in the routine management of ulcerative colitis：the predictive value of low-grade dysplasia. Gastroenterology　1992；103：431-438
8) Collins RH, Feldman M, Fordtran JS：Colon cancer, dysplasia, and surveillance in patients with ulcerative colitis：A critical review. N Engl J Med　1987；316：1654-1658
9) Rozen P, Baratz M, Fefer F, et al：Low incidence of significant dysplasia in a successful endoscopic surveillance program of patients with ulcerative colitis. Gastroenterology　1995；105：1361-1370
10) Lynch DAF, Lobo AJ, Sobala GM, et al：Failure of colonoscopic surveillance in ulcerative colitis. Gut　1993；34：1075-1080
11) 斎藤修治, 長嶺弘太郎, 小松茂治, 他：潰瘍性大腸炎に合併した大腸癌の5例ならびに本邦報告203例の集計．日消誌　1998；95：539-546
12) Eaden J, Abrams K, McKay H, et al：Interobserver variation between general and specialist gastrointestinal pathologists when grading dysplasia in ulcerative colitis. J Pathol　2002；198：131-132
13) Torres C, Antonioli D, Odze RD, et al：Polypoid dysplasia and adenoma in inflammatory bowel disease. Am J Surg Pathol　1998；22：275-284
14) Kiesslich R, Fritsch J, Holtmann M, et al：Methylene blue-aided chromoendoscopy for the detection of intraepithelial neoplasia and colon cancer in ulcerative colitis. Gastroenterology　2003；124：880-888
15) Rutter MD, Sounders BP, Schofield G, et al：Pancolonic indigo carmine dye spraying for the detection of dysplasia in ulcerative colitis. Gut　2004；53：256-260
16) Blackstone MO, Riddell RH, Rogers BHG, et al：Dysplasia-associated lesion or mass (DALM) detected by colonoscopy in long-standing ulcerative colitis：An indication for colectomy. Gastroenterology　1981；80：366-374
17) Bernstein CN, Schanahan F, Weinstein WM：Are we telling patients the truth about surveillance colonoscopy in ulcerative colitis? Lancet　1994；343：71-74
18) Ullman T, Croog V, Harpaz N, et al：Progression of flat low-grade dysplasia to advanced neoplasia in patients with ulcerative colitis. Gastroenterology　2003；125：1311-1319
19) Lim CH, Dixon MF, Vali A, et al：Ten year follow up of ulcerative colitis patients with and without low grade dysplasia. Gut　2002；52：1127-1132
20) Refrits R, Ljung T, Jaramillo E, et al：Low-grade dysplasia in extensive, long-standing inflammatory bowel disease：a follow-up study. Dis Colon Rectum　2002；45：615-620
21) Taylor HW, Boyle M, Smith SC, et al：Expression of p53 in colorectal cancer and dysplasia complicating ulcerative colitis. Br J Surg　1993；80：442-444
22) Harpaz N, Peck A, Yin J, et al：p53 protein

expression in ulcerative colitis-associated colorectal dysplasia and carcinoma. Hum Pathol 1994 ; 25 : 1069-1074

23) Engelsgjerd M, Farraye FA, Odze RD : Polypectomy may be adequate treatment for adenoma-like dysplastic lesions in chronic ulcerative colitis. Gastroenterology 1999 ; 117 : 1288-1294

24) Rubin PH, Friedman S, Herpaz N, et al : Colonoscopic polypectomy in chronic colitis. Conservative management after endoscopic rescection of dysplastic polyps. Gastroenterolgy 1999 ; 117 : 1295-1300

25) 長廻 紘：潰瘍性大腸炎に伴う前癌病変・早期癌の内視鏡像（案）．厚生省特定疾患難治性炎症性腸管障害調査研究班 平成6年度研究報告書．1995，61-62

26) 味岡洋一，渡辺英伸，小林正明，他：潰瘍性大腸炎に合併する大腸癌・dysplasia の肉眼・実体顕微鏡像と生検組織診断．胃と腸 1995 ; 30 : 629-642

27) 松本誉之：潰瘍性大腸炎長期経過例へのサーベイランスシステムの確立—狙撃生検を中心としたサーベイランスシステムによる早期発見の可能性に対する研究．厚生労働科学研究費補助金特定疾患対策事業「難治性炎症性腸疾患障害に対する調査研究」平成14年度研究報告書（班長：日比紀文）．2004，75-76

（岩男　泰，松岡克善，日比紀文）

V. 遺伝子学的話題

1 潰瘍性大腸炎における遺伝子異常

- 潰瘍性大腸癌の発癌過程において再生粘膜，異形成，浸潤癌の各段階で関与する遺伝子異常が異なっている．
- 潰瘍性大腸炎の再生粘膜では，頻度は低いが p53, p16^{INK4a}, p14^{ARF}, vHL などの遺伝子異常と microsatellite instability がみられる．
- 潰瘍性大腸炎の異形成において高頻度にみられる遺伝子異常として p53, p16^{INK4a}, p14^{ARF}, E-cadherin の異常が挙げられる．
- 潰瘍性大腸炎の浸潤癌において高頻度にみられる遺伝子異常として p53, p16^{INK4a}, p14^{ARF} の異常がある．

はじめに

潰瘍性大腸炎（UC）における発癌頻度は 7～30％とされ，全結腸炎型で罹病期間の長い例にその頻度が高い．UC 発癌過程で dysplasia-carcinoma sequence の重要性が指摘されているが，今回はこの過程に関与する遺伝子変異と染色体異常について概説する．

I 癌遺伝子異常

1. Kras 遺伝子変異

dysplasia のない大腸粘膜（negative for dysplasia；NEG）の Kras 遺伝子異常の頻度は 0～23％（平均 5％）[1)～6)]，多くは 3％以下で，23％と高率の報告[2)]は高感度の allele specific PCR を用いている．NEG を活動性炎症粘膜と絨毛状再生粘膜に分類すると前者での変異率は 29％，後者は 17％となる[2)]．dysplasia が疑われる病変（indefinite for dysplasia；IND）の変異率は 0～38％（平均 8％）で[1),3)～5),7)]，NEG と同様 3％以下の報告が多く，low-grade dysplasia（LGD），high-grade dysplasia（HGD）の変異率は 0～40％（平均 LGD 18％，HGD 12％）[1)～9)]である．UC 関連大腸癌（UCAC）の変異率は 8～50％（平均 25％）で[1)～5),7)～10)]，sporadic colorectal cancer（SCC）の変異率（40～50％）[1),7)]よりもやや低い．NEG の codon 12：codon 13 の変異比率は 2：1，IND では codon 12 の変異のみ，dysplasia，UCAC の codon 12：codon 13 の変異比率はそれぞれ 2：1, 4：1となる[1)～3),5),7),8),10)]．総括すると UC 発癌過程における Kras 遺伝子異常は比較的低率で，後期の UCAC 発生段階に関連する．

2. p53 遺伝子異常および蛋白発現

p53 遺伝子異常の頻度は NEG 0～25％（平均 13％）[2),4),6),11)～14)]，IND 9～41％（平均 25％）[4),11)]，LGD 33～50％（平均 43％）[2),4),8),11)]，HGD 50～100％（平均 69％）[4),8),11),12)]，UCAC 22～100％（平均 77％）[2),4),8),11)～13),15)]で，microdissection 法による 1 腺管単位での解析[13),16),17)]では NEG 20～67％，IND 33～86％，LGD 33～56％，HGD 100％とさらに高率となる．UC の発癌過程での p53 遺伝子異常は早期（NEG）から関与があり，

段階的にその変異率が高くなり，後期には高率となる．なお UCAC の遺伝子異常の頻度は SCC（21〜50%）[13),15),17)] よりも低率である．

NEG では codon 248 の CpG 領域の変異および codon 247 の変異が高頻度にみられ[18)]，microdissection 法による 1 腺管単位での解析[16),17)]では NEG で codon 337, 338 (exon 10)，IND で codon 233, 238 (exon 7)，LGD で codon 337, 338 (exon 10)，HGD で codon 248 (exon 7)，UCAC では codon 248 (exon 7) に変異が多くみられた．また LGD，HGD，UCAC では codon 278, 282 に変異が多く[8)]，UCAC では codon 270〜290 の間に変異が集中する[10)]．

免疫組織化学的方法による p53 蛋白発現をみると，染色陽性細胞が 1% 以上の陽性例は NEG 0〜7%，LGD 11〜62%，HGD 0〜75%，UCAC 22〜64%[2),10),19),20)]，集簇性〜びまん性陽性例は NEG 0%，IND 22%，LGD 67%，HGD 57%，UCAC 75%[21)]，腺管基底側またはびまん性陽性例は NEG 5%，IND 13%，LGD/HGD 29%，UCAC 67% で[14)]，NEG，IND，dysplasia/UCAC と段階的に増強する．加えて腺管基底側陽性例の半数に codon 173, 175, 248 の変異があることから，この特異的な染色像の重要性も指摘されている[22)]．また，炎症のある活動期 NEG では緩解期 NEG に比べ p53 染色陽性率が有意に高いことが示され[23)]，これは炎症による変性上皮細胞のアポトーシス誘導に関連した野生型 p53 蛋白の蓄積現象と推測されている．

3．DCC，DPC4 遺伝子異常および蛋白発現

DCC および DPC4 遺伝子はいずれも染色体 18q21 に位置する癌抑制遺伝子で，前者の異常は進行した SCC に，後者の異常は膵癌に多くみられる．DCC 遺伝子の loss of heterozygosity（LOH）は NEG 0%，HGD 33%，UCAC 12% にみられ[12)]，LGD，HGD，UCAC では NEG に比し DCC 蛋白発現の低下があり[24)]，UC 発癌過程で dysplasia 発生以後の関連が示唆される．なお，UCAC では SCC に比べ DCC 蛋白発現が低下する[24)]．DPC4 遺伝子は HGD（1 病変のみの検索）で変異陽性（codon 516, exon 11）も，UCAC（4 病変）には変異はなかったが[25)]，解析された例数が少なく今後さらなる検討が必要であろう．

4．APC，β-catenin，E-cadherin 遺伝子異常および関連蛋白発現

APC 蛋白は Wnt/Wingless シグナル伝達経路での β-catenin と結合し分解を促進する．一方，β-catenin は cadherin の裏打ち蛋白として細胞間結合部位に存在し，細胞接着に重要な役割を果たしている．APC 遺伝子異常により APC 蛋白が失活するか，β-catenin 遺伝子変異が起こると β-catenin が安定化，存在量が増大し，転写因子と結合して核内へ移行，細胞周期を促進する遺伝子の転写を活性化し，自律的な増殖能の獲得（癌化）と細胞間接着機能の喪失による癌の浸潤転移を引き起こす．

APC 遺伝子の LOH は NEG 0%，LGD/HGD 0〜36%，UCAC 0〜64% にみられ[9),12),15),26)]，exon 15 の truncating mutation は LGD/HGD 0%，UCAC 13% に陽性で[27)]，これらの報告をまとめると NEG 0%，LGD/HGD 平均 18%，UCAC 平均 26% に APC 遺伝子異常があり，頻度は低いが UC 発癌後期に関与する．UCAC では SCC に比較して mutational cluster region である codon 1267〜1529 の変異率（UCAC 3%，SCC 26%）[28)]や exon 15 の truncating mutation の頻度（UCAC 13%，SCC 64%）[27)]が低いが，APC 蛋白発現低下例は UCAC 76%，SCC 88% と差はない[29)]．

β-catenin 発現は UCAC では正常大腸粘膜に比べ細胞膜発現の低下，細胞質発現の増加，核発現の増加を認め，さらに SCC よりも核および細胞質発現の程度が低いが[10),29),30)]，UCAC，SCC のいずれにも β-catenin 遺伝子 exon 3 の変異はなかった[28)]．一方，E-cadherin 遺伝子

（CDH1）のプロモーター領域の methylation は NEG 3%，dysplasia 93%にみられ[31]，dysplasia では NEG に比べ E-cadherin 発現が低下するか[31]，または不変である[24]．UC 発癌過程では APC 遺伝子や β-catenin の異常よりも，E-cadherin 遺伝子異常が強く関連している．

5．hMSH2 遺伝子異常および hMLH1, hMSH2, hMSH6 蛋白発現と microsatellite instability

hMLH1，hMSH2，hMSH6 などの DNA 修復遺伝子の異常により DNA 複製時のミスマッチが修復されず，ゲノム上の microsatellite の繰り返し配列に変化が生じ（microsatellite instability；MSI），遺伝子変異が蓄積され癌化する．

hMSH2 遺伝子 exon 3 の変異率は NEG 11〜13%，dysplasia/UCAC 15〜26%で[32),33)]，general population で約 10%にこの変異がみられることから，UC 発癌過程におけるこの遺伝子異常は低頻度といえる．また NEG, dysplasia, UCAC では hMLH1，hMSH2，hMSH6 蛋白の発現低下例はほとんどなく[30),34)]，これらの遺伝子異常の頻度が低いことを示唆している．UC 関連病変では hMSH2 蛋白発現低下や hMSH2 遺伝子異常と MSI との関連性はないが[13),32),34)]，他のミスマッチ修復遺伝子との関連性は不明である．

MSI を示す例は，NEG 0〜69%（平均 25%）[5),21),32),35)〜38)]，IND 0〜27%（平均 20%）[5),21),32),36)]，LGD 50〜83%（平均 67%）[9),21)]，HGD 14〜85%（平均 51%）[9),21),35)]，dysplasia 全体 5〜21%（平均 13%）[5),32),36),37),39)]，UCAC 8〜100%（平均 29%）[5),9),21),32),34)〜37),39),40)]で，UC 発癌過程での MSI は比較的早期（NEG）の段階から起こる．なお UCAC と SCC（35%）[40)]との MSI 陽性率に差はない．NEG, dysplasia, UCAC では MSI を検出した microsatellite marker 数が少ない（1〜3 個以下）例が多いとする報告や[9),34),36)]，いずれの病変でもその数が多い（2〜4 個以上）例が高頻度との報告[35),37),39)]

もあり，一定の見解は得られていない．クローン病との関連が示唆される 16 番染色体の IBD1 遺伝子に対する microsatellite marker を用いた UC 患者白血球 DNA を対象とした検討[41)]では，15 種類の IBD1 遺伝子多型が存在し，dysplasia 例ではこのうち一つのタイプのみ高頻度に検出されており，UC の発癌過程でのこの遺伝子の germline mutation について注目されている．

6．Transforming growth factor-β1 receptor typeⅡ（TGF-β1RⅡ）遺伝子異常

増殖抑制因子である TGF に対する三つのレセプターのうちⅠ，Ⅱ型レセプターはともにセリン/スレオニンキナーゼ型受容体である．DNA ミスマッチ修復系に異常があると，DNA 複製時の異常が TGF-β1RⅡ遺伝子の microsatellite 領域に生じ，正常なレセプター機能が喪失するため，増殖抑制因子である TGF のシグナル伝達がなされず癌化する．

TGF-β1RⅡ遺伝子異常は dysplasia 14%，UCAC 6%と頻度は低く[42)]，UC 発癌過程での関与は少ない．また MSI 陽性の UCAC と SCC を比較すると UCAC で TGF-β1RⅡ遺伝子異常の頻度が低いこと（UCAC 11%，SCC 81%）も報告[42)]されている．

7．p16^{INK4a}，p14^{ARF}，Rb 遺伝子異常および関連蛋白発現

p16^{INK4a}，p14^{ARF}蛋白はいずれも p16^{INK4a}遺伝子を含むゲノム領域から転写翻訳され，前者は Rb 蛋白を基質として細胞周期を G1 から S 期へ進行させる cyclin D/cyclin dependent kinase (CDK) 4, 6 活性を阻害し，後者は MDM2 の分解促進，p53 の不活化により細胞周期の G1/S 期を調節している．同様に p21$^{WAF1/CIP1}$, p27^{Kip1} 蛋白も cyclin/CDK の活性を阻害し G1/S 期を制御している．Bcl-2 蛋白はカスパーゼの蛋白分解酵素活性を用いて細胞死を誘導するが，

```
大腸粘膜 → 再生粘膜(NEG) → 異形成(LGD/HGD) → 浸潤癌(UCAC)
```

高頻度(>50%)の遺伝子異常	高頻度(>50%)の遺伝子異常 p53 p16^{INK4a} p14^{ARF} E-cadherin	高頻度(>50%)の遺伝子異常 p53 p16^{INK4a} p14^{ARF}
低頻度(10〜50%)の遺伝子異常 p53 p16^{INK4a} p14^{ARF} vHL Microsatellite instability (cyclin D1蛋白発現亢進)	低頻度(10〜50%)の遺伝子異常 Kras DCC APC vHL Rb hMSH2 TGF-β1RII Microsatellite instability (cyclin D1蛋白発現亢進)	低頻度(10〜50%)の遺伝子異常 Kras DCC APC Rb Microsatellite instability (cyclin D1蛋白発現亢進)

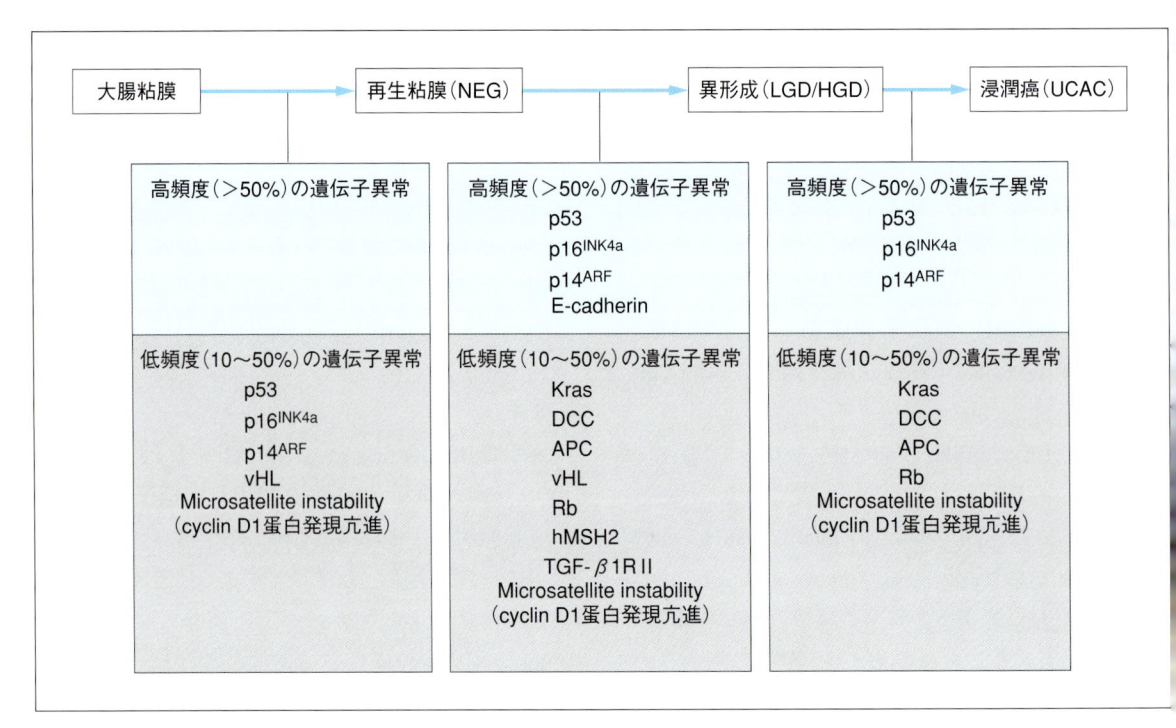

図V-1-1　潰瘍性大腸癌の発癌過程における癌遺伝子異常のかかわり

Bax蛋白はBcl-2蛋白と相互作用し細胞死を抑制しており，これらの異常により細胞増殖が亢進し，癌化へと向かう．

p16^{INK4a}遺伝子のLOHはNEG 17〜40%，dysplasia 36〜50%，UCAC 37%に[12),14)]，プロモーター領域のhypermethylationによる不活化はNEG 13%，IND 40%，LGD 85%，HGD 43%，UCAC 100%にみられ[43)]，平均するとNEG 23%，dysplasia 54%，UCAC 69%で異常がある．p14^{ARF}遺伝子のhypermethylationはNEG 60%，dysplasia 33%，UCAC 50%に[44)]，Rb遺伝子のLOHはdysplasia 21%，UCAC 38%に検出されており[15)]，いずれもUC発癌過程での関与があり，p16^{INK4a}，p14^{ARF}遺伝子異常は早期(NEG)からみられる．なおp16^{INK4a}蛋白の陰窩下1/2の発現はNEGよりもdysplasiaで増強するが，p14^{ARF}蛋白はNEG, dysplasia/UCACの間に差はない[17)]．

p21$^{WAF1/CIP1}$蛋白発現はNEG, dysplasia, UCACの順に発現が低下するか[10)]，UCACのみ発現が低下したとの報告[18)]と病変間に差がないとの報告がある[20)]．p27^{Kip1}, Bax蛋白の腺管下1/2〜1/3での発現は正常粘膜，NEG, LGD, HGDと段階的に上昇するが[17),45)]，bcl-2蛋白の発現に差を認めない[19)]．p27^{Kip1}, bcl-2, Bax蛋白発現はUCACではSCCに比べ低い[17),40),45)]．cyclin D1蛋白発現はNEG 13%，LGD 30%，HGD 53%，UCAC 36%で亢進していたが，UCACでその遺伝子増幅は証明されていない[10)]．cyclin A蛋白の発現亢進とUC発癌リスクとの相関も示されている[46)]．

8．その他の遺伝子異常

SCCの50%以上でvon Hippel Lindau (vHL)遺伝子の異常がみられるが，NEG 20%，dysplasia 35%にvHL遺伝子のLOHが認められた[14)]．SCCではc-Src遺伝子の異常はみられないが，そのチロシンキナーゼ活性の亢進が報告されている．このキナーゼ活性はLGDではNEGの4〜10倍，HGDはLGDの2倍，UCAC

は HGD の 3 倍の活性を示し，段階的な活性亢進を認めた[47]．

II 染色体異常

comparative genomic hybridization 法による解析では NEG 36%, dysplasia 86%, UCAC 85% に染色体異常があり[37], fluorescence in situ hybridization (FISH) 法で染色体 11, 17, 18 の異常が NEG 30%, IND 23%, LGD 3%, HGD 36%, UCAC 38%, 染色体 8 の異常が NEG 25%, IND 10%, LGD 13%, HGD 35%, UCAC 28% にみられ[48], NEG, dysplasia, UCAC すべてに染色体 1, 7, 8, 17, 18 のコピー数異常 (monosomy, polysomy) が確認されており[49], UC 発癌過程の早期から染色体異常が起こっている．NEG では染色体 3p, 5q, 18 の欠失，9, 19 の獲得性変異が多く[37,38], dysplasia/UCAC では 3q, 5, 5q, 6, 8p, 17p, 17q, 18, 18q の欠失，5p, 8q, 13q, 20q の獲得性変異が多く観察された[8,37,50,51]．さらに UCAC では SCC よりも 5p の獲得性変異，5q, 17q の欠失が多く，14q の欠失，Xq の獲得性変異が少ないとされる[50]．

おわりに

前述した UC 発癌過程に関与のある遺伝子異常を図 V-1-1 に示した．文献検索が不十分で一部の遺伝子異常の簡単な記述のみとなり，興味ある SCC 発癌過程との比較については十分に触れていない．今後，日本人と欧米人の UC 発癌における遺伝子異常の相違についての解析が期待される．

長年にわたり病理学のご指導をいただいた故 中英男先生に本稿を捧げます．

文献

1) Bell SM, Kelly SA, Hoyle JA, et al：c-Ki-ras mutations in dysplasia and carcinomas complicating ulcerative colitis. Br J Cancer 1991; 64: 174-178
2) Chaubert P, Benhattar J, Saraga E, et al：K-ras mutations and p53 alterations in neoplastic and nonneoplastic lesions associatecd with long-standing ulcerative colitis. Am J Pathol 1994; 144: 767-775
3) Redston MS, Papadopoulos N, Caldas C, et al：Common occurrence of APC and K-ras gene mutations in the spectrum of colitis-associated neoplasias. Gastroenterology 1995; 108: 383-392
4) Holzmann K, Klump B, Borchard F, et al：Comparative analysis of histology, DNA content, p53 and Ki-ras mutations in colectomy specimens with long-standing ulcerative colitis. Int J Cancer 1998; 76: 1-6
5) Lyda MH, Noffsinger A, Belli J, et al：Microsatellite instability and K-ras mutaions in patients with ulcerative colitis. Hum Pathol 2000; 31: 665-671
6) Holzmann K, Weis-Klemm M, Klump B, et al：Comparison of flow cytometry and histology with mutational screening for p53 and Ki-ras mutations in surveillance of patients with long-standing ulcerative colitis. Scand J Gastroenterol 2001; 36: 1320-1326
7) Burmer GC, Levine DS, Kulander BG, et al：C-Ki-ras mutations in chronic ulcerative colitis and sporadic colon carcinoma. Gastroenterology 1990; 99: 416-420
8) Kern SE, Redston M, Seymour AB, et al：Molecular genetic profiles of colitis-associated neoplasms. Gastroenterology 1994; 107: 420-428
9) Umetani N, Sasaki S, Watanabe T, et al：Genetic alterations in ulcerative colitis-associated neoplasia focusing on APC, K-ras gene and microsatellite instability. Jpn J Cancer Res 1999; 90: 1081-1087
10) Wong NACS, Mayer NJ, Anderson CE, et al：Cyclin D1 and p21$^{WAF1/CIP1}$ in ulcerative colitis-related inflammation and epithelial neoplasia：A study of aberrant expression and underlying

mechanisms. Hum Pathol 2003 ; 34 : 580-588
11) Burmer GC, Rabinovitch PS, Haggitt RC, et al : Neoplastic progression in ulcerative colitis : Histology, DNA content, and loss of a p53 allele. Gastroenterology 1992 ; 103 : 1602-1610
12) Fogt F, Vortmeyer AO, Goldman H, et al : Comparison of genetic alterations in colonic adenoma and ulcerative colitis-associated dysplasia and carcinoma. Hum Pathol 1997 ; 29 : 131-136
13) Matsumoto N, Yoshida T, Okayasu I : High epithelial and stromal genetic instability of chromosome 17 in ulcerative colitis-associated carcinogenesis. Cancer Res 2003 ; 63 : 6158-6161
14) Fogt F, Vortmeyer AO, Stolte M, et al : Loss of heterozygosity of the von Hippel Lindau gene locus in polypoid dysplasia but not flat dysplasia in ulcerative colitis or sporadic adenomas. Hum Pathol 1998 ; 29 : 961-964
15) Greenwald BD, Harpaz N, Yin J, et al : Loss of heterozygosity affecting the *p53*, *Rb*, and *mcc/apc* tumor suppressor gene loci in dysplastic and cancerous ulcerative colitis. Cancer Res 1992 ; 52 : 741-745
16) Yoshida T, Mikami T, Mitomi H, et al : Diverse p53 alterations in ulcerative colitis-associated low-grade dysplasia : full-length gene sequencing in microdissected single crypts. J Pathol 2003 ; 199 : 166-175
17) Yoshida T, Matsumoto N, Mikami T, et al : Upregulation of p16^{INK4A} and Bax in p53 wild/p53-overexpressing crypts in ulcerative colitis-associated tumours. Br J Cancer 2004 ; 91 : 1081-1088
18) Hussain SP, Amstad P, Raja K, et al : Increased *p53* mutation load in noncancerous colon tissue from ulcerative colitis : A cancer-prone chronic inflammatory disease. Cancer Res 2000 ; 60 : 3333-3337
19) Taylor HW, Boyle M, Smith SC, et al : Expression of p53 in colorectal cancer and dysplasia complicationg ulcerative colitis. Br J Surg 1993 ; 80 : 442-444
20) Brüwer M, Schmid KW, Senninger N, et al : Immunohistochemical expression of *P53* and oncogenes in ulcerative colitis-associated colorectal carcinoma. World J Surg 2002 ; 26 : 390-396
21) Ishitsuka T, Kashiwagi H, Konishi F : Microsatellite instability in inflamed and neoplastic epithelium in ulcerative colitis. J Clin Pathol 2001 ; 54 : 526-532
22) Noffsinger AE, Belli JM, Miller MA, et al : A unique basal pattern of p53 expression in ulcerative colitis is associated with mutation in the *p53* gene. Histopathology 2001 ; 39 : 482-492
23) Arai N, Mitomi H, Ohtani Y, et al : Enhanced epithelial cell turnover associated with p53 accumulation and high p21$^{WAF1/CIP1}$ expression in ulcerative colitis. Mod Pathol 1999 ; 12 : 604-611
24) Mikami T, Mitomi H, Hara A, et al : Decreased expression of CD44, alpha-catenin, and deleted colon carcinoma and altered expression of beta-catenin in ulcerative colitis-associated dysplasia and carcinoma, as compared with sporadic colon neoplasms. Cancer 2000 ; 89 : 733-740
25) Hoque ATMS, Hahn SA, Schutte M, et al : DPC4 gene mutation in colitis associated neoplasia. Gut 1997 ; 40 : 120-122
26) Odze RD, Brown CA, Hartmann CJ, et al : Genetic alterations in chronic ulcerative colitis-associated adenoma-like DALMs are similar to non-colitic sporadic adenomas. Am J Surg Pathol 2000 ; 24 : 1209-1216
27) Tarmin L, Yin J, Harpaz N, et al : Adenomatous polyposis coli gene mutations in ulcerative colitis-associated dysplasias and cancers *versus* sporadic colon neoplasms. Cancer Res 1995 ; 55 : 2035-2038
28) Aust DE, Terdiman JP, Willenbucher RF, et al : The APC/β-catenin pathway in ulcerative colitis-related colorectal carcinomas : A mutational analysis. Cancer 2002 ; 94 : 1421-1427
29) Aust DE, Terdiman JP, Willenbucher RF, et al : Altered distribution of β-catenin, and its binding proteins E-cadherin and APC, in ulcerative colitis-related colorectal cancers. Mod Pathol 2001 ; 14 : 29-39
30) Fogt F, Zimmerman RL, Poremba C, et al : Immunohistochemical screening of mismatch repair genes *hMLH1*, *hMSH2*, and *hMSH6* in dysplastic lesions of the colon. Appl Immunohistochem Mol Morphol 2002 ; 10 : 57-61
31) Azarschab P, Porschen R, Gregor M, et al : Epi-

genetic control of the E-cadherin gene (*CDH1*) by CpG methylation in colectomy samples of patients with ulcerative colitis. Genes Chromosomes Cancer 2002 ; 35 : 121-126

32) Noffsinger AE, Belli JM, Fogt F, et al : A germline *hMSH2* alteration is unrelated to colonic microsatellite instability in patients with ulcerative colitis. Hum Pathol 1999 ; 30 : 8-12

33) Brentnall TA, Rubin CE, Crispin DA, et al : A germline substitution in the human *MSH2* gene is associated with high-grade dysplasia and cancer in ulcerative colitis. Gastroenterology 1995 ; 109 : 151-155

34) Cawkwell L, Sutherland F, Murgatroyd H, et al : Defective hMSH2/hMLH1 protein expression is seen infrequently in ulcerative colitis associated colorectal cancers. Gut 2000 ; 46 : 367-369

35) Brentnall TA, Crispin DA, Bronner MP, et al : Microsatellite instability in nonneoplastic mucosa from patients with chronic ulcerative colitis. Cancer Res 1996 ; 56 : 1237-1240

36) Heinen CD, Noffsinger AE, Belli J, et al : Regenerative lesions in ulcerative colitis are characterized by microsatellite mutation. Genes Chromosomes Cancer 1997 ; 19 : 170-175

37) Willenbucher RF, Aust DE, Chang CG, et al : Genomic instability is an early event during the progression pathway of ulcerative-colitis-related neoplasia. Am J Pathol 1999 ; 154 : 1825-1830

38) Takahashi S, Kojima Y, Kinouchi Y, et al : Microsatellite instability and loss of heterozygosity in the nondysplastic colonic epithelium of ulcerative colitis. J Gastroenterol 2003 ; 38 : 734-739

39) Suzuki H, Harpaz N, Tarmin L, et al : Microsatellite instability in ulcerative colitis-associated colorectal dysplasias and cancers. Cancer Res 1994 ; 54 : 4841-4844

40) Ilyas M, Tomlinson IPM, Hanby AM, et al : Bcl-2 expression in colorectal tumors : Evidence of different pathways in sporadic and ulcerative-colitis-associated carcinomas. Am J Pathol 1996 ; 149 : 1719-1726

41) Hunt LE, Eichenberger MR, Petras R, et al : Use of a microsatellite marker in predicting dysplasia in ulcerative colitis. Arch Surg 2000 ; 135 : 582-585

42) Souza RF, Garrigue-Antar L, Lei J, et al : Alterations of transforming growth factor-$\beta 1$ receptor type II occur in ulcerative colitis-associated carcinomas, but not in gastric neoplasms. Hum Cell 1996 ; 9 : 229-236

43) Hsieh C-J, Klump B, Holzmann K, et al : Hypermethylation of the p16^{INK4a} promoter in colectomy specimens of patients with long-standing and extensive ulcerative colitis. Cancer Res 1998 ; 58 : 3942-3945

44) Sato F, Harpaz N, Shibata D, et al : Hypermethylation of the *p14*^{ARF} gene in ulcerative colitis-associated colorectal carcinogenesis. Cancer Res 2002 ; 62 : 1148-1151

45) Walsh S, Murphy M, Silverman M, et al : p27 expression in inflammatory bowel disease-associated neoplasia : Further evidence of a unique molecular pathogenesis. Am J Pathol 1999 ; 155 : 1511-1518

46) Habermann J, Lenander C, Roblick UJ, et al : Ulcerative colitis and colorectal carcinoma : DNA-profile, laminin-5 $\gamma 2$ chain and cyclin A expression as early markers for risk assessment. Scand J Gastroenterol 2001 ; 36 : 751-758

47) Cartwright CA, Coad CA, Egbert BM : Elevated c-Src tyrosine kinase activity in premalignant epithelia of ulcerative colitis. J Clin Invest 1994 ; 93 : 509-515

48) Rabinovitch PS, Dziadon S, Brentnall TA, et al : Pancolonic chromosomal instability precedes dysplasia and cancer in ulcerative colitis. Cancer Res 1999 ; 59 : 5148-5153

49) Willenbucher RF, Zelman SJ, Ferrell LD, et al : Chromosomal alterations in ulcerative colitis-related neoplastic progression. Gastroenterology 1997 ; 113 : 791-801

50) Aust DE, Willenbucher RF, Terdiman JP, et al : Chromosomal alterations in ulcerative colitis-related and sporadic colorectal cancers by comparative genomic hybridization. Hum Pathol 2000 ; 31 : 109-114

51) Ezaki T, Watanabe M, Inoue N, et al : A specific genetic alteration on chromosome 6 in ulcerative colitis-associated colorectal cancers. Cancer Res 2003 ; 63 : 3747-3749

（三富弘之，中村隆俊）

2 臨床応用

- colitic cancer/dysplasia の診断は内視鏡的，組織学的に困難なことが多く，分子生物学的解析を用いた補助的診断の臨床応用が求められる．
- colitic cancer/dysplasia を合併した症例は，その非腫瘍性粘膜にもさまざまな遺伝子異常がみられ，その解析が腫瘍合併の high risk 群の絞込みに有用となることが期待される．
- colitic cancer/dysplasia の組織診断において p53 遺伝子異常の解析は補助診断として有用である．

はじめに

1925 年に Crohn と Rosenberg によって初めて潰瘍性大腸炎（ulcerative colitis；UC）に合併した大腸癌（狭義の colitic cancer）が報告され，1967 年 Morson により dysplasia すなわち腫瘍性異型上皮の概念が提唱されるようになって以降，さまざまな研究により長期罹患・広範囲罹患 UC 症例は，大腸腫瘍発生の high risk 群とされ，その早期発見を目的とした surveillance colonoscopy の対象とされてきた[1,2]．

内視鏡や組織形態学的診断に関する研究が活発にされる一方で，慢性炎症性粘膜を背景としたその発癌形式から早期診断の難しさも明らかとなってきた．近年では，メチレンブルーによる色素内視鏡で，工藤らの pit pattern 診断を用いると腫瘍，非腫瘍の鑑別が特異度，感度 93% で可能であるとした報告や，Ⅲ型からⅣ型 pit には非腫瘍性病変も含まれているとして，pit pattern 診断の pitfall を指摘する報告があり，内視鏡診断学もいまだ議論の中である[3,4]．また，組織学的には UC に合併する dysplasia は構造異型に乏しく，腺管密度があまり高くない病変が多く，さらに慢性炎症に伴う再生性変化も加わり，病理診断において dysplasia，すなわち腫瘍性異型をもつ病変であるのか，あるいは炎症に伴う再生性変化であるのか鑑別が困難な場合が多いことが知られる．さらに診断を困難にしているのは，深層に比して粘膜表層の異型度が弱い病変がみられ，dysplasia のみならず浸潤癌であっても生検材料のように限られた検体では鑑別に苦慮することが少なくない点である．

そのような臨床的背景をもとに，本稿では，これまでに報告され臨床応用が期待される遺伝子学的診断法とその可能性について諸家の報告を中心に述べる．

Ⅰ 腫瘍合併 high risk 症例の拾い上げ（非腫瘍性粘膜における遺伝子変化の解析）

2002 年度の報告では，本邦の UC 症例は 77,000 人を超え，さらに患者数は増加の一途を辿ると予測されている．surveillance colonoscopy において，色素内視鏡や pit pattern 診断を用いて colitic cancer/dysplasia 診断能を向上させることができたとしても，現在の拡大内視鏡・高画素内視鏡の普及率からすると限られた施設でしか精密検査が受けられないことになる．また色素内視鏡や pit pattern 診断を用いて確実に炎症性変化と腫瘍性変化の違いを診断できる内視鏡医の育成も多大な時間と労力が必要である．したがって，近い将来サーベイランスの対象となる全症例に対し，そのような surveillance colonoscopy を行うことは，患者数の増

加，医療経済的問題，時間的問題などを考えると不可能といわざるをえない．

いかにしてdysplasiaを含めた腫瘍を合併しやすい，あるいは合併している可能性の高いUC症例を選別し，選別された症例を対象とした拡大観察，pit pattern診断や欧米でいわれているような，少なくとも33カ所あるいは大腸10cmごとに4カ所の生検を含めたsurveillance colonoscopyを施行することがサーベイランスの効率化には重要である[5]．

近年，colitic cancer症例や長期罹患UC症例の非腫瘍性粘膜におけるさまざまな遺伝子変化が報告されている．非腫瘍性粘膜を対象とすれば，内視鏡診断学にとらわれずrandomに採取された生検組織からの解析が可能となる．これらの変化を腫瘍合併UCと腫瘍非合併UCの2群間で解析し，新たなhigh risk症例選別のためのマーカーとして，その有用性が検討されている．

1．p53遺伝子

LashnerらはUC長期罹患患者95例のsurveillance colonoscopyで得られた非腫瘍性粘膜の生検組織を対象にp53免疫染色を行い，p53蛋白核内異常集積を認めた症例では認めなかった症例の約5倍の腫瘍性病変合併の危険があったと報告している[6]．また，Holzmannらも非腫瘍性粘膜の生検組織を対象にPCR-SSCP法にてp53の変異を解析し，腫瘍合併UCでは50%以上に変異を認めたのに対し，腫瘍非合併UCでは20%以下であったことから，非腫瘍性粘膜のp53の異常の解析は腫瘍発生のhigh risk群の選定に有用であることを指摘している[7]．

2．DNA aneuploidy

散発性大腸癌の70%以上に認められるDNA aneuploidyは，colitic cancerやdysplasiaにおいても高頻度に異常が認められることから前癌病変のマーカーとして，また組織学的な補助診断としての有用性が以前から報告されていた．LindbergらはUC 147例についてsurveillance colonoscopyで得られた生検組織6検体を用いたprospective studyを行った．その結果，aneuploidyを認めた20症例のうち14例（70%）に腫瘍の合併を認めたのに対し，aneuploidyを認めなかった127例では21例（17%）にのみ腫瘍の合併を認めたことから，非腫瘍性上皮のaneuploidyの解析によって94%の特異度で腫瘍性病変の発生を予見できたと報告している[8]．また，Habermannら[9]やHolzmannら[7]のretrospective studyにて腫瘍合併UCでは70%以上にaneuploidyが認められたのに対し，腫瘍非合併UCでは20%以下であり，非腫瘍性粘膜におけるaneuploidyのhigh riskマーカーとしての有用性を報告している．

3．sialyl-Tn antigen

ムチン関連抗原であるsialyl-Tn antigenは，正常大腸粘膜ではほとんど発現しないが，散発性大腸癌やUCに合併した腫瘍性病変では高頻度に発現を示すことが知られている．Karlenらは，腫瘍合併UC 6例323生検組織と非合併UC 6例402生検組織を対象にsialyl-Tnの発現を免疫組織学的に検討した．腫瘍合併UCでは47%で発現を認めたのに対し腫瘍非合併UCでは7%と有意に腫瘍合併UCで発現が高頻度であった．また対象を非腫瘍性粘膜に限定しても腫瘍合併UCでは33%，腫瘍非合併UCでは7%と有意差を示したことから，非腫瘍性粘膜のsialyl-Tnの発現がUCに合併する腫瘍性病変を予見するマーカーとして有用であると報告した[10]．

4．age-related methylation

最近，遺伝子の不活化のメカニズムの一つとしてプロモーター領域のmethylationの異常（hypermethylation）が注目されている．methy-

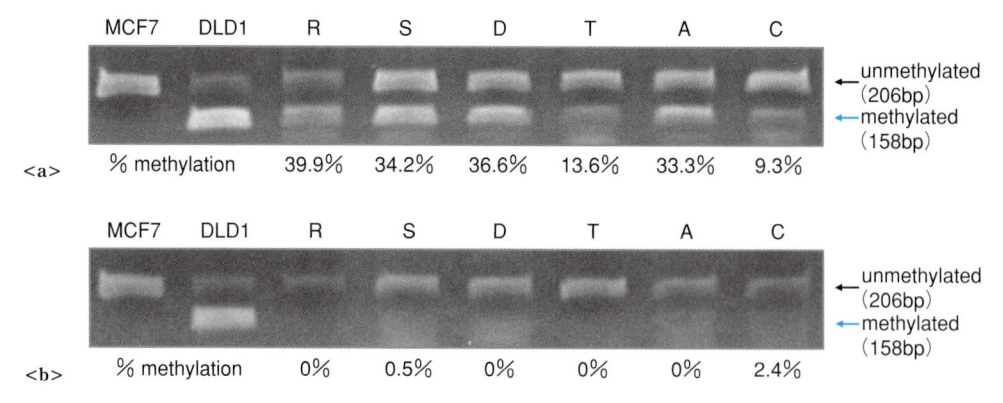

図 V-2-1 COBRA 法による解析結果例
 a：colitic cancer 症例の大腸各部位の非腫瘍性粘膜の解析結果例．
　　44歳，男性，7年間罹患，全大腸炎型．主病巣―直腸
 b：腫瘍非合併例の大腸各部位の解析結果．
　　33歳，女性，10年間罹患，全大腸炎型．
MCF-7：negative control，DLD-1：positive control，R：直腸，S：S状結腸，
D：下行結腸，T：横行結腸，A：上行結腸，C：盲腸
　colitic cancer 症例である a は，ER の methylation status が大腸各部位で高く，b の腫瘍非合併例と比べ 158 bp の methylated band が，より濃く検出されている．

lation の異常は，変異や欠失と異なり，遺伝子の塩基配列自体には異常を起こすことなく不活化させることからエピジェネティック（epigenetic）な異常と呼ばれている．多数の遺伝子が methylation によって不活化されていることが明らかになりつつあるが，このなかで加齢とともに methylation が起こり不活化されていく遺伝子があることが明らかにされ，age-related methylation と呼ばれている．たとえば正常大腸粘膜におけるエストロゲンレセプター遺伝子（ER）の methylation の異常は，加齢とともに頻度を増し大腸癌においては高率に認められることから ER の mathylation による不活化は大腸腫瘍が発生する素因の一つと考えられている[11]．大腸粘膜において age-related methylation を示す遺伝子が ER 以外にも複数認められ，Issa らはこれらの遺伝子の methylation の異常の解析が UC における大腸腫瘍合併の予見マーカーとなりうるか検討した．high grade dysplasia を合併した UC と合併していない UC の非腫瘍性粘膜を対象に，age-related methylation を示す遺伝子である ER，MYOD，p16 exon 1，CSPG2 の methylation の異常を解析し，high grade dysplasia を合併した UC の非腫瘍性上皮において有意に methylation が高頻度であることを報告した[12]．彼らは age-related methylation の異常が UC に合併する腫瘍性病変のバイオマーカーとなり，効率の良い surveillance colonoscopy に寄与するであろうと結論づけている．

われわれも腫瘍合併 UC と非合併 UC を対象に combined bisulfite restriction analysis（COBRA）法にて ER の methylation status を定量的に解析した（**図V-2-1**）[13]．腫瘍合併 UC 8 症例の盲腸から直腸までの非腫瘍性粘膜，計 46 検体と，腫瘍を合併していない長期罹患・広範囲罹患 UC 10 症例の盲腸から直腸までの慢性炎症性粘膜，計 59 検体を対象とした．その結果，腫瘍合併 UC の非腫瘍性粘膜での methylation status は約 25% であったのに対し，腫瘍非合併 UC では約 4% であった．さらに腫瘍合併 UC では，腫瘍非合併 UC と比べて，統計学

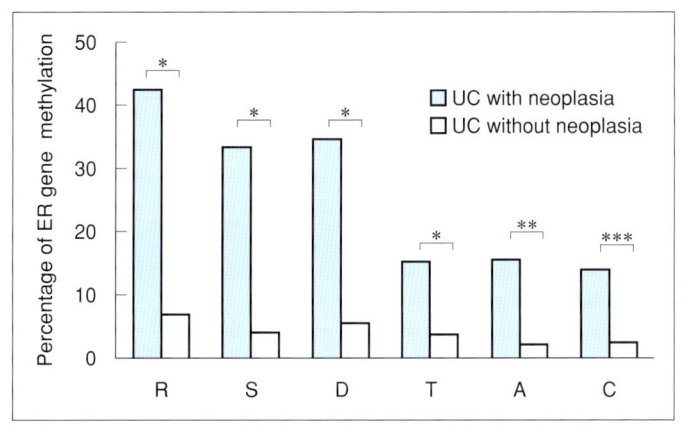

図 V-2-2 大腸各部位における methylation status の平均の比較
R：直腸, S：S状結腸, D：下行結腸, T：横行結腸, A：上行結腸, C：盲腸
直腸から上行結腸までの広範囲にわたり colitic cancer/dysplasia 症例の非腫瘍性粘膜の％methylation が腫瘍非合併例と比して統計学的に有意に高い.
＊：$p<0.001$, ＊＊：$p<0.05$, ＊＊＊：NS

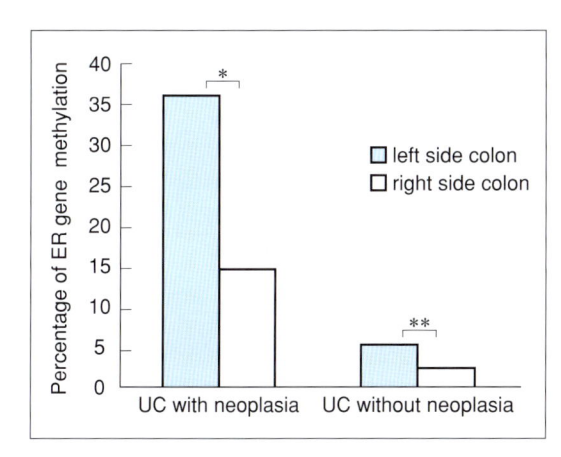

図 V-2-3 右半結腸と左半結腸の methylation status の比較
colitic cancer/dysplasia 症例では近位結腸と比して遠位結腸のほうが有意に％methylation が高い.
＊：$p<0.001$, ＊＊：NS

的に有意に直腸から上行結腸までの広範囲にわたり methylation status が高かった（図 V-2-2）. すなわち, UC において持続的な慢性炎症により早期に age-related methylation が進行する, すなわち「加齢状態の粘膜」となることで腫瘍を合併しやすくなっていることが予想された. さらにわれわれの解析では, 腫瘍合併 UC 症例において左半結腸の methylation の程度が右半結腸と比べ有意に高いことが示された（図 V-2-3）. このことは, total colonoscopy を施行しなくても左半結腸（たとえば直腸粘膜）からの検体の解析で腫瘍を合併している可能性の高い症例を選別できる可能性を有している. ER をはじめとした age-related methylation を示す遺伝子の解析は, 腫瘍発生の有用な high risk マーカーとなることが期待でき, 今後のさらなる報告が待たれる.

5. telomere length

O'Sullivan らは腫瘍合併 UC 15 例と年齢, 罹患期間に差のない腫瘍非合併 UC 13 例を対象に, それぞれ非腫瘍性粘膜の telomere length を比較した. 腫瘍合併例は非合併例よりも telomere length が 30％も短縮していることと, chromosomal instability を高頻度に認めることを報告した. telomere は染色体を核内で安定に存在させる機能をもっているが, 生殖細胞以外での体細胞では細胞分裂のたびにその長さが短縮する. 加齢とともに telomere は短縮するた

め，年齢と telomere length は逆相関している．彼らは UC の慢性炎症による rapid cell turnover や oxidative injury が telomere length を早期に短縮させ，DNA の安定性が損なわれることが発癌に関与すると考え，telomere length の解析が腫瘍発生の high risk マーカーとなりうることを示した[14]．

Ⅱ colitic cancer/dysplasia が疑われた際の p53 遺伝子異常の解析の有用性

colitic cancer/dysplasia の組織学的診断として p53 免疫染色の有用性は広く知られ，surveillance colonoscopy の対象検体に対して無条件に p53 免疫染色を施行することを推奨する報告も認められる．

p53 遺伝子の異常は多くの大腸癌の発癌に関与しており，UC に合併した大腸癌においても高率に異常が認められる．われわれの教室でも外科的に切除された腫瘍合併 UC 9 例の 120 病変を対象に p53 免疫染色を施行したところ，**表Ⅴ-2-1** に示すように UC-Ⅰ（炎症性変化），UC-Ⅱa（炎症性か腫瘍性か判定に迷う変化であるが炎症性変化がより疑われるもの）では蛋白核内異常集積を認めなかったが，UC-Ⅱb（炎症性か腫瘍性か判定に迷う変化であるが腫瘍性変化がより疑われるもの）では約 40%，UC-Ⅲ（腫瘍性変化であるが，癌とは判定できないもの）では約 58%，UC-Ⅳ（癌）では約 61% に核内異常集積を認めた．

さらに 43 病変を対象に PCR-SSCP 法にて p53 exon 5 から 8 の変異の有無を検索したところ，**表Ⅴ-2-2** に示すように UC-Ⅱb では 80%，UC-Ⅲ，Ⅳの腫瘍性病変では 90% 以上に変異バンドを認めた．しかしながら，免疫染色では UC-Ⅲ，Ⅳの約 40% で p53 蛋白の核内異常集積を認めなかったことから，免疫染色が陰性であれば非腫瘍性病変であると解釈すると診断の正確性が損なわれると思われる．

免疫染色が陰性であった病変の PCR-SSCP 法の結果を**表Ⅴ-2-3** にまとめると，腫瘍性病変では p53 免疫染色が陰性であっても 95% 以上で exon 5〜8 に mutation を認めた．p53 遺伝子に異常があっても nonsense mutation などにより truncated protein となり，免疫染色では p53 蛋白が核内異常集積を示さないことがある．したがって，p53 免疫染色が陰性であって

表Ⅴ-2-1　各病変の p53 免疫染色における p53 蛋白核内異常集積の頻度

Histological diagnosis	n	positive staining (%)
UC-Ⅰ	5	0 (0)
UC-Ⅱa	38	0 (0)
UC-Ⅱb	35	14 (40.0)
UC-Ⅲ	24	14 (58.3)
UC-Ⅳ	18	11 (61.1)

表Ⅴ-2-2　各病変の p53 exon 5〜8 mutation の頻度（PCR-SSCP 法）

Histological diagnosis	n	p53 exon 5〜8 mutation (%)
UC-Ⅰ	2	0 (0)
UC-Ⅱa	10	2 (20.0)
UC-Ⅱb	10	8 (80.0)
UC-Ⅲ	13	12 (92.3)
UC-Ⅳ	8	8 (100)

表Ⅴ-2-3　免疫染色で陰性であった病変の p53 exon 5〜8 mutation の頻度（PCR-SSCP 法）

Histological diagnosis	n	p53 exon 5〜8 mutation (%)
UC-Ⅰ	2	0 (0)
UC-Ⅱa	10	2 (20.0)
UC-Ⅱb	7	5 (71.4)
UC-Ⅲ	8	7 (87.5)
UC-Ⅳ	6	6 (100)

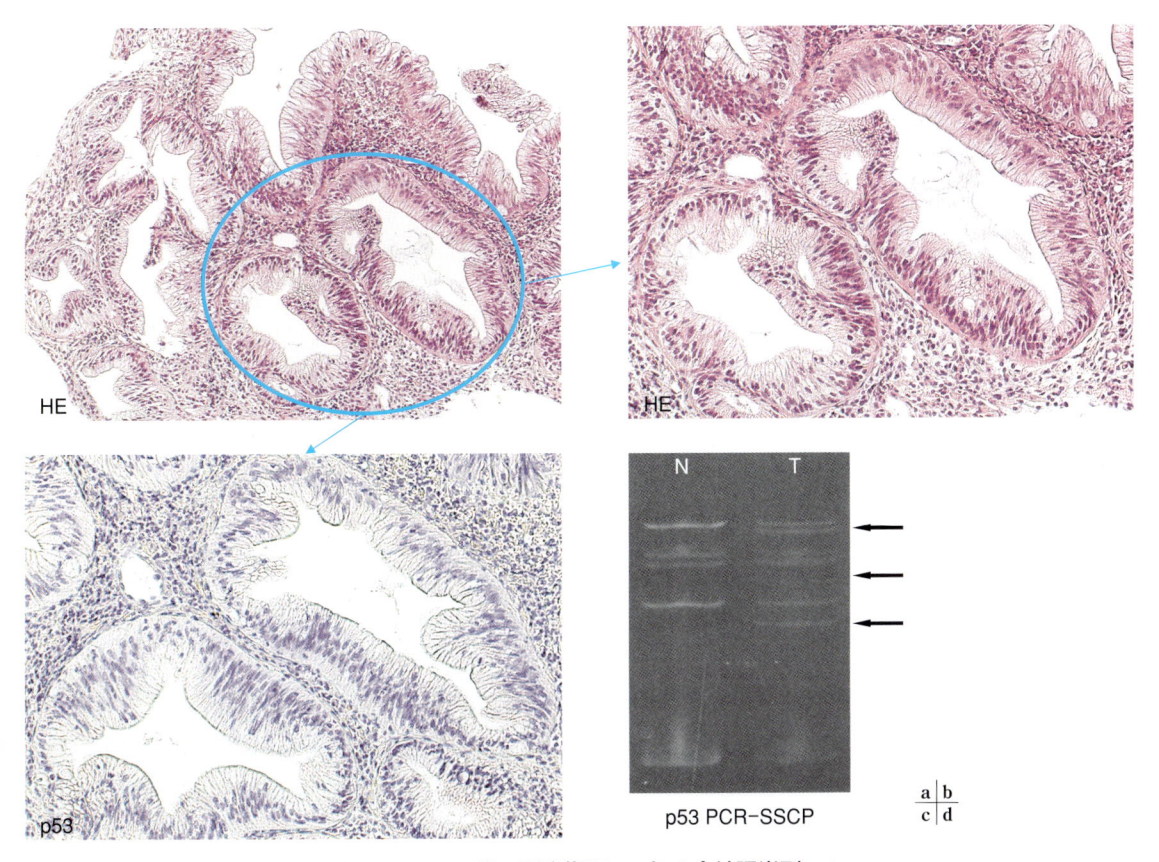

図 V-2-4 44歳，罹患期間25年の全結腸炎型 UC

surveillance colonoscopy にて直腸に polypoid lesion と狭窄を認めた．HE 染色では組織学的に過形成性変化を示す腺管がみられ (a, b)，indefinite for neoplasia との診断となった．しかし，狭窄を認めることから腫瘍性病変の存在を疑い，p53 の異常を解析．免疫染色像 (c) では，p53 蛋白の核内異常集積を認めなかった．しかし，PCR-SSCP 法にて exon 7 に変異バンドを認めた (d)．最終的に手術となったが，その結果は ss に浸潤する進行癌であった．

も腫瘍性異型が疑われるときには，積極的に PCR-SSCP などを行い，変異を検索することにより診断精度の向上が得られると考えられる[15]．図 V-2-4 は p53 の異常の解析が補助診断として有用であったと思われる1例である[16]．

おわりに

UC における発癌の遺伝子学的話題と臨床応用の可能性について概説した．colitic cancer および dysplasia は，その形態学的特殊性から診断に苦慮する症例が多いが，遺伝子学的解析を用いた補助診断と内視鏡診断学の向上が，その早期発見に寄与するであろう．今後のさらなる，研究成果に期待したい．

文献

1) Crohn B, Rosenberg H：The sigmoidscopic picture of chronic ulcerative colitis (non-specific). Am J Med Sci 1925；170：220-228
2) Morson BC, Pang LSC：Rectal biopsy as an aid to cancer control in ulcerative colitis. Gut 1967；8：423-434
3) Kiesslich R, Fritsch J, Holtmann M, et al：

Methylene blue-aided chromoendoscopy for the detection of intraepithelial neoplasia and colon cancer in ulcerative colitis. Gastroenterology 2003 ; 124 : 880-888
4) Hata K, Watanabe T, Motoi T, et al : Pitfalls of pit pattern diagnosis in ulcerative colitis-associated dysplasia. Gastroenterology 2004 ; 126 : 374-376
5) Farrell RJ, Peppercorn MA : Ulcerative colitis. Lancet 2002 ; 359 : 331-340
6) Lashner BA, Shapiro BD, Husain A, et al : Evaluation of the usefulness of testing for p53 mutations in colorectal cancer surveillance for ulcerative colitis. Am J Gastroenterol 1999 ; 94 : 456-462
7) Holzmann K, Weis-Klemm M, Klump B, et al : Comparison of flow cytometry and histology with mutational screening for p53 and Ki-ras mutations in surveillance of patients with long-standing ulcerative colitis. Scand J Gastroenterol 2001 ; 36 : 1320-1326
8) Lindberg JO, Stenling RB, Rutegard JN : DNA aneuploidy as a marker of premalignancy in surveillance of patients with ulcerative colitis. Br J Surg 1999 ; 86 : 947-950
9) Habermann J, Lenander C, Roblick UJ, et al : Ulcerative colitis and colorectal carcinoma : DNA-profile, laminin-5 gamma2 chain and cyclin A expression as early markers for risk assessment. Scand J Gastroenterol 2001 ; 36 : 751-758
10) Karlen P, Young E, Brostrom O, et al : Sialyl-Tn antigen as a marker of colon cancer risk in ulcerative colitis : relation to dysplasia and DNA aneuploidy. Gastroenterology 1998 ; 115 : 1395-1404
11) Issa JP, Ottaviano YL, Celano P, et al : Methylation of the oestrogen receptor CpG island links ageing and neoplasia in human colon. Nat Genet 1994 ; 7 : 536-540
12) Issa JP, Ahuja N, Toyota M, et al : Accelerated age-related CpG island methylation in ulcerative colitis. Cancer Res 2001 ; 61 : 3573-3577
13) Tominaga K, Fujii S, Mukawa K, et al : Prediction of colorectal neoplasia by quantitative methylation analysis of estrogen receptor gene in nonneoplastic epithelium from patients with ulcerative colitis. Clin Cancer Res 2005 ; 11 : 8880-8885
14) O'Sullivan JN, Bronner MP, Brentnall TA, et al : Chromosomal instability in ulcerative colitis is related to telomere shortening. Nat Genet 2002 ; 32 : 280-284
15) Fujii S, Fujimori T, Chiba T : Usefulness of analysis of p53 alteration and observation of surface microstructure for diagnosis of ulcerative colitis-associated colorectal neoplasia. J Exp Clin Cancer Res 2003 ; 22 : 107-115
16) 富永圭一, 藤井茂彦, 武川賢一郎, 他：潰瘍性大腸炎と大腸癌新しい診断法―遺伝子学的話題. 早期大腸癌 2005 ; 9 : 77-81

　　　　　　（富永圭一, 藤井茂彦, 藤盛孝博）

VI. 治 療 法

- 浸潤癌，HGD および DALM が認められた場合には手術適応とするのが一般的である．
- DALM は外科手術の適応となるのに対して，腺腫は外科手術の適応とはならないため両者の鑑別が重要である．
- 平坦粘膜から LGD が認められた場合の扱いは統一されておらず，手術適応とするもの，経過観察を推奨するものの両者が存在する．
- 潰瘍性大腸炎の癌あるいは dysplasia に対する基本術式は大腸全摘術である．
- 外科手術後も癌発生のリスクが完全になくなるわけではなく，発癌のリスクは施行された術式により異なる．

はじめに

　潰瘍性大腸炎に癌が合併した場合は外科手術の適応となるが，dysplasia が認められた場合には，dysplasia の異型度により治療方針は異なる．dysplasia 自体は癌の早期病変と考えられており，これによる症状は乏しいが，dysplasia は，癌発見のマーカーとしての意義があると考えられている[1)～3)]．すなわち dysplasia が認められた場合，19～43%に大腸に浸潤癌の合併が認められると報告されており，とくに dysplasia が隆起性病変から認められた場合には，DALM（dysplasia associated lesion or mass）と呼ばれ，大腸癌を合併する頻度が高いと報告されている[2),3)]（図 VI-1）．癌あるいは dysplasia に対して外科手術が行われる場合，大腸全摘術が基本術式とされている．しかし，外科手術後にも癌化のリスクが完全になくなるわけではなく，大腸全摘術後の直腸癌の発生例が報告されている．本項では，dysplasia の取り扱い，さらに癌あるいは dysplasia に対して外科手術を行った後の癌化の問題について概説する．

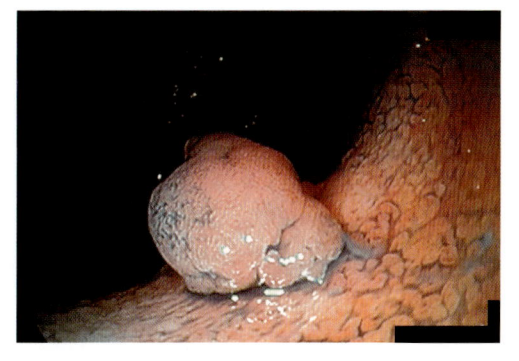

図 VI-1　潰瘍性大腸炎癌化例に認められた DALM

I　dysplasia の扱い

1．これまでに報告されている治療指針

　dysplasia の扱いに関しては，欧米を中心として Riddell の分類に基づいた指針が古くから用いられてきた[4)]．本邦からは，厚生労働省の調査研究班から dysplasia の扱いに関する治療指針が報告されている[5)]．また，最近は欧米の各種学会からガイドラインにより dysplasia の扱いに関する報告がなされている．以下にこれらの報告に基づいた dysplasia の治療指針を示す．

表 Ⅵ-1 Riddell らによる異型度別 dysplasia の扱い

Biopsy Classification		Implications for Patient Management
Negative		Continue **regular follow-up**
Indefinite	Probably negative Unknown Probably positive	Institute **short-interval follow-up**
Positive	Low-grade dysplasia (LGD)	Institute **short-interval follow-up** or Consider **colectomy**, <u>**especially with gross lesion**</u>, after dysplasia is confirmed
	High-grade dysplasia (HGD)	Consider **colectomy** after dysplasia is confirmed

〔Riddell RH, et al：Hum Pathol 1983；14：931-968[4] より改変〕

表 Ⅵ-2 潰瘍性大腸炎の手術適応（潰瘍性大腸炎治療指針）

A．絶対的適応
　（3）大腸癌

B．相対的適応
　（4）大腸合併症：狭窄，瘻孔形成，潰瘍形成，著明な炎症性ポリープ，異型上皮 dysplasia で特に隆起性病変 plaque-like lesion や陥凹性病変を伴う場合

〔棟方昭博：厚生省特定疾患難治性炎症性腸管障害調査班平成 9 年度研究報告書．96-99，1998[5] より改変〕

1）Riddell らの分類に基づく治療指針

Riddell らによる dysplasia の分類では，dysplasia の有無により，negative と positive に分類され，positive な場合にはさらに低異型度（low-grade dysplasia，以下，LGD）と高異型度（high-grade dysplasia，以下，HGD）に分類される[4]．さらに，positive あるいは negative に分類できない場合は indefinite for dysplasia とされ，このなかで炎症性変化が疑われるものを probably negative，dysplasia が疑われるものを probably positive，両者ではないものを unknown としている．Riddell らはサーベイランスによりこれらの病変が認められた場合の治療指針として，HGD が認められた場合は外科手術，LGD の場合は，短期間内の再検か外科手術（とくに LGD が"gross lesion"から認められた場合）を考慮する必要があるとしている（表Ⅵ-1）．また，indefinite for dysplasia の unknown もしくは probably positive の場合には，短期間内に再検をすべきであるとしている．

2）本邦における指針

平成 9 年度の厚生省特定疾患難治性炎症性腸管障害調査班研究報告の潰瘍性大腸炎診断基準改訂案には，潰瘍性大腸炎の手術適応として，癌あるいは dysplasia に関して記載されている．これによると，癌が認められた場合は外科手術の絶対適応，dysplasia が認められた場合で，とくに隆起性病変 plaque-like lesion や陥凹性病変を伴う場合は外科手術の相対的適応とされている（表Ⅵ-2）[5]．この指針では，dysplasia を

表 VI-3 欧米のガイドラインによる dysplasia の扱い

Source	指　針
The American Gastroenterological Association (AGA) によるガイドライン[6]	1) **HGD あるいは複数箇所の平坦粘膜から LGD が認められた場合**は外科手術を推奨. 2) **DALM が認められた場合**は手術適応.（DALM と腺腫の鑑別のためには，隆起性病変周囲の平坦粘膜に dysplasia の存在などを確認する必要あり） 3) LGD（とくに1カ所からだけ認められた場合）だけでは HGD の場合と同様に扱うべきではない. 4) Adenoma が認められても，周辺の平坦粘膜に dysplasia が認められない場合は，短期間内の癌発生リスクとはならない.
The American College of Gastroenterology によるガイドライン[7]	1) 浸潤癌が認められた場合，および HGD が認められた場合は手術適応. 2) **DALM が認められた場合，および内視鏡が通過しない狭窄部位から LGD が認められた場合**は（とくに長期罹患例），外科手術を推奨. 3) 平坦粘膜から LGD が認められた場合も（5年後の癌および HGD 発生の predictive value が 54%），おそらく手術適応.
The British Society of Gastroenterology (BSG) および The Association of Coloproctology for Great Britain and Ireland (ACPGBI) によるガイドライン[8]	1) **HGD あるいは DALM が認められ，二人の専門病理医により確認された場合**は手術適応. 2) **LGD（平坦粘膜からでも）が認められた場合**は（29～54%の症例に HGD あるいは癌が発生した報告があることから），手術適応.

LGD あるいは HGD に分類した扱いは示されていない．Riddell らの分類の HGD に相当する病変に，本邦の病理診断では癌と診断される病変も含まれているが，この指針によるとこれらの病変は手術適応となる．また，隆起性病変に dysplasia が認められた場合，すなわち DALM が認められた場合は手術の相対的適応とされている．

3）欧米におけるガイドライン

欧米の関連学会からも，dysplasia の治療指針について報告されている[6]〜[8]．代表的なものを**表 VI-3** に示す．

American Gastroenterological Association (AGA) によるガイドラインでは，HGD あるいは複数箇所の平坦粘膜から LGD が認められた場合，および DALM が認められた場合は外科手術の適応とされている[6]．しかし，実際の手術の決定に際しては，潰瘍性大腸炎による症状，生命予後，大腸癌家族歴の有無など患者個人の状態を総合的に評価して決定する必要があるとしている．

The American College of Gastroenterology によるガイドラインでは，浸潤癌，HGD，DALM，および内視鏡が通過しない狭窄部位から LGD が認められた場合（とくに長期罹患例）は，手術適応としている[7]．また，平坦粘膜から LGD が認められた場合も，5年後の癌および HGD 発生の predictive value が 54%と報告されていることから，おそらく手術適応となるとしている[7],[9],[10]．

The British Society of Gastroenterology (BSG) および The Association of Coloproctology for Great Britain and Ireland (ACPGBI) によるガイドラインでは，HGD あるいは DALM が認めら

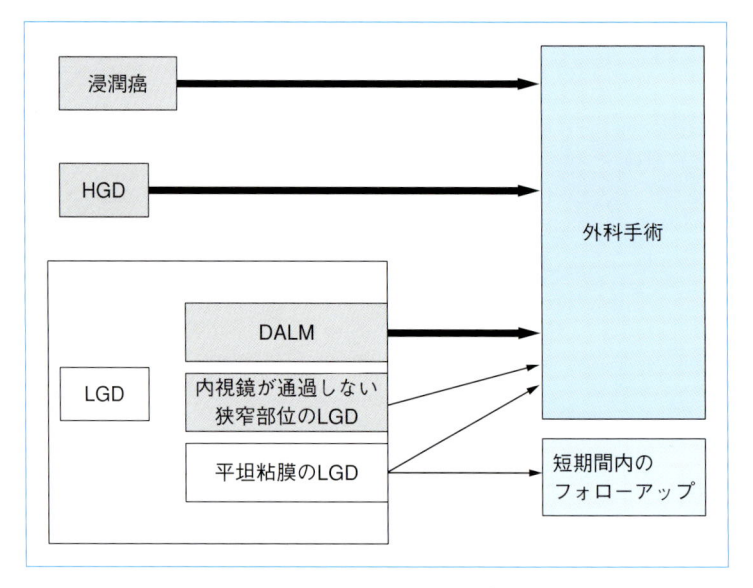

図 Ⅵ-2　dysplasia の取り扱い

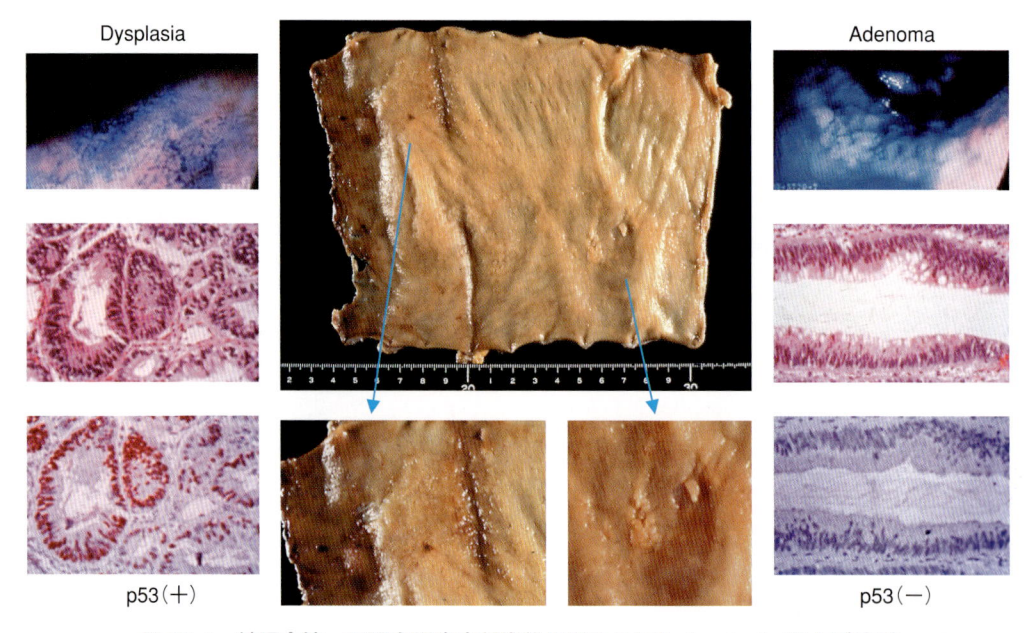

図 Ⅵ-3　結腸全摘・回腸直腸吻合部術後に認められた dysplasia および腺腫

れ，二人の専門病理医により確認された場合は手術適応としている[8]．また，LGD（平坦粘膜からでも）が認められた場合は，その後 29％の症例に HGD，DALM あるいは浸潤癌が[2]，あるいは 54％の症例に HGD あるいは癌が発生したとする報告があることから，手術適応としている[9]．

2．dysplasia の治療指針と問題点

これら各種の指針，ガイドラインをまとめると，浸潤癌，HGD および DALM が認められた場合には手術適応とするのが一般的である（図

Ⅵ-2).しかし,いずれの病変にしても dysplasia の病理診断を専門医により確実に行うこと,患者の全身状態を考慮して総合的に治療方針を決定することが必要である.

一方,DALM と腺腫との鑑別（図Ⅵ-3）,平坦粘膜に LGD が認められた場合の扱いなどが問題点として考えられる.DALM と腺腫の扱いに関しては,DALM が外科手術の適応となるのに対して,AGA のガイドラインでも示されているように,腺腫は外科手術の適応とはならない.しかし,両者の鑑別は必ずしも容易ではなく,このため DALM あるいは腺腫が含まれる隆起性病変の取り扱いに関して,これまでの報告では必ずしも統一された見解が示されていない.さらに,前述の各種指針,ガイドラインに示したように,平坦粘膜から LGD が認められた場合の扱いも統一されていない.Riddell らの指針では,平坦粘膜から LGD が認められた場合は短期間内の再検による経過観察となっているが,AGA あるいはその他のガイドラインでは手術適応としている（表Ⅵ-3,図Ⅵ-2）.この点に関しては,過去の報告でも外科手術を推奨するものと経過観察を推奨するものの両者が存在する.

以下にこれら 2 つの問題点,すなわち DALM と腺腫の取り扱い,および平坦粘膜から LGD が認められた場合の扱いに関してこれまでに報告されている研究成績を概説する.

1）DALM と腺腫の扱いに関する問題点

前述したように,LGD が隆起性病変から発見された場合,すなわち DALM が発見された場合は,手術適応とするのが一般的である.一方,潰瘍性大腸炎に合併した腺腫は外科切除の対象とはならない.DALM と腺腫の鑑別に関する内視鏡的診断,病理学的診断に関しては他項で述べられているので,ここでは詳細には触れないが,DALM の診断に関しては,隆起性病変の周囲,あるいはその他の部位の平坦粘膜に dysplasia が存在するか確認することが重要である[6].

これまでの報告では,潰瘍性大腸炎に認められる「隆起性病変」の扱いに関して,外科切除を必要とするもの,内視鏡的摘除でもよいとするものなど,報告により異なった方針が示されている.しかし,これらの報告の検討対象となった病変が DALM なのか,あるいは腺腫なのかを明らかにして結果を解釈する必要がある.DALM が含まれる可能性のある「隆起性病変」に対して内視鏡的摘除により経過観察を行うには,DALM と腺腫の鑑別を行ったうえでの十分慎重な判断が必要である.

Engelsgjerd らは,潰瘍性大腸炎症例に認められた隆起を呈する腫瘍性病変を adenoma-like DALM として[11],24 例の adenoma-like DALM に対して内視鏡的ポリペクトミーを行い,その後の経過観察にて dysplasia あるいは癌の発生が認められなかったことから,adenoma-like DALM は比較的良性の病変であり,内視鏡的摘除により治療できる可能性を示している.

また,Rubin らも炎症性腸疾患に認められた腫瘍性ポリープを内視鏡的摘除により経過観察した結果を報告している[12].30 例の潰瘍性大腸炎症例および 18 例のクローン病症例において,炎症のある大腸粘膜に認められた 60 病変のポリープを内視鏡的に摘除した結果,LGD は 57 病変,HGD は 2 病変,癌が 1 病変に認められた.これらの症例で平均 4.1 年経過観察を行い,48％の症例にポリープの追加摘除を行ったが,いずれの症例にも癌が認められなかったことから,炎症性腸疾患における腫瘍性ポリープの内視鏡的摘除の有用性を報告している.

これら Engelsgjerd らおよび Rubin らの二つの報告ともに,注意しなくてはならない点は,両報告とも内視鏡的摘除の対象となった隆起性病変以外の平坦な粘膜からの生検組織に dysplasia が認められないことを確認できた症例を対象としている点である.すなわち,Engelsgjerd らの報告では DALM という言葉が使用されているが,本来の癌合併の危険性の高いいわ

ゆる DALM を除外して，多くは潰瘍性大腸炎に合併した腺腫を検討対象としていると考えられる．実際，これらの報告では，隆起成分以外の平坦粘膜に dysplasia が認められた場合，すなわち本来の DALM が認められた場合は，内視鏡的摘除ではなく手術適応であるとしている．

2）平坦粘膜の LGD の扱いに関する問題点

これまでの報告における平坦粘膜から LGD が認められた場合の扱いについては，Riddell らの指針と AGA あるいは BSG，ACPGBI などのガイドラインの指針とで方針が異なるように，手術を推奨するもの，経過観察とするものと意見が分かれている[13)〜16)]．

平坦粘膜から LGD が認められた場合は，外科手術の適応であるとする報告は，Bernstein らによりなされている．Bernstein らによれば LGD が認められた場合，大腸のほかの部位に癌のある頻度は 19％，すなわち約 5 人に 1 人はすでに癌に罹患している点，さらに，LGD が発見された場合，5 年間に HGD あるいは浸潤癌に進行する確率は 35〜50％とされている点などから，LGD は手術適応であるとしている[9),17),18)]．さらに，1 カ所から LGD が発見された場合と，複数箇所から発見された場合でもリスクは同様であるとしている[19)]．

また，Ullman らも LGD は外科手術の適応とする結果を報告している[19),20)]．彼らは平坦粘膜に LGD が認められた 46 症例の経過を retrospective に検討した結果，LGD の診断から 6 カ月以内に手術した 11 例の切除標本の検討で，2 例（18％）に浸潤癌が認められ，1 例（9％）に HGD が認められた．また，LGD の診断の後経過観察を行った 35 例のうち 14 例に，その後手術が施行されているが，このうち 5 例（36％）に浸潤癌，3 例（21％）に HGD が認められた．また，LGD の診断から 5 年後には 53％の症例で病変が HGD あるいは浸潤癌への進行が認められた．以上の結果から，平坦粘膜に LGD が認められる症例には早期の外科手術が必要であるとしている[20)]．

これらに対して，Lim らは LGD が認められても必ずしも外科手術の適応とならないと報告している[16)]．彼らは，サーベイランスを行った潰瘍性大腸炎症例の 10 年にわたる経過を解析した結果，LGD と診断された症例で 10 年後に HGD あるいは浸潤癌が認められた頻度は 3/29（10％）であったのに対して，LGD が認められずに経過を追った症例では 4/97（4％）であり，両者に有意差はなかったことから，LGD が認められても保存的に経過観察を行う可能性を除外すべきではないとしている．しかし一方，彼らはこれらの成績から，保存的治療が外科治療よりも優先されるべきであるとは結論できないと慎重な評価をしている．

そのほかにも，LGD の経過を追うと HGD や癌に進行する頻度が高いとするもの，低いとするものなど，報告によりさまざまである[21),22)]．このように報告により結果が異なる原因の一つとして，LGD の病理診断の精度の問題がある．炎症がある場合には LGD の診断自体が難しい場合がある．これまでの報告では，一人の病理医により LGD の診断をしているものと，複数の炎症性腸疾患専門の病理医により診断されたものなど，報告により異なる．さらに，サーベイランスにおける生検標本の採取部位，採取した生検標本の個数の問題がある．欧米のガイドラインでは，dysplasia の発見率を上げるためには 33 個の jumbo biopsy が必要であるとする報告があるが[15),23)]，これまでの報告では必ずしもこれを満たす生検個数が採取されていないものが大半である．

本邦ですでに指摘されているように，30 個以上にも及ぶ生検自体が果たして必要か否かに関しては当然議論のあるところである．しかし，生検採取方法が異なり，したがって LGD あるいは HGD の診断精度に関して必ずしも報告間で統一されていない点は，LGD の自然史を解析するうえで非常に大きな問題となっていること

は事実である．生検採取方法を含めて統一されたサーベイランス法による大規模な randomized controlled study による成績がない現在，平坦粘膜に認められた LGD の扱いに関して確定的な指針を出すことはきわめて難しい．

以上の点を考慮すると，平坦粘膜に LGD が認められた場合には，外科手術，経過観察のいずれも選択されうるものと考えられる．しかし，経過観察を行う場合には，上記の問題点を熟知したうえで，十分に注意をして観察を行う必要があると考える．

II dysplasia に対する外科治療

1．手術術式

潰瘍性大腸炎の癌あるいは dysplasia に対する基本術式は大腸全摘術である（**図VI-4**）．大腸全摘術は，再建法により，大腸全摘・回腸囊肛門吻合術（ileal pouch anal anastomosis；IAA）および大腸全摘・回腸囊肛門管吻合術（ileal pouch analcanal anastomosis；IACA）に分類される（**図VI-5**）[24]．いずれも回腸囊（pouch）を作製して吻合を行う術式であるが，pouch の作製法には，J-pouch, W-pouch, H-pouch, S-pouch などさまざまな方法があり，J-pouch がもっとも一般的である（**図VI-6**）．また，下部直腸に進行癌が存在する場合には，大腸全摘・回腸瘻造設術が行われる場合もある．

1）IAA

全大腸を切除し，肛門管内の直腸粘膜を抜去して pouch を肛門管内の歯状線付近に到達させ，歯状線の位置で pouch と肛門を経肛門的に吻合する術式である（**図VI-7**）．この術式では，大腸粘膜が完全に切除されるが，soiling など術後排便機能障害の認められる頻度が IACA より高いとする報告もある[25]．IAA では covering ile-

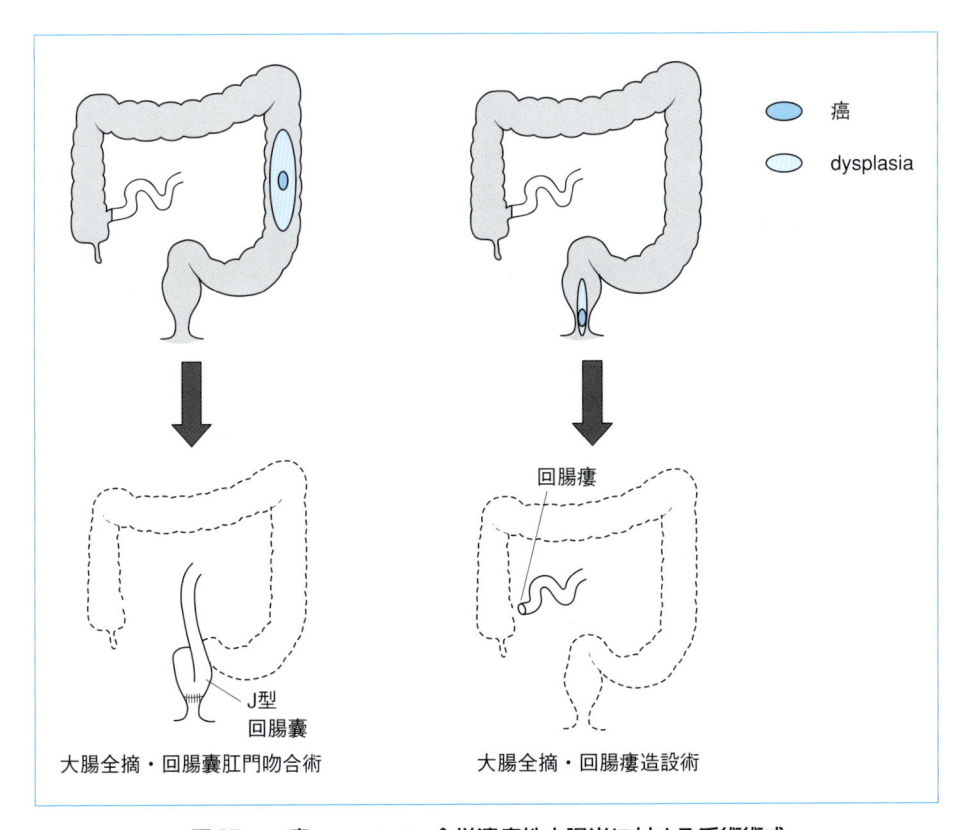

図VI-4　癌・dysplasia 合併潰瘍性大腸炎に対する手術術式

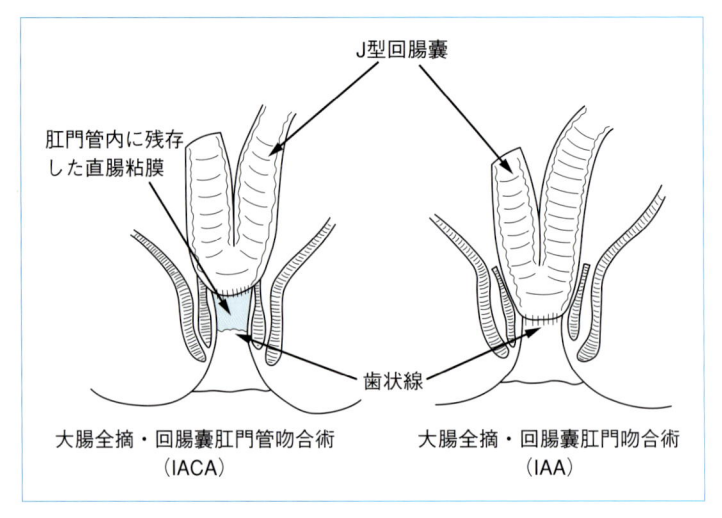

図 Ⅵ-5　大腸全摘術の術式

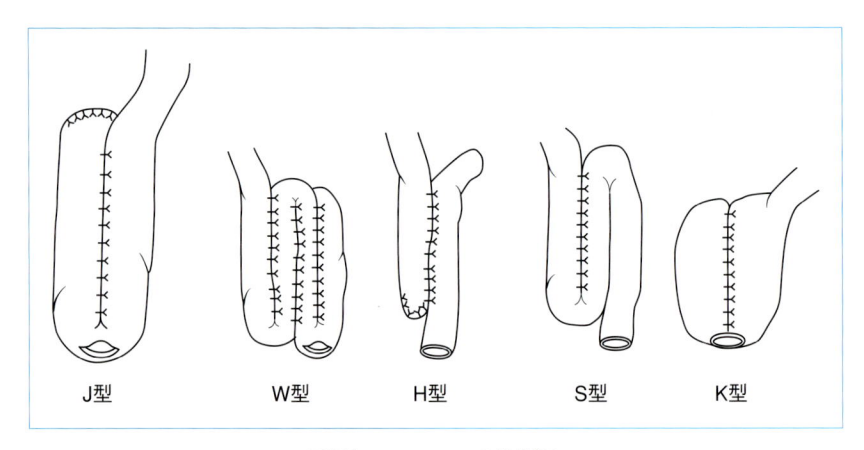

図 Ⅵ-6　pouch の作製法

ostomy を造設し，ileostomy を 3～4 カ月後に閉鎖する二期手術が行われる場合が多いが，最近では，covering ileostomy を造設しないで本術式を一期的に行う場合もある．

2）IACA

全大腸を切除し，肛門管直上で pouch と残存直腸を circular stapler を用いた器械吻合により吻合する術式である．この方法は，IAA と比較して手術手技上簡便であり，術後の排便機能も良好で diverting ileostomy を置く頻度も少ない術式である．しかし，この術式では，肛門管内に 1～2 cm の直腸粘膜が残存するため，ここに術後に炎症や dysplasia，癌の発生する可能性が残る．

3）大腸全摘・回腸瘻造設術

直腸下部に進行癌があり，括約筋温存が不可能な場合に行われる．

2．外科手術後の発癌の問題

癌あるいは dysplasia に対して大腸全摘術を施行した後にも，図Ⅵ-8 に示すように残存直腸粘膜における直腸癌や，pouch 内における癌・dysplasia の発生などの可能性があることが報告されている[26)～44)]．また，癌・dysplasia 以外の手術理由などにより潰瘍性大腸炎に対して直腸を温存した結腸全摘・回腸直腸吻合術（IRA）

直腸粘膜抜去部　　　　　　　　　　S状結腸癌

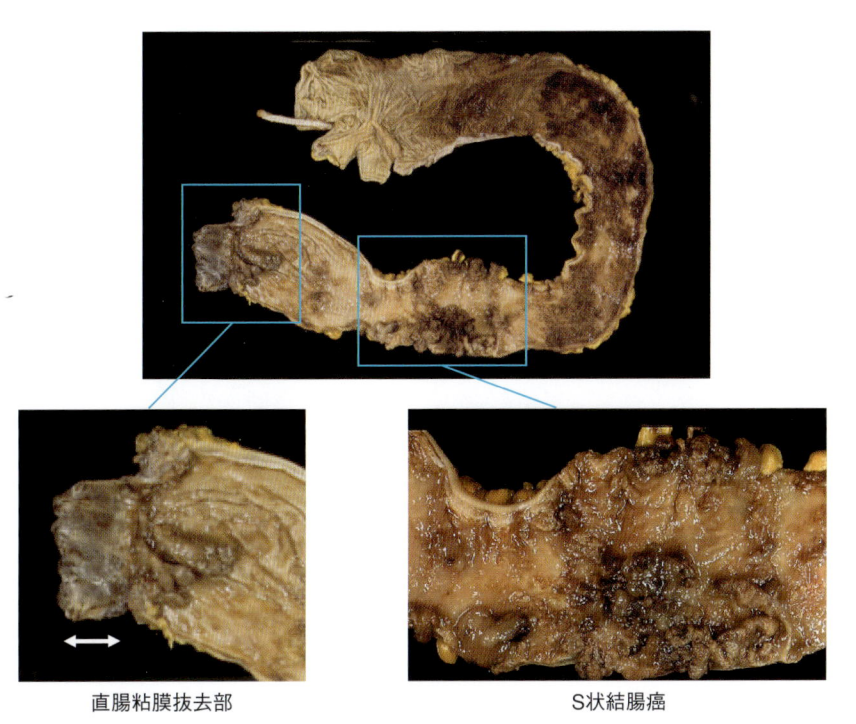

図Ⅵ-7　大腸全摘・回腸嚢肛門吻合術施行例（S状結腸癌合併例）
矢印部分が肛門管内の直腸粘膜抜去部分.

が施行された場合も当然温存されている直腸における癌，dysplasiaのリスクがある[45),46)]．

1）大腸全摘術後の残存直腸粘膜における癌・dysplasia発生の問題

IACAを行った場合には，直腸粘膜は完全に切除されず，歯状線よりも口側の肛門管内の直腸粘膜が一部残存するため，ここに癌・dysplasiaが発生する危険性がある（図Ⅵ-8）．これまでの報告では，大腸全摘術後の残存直腸粘膜におけるdysplasiaの合併は0〜16％と報告されており[30),31)]，癌合併例も報告されている（**表Ⅵ-4**）．

Hymanらは，IACA施行後に肛門管内に進行癌を認め，腹会陰式にpouchの切除を行った症例を報告しており，大腸全摘後も定期的なサーベイランスの重要性を指摘している[26)]．また，本邦からもIACA後に残存直腸粘膜に進行癌が発生した症例が報告されている[27)]．

そのほか，IACA後の問題点として，実際に残存している直腸粘膜の量が，症例間で異なっている可能性がある点である．本来，IACAでは肛門管上縁の高さで吻合が行われるが，実際には症例間で吻合の位置が若干異なり，残存直腸粘膜の範囲に差がある可能性がある．直腸粘膜の範囲が広ければそこにdysplasia，あるいは癌が発生するリスクは高くなると考えられるため，IACA後は内視鏡検査による残存直腸粘膜の量的な評価も重要である．

一方，直腸粘膜が完全に切除されるIAAにおいても，術後の直腸癌の発生が報告されている（表Ⅵ-4）．本来直腸粘膜が完全に切除されていれば直腸癌が発生するリスクはないはずであるが，癌の発生が認められるということは，直腸粘膜が残存していた可能性が考えられる．これは，技術的な問題で直腸粘膜抜去が不完全なために粘膜が遺残した可能性のほかに，粘膜抜去後も肛門管筋層内に直腸粘膜が認められた報告もあり，IAA後の癌発生の母地に関して明らかにされていない点もある[28)]．

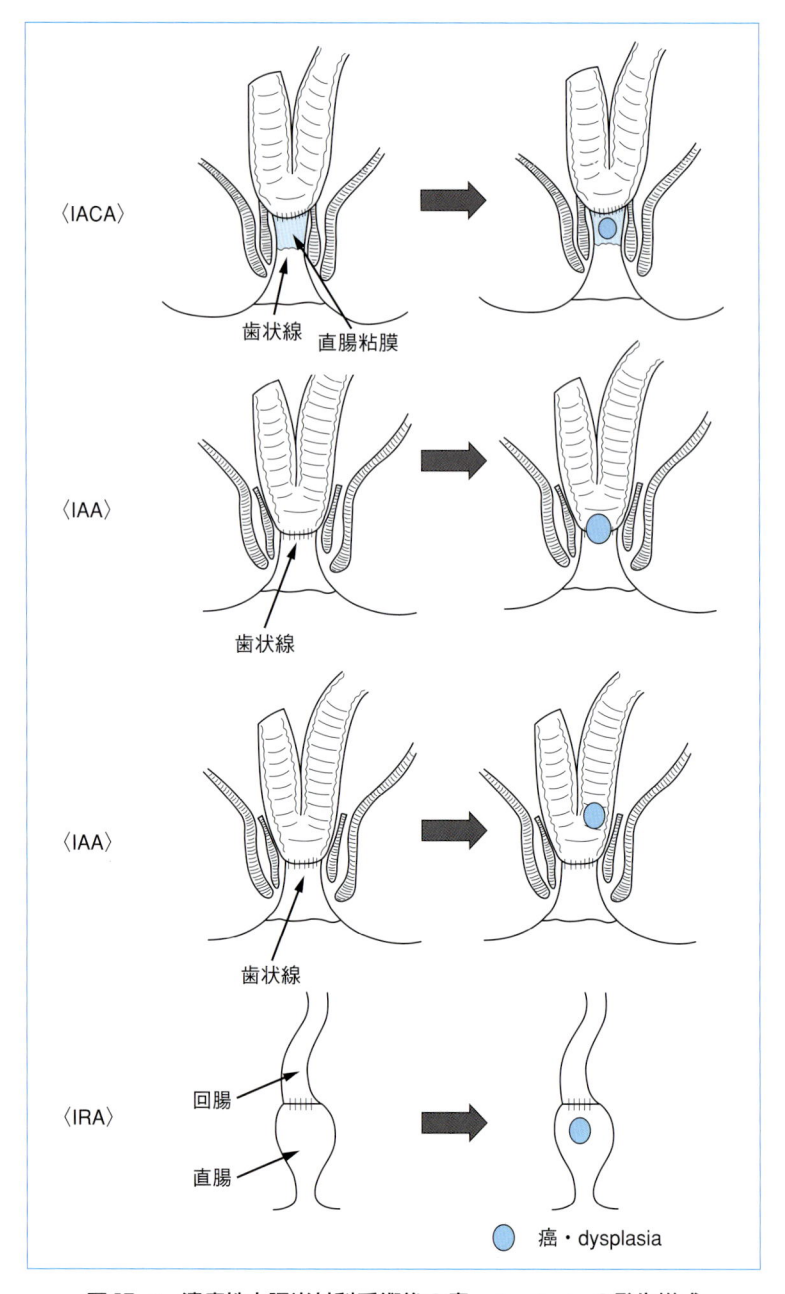

図Ⅵ-8 潰瘍性大腸炎外科手術後の癌・dysplasia の発生様式

2) 大腸全摘術後 pouch における癌・dysplasia 発生の問題

大腸全摘術後の残存直腸粘膜における癌・dysplasia 発生以外に，頻度は少ないが pouch 内の小腸粘膜からの癌・dysplasia の発生例が報告されており，本邦からも，大腸全摘術後の pouch 内の癌の発生例が1例報告されている[29]（表Ⅵ-5）．

3) 直腸温存術後の残存直腸粘膜における癌・dysplasia 発生の問題

IRA 後の残存直腸の癌発生頻度に関してはすでにいくつかの論文で報告されている．累積癌

表 VI-4　大腸全摘術後直腸癌発生例

報告者	報告年度	術式	大腸全摘術が施行されるまでの罹病期間（年）	大腸全摘術後癌，発生までの期間（年）
Stern H[32]	1990	IAA	35	3
Rodriguez-Sanjuan JC[33]	1995	IAA	18	4
Laureti S[34]	2002	IAA	17	3
Negi SS[35]	2003	IAA	−	5
Puthu D[36]	1992	IAA	11	6
Sequens R[37]	1997	IACA	9	1
Rotholtz NA[38]	2001	IACA	6	7
Baratsis S[39]	2002	IACA	24	2
Hyman N[26]	2002	IACA	13	5
Bell SW[40]	2003	IACA	15	12
前浦[27]	2004	IACA	13	7
			平均　16.1	平均　5.0

IAA：大腸全摘・回腸囊肛門吻合術
IACA：大腸全摘・回腸囊肛門管吻合術

表 VI-5　大腸全摘術後 pouch 内癌発生例

報告者	報告年度	術式	大腸全摘術が施行されるまでの罹病期間（年）	大腸全摘術後 pouch 内癌発生までの期間（年）
Vieth M[41]	1998	IAA	20	2
Iwama T[29]	2000	IAA	3	18
Heuschen UA[42]	2001	IAA	23	3
Bentrem DJ[43]	2003	IAA	30	14
Hassan C[44]	2003	IAA	10	2
			平均　17.2	平均　7.2

IAA：大腸全摘・回腸囊肛門吻合術

発生率は Fazio ら[45]によれば，0％（10 年），2％（15 年），5％（20 年），13％（25 年）であり，Johnson ら[46]によれば，0〜6％（10〜20 年），15〜20％（20〜30 年）とされている．

IRA では直腸が温存されるため，発癌の危険性を考慮すると術後も毎年サーベイランスの内視鏡検査を受けていくという条件で IRA は考慮されるべき術式とされている．実際，われわれもサーベイランスにより IRA 後 18 年で残存直腸に dysplasia の発生を認め，手術した結果，早期癌を認めた症例を経験している（図VI-9）．この症例の切除標本では，dysplasia および浸潤癌が認められたが，外科的治癒切除が可能であり，IRA 後のサーベイランスの重要性を示している症例だと考えられる．

3．外科手術後のサーベイランスの問題

このように，頻度は低いが大腸全摘術後にも癌あるいは dysplasia の発生の可能性が示されている．また，IRA 後の癌発生率は大腸全摘術後よりも頻度が高く，定期的なサーベイランスの必要性があると考えられる．一方，IAA ある

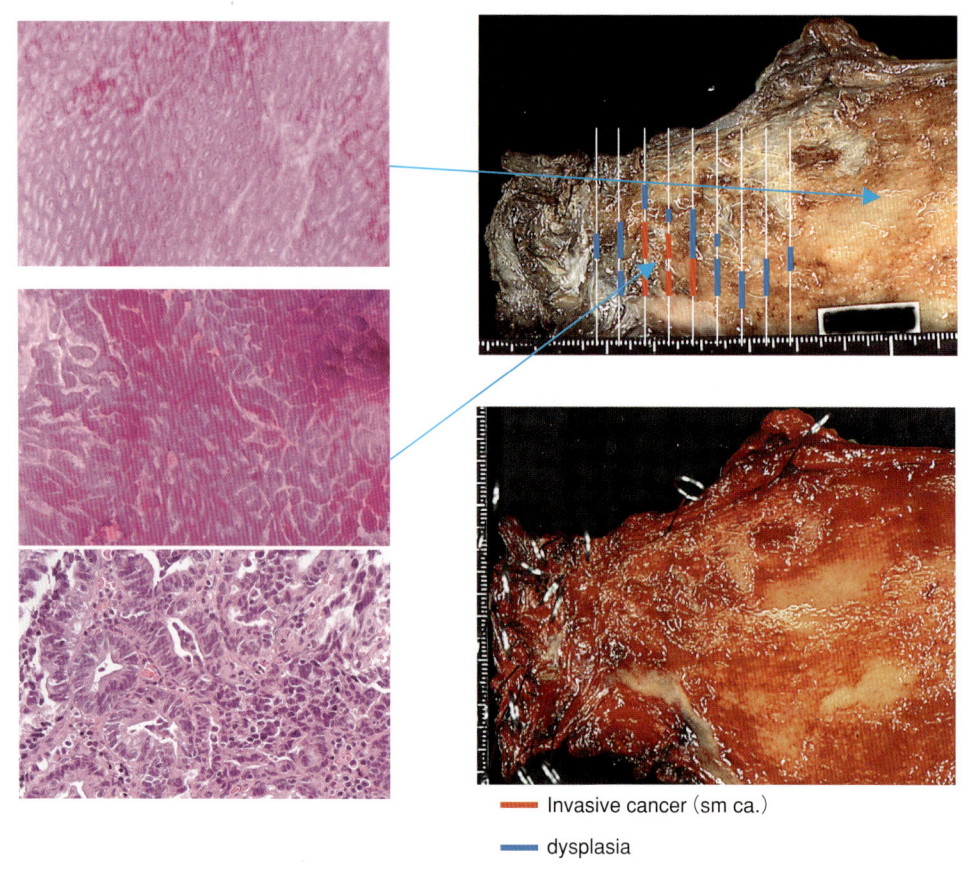

図 Ⅵ-9　サーベイランスにより発見された結腸全摘・回腸直腸吻合術後癌発生例
癌の部位に一致して腫瘍性の pit pattern（Ⅵ型 pit pattern）が認められている．

いは IACA 後のサーベイランスに関しては，その必要性および頻度などにつきコンセンサスが得られていない状況である．しかし，IACA 後でも残存直腸粘膜の状態により，状況によっては IRA 後に準じた経過観察が必要となる場合もあり，症例に応じた対応が必要と考えられる．

おわりに

潰瘍性大腸炎に合併する dysplasia の取り扱いおよび外科治療について述べた．これらはおもに，これまでに発表されている欧米からの報告に基づいたものである．潰瘍性大腸炎に関しては，本邦の解析に比して欧米からは多くの対象症例を検討している報告が多く，よりエビデンスレベルの高いデータを求めるには，欧米からの報告に頼らざるをえない背景がある．しかし，これらはあくまで retrospective な解析に基づいたものであり，大規模な randomized controlled study によるものではない．さらに，昨今の内視鏡診断学の進歩が目覚ましい状況のなか，これまでの報告では最新の精度の内視鏡診断学に基づいて治療方針が決定されているわけではない．内視鏡による各種の消化管病変の診断・治療において本邦がこれまで世界をリードしてきたことを考えると，潰瘍性大腸炎合併の癌・dysplasia の診断および治療においても，最新の技術に基づいた診断・治療体系の検証を行い，これを本邦から欧米に向けて発信する必要がある．

文　献

1) Morson BC, Pang LS : Rectal biopsy as an aid to cancer control in ulcerative colitis. Gut 1967 ; 8 : 423-434
2) Bernstein CN, Shanahan F, Weinstein WM, et al : Are we telling patients the truth about surveillance colonoscopy in ulcerative colitis? Lancet 1994 ; 343 : 71-74
3) Blackstone MO, Riddell RH, Rogers BHG, et al : Dysplasia-associated lesion or mass (DALM) detected by colonoscopy in longstanding ulcerative colitis : An indication for colectomy. Gastroenterology 1981 ; 80 : 366-374
4) Riddell RH, Goldman H, Ransohoff DF, et al : Dysplasia in inflammatory bowel disease : standardized classification with provisional clinical applications. Hum Pathol 1983 ; 14 : 931-968
5) 棟方昭博：潰瘍性大腸炎診断基準改訂案. 厚生省特定疾患難治性炎症性腸管障害調査班（班長：下山　孝）平成9年度研究報告書. 96-99, 1998
6) Winawer S, Fletcher R, Rex D, et al : Colorectal cancer screening and surveillance : clinical guidelines and rationale—Update based on new evidence. Gastroenterology 2003 ; 24 : 544-560
7) Kornbluth A, Sachar DB : Ulcerative colitis practice guidelines in adults. Am J Gastroenterol 1997 ; 92 : 204-211
8) Eaden JA, Mayberry JF : Guidelines for screening and surveillance of asymptomatic colorectal cancer in patients with inflammatory bowel disease. Gut 2002 ; 51 (Suppl 5) : V10-V12
9) Connell WR, Lennard-Jones JE, Williams CB, et al : Factors affecting the outcome of endoscopic surveillance for cancer in ulcerative colitis. Gastroenterology 1994 ; 107 : 934-944
10) Woolrich AJ, DaSilva MD, Korelitz BI : Surveillance in the routine management of ulcerative colitis : the predictive value of low-grade dysplasia. Gastroenterology 1992 ; 103 : 431-438
11) Engelsgjerd M, Farraye FA, Odze RD : Polypectomy may be adequate treatment for adenoma-like dysplastic lesions in chronic ulcerative colitis. Gastroenterology 1999 ; 117 ; 1288-1294
12) Rubin PH, Friedman S, Harpaz N, et al : Colonoscopic polypectomy in chronic colitis : conservative management after endoscopic resection of dysplastic polyps. Gastroenterology 1999 ; 117 : 1295-1300
13) Bernstein CN, Weinstein WM, Levine DS, et al : Physicians' perceptions of dysplasia and approaches to surveillance colonoscopy in ulcerative colitis. Am J Gastroenterol 1995 ; 90 : 2106-2114
14) Eaden JA, Ward BA, Mayberry JF : How gastroenterologists screen for colonic cancer in ulcerative colitis : an analysis of performance. Gastrointest Endosc 2000 ; 51 : 123-128
15) Farrell RJ, Peppercorn MA : Ulcerative colitis. Lancet 2002 ; 359 (9303) : 331-340
16) Lim CH, Dixon MF, Vail A, et al : Ten year follow up of ulcerative colitis patients with and without low grade dysplasia. Gut 2003 ; 52 : 1127-1132
17) Bernstein CN : Ulcerative colitis with low-grade dysplasia. Gastroenterology 2004 ; 127 : 950-956
18) Lindberg B, Persson B, Veress B, et al : Twenty years' colonoscopic surveillance of patients with ulcerative colitis. Detection of dysplastic and malignant transformation. Scand J Gastroenterol 1996 ; 31 : 1195-1204
19) Ullman T, Croog V, Harpaz N, et al : Progression of flat low-grade dysplasia to advanced neoplasia in patients with ulcerative colitis. Gastroenterology 2003 ; 125 : 1311-1319
20) Ullman TA, Loftus EV Jr, Kakar S, et al : The fate of low grade dysplasia in ulcerative colitis. Am J Gastroenterol 2002 ; 97 : 922-927
21) Befrits R, Ljung T, Jaramillo E, et al : Low-grade dysplasia in extensive, long-standing inflammatory bowel disease : a follow-up study. Dis Colon Rectum 2002 ; 45 : 615-620
22) Connell WR, Lennard-Jones JE, Williams CB, et al : Factors affecting the outcome of endoscopic surveillance for cancer in ulcerative colitis. Gastroenterology 1994 ; 107 : 934-944
23) Rubin CE, Haggitt RC, Burmer GC, et al : DNA aneuploidy in colonic biopsies predicts future development of dysplasia in ulcerative colitis. Gastroenterology 1992 ; 103 : 1611-1620
24) 渡邉聡明, 名川弘一：潰瘍性大腸炎に対する外

科手術.消化器外科 2001；24：133-144
25) Fukushima T, Sugita A, Koganei K, et al：The incidence and outcome of pelvic sepsis following handsewn and stapled ileal pouch anal anastomoses. Surgery Today 2000；30：223-227
26) Hyman N：Rectal cancer as a complication of stapled IPAA. Inflamm Bowel Dis 2002；8：43-45
27) 前浦義市，太田博文，上田進久：潰瘍性大腸炎に対する大腸全摘後に発生した直腸癌の1例．日本大腸肛門病学会誌 2004；57：694
28) Heppell J, Weiland LH, Perrault J, et al：Fate of the rectal mucosa after rectal mucosectomy and ileoanal anastomosis. Dis Colon Rectum 1983；26：768-771
29) Iwama T, Kamikawa J, Higuchi T, et al：Development of invasive adenocarcinoma in a long-standing diverted ileal J-pouch for ulcerative colitis：report of a case. Dis Colon Rectum 2000；43：101-104
30) Tsunoda A, Talbot IC, Nicholls RJ：Incidence of dysplasia in the anorectal mucosa in patients having restorative proctocolectomy. Br J Surg 1990；77：506-508
31) O'Riordain MG, Fazio VW, Lavery IC, et al：Incidence and natural history of dysplasia of the anal transitional zone after ileal pouch-anal anastomosis. Dis Colon Rectum 2000；43：1660-1665
32) Stern H, Walfisch S, Mullen B, et al：Cancer in an ileoanal reservoir：a new late complication? Gut 1990；31：473-475
33) Rodriguez-Sanjuan JC, Polavieja MG, Naranjo A, et al：Adenocarcinoma in an ileal pouch for ulcerative colitis. Dis Colon Rectum 1995；38：779-780
34) Laureti S, Ugolini F, D'Errico A, et al：Adenocarcinoma below ileoanal anastomosis for ulcerative colitis：report of a case and review of the literature. Dis Colon Rectum 2002；45：418-421
35) Negi SS, Chaudhary A, Gondal R：Carcinoma of pelvic pouch following restorative proctocolectomy：report of a case and review of the literature. Dig Surg 2003；20：63-65
36) Puthu D, Rajan N, Rao R, et al：Carcinoma of the rectal pouch following restorative proctocolectomy. Report of a case. Dis Colon Rectum 1992；35：257-260
37) Sequens R：Cancer in the anal canal (transitional zone) after restorative proctocolectomy with stapled ileal pouch-anal anastomosis. Int J Colorectal Dis 1997；12：254-255
38) Rotholtz NA, Pikarsky AJ, Singh JJ, et al：Adenocarcinoma arising from along the rectal stump after double-stapled ileorectal J-pouch in a patient with ulcerative colitis：the need to perform a distal anastomosis. Report of a case. Dis Colon Rectum 2001；44：1214-1217
39) Baratsis S, Hadjidimitriou F, Christodoulou M, et al：Adenocarcinoma in the anal canal after ileal pouch-anal anastomosis for ulcerative colitis using a double stapling technique：report of a case. Dis Colon Rectum 2002；45：687-692
40) Bell SW, Parry B, Neill M：Adenocarcinoma in the anal transitional zone after ileal pouch for ulcerative colitis：report of a case. Dis Colon Rectum 2003；46：1134-1137
41) Vieth M, Grunewald M, Niemeyer C, et al：Adenocarcinoma in an ileal pouch after prior proctocolectomy for carcinoma in a patient with ulcerative pancolitis. Virchows Arch 1998；433：281-284
42) Heuschen UA, Heuschen G, Autschbach F, et al：Adenocarcinoma in the ileal pouch：late risk of cancer after restorative proctocolectomy. Int J Colorectal Dis 2001；16：126-130
43) Bentrem DJ, Wang KL, Stryker SJ：Adenocarcinoma in an ileal pouch occurring 14 years after restorative proctocolectomy：report of a case. Dis Colon Rectum 2003；46：544-546
44) Hassan C, Zullo A, Speziale G, et al：Adenocarcinoma of the ileoanal pouch anastomosis：an emerging complication? Int J Colorectal Dis 2003；18：276-278
45) Grundfest SF, Fazio V, Weiss RA, et al：The risk of cancer following colectomy and ileorectal anastomosis for extensive mucosal ulcerative colitis. Ann Surg 1981；193：9-14
46) Johnson WR, Hughes ES, McDermott FT, et al：The outcome of patients with ulcerative colitis managed by subtotal colectomy. Surgery 1986；162：421-425

（渡邉聡明，名川弘一）

VII. colitic cancer サーベイランスと症例の実態

―アンケート結果より―

　本書「colitic cancer―診断と治療の現況」にご執筆頂いた32施設に，郵送にてアンケート調査を依頼し，29施設（91％）から回答を得た．ご多忙にも関わらずご協力いただいた各施設の先生方に紙面を借りて深謝申し上げたい．

　なお，アンケート内容は，【A】施設におけるcolitic cancerサーベイランス方針，UC発症後のdysplasiaとsm以深浸潤癌合併症例数，【B】UC発症後に合併した大腸癌（sm以深癌）症例について，記載を求めた．【A】のみを回答，【B】のみを回答された施設が含まれていること，また，アンケート項目によってはご回答が得られなかった症例もあるため，項目により分析症例数が異なることを，ご了承願いたい．

アンケート協力施設

札幌厚生病院	新潟大学外科
弘前大学医学部第一内科	新潟市民病院
東北大学附属病院	浜松医科大学第二外科
獨協医科大学病院	横山胃腸科病院（愛知県）
東京大学腫瘍外科	藤田保健衛生大学病院消化器内科
東京医科歯科大学腫瘍外科	三重大学病院
慶應義塾大学病院	多田消化器クリニック（京都府）
東京女子医科大学消化器内科	大阪市立大学病院
国立がんセンター中央病院	大阪医科大学第2内科
東邦大学医療センター大橋病院	大阪鉄道病院
横浜市民病院外科	兵庫医科大学病院
昭和大学横浜市北部病院	広島大学病院光学医療診療部
北里大学東病院	福岡大学筑紫病院消化器科
国立病院機構相模原病院	高野病院（熊本県）
	慈愛会今村病院／鹿児島共済会南風病院

調査・解析・文責

「colitic cancer―診断と治療の現況」編集委員会
（担当：五十嵐正広，渡邉　聡明，味岡　洋一）

アンケート内容

【アンケートA】

1. 貴院における colitic cancer・dysplasia サーベイランスの方針について
    1) サーベイランス対象
        ① UC の型・罹患範囲
        ② 病悩期間
        ③ サーベイランスを開始する年齢
    2) サーベイランス間隔
    3) サーベイランス手段

2. 貴院における dysplasia の取扱い方針について
    1) 腺腫と dysplasia（DALM）の鑑別をどのように行っているか
    2) 取扱い方針について
        ① HGD（high-grade dysplasia）
        ② LGD（low-grade dysplasia）平坦型
        ③ LGD（low-grade dysplasia）隆起型

3. 貴院における UC 発症後の dysplasia と sm 以深浸潤癌合併症例数
    1) UC 観察症例数
    2) dysplasia（m 癌も含む）合併症例数
    3) 大腸癌（sm 以深癌）合併症例数

【アンケートB】

4. 3-3) の大腸癌（sm 以深癌）合併症例について，下記の点をご記載ください
    01) 癌発見時の年齢・性
    02) 癌発見時の UC 経過年数
    03) UC の病変の拡がりによる病型分類
    04) UC の臨床経過による分類
    05) UC に対する手術歴
    06) 発見の契機
    07) 主病変に対する発見の方法
    08) 癌に対する治療・術式
    09) 部位，深達度，組織型，肉眼分類，大きさ，dysplasia の併存の有無
    （注：m 癌は dysplasia とする．粘膜内癌部を併存する sm 以深浸潤癌は，dysplasia 併存例として記載）

1　サーベイランスの実態

アンケート【A】より

1．サーベイランス対象（図Ⅶ-1a）

UC の病型別の各施設における対象例では，27 施設中直腸炎型を除いて左側および全大腸炎型を対象としている施設が 16 施設（59％）ともっとも多い．病型による区別をしていない 9 施設（33％）では直腸炎型も対象としていると推察される．サーベイランスに関して，これまでの報告では直腸炎型のリスクはないといわれている[1]．したがって，UC 高齢者で sporadic な癌のサーベイランスを目的とする場合には意義があると思われるが，リスクの低い症例に検査を行うことは避けるべきであろう．一方，2 施設では全大腸炎型のみをサーベイランス対象としているが，左側大腸炎型にも colitic cancer や dysplasia の報告[2]があるので注意すべきである．

2．病悩期間（図Ⅶ-1b）

サーベイランスをいつから始めるかは意見の分かれるところである．欧米では，colitic cancer のサーベイランスは，10 年以上経過後に癌の発生頻度が高くなるとの見解から，経過 10 年以

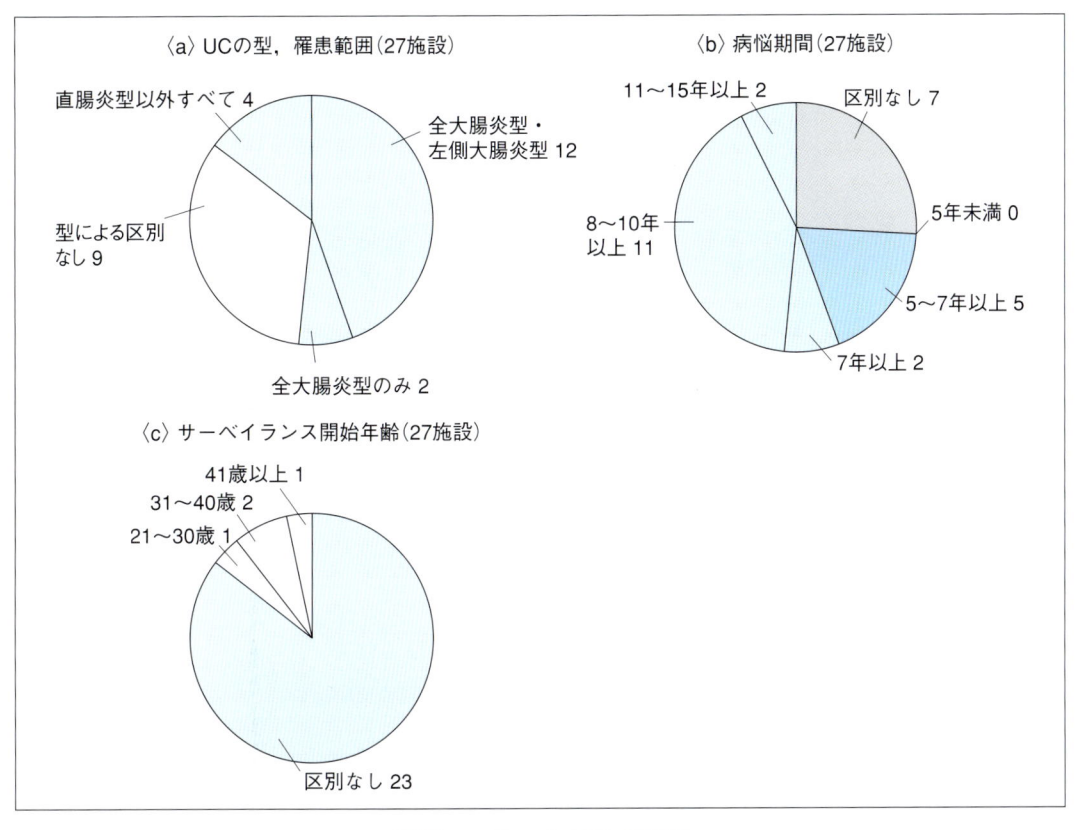

⟨a⟩ UCの型，罹患範囲（27施設）
- 直腸炎型以外すべて 4
- 全大腸炎型・左側大腸炎型 12
- 型による区別なし 9
- 全大腸炎型のみ 2

⟨b⟩ 病悩期間（27施設）
- 11〜15年以上 2
- 区別なし 7
- 5年未満 0
- 5〜7年以上 5
- 7年以上 2
- 8〜10年以上 11

⟨c⟩ サーベイランス開始年齢（27施設）
- 41歳以上 1
- 31〜40歳 2
- 21〜30歳 1
- 区別なし 23

図Ⅶ-1　サーベイランス対象

上とする報告が多い[3]．日本では，罹病期間10年以下の例に発癌の報告があることや，安全域を考慮し7年以上とする施設が多い．アンケートによっても7年以上とする施設が15（56％）である．しかし，5年経過例を対象としているところも5施設（19％）ある．これは，dysplasiaが比較的早期に出現しているとする報告[4]もあることや，UCの正確な発症時期不明な症例があることなどが考慮されているものと推測される．病悩期間をとくに設けないでサーベイランスを行っているところが7施設（26％）あるが，UCを癌のhigh risk群と考えてのことと推測されるが不必要な検査は避けるべきである．

3．サーベイランス開始年齢（図Ⅶ-1c）

サーベイランスを開始する年齢を決めている施設は4施設と少ない．これはUCの発癌のリスクが年齢より罹病年数が重視されている結果と推測される．したがって，各施設とも発症年齢より罹病年数を優先してサーベイランス対象を決めているものと考えられる．

4．サーベイランス間隔（図Ⅶ-2）

サーベイランス間隔は，dysplasiaの有無によって期間が異なるので，条件をもう少しわかりやすくしてアンケートすべきだったと反省される質問内容であった．その後の項目でdysplasiaのgrade別の経過観察の質問があるので，ここでは対象によって異なると答えていただいた施設を除き，dysplasiaがわかっていない群のサーベイランスとして答えていただいたと解釈して解析した．半年から1年が12施設，1〜2年が8施設である．dysplasiaのない群に対する検査間隔としては，頻回に検査が行われている

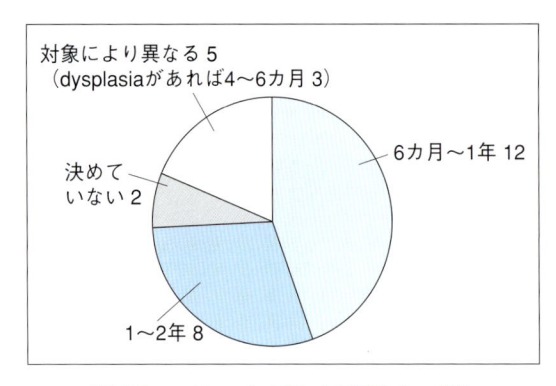

図Ⅶ-2 サーベイランス間隔（27例）

表Ⅶ-1 サーベイランス手段（複数回答あり）

ターゲットバイオプシー	19
ステップバイオプシー	1
ターゲット＋ステップバイオプシー	5
回答なし	1
通常内視鏡	24
拡大内視鏡	17
色素内視鏡	19
NBI	1

表Ⅶ-2 腺腫とdysplasia（DALM）の鑑別法（複数回答あり）

通常内視鏡	22
拡大内視鏡	19
色素内視鏡	21
NBIなど	2
通常の病理診断	20
免疫染色を含む病理診断	17
特に決めていない	1

と思われる．リスクに応じた効率的なサーベイランス間隔の論議が今後必要である．

5．サーベイランス法と手段（表Ⅶ-1）

欧米では，サーベイランス法としては，ステップバイオプシーが一般的である．本邦では19施設（73％）がターゲットバイオプシーでサーベイランスが行われている．ステップバイオプシーのみと答えた施設は1施設のみである．そのほかの施設では，S状結腸から口側の結腸はターゲットバイオプシーとし，直腸はステップバイオプシーを行っている施設やなんらかの病変があるところでは，ターゲットバイオプシーとし，内視鏡的に異常を指摘できないところではステップバイオプシーを追加している施設がある．両者の利点と欠点をカバーする方法ともいえるが，ターゲットバイオプシーの前向き試験において，ターゲットバイオプシーがこれまで行われていたステップバイオプシーとdysplasiaの発見率に差がないとの報告[5]もあり，患者に負担の少ない合理的な方法を選択すべきであろう．

サーベイランス手段としては，通常検査に加えて拡大や色素内視鏡を併用している施設がほとんどであり日本におけるサーベイランス手段の特徴が表れたアンケート結果といえる．

6．腺腫とdysplasiaの鑑別法（表Ⅶ-2）

腺腫とdysplasiaの鑑別法としては，通常観察のほか拡大，色素を併用して行われている．しかし，隆起型では，有茎性や亜有茎性の場合は腺腫と診断できるが，無茎性病変では内視鏡所見のみでの診断は困難なことが多い．また，病理診断を加えてもDALM（dysplasia associated lesion or mass）かどうかの診断は病理医によっても見解が異なることが多く，診断に苦慮しているのが実状である．dysplasia診断の補助手段として免疫染色（とくにp53染色など）が用いられている[6]．アンケートにおいても17施設（63％）では鑑別法に取り入れている．しかし，p53染色が陰性であってもあるいは陽性であっても確定診断に至らない場合もあり，両者の鑑別診断基準の確立が待たれる．

7．HGDの取り扱い（図Ⅶ-3a）

dysplasiaの診断がなされた場合の臨床的な取り扱いとしては，24施設（89％）の大多数の施設では手術が行われている．また，2施設で

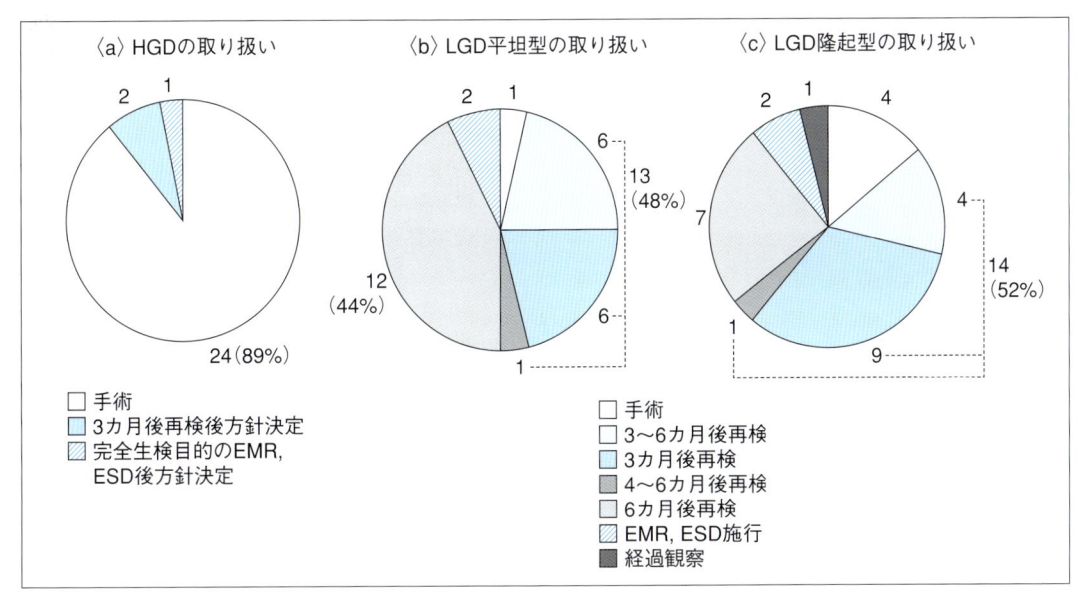

図 Ⅶ-3　dysplasia の取り扱い方針

は3カ月後の経過観察が行われているが同様の所見であった場合には手術が考慮されているものと思われる．HGD は，前癌病変としての意義と癌の high risk マーカーとしての意義が指摘されている[7]．一方，絶対的な発癌のマーカーではないとの考え[8]もあり，HGD 例の手術適応については，今後更なる論議が必要である．また，診断の正確性を期すため，生検所見ではなく，EMR，ESD を施行し，治療方針を決めている施設があるが，選択肢の一つである．

8．LGD 平坦型の取り扱い（図Ⅶ-3b）

LGD は，再現性が乏しく，経過中消失してしまうことも経験されるが，癌や HGD の発見につながる場合もある．したがって，LGD が発見された場合には経過観察を行うことは，一致した意見と考えられる．アンケートでは，LGD の平坦型で手術を行っているのは1施設のみであった．他は経過観察が行われている．12施設（44%）では6カ月後の経過観察が行われているが，13施設（48%）では6カ月以下の短期間での再検が行われている．さらに2施設では EMR，ESD を施行し，その結果をもとに経過観察が行われている．平坦型 LGD は，隆起型の LGD に比べ経過観察間隔を長くしている施設が多い．しかし，鈴木ら[2]の本邦報告例の解析では，平坦型 LGD に予後不良な遠隔転移例が多く発生しているとの報告がある．これまでの報告では，隆起型の DALM は，平坦型の dysplasia に比べ癌の合併率が高く浸潤癌が多い[9]との認識とは異なる結果である．アンケートでは，隆起型の LGD では平坦型より短期間で経過観察している施設が多いのは，これまでの見解に基づく結果といえる．今後の検討課題の一つである．

9．LGD 隆起型の取り扱い（図Ⅶ-3c）

隆起型の場合は，手術を選択されているのが4施設．さらに経過観察においても6カ月以内の短期間での経過観察を行っているのが14施設（52%）と平坦型に比べ慎重な施設が多い．

10．dysplasia と sm 以深癌の頻度（表Ⅶ-3）

今回のアンケート調査では，UC の観察症例

表Ⅶ-3　dysplasia，sm以深癌の頻度

観察症例数	dysplasia発見数	sm以深癌数
8,453	229 (2.7%)	160 (1.9%)

は8,453例中dyplasiaが229例，sm以深癌160例と多数の症例が蓄積された．サーベイランス検索対象症例に対する頻度は，dysplasiaが2.7%，癌は1.9%であった．この頻度は，罹病期間などの要因を無視した包括的な頻度であるが，対象症例の確実な信頼できる数値といえる．

今回のアンケート調査ではdysplasiaの累積発見率やdysplasiaの長期経過の推移や予後などの調査は困難であったが，不足な点については，各テーマで記載された内容を参照され日常診療に役立てていただきたい．

文　献

1) Matheny R, et al：The incidence of colon carcinoma complicating ulcerative colitis. Surg. Clin North Am　1986；66：801-806
2) 鈴木公孝，他：Colitic Cancerの疫学―内外報告の比較．消化器内視鏡　2004；16：1135-1141
3) Eaden JA, et al：The risk of colorectal cancer in ulcerative colitis；a meta-analysis. Gut 2001；48：526-535
4) 五十嵐正広，他：潰瘍性大腸炎に伴うdysplasia・colitic cancerの内視鏡診断に関する検討．胃と腸　2002；37：925-935
5) 松本誉之：潰瘍性大腸炎長期経過例のサーベイランスシステムの確立．狙撃生検を中心としたサーベイランスシステム確立とアトラス作成．難治性炎症性腸管障害に関する調査研究平成16年度研究報告書．pp62-63
6) Odze RD：Adenomas and adenoma-like DALM in chronic ulcerative colitis, a clinical, pathological, and molecular review. Am J Gastroenterol 1999；94：1746-1750
7) Riddell RH, et al：Dysplasia in inflammatory bowel disease：standardized classification with provisional clinical applications. Hum Pathol 1983；14：931-968
8) 岩男　泰，他：潰瘍性大腸炎のサーベイランスとcolitic cancer・dysplasiaの内視鏡診断．消化器内視鏡　2004；16：1181-1188
9) Blackstone MO, et al：Dysplasia associated lesion or mass (DALM) detected by colonoscopy in longstanding ulcerative colitis；an indication for colectomy. Gastroenterology 1981；80：366-374

（五十嵐正広）

2　症例の実態

アンケート【B】より

Ⅰ　臨　床

1．癌発見時の年齢・性（図Ⅶ-4）

癌発見時の年齢は20歳代から71歳以上と広範囲に分布しているが，もっとも頻度が高かったのは41～50歳で，全体の21.8%（42例）を占めている．また，平均年齢は48.7歳であり，27例（14.0%）は21～30歳で癌の発生を認めたことなどから，潰瘍性大腸炎合併癌が一般大腸癌よりも若年で発症する特徴が明らかとなっている．男女比は男性103例（55.7%），女性82例（44.3%）と性差は認められなかった．

2．癌発見時のUC経過年数（図Ⅶ-5）

UC発症後1年未満で癌が発見された症例か

〈a〉癌発見時年齢

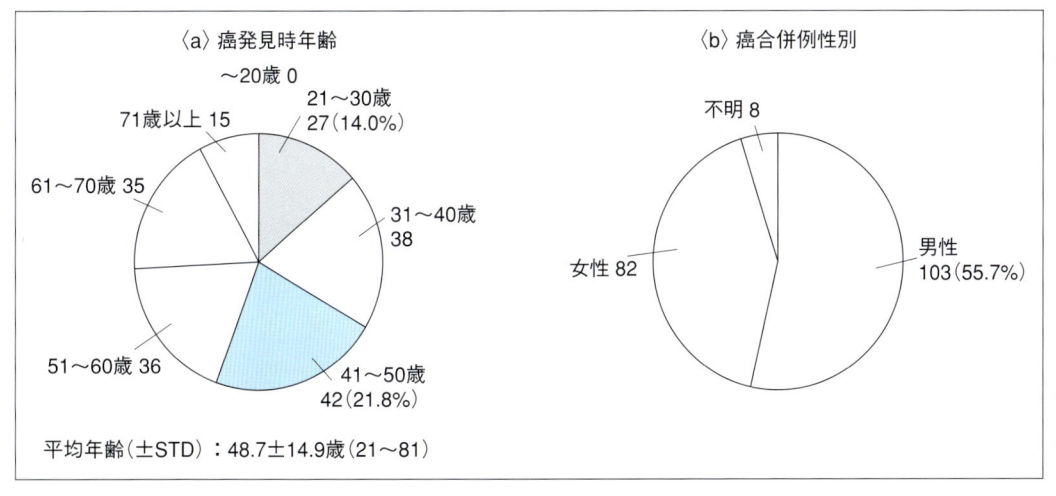

～20歳 0
21～30歳 27(14.0%)
31～40歳 38
41～50歳 42(21.8%)
51～60歳 36
61～70歳 35
71歳以上 15

平均年齢(±STD)：48.7±14.9歳(21～81)

〈b〉癌合併例性別

不明 8
女性 82
男性 103(55.7%)

図 Ⅶ-4　癌発見時の年齢・性（193例）

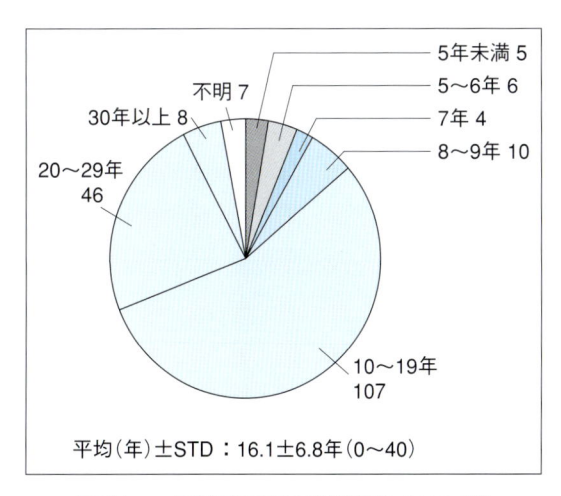

5年未満 5
5～6年 6
7年 4
8～9年 10
10～19年 107
20～29年 46
30年以上 8
不明 7

平均(年)±STD：16.1±6.8年(0～40)

図 Ⅶ-5　癌発見までの病悩期間（193例）

ら，UC発症後40年で癌を認めた症例まで存在し，癌発見までの平均期間は16.1年であった．UC発症後5年未満で癌が発見された症例は5例で，これらの症例で癌発見までの期間は，1例が1年未満，1例が1年，3例が4年であった．現在サーベイランスの開始時期は，UC発症後7年，8年，あるいは10年としている施設が多いが，10年で開始したとすると今回の解析症例の中の25例（13.0%），8年とすると15例（7.8%），7年とすると11例（5.7%）が対象外となる．すなわち，サーベイランスにより癌の発見ができたと仮定すると，7年で開始した場合，今回解析した94.3%の症例が，10年で開始したとすると87.0%の症例の拾い上げが可能ということになる．

3．UCの病変の拡がりによる病型分類（図Ⅶ-6）

全大腸炎型が全体の77.7%を占めており，UC合併癌の多くが全大腸炎型に認められることが確認された．しかし，一方，左側大腸炎型が20.2%占めたことは，UC合併癌の5人に1人は左側大腸炎型であることから，左側大腸炎型に対するサーベイランスの重要性を示している結果であった．また，今回の解析症例の中では，直腸炎型の症例は存在しなかった．

4．UCの臨床経過による分類（図Ⅶ-7）

再燃緩解型がもっとも多く全体の67.9%を占めていた．慢性持続型は22.8%を占めていた．

5．UCに対する手術歴（図Ⅶ-8）

全体の6.7%の症例（13例）がUCに対する手術を施行された後に，残存腸管に癌の発生を認めていた．術式としてもっとも多かったのは

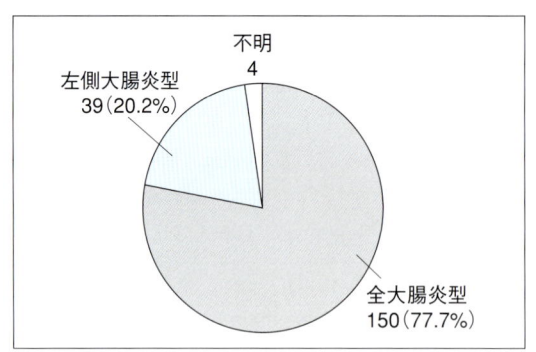

図VII-6　癌合併例のUCの型，罹患範囲（193例）

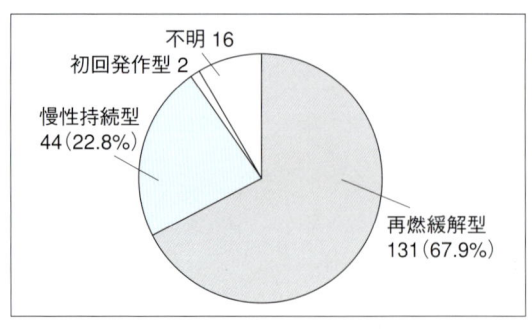

図VII-7　癌合併例の臨床経過分類（193例）

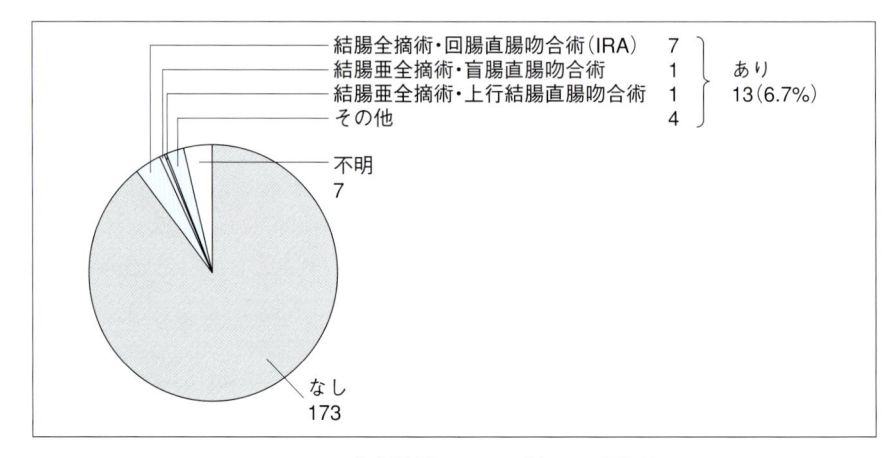

図VII-8　癌合併例のUCに対する手術歴

結腸全摘・回腸直腸吻合術（IRA）（7例）であった．部位に関しては，詳細な解析が可能であった症例では全例直腸癌の発生が認められていた．結腸全摘・回腸直腸吻合術（IRA）後に癌が発見されるまでの平均期間は14.3年（7〜28年）であった．これらの結果から，直腸を温存されている症例では，手術後長期にわたり癌発生のリスクを考慮する必要性が示唆された．

6．発見の契機（図VII-9）

アンケートの調査項目としては，発見の契機を，①症状，②UCに対する検査で偶然発見，③サーベイランス内視鏡，として回答を頂いた．しかし，①の症状に関しては，腸閉塞や腫瘍触知といった癌病変による直接的なものから下痢，下血といった潰瘍性大腸炎自体に関係する症状も含まれていた．下痢，下血といった症状があり検査を行った場合，②のUCに対する検査で偶然発見された場合，と必ずしも判別が困難であるため，今回の集計では①と②を併せて解析を行った．その結果，サーベイランスにより発見されたのは全体の39.4％であった．また，サーベイランスで発見された症例のうち，dysplasia発見の経緯があったのは25例（32.9％）であった．

7．主病変に対する発見の方法（表VII-4, 5）

内視鏡検査方法に関しては，癌発見の契機に関わらず，通常内視鏡のみで発見された病変がもっとも多かった．サーベイランスで発見された症例の中では，半数が通常内視鏡のみで発見されていた．また，サーベイランスで発見され

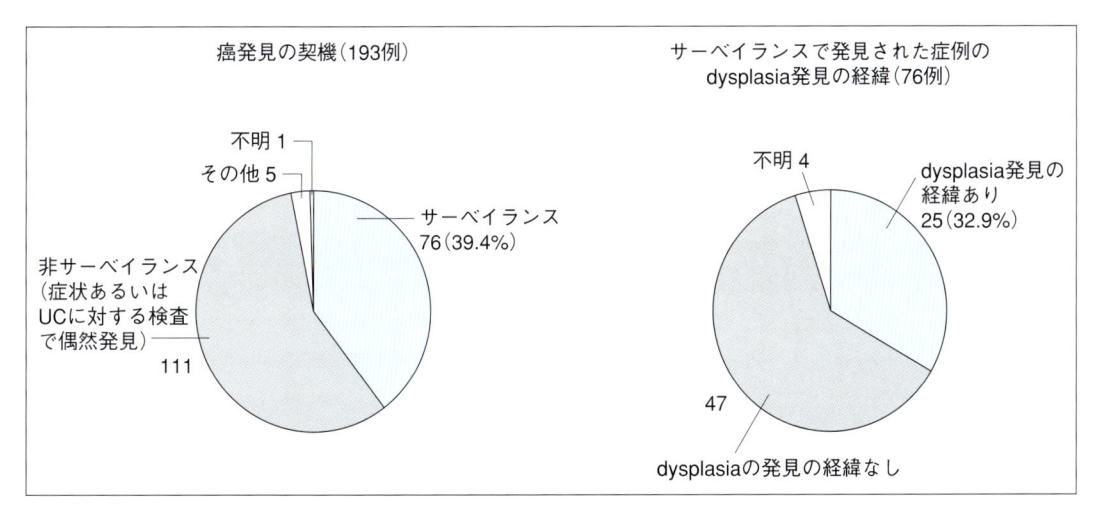

図 Ⅶ-9　発見の契機

表 Ⅶ-4　癌発見の方法

	サーベイランスで発見された症例	症状・UCに対する検査で偶然発見された症例	全体
通常内視鏡	38 (50.0%)	81 (69.2%)	119 (61.7%)
通常・色素内視鏡	15 (19.7%)	9 (7.7%)	24 (12.4%)
通常・色素・拡大内視鏡	17 (22.4%)	4 (3.4%)	21 (10.9%)
その他	2 (2.6%)	9	11
不明	4 (5.3%)	14	18
Total	76	117	193

表 Ⅶ-5　癌発見の方法（生検方法）

	サーベイランスで発見された症例	症状・UCに対する検査で偶然発見された症例	全体
ターゲットバイオプシー	33	29	62
ステップバイオプシー	4	1	5
不明	39	87	126
Total	76	117	193

た症例の中では，42.1％に色素内視鏡が，22.4％に拡大内視鏡が使用されていた．一方，症状，あるいはUCに対する検査で発見された症例の中では，色素内視鏡は11.1％，拡大内視鏡は3.4％に使用されているのみであった．また，生検の採取方法に関しては，不明例が多く解析症例数が少なかったが，多くの症例がターゲットバイオプシーにて発見されていた．

8．癌に対する治療（手術術式）（図Ⅶ-10）

大腸全摘術は全体の約3分の2の症例，123例（63.7％）に施行されていた．大腸全摘術の

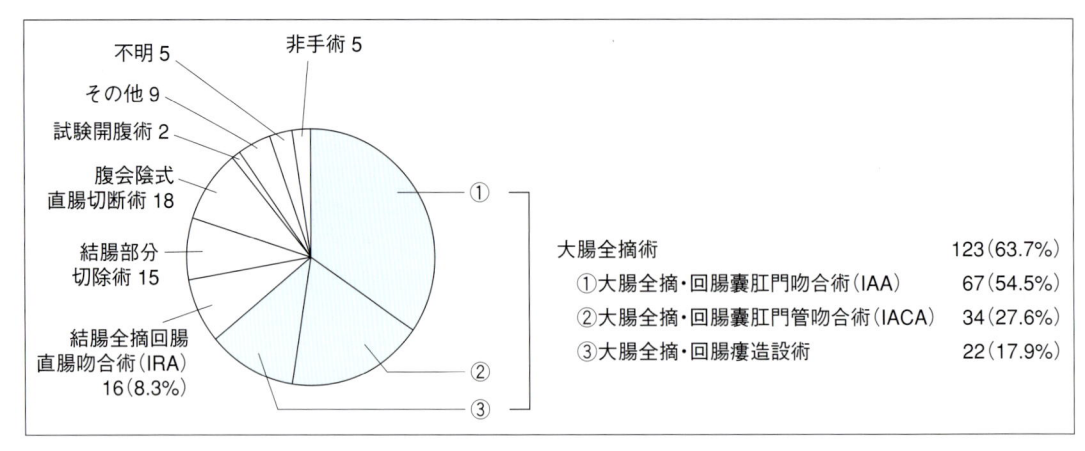

図 VII-10　癌合併例に対する手術術式（193例）

大腸全摘術　　　　　　　　　　　　　　　　123（63.7%）
①大腸全摘・回腸嚢肛門吻合術（IAA）　　　67（54.5%）
②大腸全摘・回腸嚢肛門管吻合術（IACA）　 34（27.6%）
③大腸全摘・回腸瘻造設術　　　　　　　　 22（17.9%）

なかでは，大腸全摘・回腸嚢肛門吻合術（IAA）が54.5%ともっとも多く，全体の82.1%に肛門温存術が施行されていたが，一方，17.9%の症例に対しては永久人工肛門を伴った大腸全摘・回腸瘻造設術が施行されていた．

（渡邉聡明）

II 病 理

潰瘍性大腸炎に発生する粘膜内腫瘍の病理組織診断基準や terminology は，各施設の病理医によって必ずしも同一ではないと思われる．したがって本アンケートでは，sm 以深に浸潤した癌のみを「癌」とし，「粘膜内癌」と診断されたものは dysplasia としてご回答頂いた．

1．癌の発生部位（表VII-6）

全大腸炎型 UC では，（sm 以深）癌の発生部位は肛門管（P）から虫垂（V）までの全域に及んでいたが，左側結腸と直腸（P, R, S, D）が76.1%（121/159）を占め，半数以上（52.2%，83/159）が直腸発生であった．また，左側大腸炎型では70.3%（26/37）が直腸発生であった．UC に合併する大腸癌は右側発生が多いといわれてきたが，それは一般の大腸癌との比較であり，絶対数からみればその好発部位は（一般の大腸と同様に），左側大腸，とくに直腸であった．

2．癌の深達度（表VII-7）

sm 癌が51例（25.5%），mp 癌が30例（15.0%），ss/a1 癌が57例（28.5%），se/a2 癌が38例（19.0%），si/ai 癌が8例（4.0%），深

表 VII-6　UC の病型別にみた sm 以深浸潤癌の発生部位（182症例200病変）

発生部位	UC の病型		
	全大腸炎型	左側大腸炎型	不明
P	1（0.6%）	0	
R	83（52.2%）	26（70.3%）	3
S	27（17.0%）	10（27.0%）	
D	10（6.3%）	1（2.7%）	
T	20（12.6%）	—	
A	11（6.9%）	—	
C	5（3.1%）	—	
V	1（0.6%）	—	
不明	1（0.6%）	—	1
Total	159（100%）	37（100%）	4

表 VII-7　sm 以深浸潤癌の深達度と発見の契機

		サーベイランス内視鏡	その他
sm	51	26（51.0%）	25（49.0%）
mp	30	14（46.7%）	16（53.3%）
ss/a1 以深	103	30（29.1%）	73（70.9%）

表 Ⅶ-8　sm 以深浸潤癌の深達度と主組織型

主組織型	深達度				Total
	sm	mp	ss/a1 以深	不明	
高分化腺癌	34（66.7%）	17（56.7%）	32（31.1%）	2（12.5%）	85（42.5%）
中分化腺癌	11（21.6%）	8（26.7%）	26（25.2%）	1（6.3%）	46（23.0%）
低分化腺癌	2（3.9%）	2（6.7%）	15（14.6%）	3（18.8%）	22（11.0%）
印環細胞癌	1（2.0%）	0	6（5.8%）	0	7（3.5%）
粘液癌	1（2.0%）	3（10.0%）	21（20.4%）	3（18.8%）	28（14.0%）
その他	0	0	1（1.0%）	2（12.5%）	3（1.5%）
不明	2（3.9%）	0	2（1.9%）	5（31.3%）	9（4.5%）
Total	51（100%）	30（100%）	103（100%）	16（100%）	200（100%）

その他：腺癌とのみ記載（1），未分化型（1），絨毛腫瘍（1）

達度の記載のないものが 16 例（8.0%）であった．癌発見の契機をみると，比較的良好な予後が期待できる sm 癌と mp 癌では，その半数（51.0% と 46.7%）がサーベイランス内視鏡で発見されていた．このことは，colitic cancer 早期発見におけるサーベイランスの有用性を示しているものと考えられる．

3．癌の組織型（表Ⅶ-8）

癌全体では分化型腺癌（高分化と中分化）が 65.5%（131 例），低分化腺癌が 11.0%（22 例），印環細胞癌が 3.5%（7 例），粘液癌が 14%（28 例）であり，一般大腸癌に比べ後三者の占める割合が高かった．しかし深達度別に分化型腺癌と後三者の割合を比較すると，sm 癌と mp 癌で 88.3% と 83.4% vs. 7.9% と 16.7%，ss/a1 以深癌で 56.3% vs. 40.8% であり，低分化腺癌，印環細胞癌，粘液癌は，癌の進展に伴い分化型腺癌が脱分化をきたしたもの（粘液癌に関しては，産生粘液の排泄障害の因子も関与している可能性がある）である可能性が示唆される．

4．癌の肉眼型（表Ⅶ-9）

進行癌のみを対象として，その肉眼型を集計した．mp 癌では 1 型，2 型の限局型が 63.4% を占め，浸潤型は 3.3%（4 型の 1 例）であった

表 Ⅶ-9　進行癌の肉眼型

肉眼型	mp	ss/a1 以深	Total
1 型	14（46.7%）	10（9.7%）	24（18.0%）
2 型	5（16.7%）	20（19.4%）	25（18.8%）
3 型	0	17（16.5%）	17（12.8%）
4 型	1（3.3%）	26（25.2%）	27（20.3%）
5 型	10（33.3%）	25（24.3%）	35（26.3%）
不明	0	5（4.9%）	5（3.8%）
Total	30（100%）	103（100%）	133（100%）

進行癌で深達度不明例は除いた
早期癌類似型として記載されたものは 5 型に含めた

が，ss/a1 以深癌では限局型は 29.1% で，3 型，4 型の浸潤型が 41.7% を占めていた．このことは，上述した mp 癌と ss/a1 以深癌の組織型の違いを反映していると考えられる．しかし両者ともに共通して，5 型の占める割合が一般の大腸癌に比べ高く（それぞれ 33.3% と 24.3%），それらの肉眼形態の類型化が，今後は必要と考えられた．

5．癌の大きさ（表Ⅶ-10）

sm 癌では 30 mm 未満が 82.4%，mp 癌では 50 mm 未満が 80% を占めていた．一方，ss/a1 以深癌は，80 mm 以上の大きさが最頻であったが（24.3%），どの大きさにも比較的均一に分

表 VII-10　sm 以深浸潤癌の深達度と大きさ

大きさ mm	深達度				Total
	sm	mp	ss/a1 以深	不明	
0〜10 未満	5　(9.8%)	1　(3.3%)	1　(1.0%)	0	7　(3.5%)
10〜20	24　(47.1%)	6　(20.0%)	8　(7.8%)	1　(6.3%)	39　(19.5%)
20〜30	13　(25.5%)	5　(16.7%)	11　(10.7%)	1　(6.3%)	30　(15.0%)
30〜40	3　(5.9%)	8　(26.7%)	11　(10.7%)	3　(18.8%)	25　(12.5%)
40〜50	0	4　(13.3%)	17　(16.5%)	1　(6.3%)	22　(11.0%)
50〜60	2　(3.9%)	2　(6.7%)	12　(11.7%)	1　(6.3%)	17　(8.5%)
60〜70	1　(2.0%)	0	6　(5.8%)	1　(6.3%)	8　(4.0%)
70〜80	1　(2.0%)	1　(3.3%)	3　(2.9%)	0	5　(2.5%)
80〜	1　(2.0%)	1　(3.3%)	25　(24.3%)	2　(12.5%)	29　(14.5%)
不明	1　(2.0%)	2　(6.7%)	9　(8.7%)	6　(37.5%)	18　(9.0%)
Total	51　(100%)	30　(100%)	103　(100%)	16　(100%)	200　(100%)

表 VII-11　多発癌の発生部位

同一区画	4　(26.7%)
異なる区画	10　(66.6%)
同一区画と異なる区画	1　(6.7%)
	15

区画：P, R, S, D, T, A, C, V
二重癌が 14 例，五重癌が 1 例

表 VII-12　sm 以深浸潤癌に連続する dysplasia の有無

なし	91　(45.5%)
あり	72　(36.0%)
不明	37　(18.5%)
	200

不明：不明，または存在するが連続性の記載なし

表 VII-13　sm 以深浸潤癌とは別部位に存在する dysplasia の有無

なし	124　(62.0%)
あり	39　(19.5%)
同一区画*	19　(9.5%)
異なる区画*	26　(13.0%)
不明	37　(18.5%)
Total	200

区画：P, R, S, D, T, A, C, V
*：重複例あり

布していた．本アンケートでは「sm 以深浸潤癌」のみを「癌」としてご回答を頂いている．したがって dysplasia を随伴する「癌」でも，dysplasia 部分は大きさのなかには含まれていないはずである．しかし dysplasia を随伴する癌では sm 浸潤巣が dysplasia 内に多発して存在する場合もあり，そうした病変の大きさの測定方法（dysplasia 部分も含めるかどうか）については，施設により必ずしも一定していない可能性がある．

6．多発癌（表VII-11）

182 症例中 15 症例（8.2%）が多発癌症例で，二重癌が 14 例，五重癌が 1 例であった．P, R, S, D, T, A, C, V をそれぞれ一区画として多発癌の発生部位をみると，同一区画内が 4 症例（26.7%），異なる区画が 10 症例（66.6%），同一区画と異なる区画が 1 症例（6.7%）であった．このことから，UC に癌を発見した場合には，他部位にも癌が合併している可能性を念頭に置く必要があることを示している．

7. dysplasia の併存（表Ⅶ-12, 13）

　dysplasia の併存を，sm 以深浸潤癌と連続するものと，癌とは別部位に存在したものとに分け，さらに後者についてはそれが癌と同一区画か異なる区画かについてご回答頂いた．癌の 36.0%（72/200）はそれと連続して dysplasia が存在していた．また癌の 19.5%（39/200）では別部位に dysplasia が存在し，13.0%（26/200）で dysplasia は癌の発生部位とは異なる区画に存在していた．このことは，癌が発生した UC は，その区画以外でも腫瘍発生のハイリスク状態になっていることを示しているといえる．

（味岡洋一）

コラム　大腸腫瘍の pit pattern 分類（工藤・鶴田分類）

　炎症や再生を繰り返している粘膜模様の中から腫瘍性病変を拾い上げるためには，潰瘍性大腸炎の治癒過程の pit pattern 構造を理解することが重要であるが，その前に，大腸腫瘍自体の pit pattern 分類（工藤・鶴田分類：図）を理解しなくてはならない．ただし，この分類は，「腺腫・分化型癌」を対象とした分類であり，未分化型癌に関しては，症例の集積による今後の検討が必要である．工藤・鶴田分類における各 pit の定義は，以下のごとくである．

■Ⅰ型：正常腺管の開口部を示し，pit pattern を理解するうえでもっとも基本的な構造である．

■Ⅱ型：Ⅱ型はⅠ型よりもやや大きめの星芒状 pit であり，通常過形成腺管の pit pattern である．

　Ⅲ～Ⅳ型は腫瘍性の管状 pit で，その性状により以下のごとく細分類される．基本的には，腺腫性病変の pit pattern である．

■ⅢL 型：正常 pit（Ⅰ型）よりも大きい pit で，ポリープに高頻度に見られる．「L」は，Ⅰ型 pit より大きいという larger の頭文字「L」である．

■ⅢS 型：正常 pit（Ⅰ型）よりも小さい pit で，表面陥凹型腫瘍に高頻度に見られる．「S」は，Ⅰ型 pit より小さいという smaller の頭文字「S」である．

■Ⅳ型：Ⅲ型と比べて，長い脳回状の pit であり，絨毛～乳頭状腺管構造を表している．

　Ⅴ型は，種々の程度の不整な pit pattern でおもに癌の pit pattern であるが，以下のⅤI型とⅤN型に細分類される．

■ⅤI 型：「I」は irregular の頭文字「I」であり，Ⅲ～Ⅳ型 pit 構造が不整・大小不同・配列の乱れなどの irregularity を呈したもので，主として粘膜内癌～sm 癌の指標である．

■ⅤN 型：「N」は non-structure の頭文字「N」であり，無構造を呈する所見（腺管・被蓋上皮の破壊，間質の desmoplastic reaction の露呈に基づく変化）が出現したもので，sm 多量浸潤癌の指標である．

（田中信治）

Ⅰ	◯	Round pit（normal pit）
Ⅱ	✦	Asteroid pit
ⅢS	∴	Tubular or round pit that is smaller than the normal pit（Type Ⅰ）
ⅢL	◌	Tubular or round pit that is larger than the normal pit（Type Ⅰ）
Ⅳ	✳	Dendritic or gyrus-like pit
ⅤI	※	Irregular arrangement and sizes of ⅢL, ⅢS, Ⅳ type pit pattern
ⅤN	∵	Loss or decrease of pits with an amorphous structure

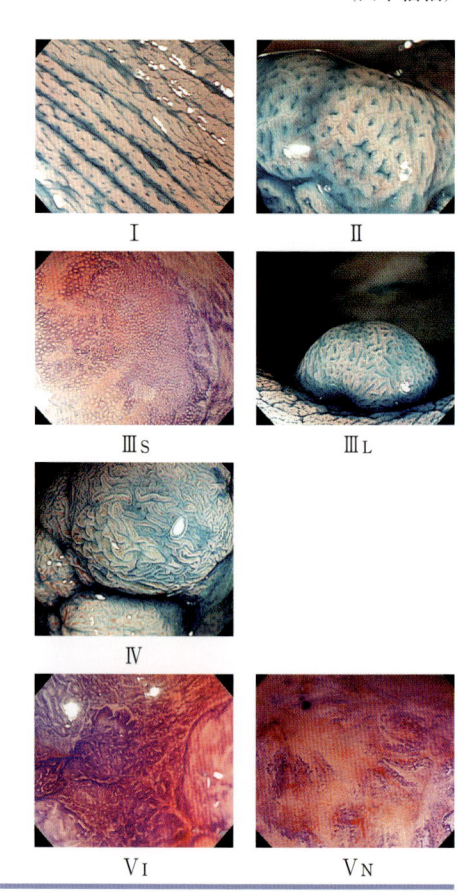

症　例

急速に進行した例
················· Case 1〜3　　（164 頁〜171 頁）

経過が追えた例
················· Case 4〜11　（172 頁〜195 頁）

外科手術後の発生例
················· Case 12〜19（196 頁〜215 頁）

診断困難例
················· Case 20〜26（216 頁〜236 頁）

内視鏡治療後に手術を要した例
················· Case 27　　　（237 頁〜239 頁）

見逃し例
················· Case 28〜29（240 頁〜245 頁）

その他
················· Case 30〜31（246 頁〜251 頁）

UC 以外の炎症性腸疾患に合併した癌
················· Case 32〜34（252 頁〜260 頁）

■ 急速に進行した例

五十嵐正広　佐田　美和*
小林　清典*　勝又　伴栄*

Case 1　急激な進展を呈した colitic cancer の 1 例

癌研有明病院内視鏡科　*北里大学東病院内科

【症例】30 歳，男性

【現病歴および経過】1994 年（22 歳）時に左側大腸炎型の潰瘍性大腸炎と診断（図 1）．プレドニゾロン，5-ASA などで治療を受けるもステロイド依存性の慢性持続型であった．1998 年 5 月頃より 6-MP（30〜50 mg）を追加し経過観察を行っていた．2001 年 9 月内視鏡検査で直腸に広基性病変を認めたため，粘膜切除術施行（図 2）．組織学的には sporadic な m 癌と診断（図 3）．2002 年 5 月（EMR 後 8 カ月），経過観察のための内視鏡検査を行うも活動期の粘膜像（図 4）を認めるのみであった．さらに 6 カ月後（EMR より 14 カ月後）の検査では前回観察部に粘膜下腫瘍様の隆起がみられ（図 5），同部の生検で粘液癌と診断（図 6）．

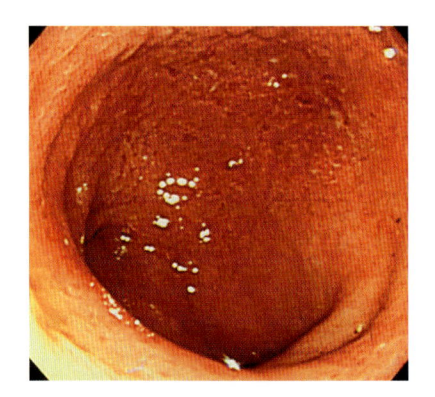

図 1　初診時内視鏡所見
直腸から下行結腸結腸にかけ粘膜の発赤，びらん，浮腫など活動期の内視鏡像である．

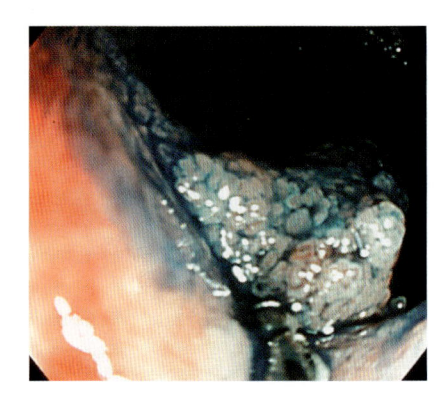

図 2　発症 7 年後の内視鏡所見
直腸（Rb）に表面絨毛状を呈する広基性隆起がみられ診断のため EMR を施行．

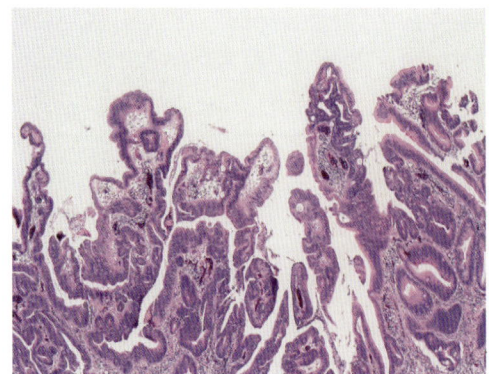

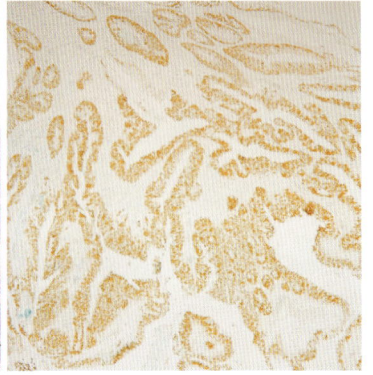

図 3　組織所見
sporadic な高分化型癌と診断．後日施行した p53 免疫染色は陽性であった．

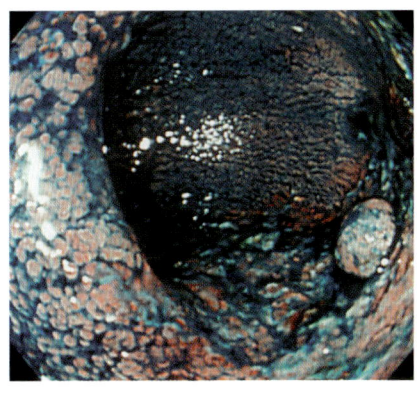

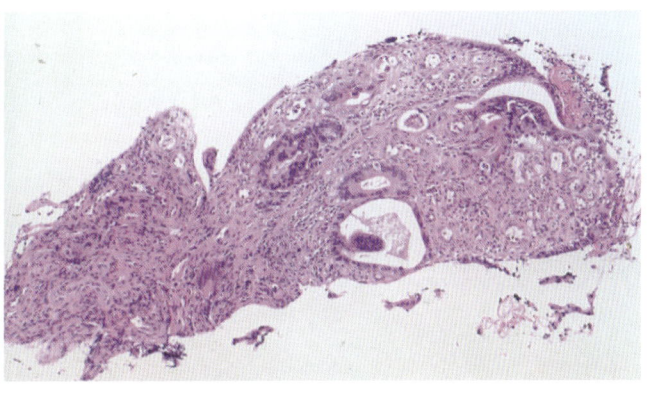

図4 EMR 8カ月後の内視鏡所見
直腸～S状結腸では活動期の内視鏡像で，RS部に一部に
炎症性ポリープ（同部の生検で確認）を認めた．

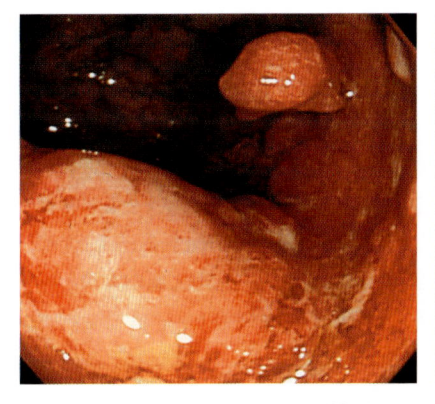

図5 EMR 14カ月後の内視鏡所見
前回の炎症性ポリープの近傍に粘膜下
腫瘍様の隆起が出現．

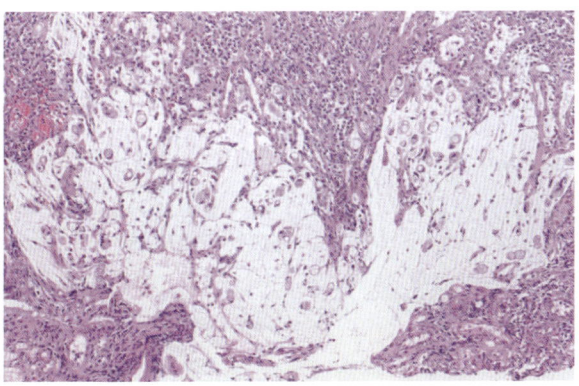

図6 生検像
粘液に富む mucinous adenocarcinoma が検出された．

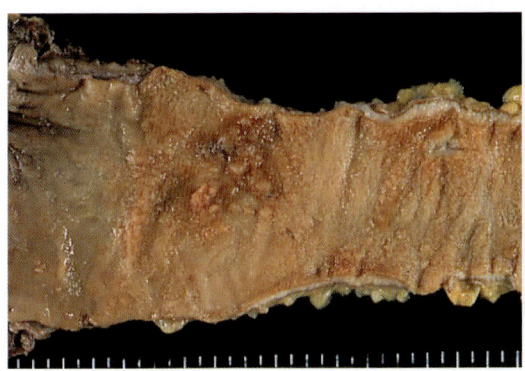

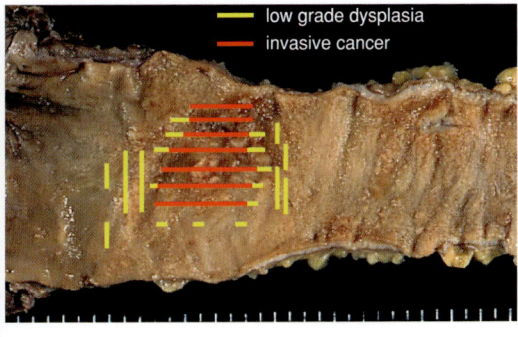

図7 病理組織肉眼所見
RS部に結節状隆起（6×4.5 cm）を認め，同部に一致して粘液癌がみられ，
周辺に low-grade dysplasia を伴っていた．

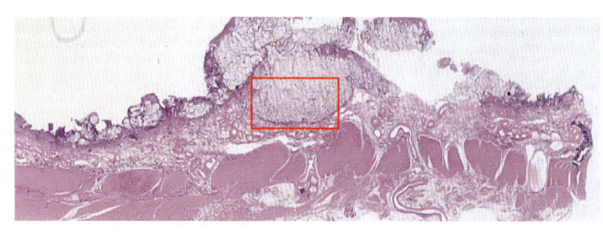

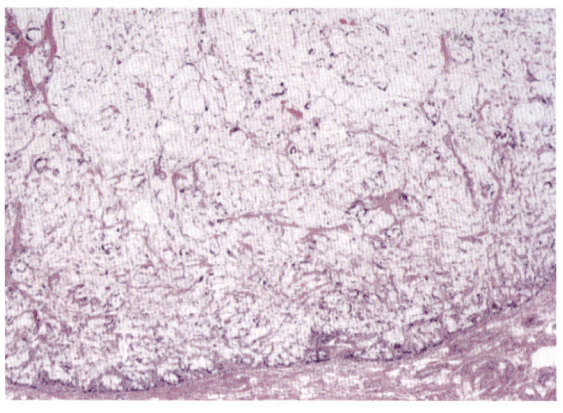

図8 病理組織学的所見
粘膜下層深部にとどまる mucinous adenocarcinoma と診断.

考察

　この症例は発症7年目に直腸に早期癌が出現．当初は dysplasia（DALM）より sporadic な癌と考えられ，経過観察が行われた．EMR 後8カ月目では活動期の内視鏡所見のみで dysplasia や癌を疑う所見を指摘できなかった．その後約6カ月で RS 部に著明な粘膜下腫瘍様の隆起が出現し，同部の生検で colitic cancer と診断した．この症例では初回の癌は経過から dysplasia（DALM）と診断すべきであったと思われる．また，この病変とは異なる部位に典型的な colitic cancer が出現しており，約6カ月で内視鏡で認識できるような所見に急速に進展している．colitic cancer では，低分化型で scirrhous な発育進展を呈するものが多いといわれている．また，high-grade dysplasia が発見された場合の治療方針として大腸全摘術が推奨されている．本例は，初回病変を dysplasia とするか否かの診断の問題や colitic cancer の発育進展速度などの問題を含め示唆に富む症例と考えられる．

病理コメント　急速な腫瘍増大を認めた粘液癌

　colitic cancer には，絨毛状〜絨毛管状 dysplasia を併存し，粘膜下層以深では低分化腺癌・印環細胞癌・粘液癌の形態を示すものがある．本症例もそうした病変に相当し，EMR 時点ですでに粘膜下層浸潤癌であったか，浸潤し低分化化するポテンシャルが高い dysplasia からなる病変であったことが推定される．こうした絨毛状・絨毛管状 dysplasia と，sporadic な絨毛・絨毛管状腫瘍とを，HE 組織像のみから鑑別することは困難なことも多い．HE 標本で癌とは診断できない粘膜内腫瘍に p53 蛋白過剰発現が認められる場合は，dysplasia と考えることができる．しかし本症例のように，HE 標本で癌と診断される病変では，p53 免疫染色の診断的価値は乏しい．sporadic な腫瘍でも癌では，p53 蛋白過剰発現を示すからである．したがって現時点では，生検または EMR の HE 組織像から癌と診断される病変は，潰瘍性大腸炎を発生母地とした腫瘍とみなしてその後の臨床的措置を行わざるをえない．本症例は EMR 後に急速な腫瘍増大が認められたが，それは colitic cancer の生長速度よりも，その豊富な粘液産生能が反映されたものと考えられる．切除標本では，腫瘍の大部分は貯留粘液からなっている（図8）．EMR による粘膜下層の線維化に伴う粘液（管腔面への）排泄阻害も，粘液貯留に寄与していると推定される．

（病理コメント：味岡洋一）

■ 急速に進行した例

高崎　朋子　　飯塚　文瑛
白鳥　敬子　　板橋　道朗*

Case 2

2年間で急速に進行した直腸癌の1例

東京女子医科大学病院消化器内科　*同 第二外科

【症例】39歳，男性．罹病期間14年

【現病歴および経過】1991年（25歳時）に左側結腸炎型の潰瘍性大腸炎と診断．以後サラゾスルファピリジン，プレドニゾロン内服を開始し，再燃時には注腸剤併用やプレドニゾロン増量などで加療していた．1997年より1〜1.5年の間隔で surveillance colonoscopy，または活動性評価の colonoscopy を行っていた．2003年2月（37歳時）の surveillance colonoscopy では，直腸はびらん，顆粒状粘膜を呈する活動期粘膜で，Rb 顆粒状粘膜部の生検は UC-Ⅱa（炎症性異型）であった．以後定期通院をせず，家族が来院し内服薬を継続していた．2005年1月（39歳時）に血便を主訴に来院し，大腸内視鏡検査を施行．Rb に2型の周堤を有する潰瘍性病変を認め，生検にて UC-Ⅳ，adenocarcinoma であった．1月15日手術目的に当院第二外科に入院し，1月19日に IAA＋ileostomy を施行した．

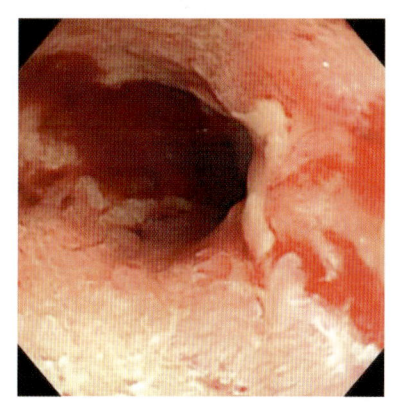

図1　大腸内視鏡所見（2003年2月）
　Rb はびらんを有する活動期粘膜．顆粒状粘膜部より生検を行い，UC-Ⅱa との結果であった．

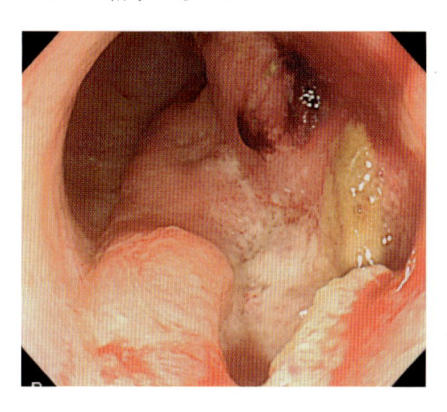

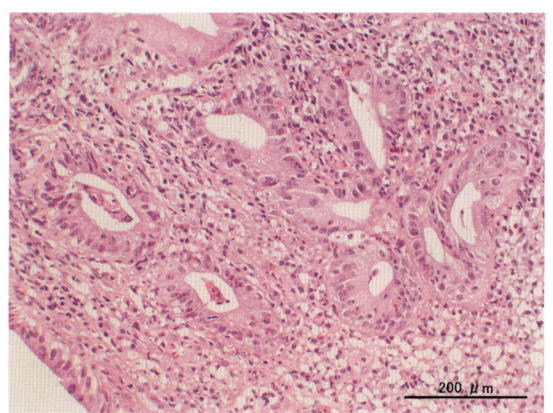

図2　病理組織所見（2003年2月）
　一部に crypt abscess を伴う強い活動性炎症を示す．当時は UC-Ⅱa と診断．現時点で病理組織像を再検討したところ，杯細胞は減少し，核の腫大や配列の乱れなどを認め，UC-Ⅱb 程度と考えられた．

図3　大腸内視鏡所見（2005年1月）
　Rb 緩解期粘膜に2型の隆起病変を認めた．

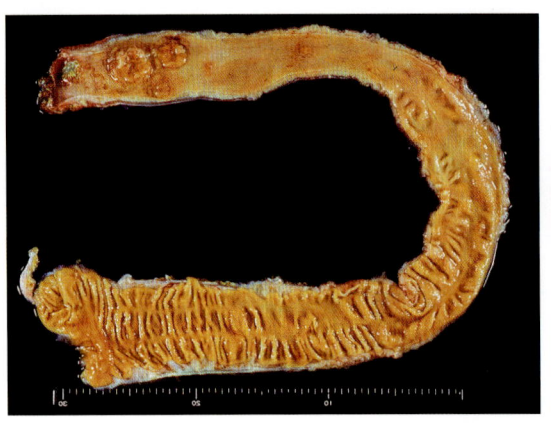

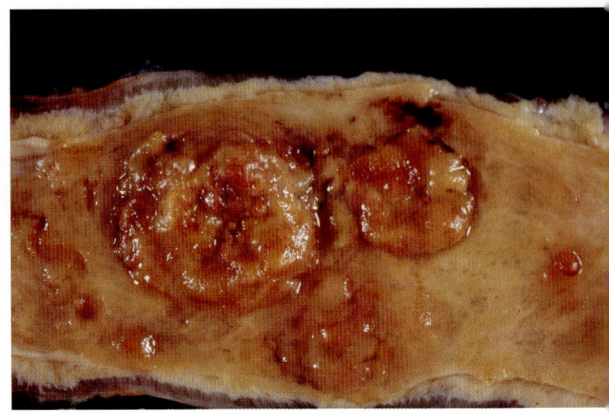

図4　手術組織肉眼所見

Rb に 32×30 mm 大の 2 型隆起病変と，その口側に連続した 20×18 mm 大の隆起病変を認めた．また，その周囲の扁平隆起，平坦粘膜より UC-Ⅲ，Ⅱb を認め，dysplasia が多発していた．病理組織学的所見は，一部に絨毛状構造を伴う高分化腺癌で深達度は ss，ly_2，v_1 であった．また 251，252 リンパ節にも転移を認めた．

考察

本症例は 1997 年から 1〜1.5 年の間隔で surveillance colonoscopy を行っていた．2003 年 2 月の Rb 顆粒状粘膜の生検では UC-Ⅱa と炎症性の変化であったが，1 年 11 カ月後には同部位に 2 型の進行癌を認め，深達度は ss に達しており，脈管浸潤も高度であった．

原則的に surveillance colonoscopy は緩解期に行うが，臨床的には緩解期であっても，colonoscopy を行うと大腸粘膜，とくに直腸に炎症が残存する症例も少なくない．炎症が残存している場合，肉眼的にも病理学的にも腫瘍性変化と炎症性変化を鑑別するのが難しい．surveillance colonoscopy を施行する間隔については一定の見解を得られていないが，本症例のように colitic cancer，dysplasia の多発部位である直腸に炎症が残存する場合には，次回の surveillnace の期間はできるだけ空けずに（本症例からの教訓としては少なくとも 1 年後に）行う必要があるのではないかと考えさせられる症例であった．

病理コメント　2 年間で急速に進行した高分化腺癌

本例は前回検査時から 1 年 11 カ月後に進行癌が発見された症例であるが，前回検査時（炎症活動期）にすでに sm 以深浸潤癌であった可能性も否定できない．colitic cancer には sm 以深で腫瘍塊を形成せず（明らかな隆起形成がない），粘膜内腫瘍部の脱落もきたさない（潰瘍形成がない）ものが少なくないため，背景粘膜に活動性炎症が存在する場合は，sm 以深浸潤癌であってもその内視鏡的発見は困難とならざるをえないからである．colitic cancer の中には，短期間で急速に進行癌に進展したとされる症例が少なくない．しかし，colitic cancer の進展速度を明らかにするためには，こうした症例を，発見前回の内視鏡検査が炎症緩解期，活動期のいずれで行われたか，に分けて検討する必要があろう．前者の場合は，上述した理由で，すでに存在していた病変が認識されていなかった可能性もあるからである．colitic cancer 早期発見のためのもっとも重要なポイントは，いかにして定期的サーベイランス内視鏡を炎症緩解期に行えるか，にあるように思われる．

（病理コメント：味岡洋一）

■ 急速に進行した例 緒方 俊二 山田 一隆

Case 3
経過観察中に急速に進展した直腸および胃重複癌の症例

高野病院外科

【症例】63歳，女性
【現病歴および経過】1989年（50歳）に全大腸炎型の潰瘍性大腸炎と診断された．プレドニン®，サラゾピリン®などで治療を継続していた．以後，再燃と緩解を繰り返し，S状結腸内視鏡検査あるいは全結腸内視鏡検査を毎年受けていた．2002年1月のS状結腸内視鏡検査にて直腸Rb部に3型の腫瘍を認めた．生検にて高分化腺癌および中～低分化腺癌の診断であった．術前の胃内視鏡検査にて体下部大弯側にⅡc病変を認め，生検にて高分化腺癌の診断であった．大腸全摘術および幽門輪温存胃切除術を行った．なお，2003年1月に腹膜再発を認め，同年3月に死亡された．

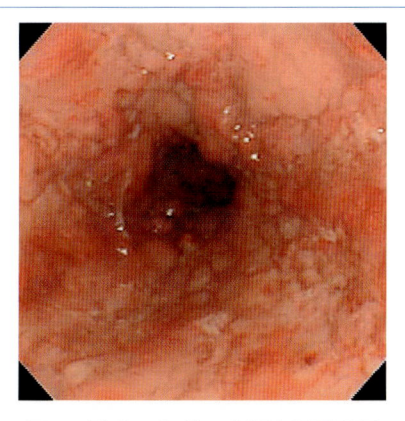

図1 発症1年前の大腸内視鏡所見
直腸からS状結腸にかけて大小の顆粒状結節を認め，発赤，浮腫も著明である．直腸に腫瘍性の病変は認めなかった．

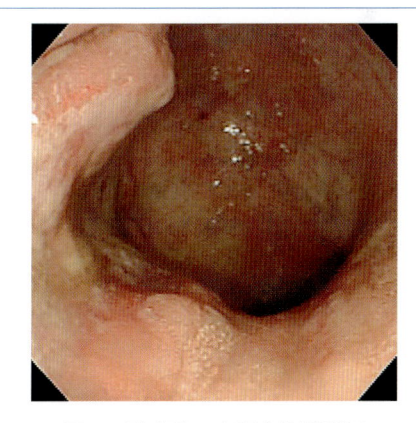

図2 発症時の大腸内視鏡所見
下部直腸に約1/2周径の3型の腫瘍を認めた．生検にてadenocarcinoma（well～mode～por）の診断であった．粘膜所見は緩解期である．

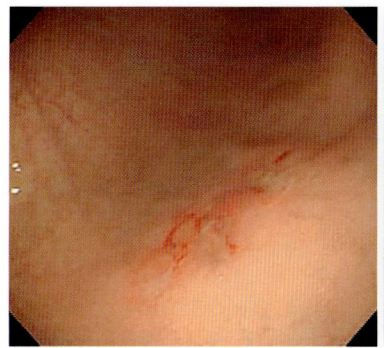

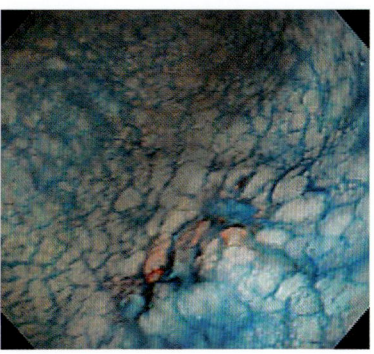

図3 胃内視鏡所見
胃角部大弯側に発赤を伴った不整な浅い潰瘍性病変を認めた．生検にてadenocarcinama（tub1）の診断であった．

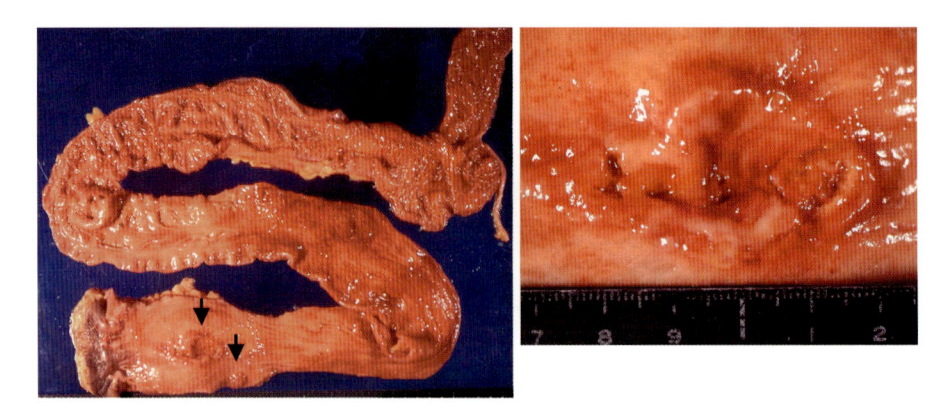

図4 手術標本
上行結腸〜横行結腸は粘膜の顆粒状変化をきたし，下行結腸〜直腸は浮腫，発赤が強かった．Rb 部に 40×30 mm の 3 型の腫瘍，Ra 部に 10 mm の Is polyp を認めた．

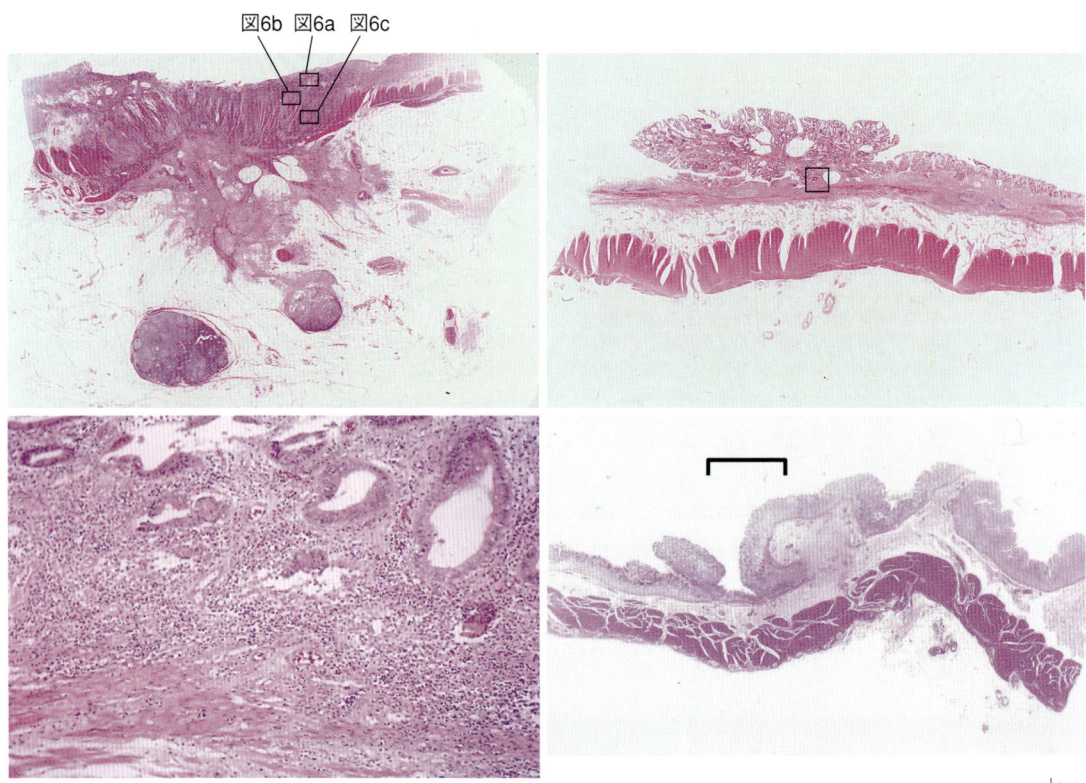

図5 病理組織所見
Rb 部の腫瘍は深達度 a_2，ly_3，v_2，INFγ で 2 群リンパ節転移を認めた (a)．Ra 部のポリープ様病変は深達度 m の早期癌であった (b, c)．胃の病変は深達度 sm の高分化腺癌であった (d, 黒枠)．

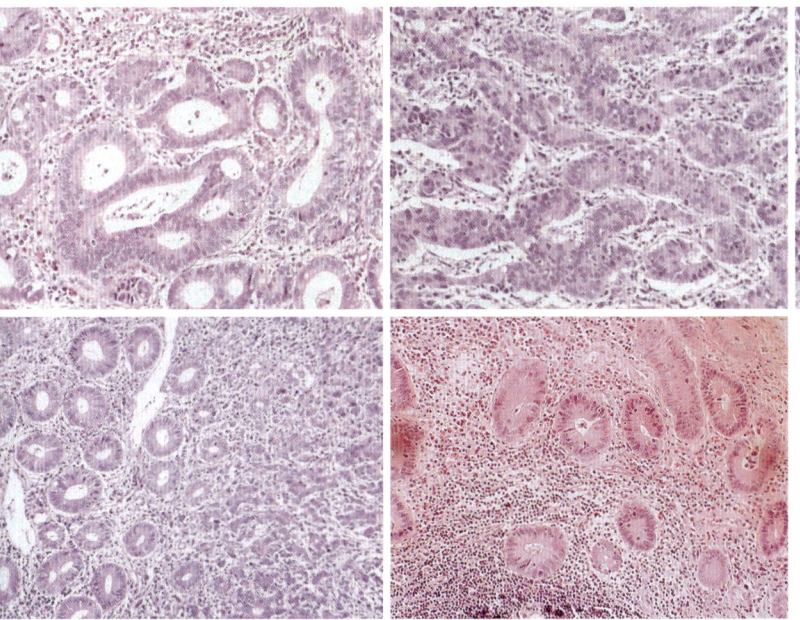

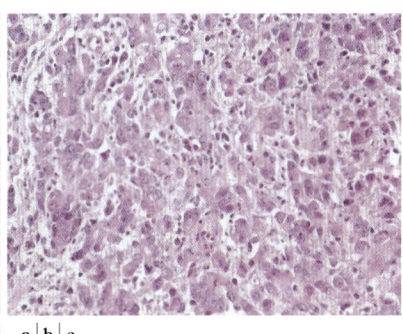

図6 病理組織所見

Rb部の腫瘍には多彩な組織像を認め，高分化腺癌，中分化腺癌および低分化腺癌がみられる（a, b, c）．dysplasiaと低分化腺癌の移行部も明瞭である（d）．腫瘍の辺縁にはdysplasiaが存在する（e）．

考察

本症例は全大腸炎型で，再燃と緩解を繰り返しながら14年にわたり定期的に内視鏡検査を行っていた．それにもかかわらず発見時には進行癌の状態であったことは，UC経過中の内視鏡診断の困難性が示唆された．本症例でも直腸癌発見の1年前の内視鏡所見は再燃期にあり，粘膜の発赤，結節状変化が著明であったため，癌病変の指摘が困難であったことが予想される．結節状変化のみられる病変部は表面の微細な変化を慎重に観察し，積極的に生検を行うことが重要である．癌発生に関しては，癌周囲にdysplasiaを認めており，UCを母地に発症したものと考えられる．術前の臨床経過とともに，術後早期の再発が認められ，急速に進展した悪性度の高い腫瘍であったと思われる．また，術前に早期胃癌が発見されたことから，重複癌の検索も定期的に行うことが重要である．

病理コメント　1年間で急速に進行した低分化腺癌

本例もCase 2と同様に，進行癌発見前の内視鏡検査は炎症活動期に行われている．したがって，その時点ですでにsm以深浸潤癌であり，必ずしも急速に進行した癌とは断定できない可能性もある．しかし，外科切除例のsm以深浸潤部周囲粘膜にdysplasia（日本の病理診断基準では低異型度癌に相当すると思われる）と低分化腺癌が併存していることから，粘膜内部で腫瘍の脱分化（低分化化）が起こり，それがsm以深に急速に浸潤をきたしたことも否定できない．通常の大腸腺癌は，深部浸潤巣で脱分化をきたすと考えられているが，colitic cancerでは粘膜内で低分化腺癌をみることもまれではない．colitic cancerは定期的サーベイランスが施行されていても，発見時にはすでに進行癌であることが少なくないが，その理由としては，本稿の考察（およびCase 2のコメント）でも述べられているように，UC経過中の内視鏡診断の困難さが挙げられる．しかし，粘膜内で低分化化をきたしやすい病変が存在することも，その一因と考えられる．粘膜内に発生したdysplasiaが低分化腺癌にprogressionするまでに要する時間はわからないが，いったん脱分化した低分化腺癌が，短期間のうちに急速進展することは容易に予想されよう．

（病理コメント：味岡洋一）

■ 経過が追えた例　　　　　　　　　　　月岡　恵　佐野　正俊*

Case 4
約7カ月で比較的急速に腫瘍が増大した1例

新潟市民病院消化器科　*佐野医院

【症例】23歳，女性
【現病歴および経過】1980年14歳時に全大腸炎型の潰瘍性大腸炎を発症．ステロイド剤とスルファピリジンにより症状が改善すると治療を中断し，再燃と緩解を繰り返していた．1988年7月22日佐野医院での大腸内視鏡検査で下行結腸に径約15 mmのⅡa′型の病変が認められ（図1），生検で癌の診断が得られた．手術を勧められ当院を紹介されたが，受診せず放置していた．1989年2月16日急激な下腹部痛と嘔気が出現してきたために緊急入院となった．2月22日の大腸内視鏡検査では下行結腸の腫瘍は表面に凹凸のある1′型癌に増大し，周辺は広範な白色扁平隆起により顆粒状を呈していた（図2）．注腸造影による計測では，下行結腸の腫瘍は径28 mmであった．また，盲腸には先細りの狭窄がみられた（図3）．3月6日の術中所見では盲腸の鶏卵大腫瘤と腹膜播種，および腹腔内膿瘍が認められた．大腸亜全摘，回腸瘻，直腸瘻造設術を施行．切除標本の肉眼所見では，下行結腸に1′型癌と周囲の広範な小扁平隆起の集簇，盲腸に3′型癌を認めた（図4）．癌の分布図は図5のとおりである．病理組織所見では，下行結腸の腫瘍は深達度mpの高分化型癌であり（図6），周辺の顆粒状隆起部はm癌が主体であったが一部ではmpに浸潤していた．また，盲腸腫瘍は未分化型のss癌であった（図7）．

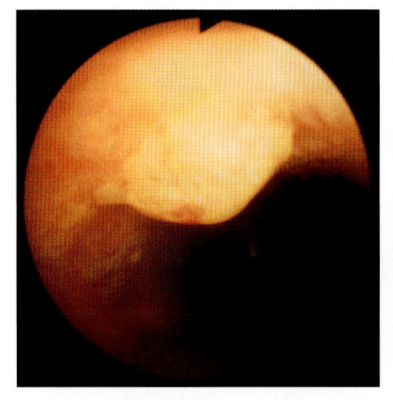

図1　癌診断時の内視鏡所見
下行結腸に約15 mmの白色調扁平隆起性病変を認める．

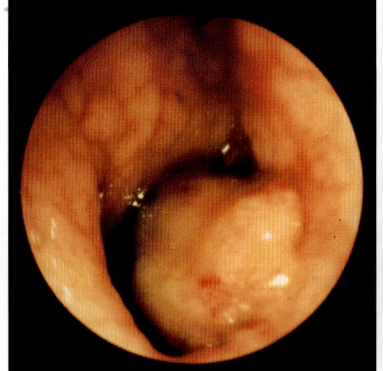

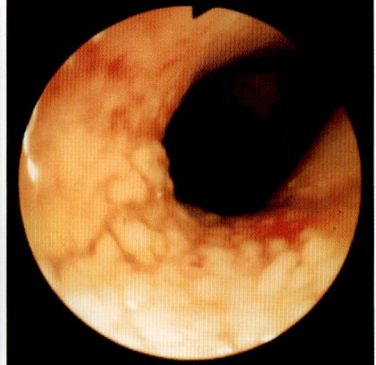

図2　7カ月後の内視鏡所見
下行結腸の癌は凹凸のある1′型に増大．周辺部には扁平小隆起が多数みられ，顆粒状の外観を呈している．

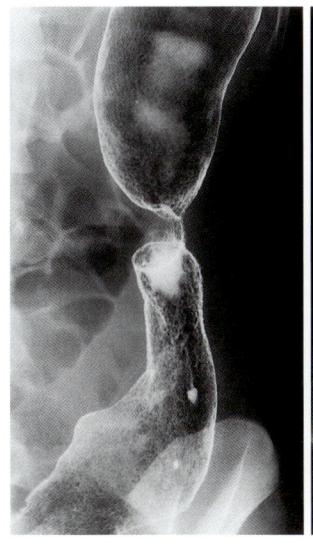

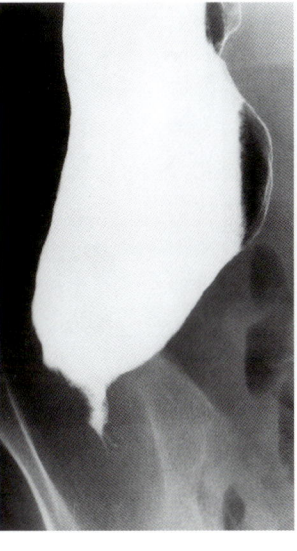

図3 注腸造影所見

下行結腸の腫瘤径は28 mm．主病変の主として肛門側に微細な顆粒状の隆起がみられる．盲腸部は狭窄により先細りとなっている．

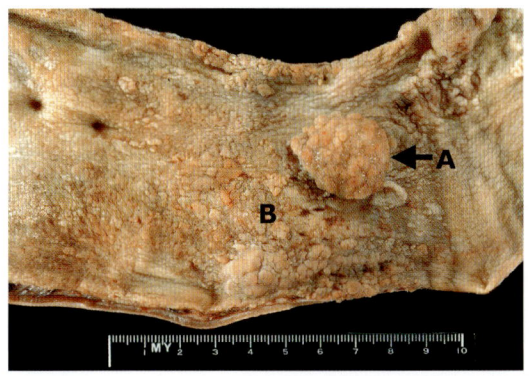

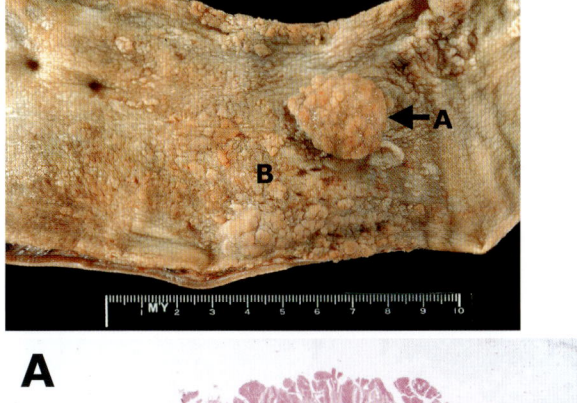

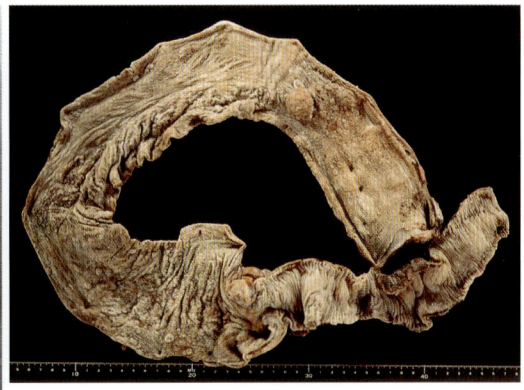

図4 切除固定標本

下行結腸の主病変から直腸にかけて全周性に微細顆粒状の病変がみられる．盲腸部には3´型の癌が認められる．病変部以外の直腸から横行結腸は炎症と潰瘍の瘢痕のため，なめし皮状の外観を呈する．

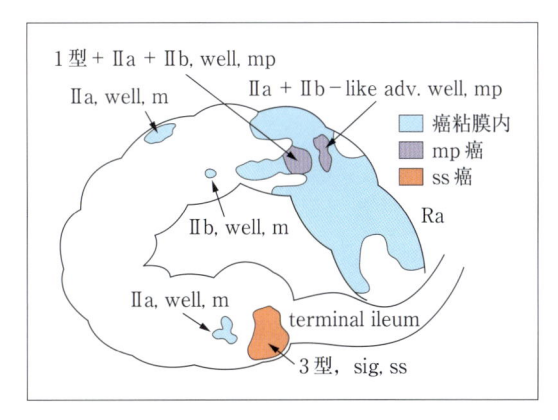

図5 切除標本の癌の分布図

下行結腸の主病変の周囲の病変は粘膜内癌であり，一部にmpへの浸潤がみられた．また，盲腸以外にもIIa型またはIIb型の多発癌病変が認められた．

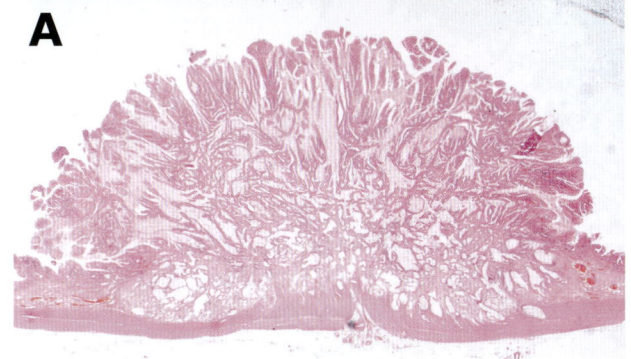

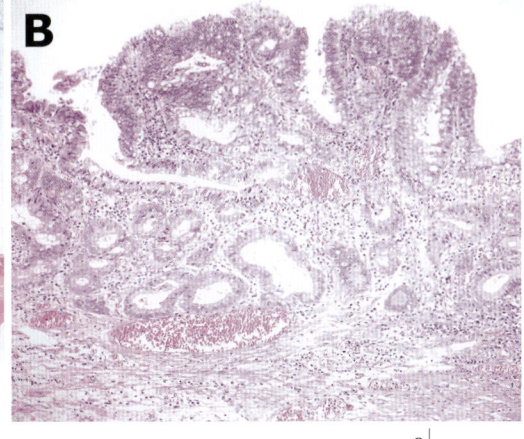

図6 下行結腸の癌部の病理組織所見

下行結腸の凹凸のある高い隆起（a，b-A）は深達度mpの進行癌．表層は高分化腺癌だが深部では低分化化し，多数の粘液小結節を伴っていた．その周囲顆粒状粘膜にはdysplasia（粘膜内低異型度癌：a，c-B）が拡がっていた．

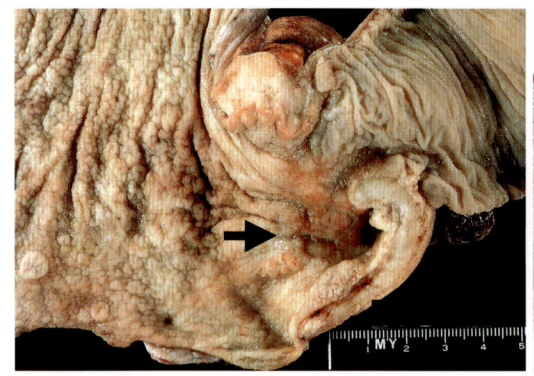

図7　盲腸の癌部の病理組織所見
盲腸の3型進行癌（a；→）では，低分化腺癌がssまで浸潤していた（b, c）．

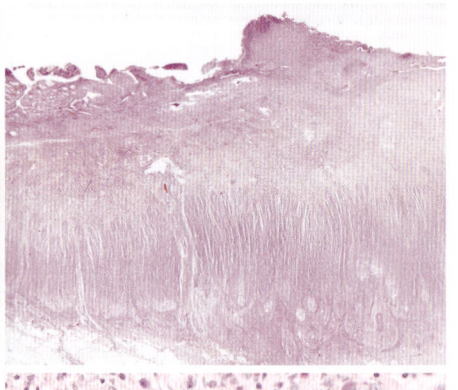

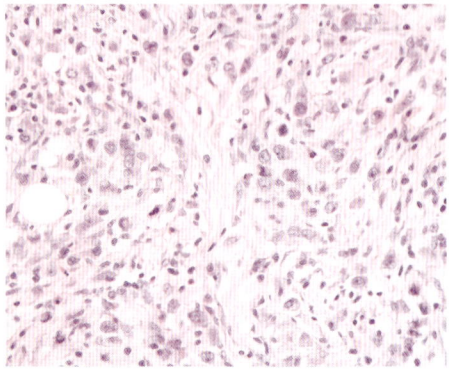

考察

　本例は若年発症の潰瘍性大腸炎の初発から8年後に多発大腸癌を合併したものである．診断から約7カ月放置された間に下行結腸癌の径がほぼ倍増して切除時にはmp癌に進展し，周辺に広範なm癌を伴っていた．また，術前診断はなされていなかったものの，手術時に盲腸に未分化型の進行癌も発見された．7カ月前の時点で下行結腸の主病変の周辺部位がどのような組織像であったか，また盲腸部の所見がどうであったかは興味深いが不明である．本例における下行結腸癌の倍加速度をCollinsの計算式から求めると約2.5カ月となり，通常型大腸癌の倍加速度（3.4カ月から20.2カ月）より速い．潰瘍性大腸炎に合併する大腸癌の初期像が捉えにくく，成長速度が速いとしたら，癌の早期診断のためのサーベイランスとして定期的な内視鏡検査や一定間隔の腸生検が必要になる．サーベイランスの間隔は通常は1年とされているが，今後多数例の検討により決められるべきであろう．

病理コメント　典型的なcolitic cancer ＋ 急速増大例

　本症例には，潰瘍性大腸炎癌化例に特徴的な所見が数多く備わっている．下行結腸と盲腸の進行癌を含む多発癌であり，下行結腸進行癌周囲には，顆粒状粘膜を呈するdysplasia（日本の診断基準では粘膜内癌）の広範な拡がりがある．盲腸進行癌は潰瘍浸潤型の肉眼形態を呈する低分化腺癌であり，下行結腸進行癌も，浸潤深部では高分化腺癌が低分化化している．下行結腸進行癌の初回発見時内視鏡像はまさしくDALMであり，さらに粘膜下腫瘍様隆起を呈していることから，この時点ですでに粘膜下層以深浸潤癌であった可能性も疑われる．本症例は結果的には癌発見後7カ月間の放置を余儀なくされたが，colitic cancerにはこうした短期間で急速に進展するものがあることを念頭におき，確実な定期的サーベイランスと，（DALMが発見された際の）迅速な臨床的措置が必要であることが，あらためて痛感させられる．

（病理コメント：味岡洋一）

■経過が追えた例

松本　誉之　　樋田　信幸
渡辺　憲治*

Case 5　サーベイランス内視鏡にて1年にわたり経過を追求しえた low-grade dysplasia の1例

兵庫医科大学内科学下部消化管科　*大阪市立大学大学院消化器官制御内科学

【症例】40歳代後半，男性

【臨床経過】1990年発症の潰瘍性大腸炎（全大腸炎型）．当初重症のため，ステロイド強力静注療法などにより緩解導入された．ステロイドを漸減し，以後5-ASA製剤を中心とした緩解維持療法を受けていた．1998年に再燃し，ステロイド30 mgと5-ASAにより治療を受けたが，直腸・S状結腸に難治性のびらん潰瘍が残存した．1999年に直腸の狭窄に対して内視鏡下バルーン拡張術を施行した．以後定期的に用手ブジーによる拡張術を継続していた．1999年以降サーベイランス内視鏡を受けていた．

【内視鏡的経過】

①2002年3月の内視鏡では，S状結腸にびまん性の発赤とびらんを主体とする活動性炎症像を認めた（図1）．

②2002年10月施行のサーベイランス内視鏡では，S状結腸に発赤を伴う顆粒状の扁平な隆起性病変を認めたが，生検ではUC-Ⅱ相当で腫瘍性変化を認めず（図2）．

③2003年11月施行の内視鏡では，S状結腸に平坦で顆粒状の隆起性病変を認めた．同部からの生検では，UC-ⅢLGDの所見であった（図3）．

④2004年7月の内視鏡では，S状結腸の平坦隆起に発赤が加わり，その病変範囲がやや拡大する傾向にあった（図4a〜c）．生検組織像はUC-ⅢLGD相当であった（図4d）．

⑤2004年10月の内視鏡像は，7月と同様であったが，隆起性病変はやや縮小傾向にあった．生検組織像は7月と同様であった．

【臨床経過】以上のように，UCに伴うlow-grade dysplasiaが継続して出現したことなどより，colitic cancer合併のリスクを考え，2004年11月に大腸全摘・回腸嚢肛門吻合術（IAA）により手術を施行した．術後の病理学的検討では，S状結腸のdysplasia部のすぐ口側にm癌が認められたが，そのほかには癌は認められなかった．

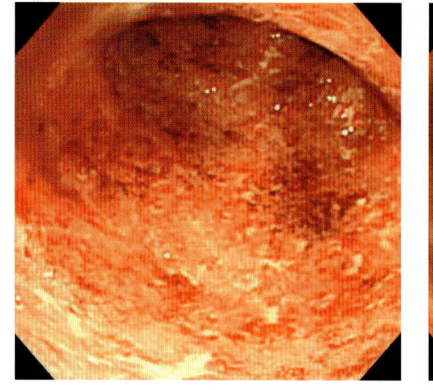

図1 内視鏡所見（2002 年 3 月） 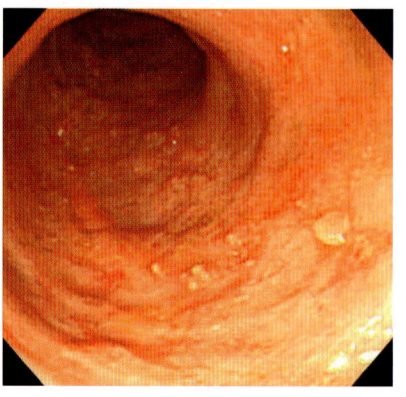　**図2 内視鏡所見（2002 年 10 月）**

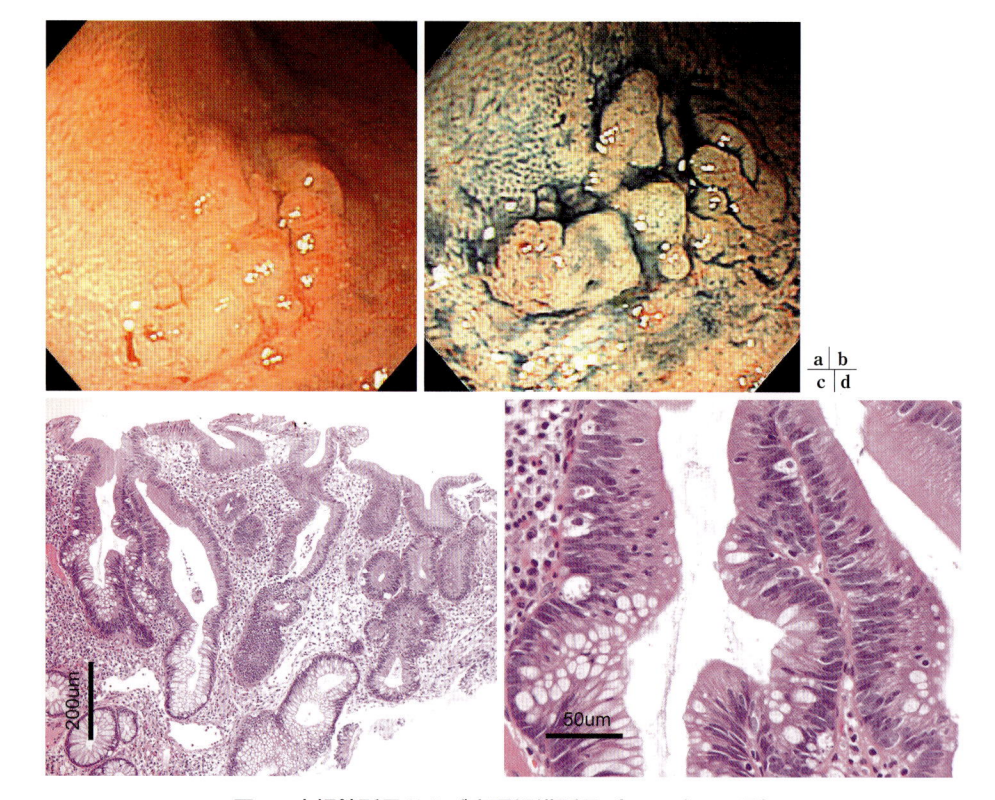

図3 内視鏡所見および病理組織所見（2003 年 11 月）
a, b：内視鏡所見
c, d：病理組織所見．病変は，分岐，蛇行し，杯細胞が減少した表層分化に乏しい腺管群からなる（c）．強拡大では，核は紡錘形・hyperpchromatic で軽度の偽重層を呈し，腫瘍性と判定できる（d）．p53 染色では，蛋白過剰発現は認められなかった．

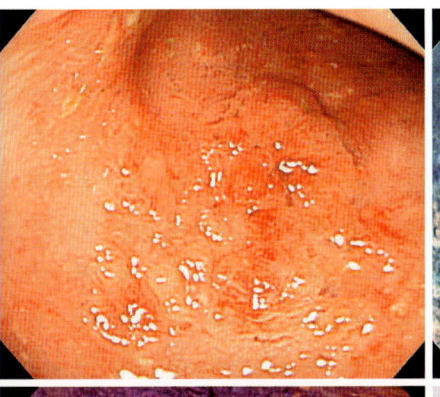

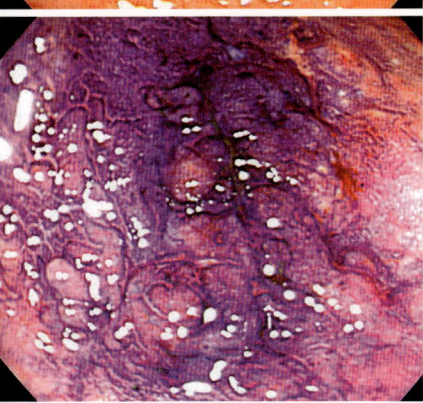

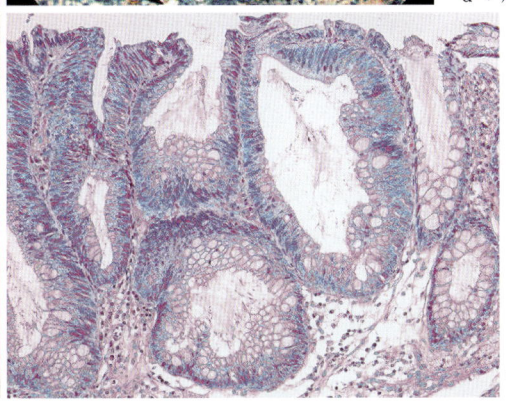

図4 内視鏡所見および病理組織所見（2004年7月）
a：内視鏡所見
b：色素内視鏡
c：クレシルバイオレット染色
d：病理組織所見

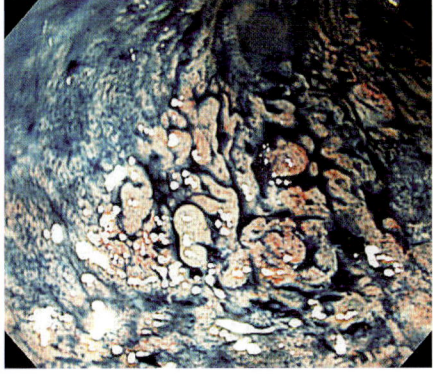

a	b
c	d

考察

潰瘍性大腸炎の長期経過例における炎症性発癌は，よく知られた問題であるが，実際の臨床の現場においては，検査による潰瘍性大腸炎の悪化の可能性，患者さんが検査をいやがることから，なかなか思い通りに実施できないのが現状である．ところが，炎症性発癌の報告例には，緩解期に近く症状のほとんどない症例も多く含まれるのも事実である．

本例は，比較的安定期のサーベイランス内視鏡でLGDが検出された．pit patternの検討などでは，必ずしも特徴的な変化とはいえなかったが，その後の追跡検査により，病変の増大と繰り返しLGDが検出されたことから，手術に踏み切った．その結果，LGD病変のすぐ口側から粘膜内癌が認められた．LGDのフォローの仕方については，なお議論があるが，繰り返し検出される場合は手術の適応と考えてよいと思われる．

病理コメント　肉眼形態変化を追跡しえた dysplasia

生検組織（図3c, d）では，粘膜深部に非腫瘍腺管の残存があること（dysplasiaでは粘膜全層置換を示すことが多い），強拡大で細胞像は腺腫に類似していること，p53免疫染色で蛋白過剰発現が認められなかったこと，から散発性腺腫の可能性もあるが，腺管密度の増加がないことが通常の腺腫とは異なり，low-grade dysplasia として矛盾はしない．経時的に dysplasia の肉眼形態変化を追跡しえた貴重な症例であるが，内視鏡で捉えられた病変（不揃いな顆粒状隆起の集簇）全体が腫瘍から構成されていたかどうかについては一考を要する．炎症性変化（炎症性ポリープまたは再生性過形成上皮）も病変の成り立ちに関与し，病変の肉眼形態（およびその変化）を修飾している可能性も否定できない．

（病理コメント：味岡洋一）

■ 経過が追えた例

藤田　浩史　　高濱　和也
有沢　富康　　中野　浩

Case 6 長期経過観察中に dysplasia が発見され，2年2カ月後に手術となった colitic cancer の1例

藤田保健衛生大学病院消化器内科

【症例】23歳，女性

【現病歴および経過】8歳時に全大腸炎型潰瘍性大腸炎と診断され当院に通院中であり，8回の入院歴がある．13歳時には急性膵炎，15歳時には多発関節炎の既往歴がある．21歳時に行った大腸内視鏡検査で，直腸に陥凹を有する隆起性病変が発見された．同部の生検にて low-grade dysplasia が認められたため，DALM（dysplasia-associated lesion or mass）と診断した（図1）．以後6カ月ごとに内視鏡検査を行っていたが，2年後の内視鏡で，隆起の増大傾向と陥凹面の拡大を認めたため（図3a, b），精査加療目的で入院となった．入院時，身長147 cm，体重39 kgで微熱を認めた．

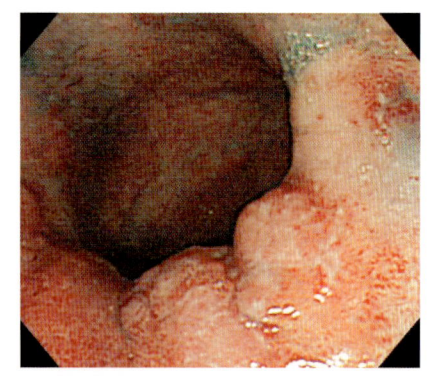

図1　DALM 発見時（2年前）の大腸内視鏡所見
　下部直腸に隆起性病変を認め頂部に陥凹を伴っている．同部の生検にて low-grade dysplasia と診断された．

図2　入院時の注腸造影所見
　大腸全体は著明に短縮し，鉛管状でハウストラは消失している（a, b）．粘膜面は粗糙で，上行結腸に狭窄を認める（a）．下部直腸に隆起性病変と，その口側に二重線を認める（c：黒矢頭）．

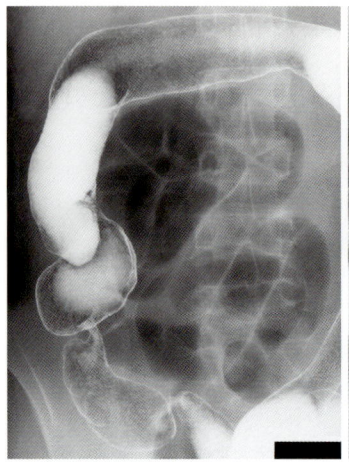

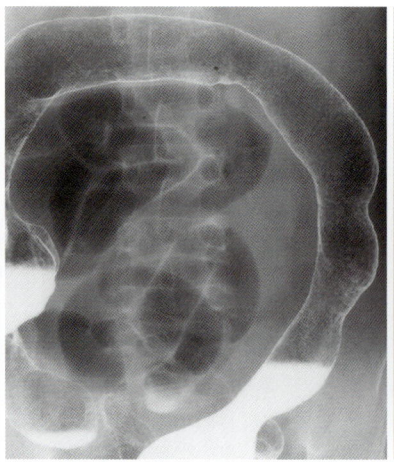

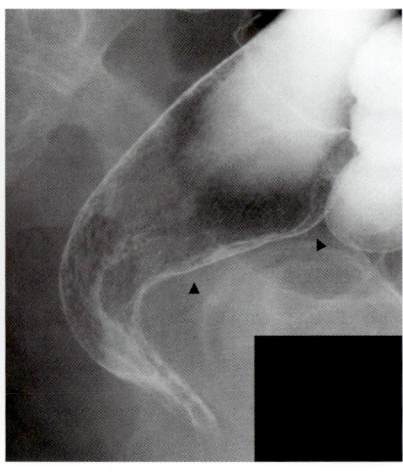

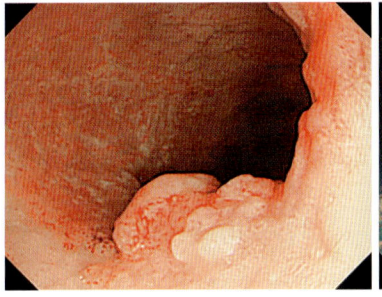

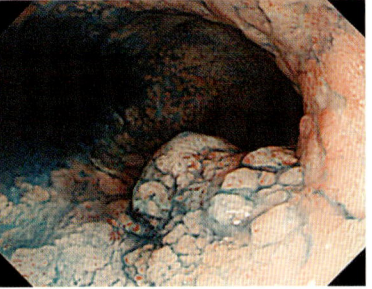

図3 入院時の大腸内視鏡所見
a:通常観察,b:インジゴカルミン散布像
2年前に比較し隆起の増大傾向と陥凹面の拡大を認める.

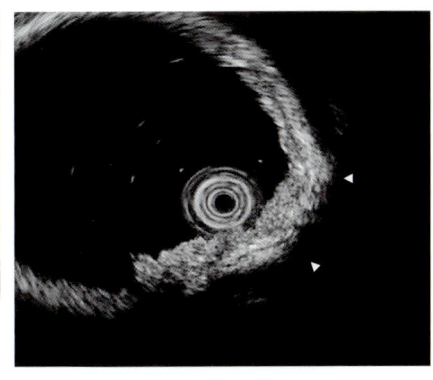

図4 超音波内視鏡所見
隆起のやや右側口側で粘膜下層への浸潤が疑われた.

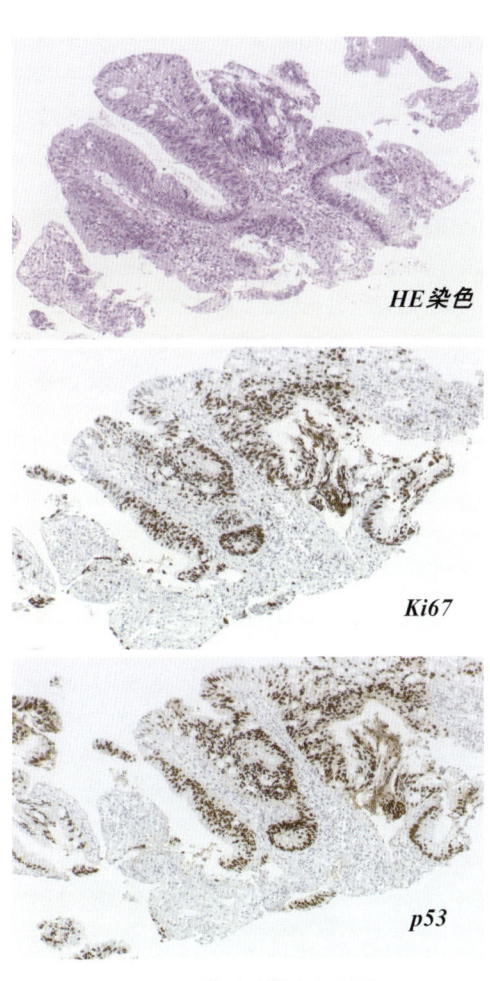

図5 入院時生検病理所見
a:HE染色,b:Ki-67免疫染色
c:p53免疫染色
隆起性病変からの生検にて low-grade dysplasia を認めた(a).Ki-67,p53ともに腺管の浅層から深層にかけ,びまん性に陽性であった(b, c).

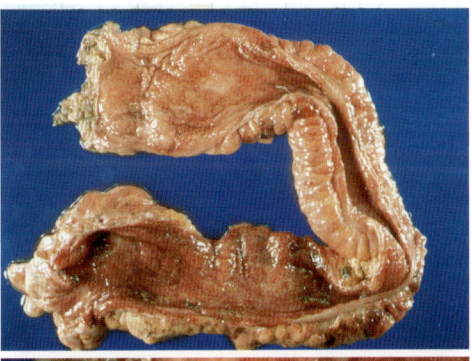

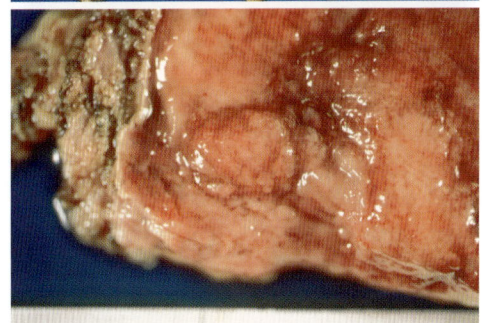

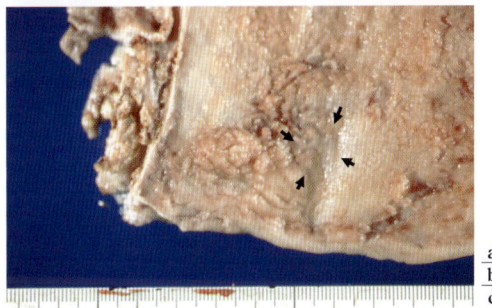

図6 手術標本
a:新鮮標本,b:病変部近接像
c:同固定標本
隆起部は顆粒状でその口側に軽度陥凹を認める.

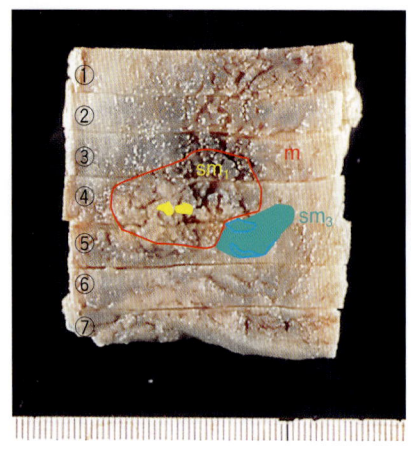

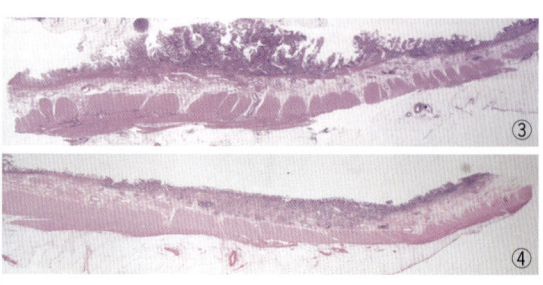

図7 切除標本病理組織学的所見

術後病理学的診断は well differenciated adenocarcinoma, sm_3, ly_1 v_0 n_0 であった（a）．
隆起部は概ね粘膜内癌であったが，頂部では一部 sm_1 に浸潤していた（b）．
最深部は隆起より右側やや口側の軽度陥凹部であり，sm_3 に浸潤していた（c）．

考察

症例は若年発症で 15 年の病悩期間を有する全大腸炎型・慢性持続型の発癌高危険群であった．

low-grade dysplasia 発見時，手術に対する同意が得られず 6 カ月ごとの大腸内視鏡検査による厳重な経過観察となった．経過中に隆起の増大傾向と陥凹面の拡大を認めた．超音波内視鏡・注腸検査では粘膜下への浸潤が疑われ，免疫組織学的検査にて高い Ki-67 陽性率と p53 も陽性であったことから，大腸全摘・J 型回腸嚢肛門吻合術を施行した．術後の病理組織学的検索では，隆起部よりも隆起に連続した平坦粘膜での深達度が深かったことは非常に興味深く思われた．実際，内視鏡検査では術前に最深部（sm_3）を診断できず，最深部の診断には，超音波内視鏡・注腸検査が有効であった．内視鏡的に DALM を発見した場合，連続する周囲の平坦粘膜にも十分な注意を払う必要があると考えられた．

病理コメント　sm 浸潤部の同定が内視鏡的に困難であった症例

入院時生検 HE 所見（図 5a）では，明らかな腫瘍腺管に p53 蛋白の過剰発現があることから，dysplasia と診断される．dysplasia 分類の grading では，腺管内腔表面近くまで達する高度の核偽重層があることから，high-grade dysplasia に相当する．low-grade dysplasia では核偽重層は腺管内腔側 1/2 程度までに留まるか，粘膜表層への細胞分化傾向（偽重層の程度が低下する）を示す．表層への分化傾向を示す腺管では，Ki-67 陽性細胞密度は表層部で低下するが，本生検標本では Ki-67 陽性細胞が腺管のほぼ全長にわたってびまん性・高密度に分布しており，異型上皮に表層分化傾向がないことがわかる．生検で high-grade dysplasia が認められた場合は，病変が粘膜下層以深浸潤癌を随伴している可能性が高いが，同部を内視鏡的に認識することは必ずしも容易ではない．本例では sm 最浸潤部（sm_3）は顆粒状粘膜口側の平坦～軽度陥凹部分に存在したが，ホルマリン固定標本でも同部での sm 深部浸潤を指摘することは困難である．このことは，colitic cancer の多くが，粘膜下層以深に浸潤しても表層の粘膜内癌部（もしくは dysplasia）の脱落をきたさず，粘膜模様を保っていることに大きく起因している．

（病理コメント：味岡洋一）

■ 経過が追えた例

大井　秀久　　西俣　嘉人*
末永　豊邦**　徳留　一博*3

Case 7　3年間の経過が追えた1例

慈愛会今村病院消化器内科　*政記念研究所　**鹿児島共済会南風病院外科　*3日当山温泉クリニック

【症例】 61歳，女性
【現病歴および経過】 1959年8月（29歳時），1日10回以上の下痢，血便出現．近医を受診し，慢性腸炎と診断され，対症的に治療を受けていた．1～2年間症状のない時期や下痢，血便が多く入院加療した時期など，再燃・緩解を繰り返していた．1975年，1日4～5回の粘血便が続くようになり，当院紹介となった．注腸X線検査，大腸内視鏡検査で全結腸型潰瘍性大腸炎と診断され，内服加療することとなったが，サラゾスルファピリジン（SASP）はアレルギーのため使用できなかったため，ステロイド坐薬を継続投与されていた．治療は近医で行われ，1～2年間隔で定期的に注腸X線検査を施行されていた．1991年2月注腸X線検査で直腸の右側壁の伸展不良を認め，4月の内視鏡検査時に行われた組織検査でdysplasiaの診断だった．しかし，本人が手術を拒否したため，経過観察となっていたが，12月に排便障害が出現し，手術目的に入院した．

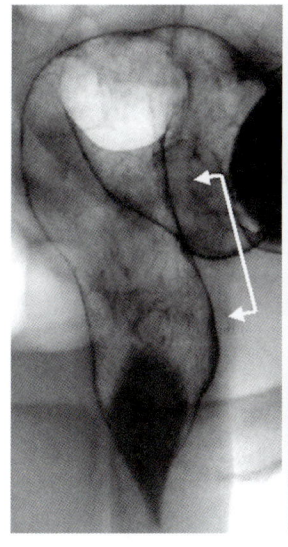

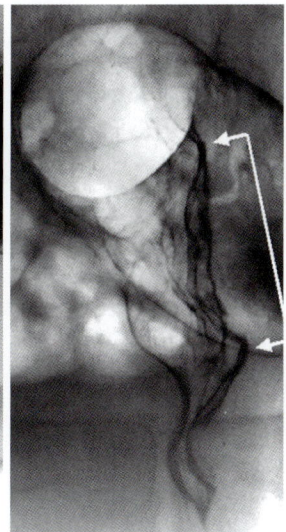

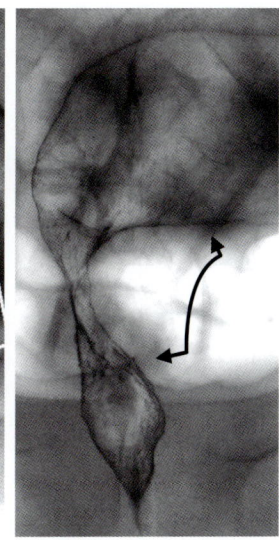

図1　注腸X線所見　a|b|c
a：手術3年前．直腸は粘膜粗糙があり，大小のバリウム斑を認める．左側壁にわずかに伸展不良を認める．
b：手術1年前．直腸左側壁に伸展不良，二重輪郭像を認め，その部位の粘膜面には大小の結節の存在を示唆する透亮像と，比較的大きなバリウム斑を認める．
c：手術直前．著明な管腔の狭小化と，その中に溝状のバリウムのたまりと肛門側にバリウム斑を認める．

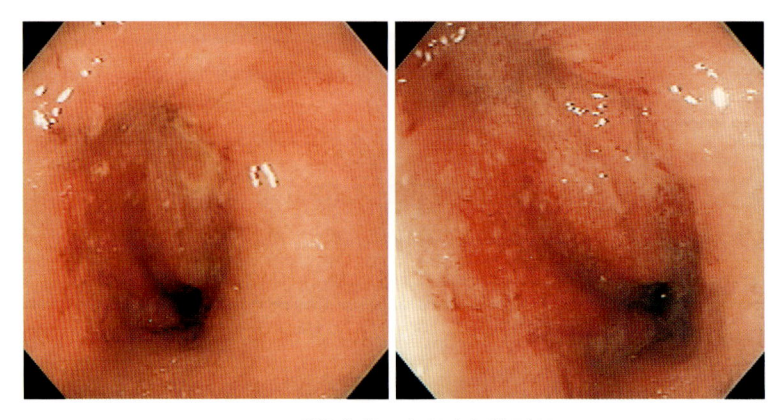

図2 手術直前の直腸内視鏡所見
管腔の狭小化と不整形の潰瘍性病変を認め，その肛門側の粘膜面は血管透見像なく，不整な発赤と浮腫像を認める．

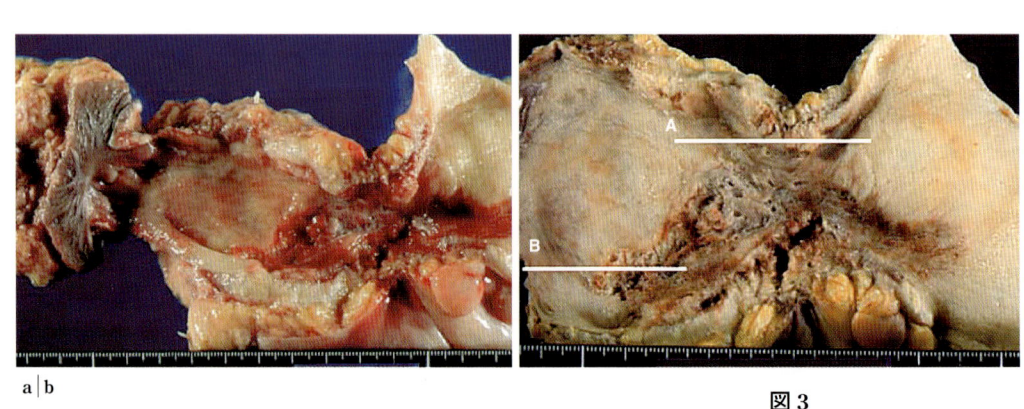

| a | b |

図3
a：新鮮切除標本．大腸全摘出術が行われ，直腸に狭小化と不整形の潰瘍性病変と著明な腸管壁の肥厚を認める．
b：固定切除標本．陥凹は不整形であるが，長径は 8.5 cm で全周性病変部は長径 4 cm だった．

a	
b	c

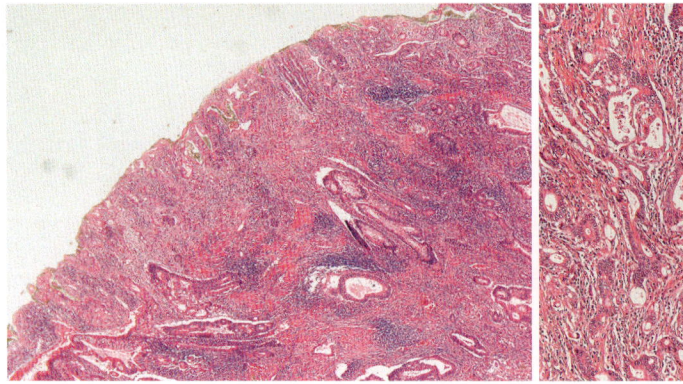

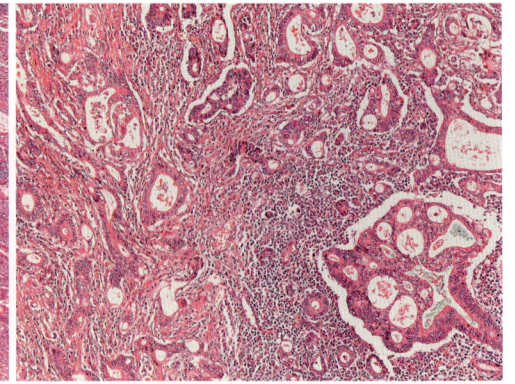

図4 病理組織所見
図3b の割面 A である．大きさは 8.0×6.0 cm，中分化腺癌で，se, ly_3, v_1, n_0 である．b, c は，a の四角の部位の拡大である．

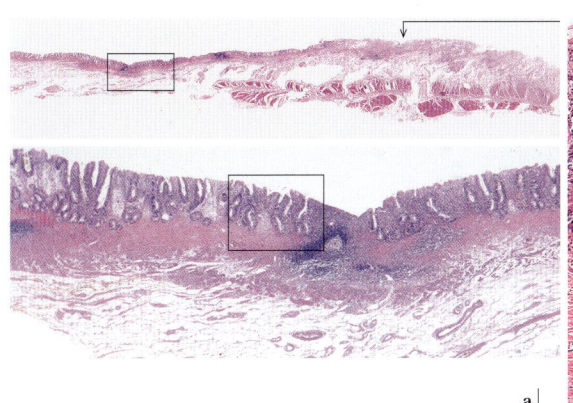

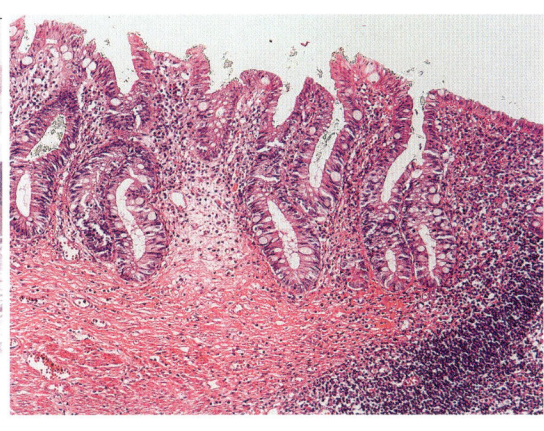

図5 病理組織所見
図3の割面Bである．癌部（↓──）のほかに，離れた部位の癌周囲部に異型腺管を認める．bは，aの四角の部位の拡大，cは，bの四角の部位の拡大である．

> **考察**
>
> 本症例は定期的に注腸X線検査を受けていたにもかかわらず，発症32年目に初めて異常を指摘された．その後，内視鏡検査時の生検でdysplasiaの診断だったが，本人が手術を拒否していた．その後，徐々に排便障害をきたすようになり，10カ月後の注腸X線検査で，著明な狭小化をきたしていた．摘出標本の病理組織学的検索では深達度はseだった．2年前に注腸X線検査がなされており，同部位を比較検討したが，わずかな伸展不良が指摘できるのみだった．2年後には，半周を占めるような病変となり，長径も5cm以上と考えられた．その10カ月後には，全周性で，長軸方向にも著明な短縮をきたしており，急速に病変が進展していったものと考えられる．本症例は潰瘍性大腸炎の癌の進行が急激であることを示唆する貴重な症例と考える．

> **病理コメント** 癌の急速進展例
>
> 本症例では，分化型腺癌（中分化）が壁垂直方向に浸潤性に発育しており，それにより腸管壁は高度の狭窄をきたしている．こうした分化型腺癌の縦方向への浸潤性発育はcolitic cancerの組織学的特徴の一つであり，粘膜下層にmassiveな癌塊を形成せず，粘膜内癌部が残存したまま粘膜下層以深に浸潤する傾向が強い．したがって明瞭な周堤を伴う潰瘍性病変として認識することが困難なことが多く，炎症による狭窄との鑑別が問題となる．癌周囲粘膜にみられた異型腺管（図5c）にはdystrophic goblet cellも散見され，表層への分化傾向も乏しく，low-grade dysplasiaの可能性がある．しかし間質には中等度の慢性炎症細胞浸潤があり，（長期経過潰瘍性大腸炎に特徴的な）粘膜筋板の肥厚および筋板と腺管深部との間の線維筋増生がみられ，炎症および慢性虚血性変化による異型の可能性も否定できない．colitic cancerに随伴したdysplasiaかどうかの判定には，p53免疫染色が必要である．
>
> （病理コメント：味岡洋一）

■ 経過が追えた例

伊藤　治*,**　横山　正*
横山　泰久*

Case 8
1年10カ月間DALMの形態に著変がなく，切除時mp癌であった症例

*横山胃腸科病院　**三好町民病院消化器内科

【症例】51歳，男性

【現病歴および経過】24歳時，全大腸炎型で発症，以後5-ASA製剤およびステロイドなどの内服治療を受けていたが再燃緩解を繰り返していた．49歳夏，サーベイランス内視鏡検査でS状結腸に約20mm大の孤立性隆起性病変を認めた．DALM（dysplasia associated lesion or mass）を疑い生検施行したが病理結果は軽度異型上皮巣であった．1年10カ月後の内視鏡再検査で，同隆起性病変はわずかに増大したものの肉眼形態はほぼ変わりなく，拡大内視鏡観察では表面の顆粒状変化を認めた．生検結果は高分化型腺癌であったため大腸全摘術を施行した．病理組織所見は，表面は高分化型腺癌，深部は粘液癌から成る深達度mp癌であった．

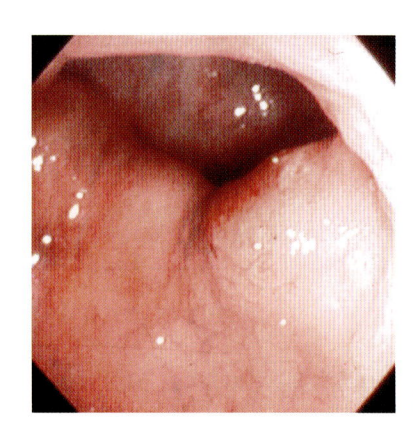

図1　初回，隆起性病変確認時の内視鏡所見

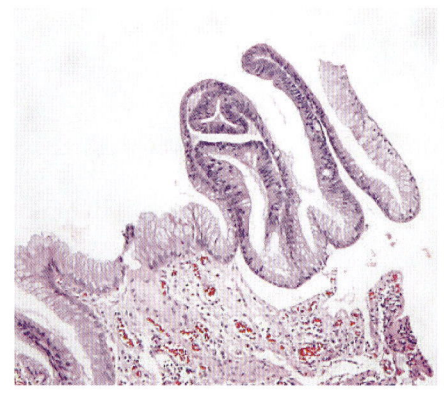

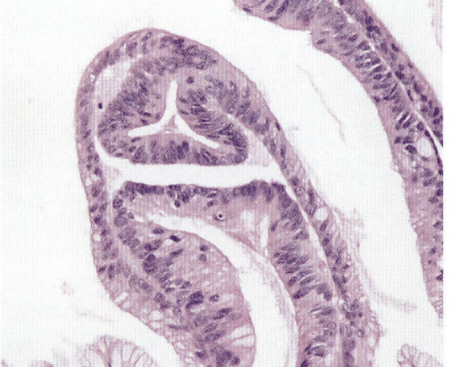

a|b

図2　初回生検組織所見

図3 1年10カ月後の内視鏡所見

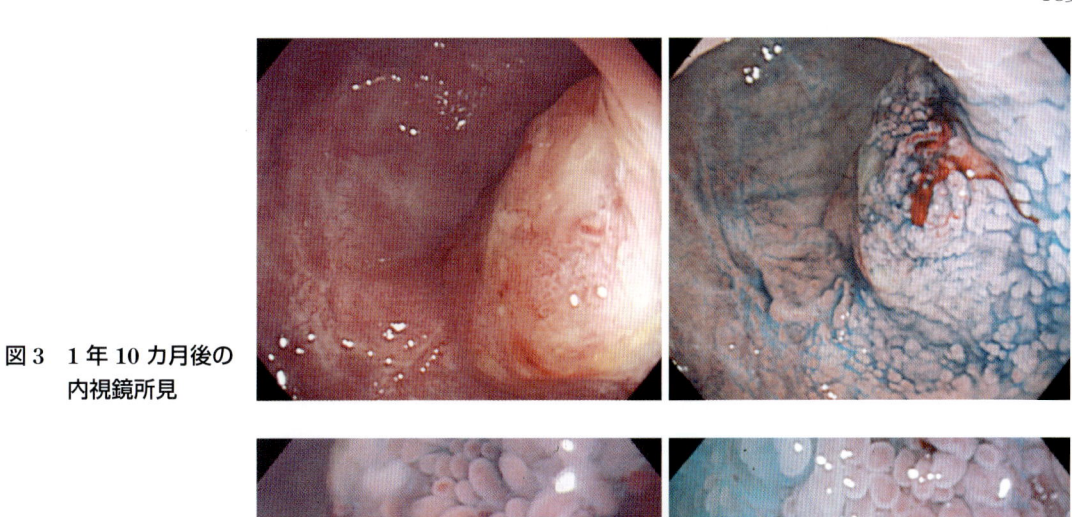

図4 拡大内視鏡所見
隆起部表面および周囲に拡がる顆粒状粘膜変化が確認された．

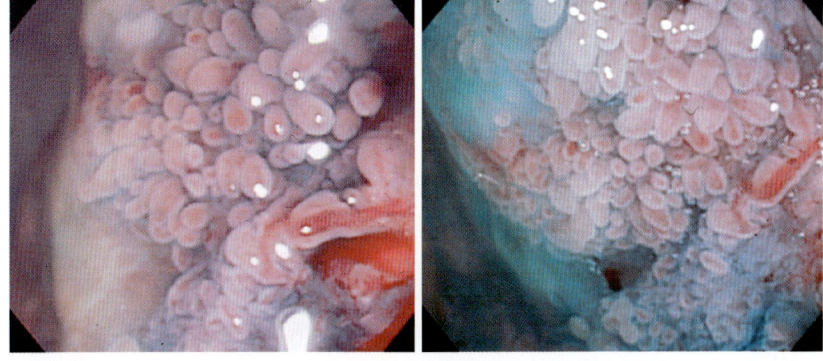

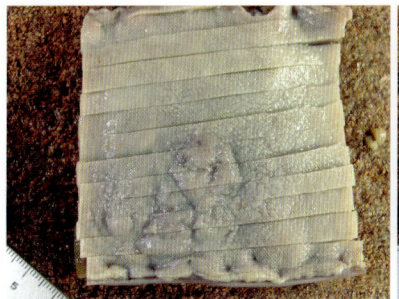

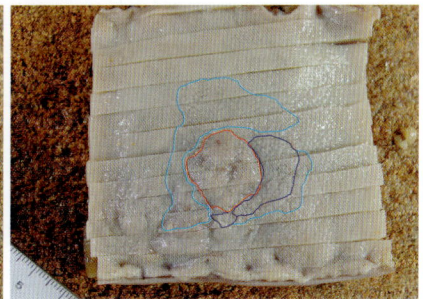

図5 手術標本（Mapping）
― low-grade dysplasia
― high-grade dysplasia
― cancer

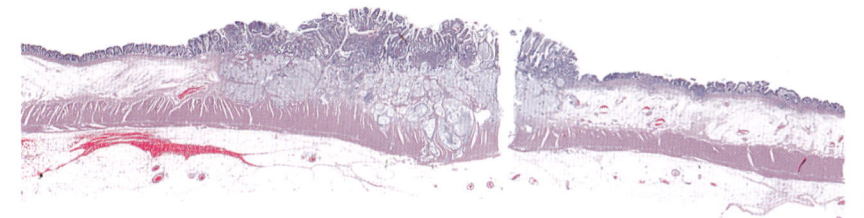

図6 病理組織学的所見

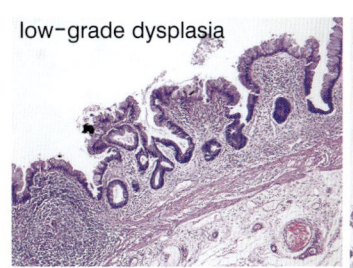

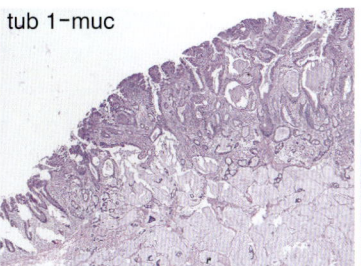

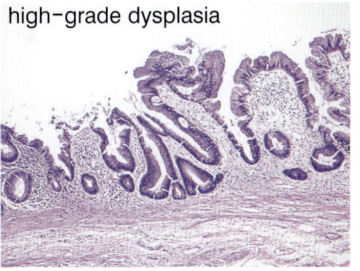

low-grade dysplasia　　tub1-muc　　high-grade dysplasia

考察

　この症例は UC 発症 25 年目に S 状結腸になだらかな隆起性病変を認めたが，生検結果で軽度異型上皮と診断され，経過観察となった．最初の内視鏡検査で拡大内視鏡を使用していれば，表面の顆粒状変化などからより強く DALM と疑うことができた可能性がある．

　colitic cancer や dysplasia の内視鏡診断が確立されていない現状では，日常診療で病理診断を疑うほどの根拠をもたないため，病理結果を偏重してしまいがちである．今後症例が蓄積され特徴的な内視鏡所見が整理されれば，質的診断における内視鏡所見の比重が高くなることが期待できる．またサーベイランスにおける生検に関しては，これに精通した病理医の診断を得られるような工夫も必要と思われる．本症例の初回内視鏡での生検標本を後日再検したところ，low-grade dysplasia と診断された．

　本症例では結果的に 1 年 10 カ月間 DALM の自然経過を見たこととなるが，その間に肉眼形態に著変がなかったこと，手術時 mp 癌（Dukes A）にとどまっていたことは，colitic cancer の発育伸展を考えるうえで興味深い 1 例と思われる．

病理コメント　肉眼形態変化のなかった mp 癌

　初回生検組織（図 2b の腺管，それ以外の腺管は腫瘍とは判断できない）は，細胞学的には腫瘍と判定できる（低異型度癌と思われる）．しかし，組織採取量が少ないため，散発性の低異型度癌か dysplasia（low-grade）かの鑑別はできない．p53 免疫染色では，散発性粘膜内癌と UC を発生母地とした dysplasia とを判別することは困難である（散発性でも癌では p53 陽性となることが多い）．両者を区別するためには，再度の生検（多数箇所）により組織情報量を増やすことに加え，腫瘍が形成する肉眼形態情報（平坦粘膜にも拡がりがあるかどうか）が重要となる．すなわち，少なくとも現時点では，dysplasia 診断は，生検組織所見のみではなく，p53 免疫染色などの分子マーカーや内視鏡像を加味した，総合判断でなされる．考察にも述べられているように，dysplasia/colitic cancer の内視鏡的特徴が整理されれば，総合判断の中に占める内視鏡像の比重がさらに増すことになろう．dysplasia/colitic cancer の内視鏡診断を確立するためには，病理生検診断を鵜呑みにすることなく，内視鏡像との対比から生検診断に疑問を持った際には，再検（場合によっては診断目的の内視鏡的摘除）を繰り返すことや，病理に対して積極的に疑問を投げかけ，再検討を要請すること，が大切である．また，本例の拡大内視鏡像に示されるように，dysplasia の微細表面性状や pit pattern の解析を積み重ねていくことも重要であろう．本病変は，1 年 10 カ月の間に著明な肉眼形態変化をきたさなかったが，癌の深部浸潤に伴う肉眼形態変化を，「潰瘍化あるいは狭窄」とすると，その理由としては，浸潤部表層の粘膜内癌部が残存していたことと，癌が粘液癌であったこと，の二つが挙げられる．粘膜内部が残存したままの深部浸潤（178 頁，Case 6 と同様）は，colitic cancer に特徴的な生長パターンであるが，そのため進行癌になっても潰瘍化や粘膜模様の消失を示さず，さらに粘液癌であったために線維化が起こらず，腸管狭窄もきたさなかったものと思われる．

（病理コメント：味岡洋一）

■ 経過が追えた例　　　　　　　　　　　　　　　　　所　忠男　奥野　清隆

Case 9

surveillance colonoscopy で発見された早期多発大腸癌の1例

近畿大学医学部外科

【症例】 55歳，女性

【現病歴および経過】 1991年に全大腸炎型の潰瘍性大腸炎（UC）と診断され，当院内科に紹介された．1999年2月まで prednisolone（1.25〜5 mg）および salazosulfapyridine の内服加療を行い，その後は緩解状態であった．発症10年目の2001年に行った surveillance colonoscopy（SCS）で，横行結腸および下行結腸にそれぞれ Is 病変と IIa 病変が認められ，生検結果はいずれも Group 2 であった．1回/年の SCS を行っていたところ，2003年6月（発症12年目）に行った大腸内視鏡検査でそれぞれの隆起性病変は大きさ・形状に変化は認められなかったが，生検で Group 5 の診断のため手術目的で外科紹介．2003年8月，hand-assisted laparoscopic surgery（HALS）下 total colectomy + ileal-pouch anal anastomosis および loop ileostomy を施行した．

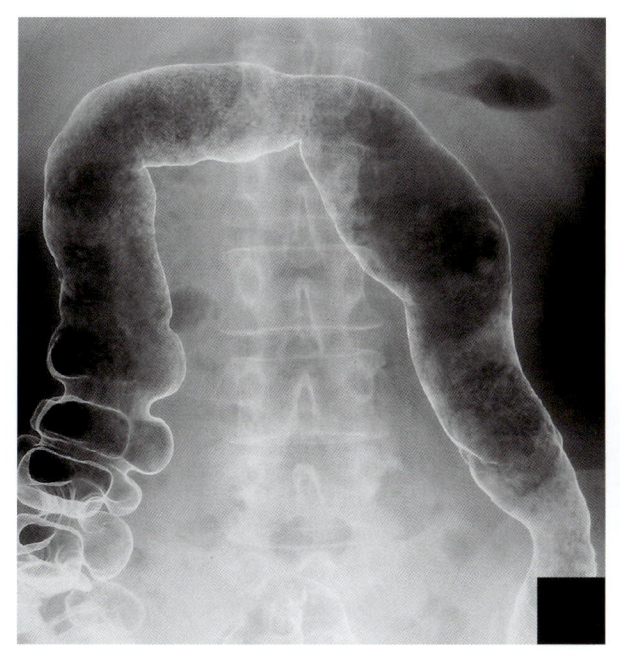

図1　注腸X線所見
上行結腸中央付近から肛門側の大腸はハウストラが消失し，鉛管状を呈している．

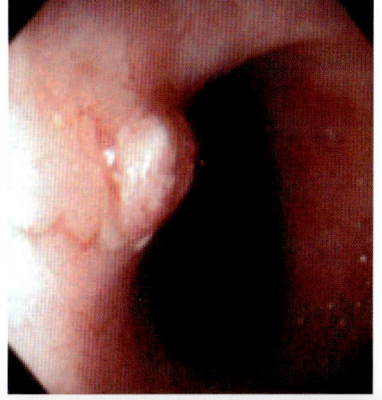

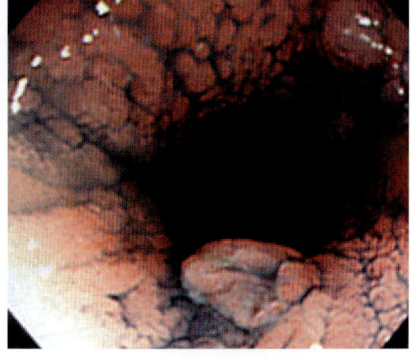

図2　大腸内視鏡所見
a：横行結腸の Is 病変．
b：色素法．下行結腸の IIa 病変．

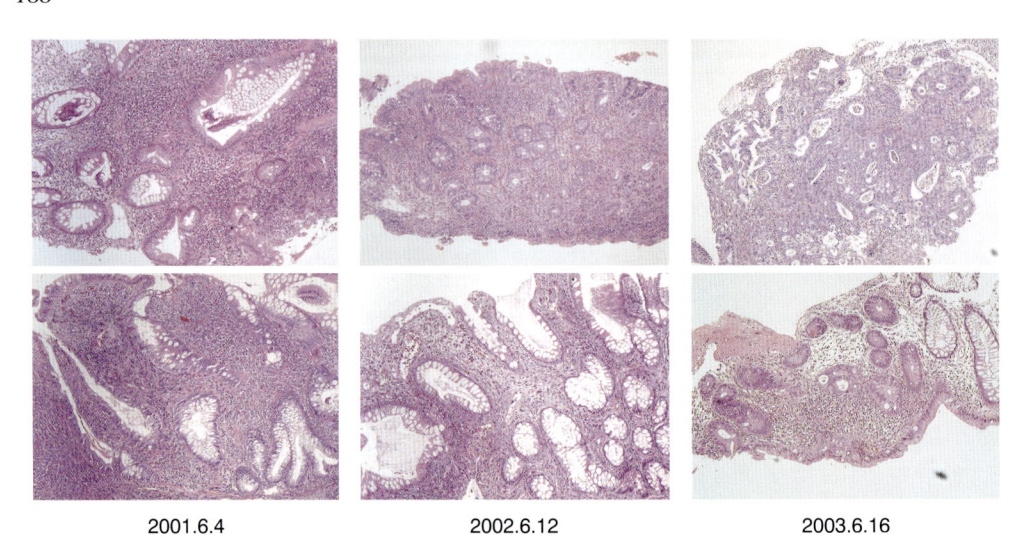

図3 生検組織所見
横行結腸（a〜c）と下行結腸（d〜f）の隆起性病変から生検を繰り返し行った結果，いずれの病変も Group 5 に変化した．

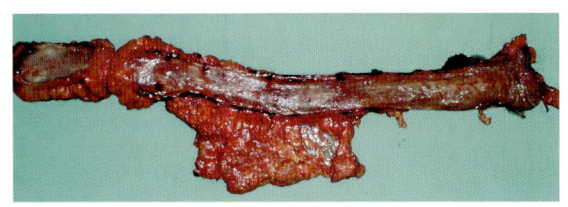

図4 切除標本

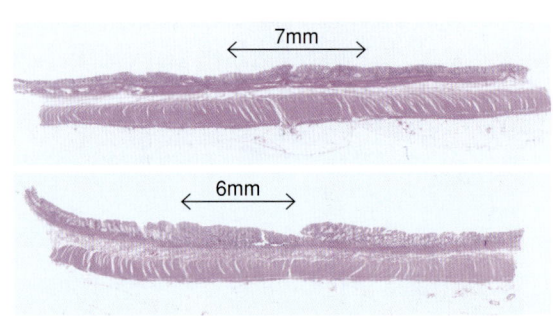

図5 ルーペ像
a：横行結腸．
b：下行結腸．

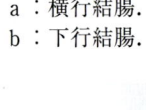

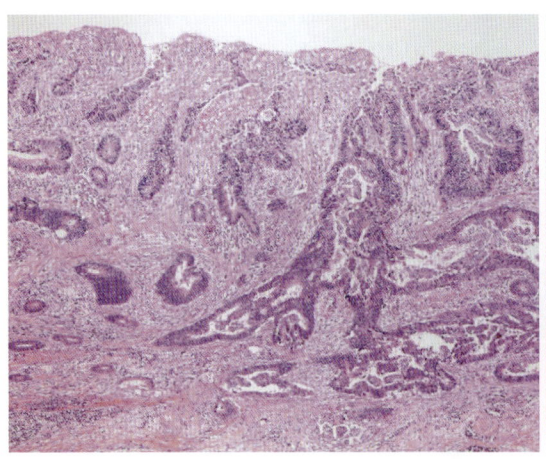

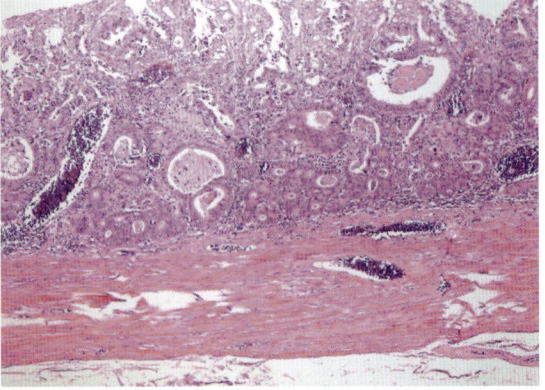

図6 病理組織所見
a：横行結腸．中分化腺癌，sm，ly_0，v_0，n_0．
b：下行結腸．中分化腺癌，m，ly_0，v_0，n_0．

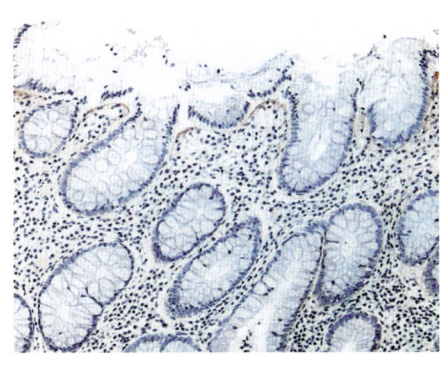

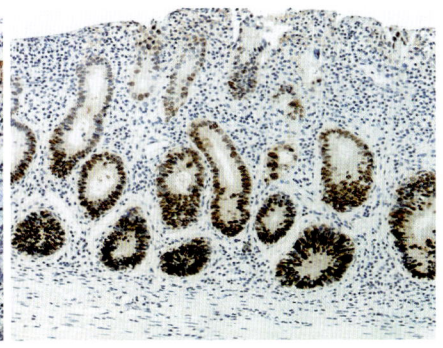

図7 病理組織所見（p53 染色）
a：上行結腸では炎症所見は軽度で腺管密度・分泌像は保たれており，緩解状態である．
b：横行結腸の腫瘍近傍には dysplasia がみられ，p53 染色は腺底部を中心に陽性を示している．

考 察

UC 由来の colitic cancer のリスクは罹患範囲と罹患期間であり，全大腸炎型が 82.0[1]～87.8%[2]を占め，平均罹病期間は 14.0[1]～15.3[3]年である．また臨床病理学的に平均年齢が約 48 歳と通常大腸癌に比し若年発症であり[1)～4)]，多発例が 28.4[4]～33.3%[3]，dysplasia を 74.0[2]～78.1%[3]に合併することが示されている．組織型は低分化腺癌や粘液癌・印環細胞癌の頻度が高いが，早期癌の報告例[5]では高・中分化腺癌が 85.7% を占めている．UC に対する SCS に関して，鈴木ら[4]は本邦報告例の集積から，サーベイランスが行われていた症例では早期癌で発見される割合が有意に高いことを報告している．本例では発症 12 年目に早期癌が発見され，SCS の重要性を改めて認識するとともに，UC に対する HALS 下腹腔鏡手術による大腸全摘術[6]は安全性・低侵襲性に優れ，かつ根治的であることから有用な術式であると考えられた．

文 献

1) 齋藤修治，長嶺弘太郎，小松茂治，他：潰瘍性大腸炎に合併した大腸癌の 5 例ならびに本邦報告 203 例の集計．日消誌 1998；95：539-546
2) 佐藤知行，小西文雄，金澤暁太郎，他：潰瘍性大腸炎に合併した直腸癌の 1 例ならびに本邦における潰瘍性大腸炎癌化例の検討．日本大腸肛門病会誌 1992；45：868-878
3) 馬場正三，倉橋隆之：潰瘍性大腸炎に合併した大腸癌―本邦における報告例の解析．日本大腸肛門病会誌 1990；43：1272-1279
4) 鈴木公孝，渡邉聡明，畑 啓介，他：潰瘍性大腸炎の癌化とサーベイランスの検討―本邦報告例の解析．日本大腸肛門病会誌 2003；56：62-68
5) 翁 梶和，上谷潤二郎，森田博義，他：Surveillance colonoscopy により診断しえた潰瘍性大腸炎に合併する早期大腸癌の 1 例―本邦の潰瘍性大腸炎に合併する早期大腸癌報告例の集計を含めて．日本大腸肛門病会誌 1996；49：567-573
6) 小島正幸，小西文雄，岡田真樹：炎症性腸疾患に対する腹腔鏡下手術．外科治療 2003；89：296-300

病理コメント 生検で Group 2 が続いた症例

生検で Group 2 と診断された異型上皮に，p53 蛋白過剰発現があったかどうかに興味がもたれる．Group 2 の段階で p53 蛋白過剰発現があれば，それらは組織学的腫瘍形質（dysplasia）を獲得する以前の coiltic cancer 初期病変であり，それが 2 年間で中分化腺癌にまで進展した可能性がある．colitic cancer の組織学的 progression を考えるうえで，貴重な症例である．

（病理コメント：味岡洋一）

■ 経過が追えた例

吉竹　直人　　武川賢一郎
菅家　一成　　平石　秀幸

Case 10
18年間経過観察しえたdysplasiaの1例

獨協医科大学内科学（消化器）

【症例】58歳，女性

【現病歴および経過】1974年より全結腸型の潰瘍性大腸炎の診断にて当科受診，内科的治療にて緩解を得ていた．1988年の大腸内視鏡検査において直腸Rbに8mm大の扁平隆起性病変を認め（図1a），生検にてtubullo-villous adenomaが疑われ（図1b），同部の内視鏡的粘膜切除術による完全生検診断を考慮するも患者の同意が得られず，以後経過観察を行った．1997年の大腸内視鏡検査では同病変の増大を認め（図2a），確定診断を目的に経肛門的腫瘍切除術を行った．組織学的にp53は陰性であったが周囲粘膜変化などからtubullo-villous typeのlow-grade dysplasiaと診断（図2b, c），内視鏡的にも隆起性病変であったためdysplasia associated lesion or mass（DALMs）と考え，大腸全摘出術を考慮したが患者の同意が得られず，半年ごとの厳重なsurveillance colonoscopy（SC）を行うこととなった．1998年の内視鏡検査にて再度切除部に扁平隆起性病変（DALMs）を認め，組織学的には前回と同様にtubullo-villous typeのlow-grade dysplasiaであったが，患者の希望もあり経過観察を続けた．2005年に行われたSCでは肉眼的に形態変化を認めなかったが（図3a, b），組織学的に異型度が増しhigh-grade dysplasiaと診断（図3c, d），患者も手術に同意したため，今後大腸全摘出術を行う予定である．

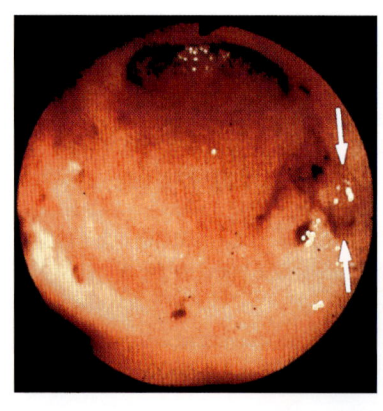

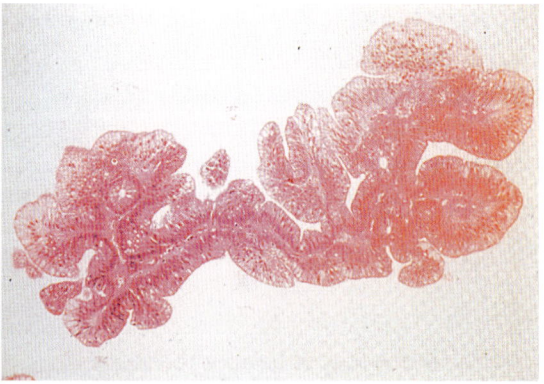

図1　1988年時の内視鏡所見，組織所見
a：直腸に扁平な小隆起性病変を認めた（矢印）．周囲粘膜の血管透見像は消失し，やや褪色調の萎縮性粘膜で，潰瘍性大腸炎の緩解期の所見であった．
b：腫瘍部は絨毛状増殖を示す腫瘍でdysplasiaよりもtubullo-villous adenomaが疑われた．非腫瘍部は血管新生・炎症細胞浸潤が目立つ所見であった．

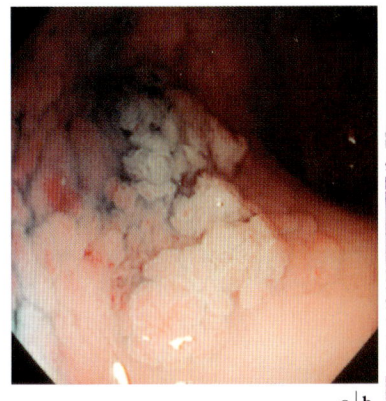

図2 1997年時の内視鏡所見,組織所見
a:1988年の所見と比べて病変は側方に進展し,結節集簇の形態を呈し拡大傾向を認め,表面は絨毛性の変化を呈していた.
b,c:周囲粘膜変化などから中等度異型を示す tubullo-villous type の low-grade dysplasia と診断した.
(b;弱拡大,c;強拡大)

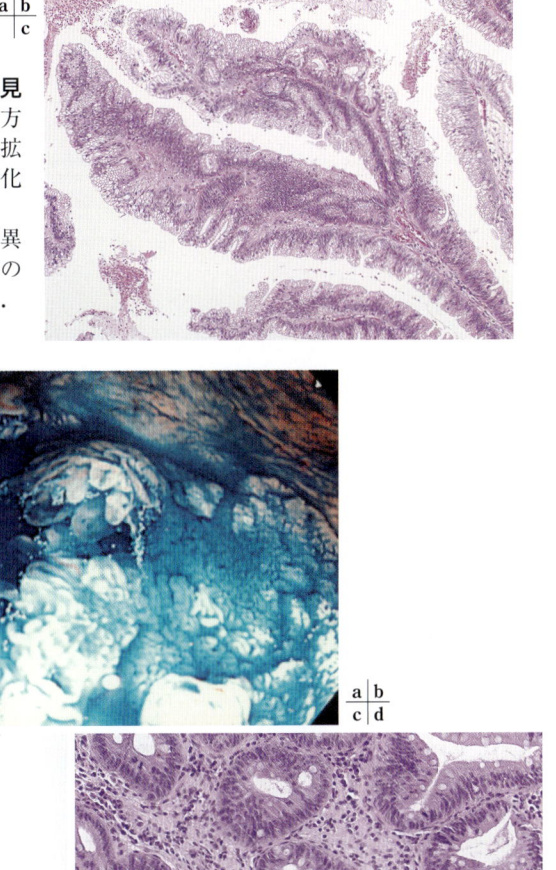

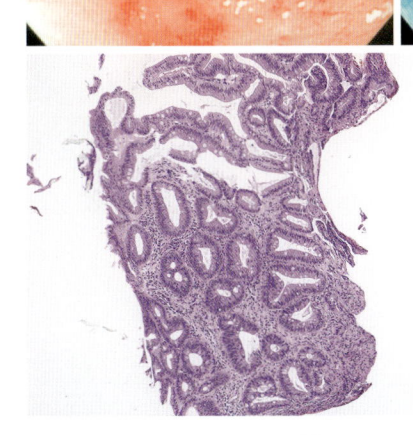

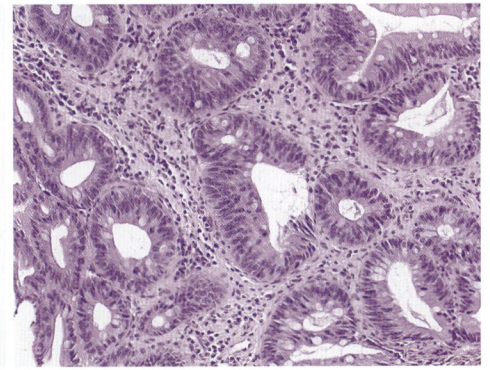

図3 2005年時の内視鏡所見,組織所見
a,b:以前の切除部に扁平な non-granular type の LST 様隆起性病変を認めた.
c,d:一部の粘膜に high-grade dysplasia を認めた.(c;弱拡大,d;強拡大)

考察

　潰瘍性大腸炎発症後の colitic cancer の合併率は 10 年までで 2%未満，10 年を経過すると 5%前後，21 年以降では 10%以上と報告されており，その形態診断の困難さや予後の悪さより，本邦では発症後 7 年以上経過した症例に対して SC が推奨されている．一般的に high-grade dysplasia，多発する low-grade dysplasia，DALMs, colitic cancer が認められた場合には大腸全摘術の適応である．本例は当初 dysplasia・adenoma の鑑別に苦慮したが，DALMs と診断以後も患者の強い希望にて手術を行わず，18 年にわたり経過観察を行った．結果として low-grade～high-grade dysplasia の組織学的異型度の変化を観察することができ，dysplasia/colitic cancer の自然史を追うことができた貴重な症例と考えられた．

（本症例は，Gastroenterol Endosc 1999；41：974-978 に報告した症例である）

　謝辞：本症例の呈示にあたり多大なご協力をいただいた獨協医科大学病理（人体分子）教室 富永圭一先生，藤井茂彦先生，藤盛孝博教授に深謝いたします．

病理コメント　dysplasia の経過観察（dysplasia か sporadic adenoma か？）

　1988 年と 1997 年の病変組織像からは，管状絨毛腺腫（sporadic adenoma）か low-grade dysplasia かの鑑別は困難である．両者の鑑別にもっとも有用な補助手段は p53 染色であり，同染色陽性の場合は dysplasia と診断することができる．本例のように p53 染色陰性の場合は，隆起周囲の平坦粘膜に腫瘍性上皮が存在するかどうかに注目し，腫瘍性上皮が存在する場合は，（現時点では）dysplasia と診断せざるをえない．しかし通常の大腸管状絨毛腺腫でも隆起に平坦病変が随伴した肉眼形態を呈することもある．こうした［組織学的には腺腫との鑑別が困難/p53 陰性/平坦病変随伴］病変が，cancer high-risk marker としての意義をもつ dysplasia かどうかについては，同時性または異時性の癌（または明らかな dysplasia）の存在に関するデータ蓄積が必要であろう．

（病理コメント：味岡洋一）

■ 経過が追えた例

荒木　俊光　　三木　誓雄
小林美奈子*　　楠　　正人

Case 11 colitic cancer に対し大腸全摘回腸嚢肛門管吻合（IACA）を施行し，残存直腸 follow-up 中の1例

三重大学消化管・小児外科学講座　　*同 先進的外科技術開発学講座

【症例】40歳，男性
【現病歴および経過】20歳時に水様性下痢，血便，腹痛にて発症し潰瘍性大腸炎と診断された．23歳時には頭部と下肢に壊疽性膿皮を合併した．以後，症状なく経過したが，36歳時に再燃し，注腸造影および大腸内視鏡検査にて横行結腸に顆粒状集簇性病変（図1）が認められた．生検組織では Group 3（tubular adenoma with moderate atypia）（図2）と診断され，定期的に大腸内視鏡による経過観察が行われた．40歳時（発症より20年），大腸内視鏡検査にて直腸（Ra）に7mm大の Isp 型 polyp（図3）が認められたため EMR を施行．高分化腺癌（図4）と診断され，大腸全摘回腸嚢肛門管吻合（IACA）を施行．

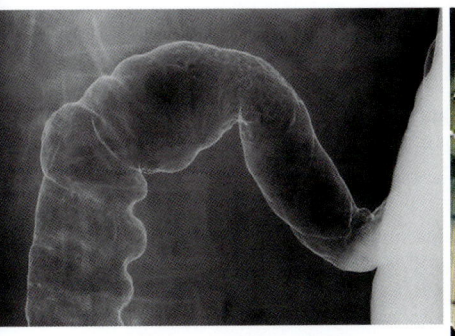

図1　注腸造影および横行結腸内視鏡所見
横行結腸に顆粒状集簇性病変が認められた．

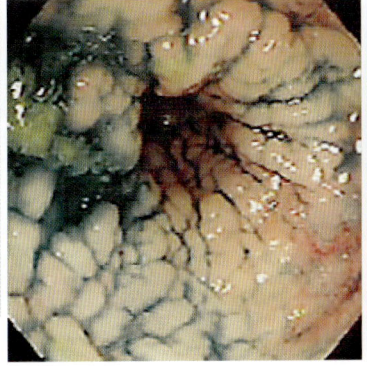

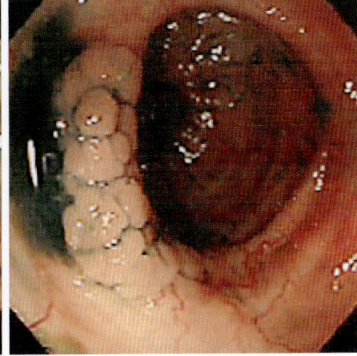

a|b|c

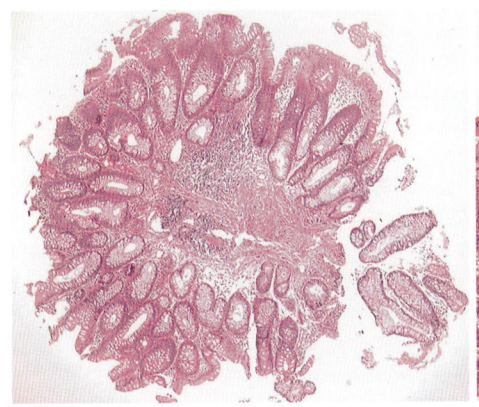

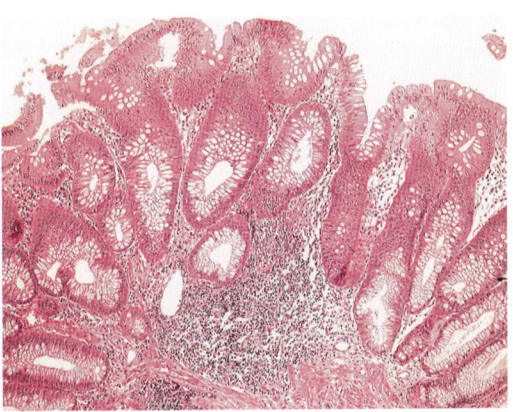

図2　横行結腸病変組織所見
tubular adenoma with moderate atypia と診断された．

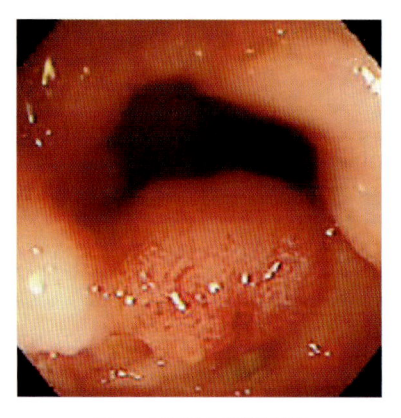

図3 直腸内視鏡所見
直腸（Ra）に7mm大のIsp型の隆起性病変が認められた．

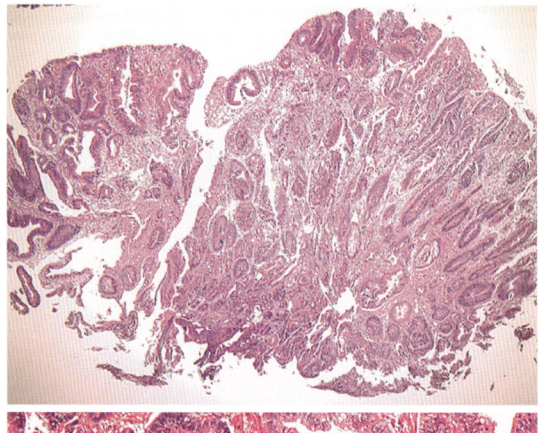

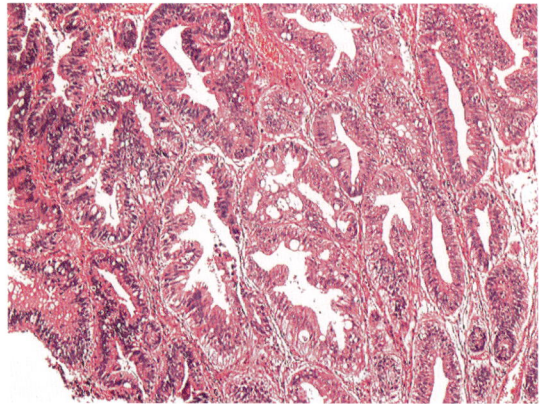

図4 直腸EMR標本組織所見
核の腫大した異型細胞が不規則に乱れた腺管構造を示して増生．高分化腺癌と診断された．

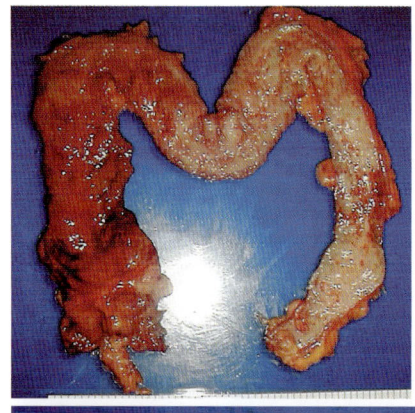

図5 切除標本
下部直腸には粘膜の発赤・びらんが認められたが，EMR断端周囲の炎症所見は軽度であった．

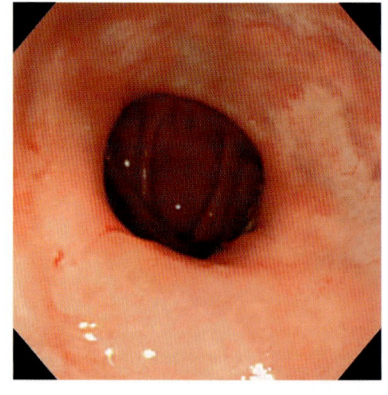

図6 手術後残存直腸内視鏡所見
血管透見消失，発赤・びらんなどの軽度から中等度の活動性所見が認められる．明らかな腫瘍性変化は認めていない．

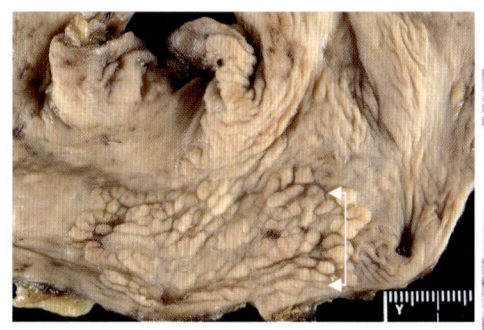

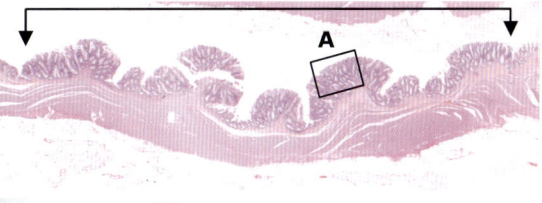

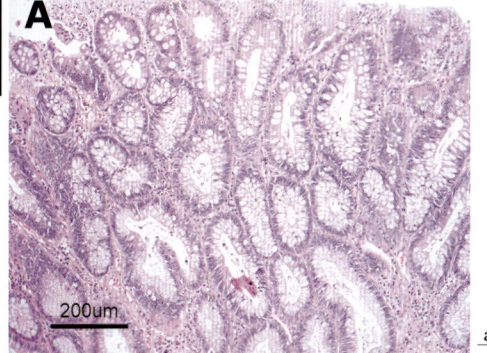

図7 切除標本の横行結腸結節集簇様病変
横行結腸に，3〜5 mm大の結節の集簇を認める．周囲萎縮性粘膜とは境界明瞭（a）で，結節隆起周囲の平坦粘膜には腫瘍上皮は存在しない（b：矢印が病変部）．組織学的には異型の弱い腺腫として矛盾しない（b，c）．p53 免疫染色は陰性であった．

考察

　この症例は発症後 16 年時に横行結腸の顆粒状集簇性病変が認められ，生検組織では Group 3（tubular adenoma with moderate atypia）と診断されその後 4 年間サーベイランスが行われていた．サーベイランスの内視鏡検査の際に別の病変を認め，この病変も最初に EMR を行い，sporadic adenoma と診断されればサーベイランスを継続する予定であった．最終的に直腸癌と診断され手術に至った．現在，当科では直腸粘膜切除を伴った回腸嚢肛門吻合（IAA）を基本術式としているが，それ以前の症例であり IACA が施行された．術後 5 年の現在，癌の再発や転移はなく，残存直腸における癌および dysplasia は認められていないが，今後も残存直腸（肛門管部）の厳重なサーベイランスが必要であると考えられる．

病理コメント　LST 様の sporadic adenoma が癌に先行発生した症例

　横行結腸に認められた顆粒集簇（結節集簇）様病変は，切除標本では，①組織所見，②周囲粘膜との境界が明瞭な隆起，③p53 染色陰性，などから，通常の管状腺腫（sporadic adenoma）として矛盾しない．生検標本の組織像も管状腺腫と診断しうるが，low-grade dysplasia との鑑別のためには，p53 染色や隆起周囲平坦粘膜からの生検も必要であったと考えられる．しかし，同病変発見後のサーベイランスでは，4 年後に直腸の高分化腺癌（dysplasia 分類では high-grade dysplasia に相当する）が発見されており，結果的には同病変は cancer high-risk marker であったと考えることもできる．とくに，本例の横行結腸病変の発見が 36 歳という若年齢であったことも考慮すると，上述した種々の所見から sporadic adenoma と診断されうる病変であっても，その発生年齢によっては異なった臨床的取り扱い（サーベイランス内視鏡施行時期の間隔など）が必要となるかもしれない．

（病理コメント：味岡洋一）

■ 外科手術後の発生例

五十嵐正広　佐田　美和*
小林　清典*　勝又　伴栄*

Case 12
回腸直腸吻合術後に残存直腸に癌が発生した1例

癌研有明病院内視鏡科　*北里大学東病院内科

【症例】30歳，男性
【現病歴および経過】12歳時，粘血便出現し，近医にて大腸鏡検査および組織診断にて全大腸炎型の潰瘍性大腸炎と診断．以後，再燃緩解を繰り返していたため18歳時，当院受診．その後外来にて経過観察中であったが，22歳時，症状増悪のため結腸全摘＋回腸直腸吻合術施行．術後は経過良好であり内視鏡検査は術後3カ月，1年後，4年後に行っていたがとくに異常は指摘されなかった．30歳時（術後8年目），血便のため内視鏡検査を行ったところ，図1に示すように残存直腸の全周性狭窄と易出血性粘膜を認め生検にて高分化型癌と診断され，腹会陰式直腸切断術施行．

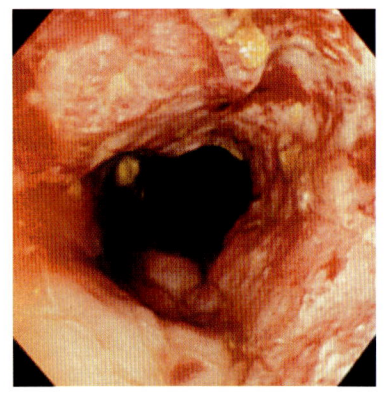

図1　癌発見時の内視鏡所見
残存直腸は全周性に伸展不良がみられ硬く，粘膜は凹凸不整．易出血性であり，粘膜の肥厚もみられる．

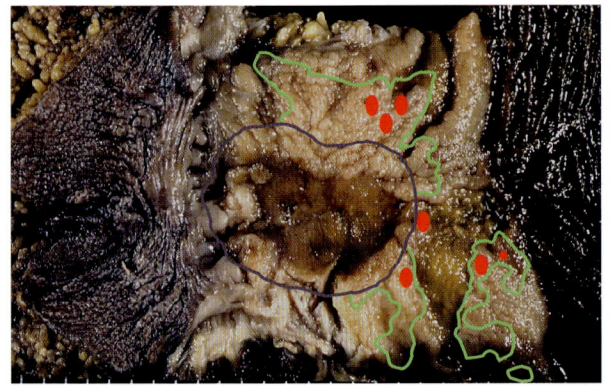

Invasive cancer
well differentiated adenocarcinoma
a_1, ly_3, v_3, $n(+)$
low-grade dysplasia
high-grade dysplasia

図2　摘除標本
残存直腸に6.5×4cm大の不整な凹凸不整な陥凹を認める．同部にほぼ一致して深達度a_1の高分化型癌がみられた．さらに周辺にはlow-grade dysplasiaとhigh-grade dysplasiaが組織学的に確認された．しかしながらdysplasiaの領域は，肉眼的には正常と思われる粘膜と区別困難であった．なお，口側の色調変化のあるところ（陥凹様にみえる領域）は炎症のみであった．

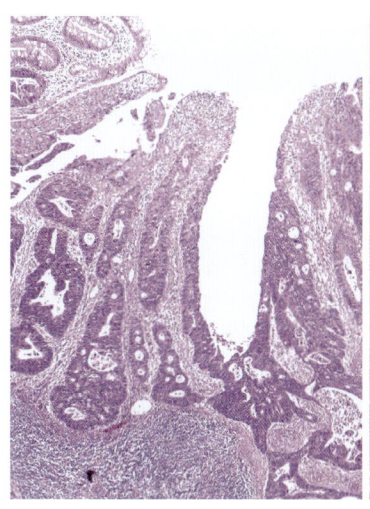

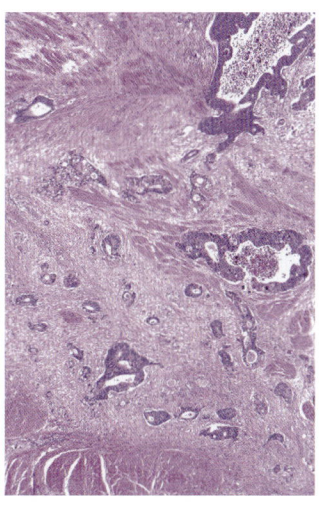

図3
陥凹部に一致して表層では高分化型癌を主体とし，深部では中分化型〜低分化型癌と著明な線維化を伴い，一部固有筋層まで浸潤している．脈管浸潤も高度で251，252リンパ節にも転移を認めた．

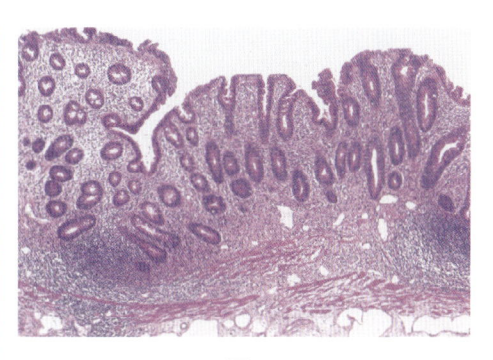

図4
癌の周辺に比較的広汎にみられた low-grade dysplasia の組織像を示す．

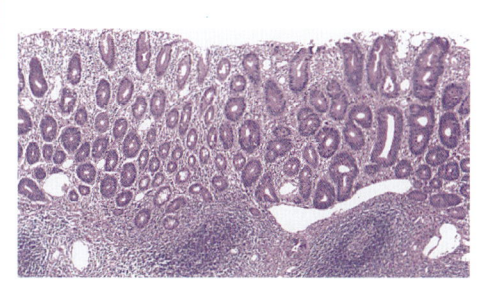

図5
一部の粘膜にみられた high-grade dysplasia の組織像を示す．

考察

本症例は経過中直腸にも炎症が持続しており，手術術式として粘膜抜去を加えた回腸嚢肛門吻合術が勧められたが患者が拒否．回腸直腸吻合が選択された．潰瘍性大腸炎では，残存粘膜があれば発癌のリスクが発生する．とくに直腸は colitic cancer の発生率が他部位より高い．本例は発症が12歳と若年であり，発症から18年目に癌が発見されている．術後は比較的症状も落ち着いており8年間に3回の内視鏡検査しか行われていなかったが，術後症例で残存粘膜がある場合にはサーベイランスプログラムにそった内視鏡検査を施行しないと早期発見が困難となる．また，残存直腸の内視鏡観察は空気の貯留が困難なことなどから反転などを加えた慎重な観察を行わないと盲点が多くなり，見落としも含め注意が必要である．

病理コメント　dysplasia を随伴する癌

平坦な肉眼形態を呈する dysplasia には，通常の大腸上皮性腫瘍にみるような，不整腺管構造や腺管密度の増加などの構造異型を示さないものが多い．本症例の dysplasia はその典型的組織像であり（図4，5），分岐の少ないストレートな腺管からなり，腺管密度も正常粘膜にほぼ近似している．生検診断では，こうした構造異型を呈さない dysplasia（とくに low-grade dysplasia）と炎症再生異型上皮の鑑別はしばしば困難である．さらに背景に活動性炎症があると，両者の鑑別はほぼ不可能に近い．回腸直腸吻合術後の残存直腸も含め，長期経過例潰瘍性大腸炎の生検組織に異型上皮を認めた場合は，p53 免疫染色を追加することが，正確な診断には必要不可欠といえる．

（病理コメント：味岡洋一）

■ 外科手術後の発生例

中村　利夫　　倉地　清隆
今野　弘之

Case 13
IRA 術後に直腸癌を合併した潰瘍性大腸炎の 1 例

浜松医科大学第二外科

【症例】46 歳，男性
【現病歴および経過】1979 年，粘血便を認め近医にて全大腸型の潰瘍性大腸炎と診断される．1983 年症状増悪のため当科にて結腸全摘，回腸直腸吻合術（IRA）を施行した．術後は難治性の痔瘻もあり継続的に受診しており（図 1），定期的な下部消化管内視鏡検査を受けていた．1997 年の大腸内視鏡にて残存直腸に DALM（dysplasia-associated lesion or mass）が指摘され（図 2a，b），その生検病理より dysplasia を認め，再生検にて adenocarcinoma と診断された（図 3a，b）．また同時に行った各生検材料の免疫組織染色にて p53 陽性であった．以上より残存直腸の広範な dysplasia を合併した直腸癌と診断し 1998 年 8 月 12 日手術を施行した．患者は IRA 後より発症した難治性の痔瘻のため漏便などの肛門機能の低下を認めていたため，肛門は温存せず腹会陰式直腸切断術および回腸人工肛門造設術を施行，手術診断は H0P0N0 M であった（図 4）．術後経過は良好にて現在外来通院中である．

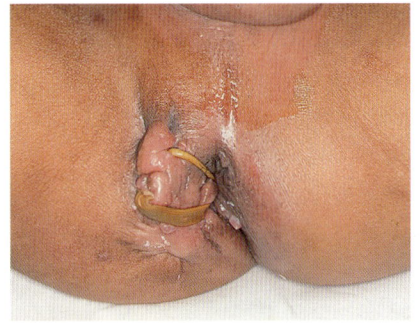

図 1　術前より難治性の痔瘻があり，seton が行われている．

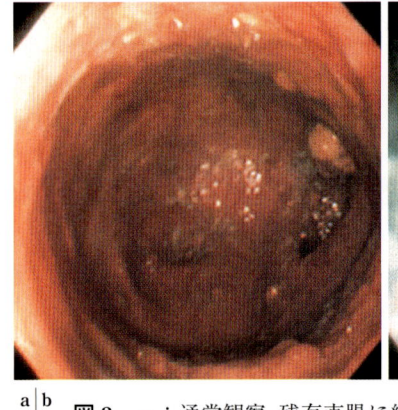

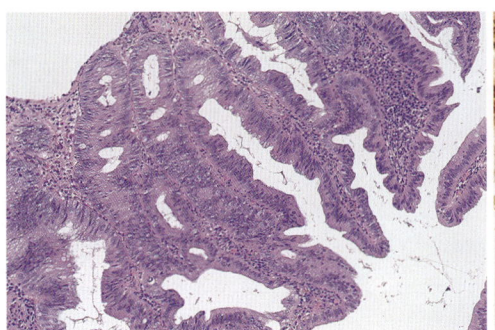

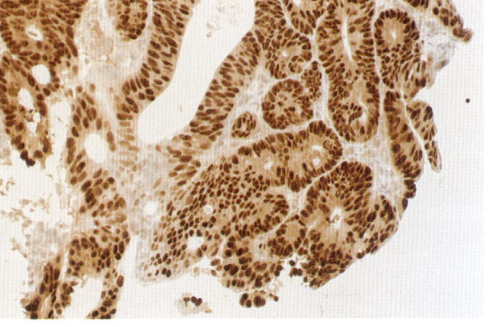

図 2　a：通常観察．残存直腸に結節集簇型の DALM を認める．
　　　b：色素内視鏡所見

図 3　a：生検にて dysplasia と一部に adenocarcinoma を認めた．　b：同部位 p53 免疫染色

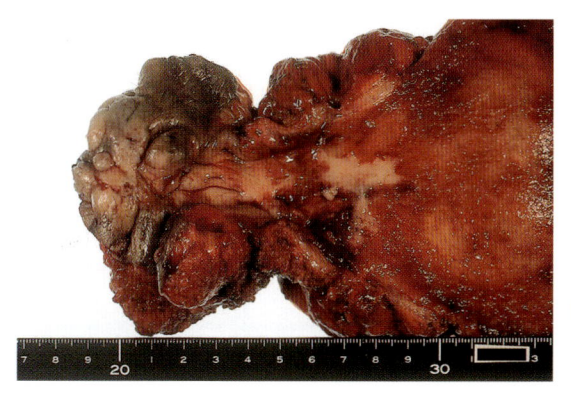

図 4 切除標本（残存直腸）
癌の深達度は m であり，周辺の粘膜に dysplasia が認められた．

考 察

　潰瘍性大腸炎における外科治療の進歩はめざましく，内科的治療が奏功しない潰瘍性大腸炎に対し，回腸嚢肛門管吻合術（以下 IACA）や回腸嚢肛門吻合術（以下 IAA）が現在多くなされている．またそれ以前より行われていた IRA は QOL に優れるものの術後の再燃や残存直腸における発癌の危険性から，現在では適応は慎重にすべきであるとされている．当教室においてもこれまでに潰瘍性大腸炎手術例 63 例中，IRA は 6 例になされている．IRA 症例の多くは発症後長期経過例であり，術後観察期間も比較的長く，これまでに 3 例（うち 1 例は Crohn 病）に残存直腸から発癌が認められている．IRA は残存直腸からの発癌の危険性があるため，術後は定期的な大腸内視鏡が必須である．今回報告した症例は発症後 19 年，IRA 施行後からでは 15 年と長期経過例である．colitic cancer を早期に診断するために surveillance colonoscopy の有用性はいわれているが，炎症性変化なのか腫瘍性変化なのか鑑別が難しいため早期診断は容易ではなく，dysplasia の発見が重要とされている．内視鏡で形態的に確認できる DALM（Dysplasia-associated lesion or mass）の存在は以前より注目されており，とくに本症例のように結節の集簇として認められる場合，癌が高頻度に認められるといわれている[1]．

　今後 p53 免疫染色を補助的診断に加え，拡大内視鏡や色素内視鏡を用いて DALM や微細な病変を拾い上げることにより[2]，colitic cancer の早期診断における surveillance colonoscopy の有用性が高まることが期待される．

文　献

1) Blackstone MO, Riddell RH, Rogers BH, et al：Dysplasia-associated lesion or mass (DALM) detected by colonoscopy in long-standing ulcerative colitis：an indication for colectomy. Gastroenterology 1981；80：366-374
2) Rutter MD, Saunders BP, Schofield G, et al：Pancolonic indigo carmine dye spraying for the detection of dysplasia in ulcerative colitis. Gut 2004；53：256-260

病理コメント　結節集簇様 dysplasia を随伴する癌

　生検組織（図 3a）から腫瘍性病変と診断はできるが，明らかな癌とは判定できない．また，散発性の腺腫か UC 粘膜を発生母地とした dysplasia かの鑑別も困難であり，p53 免疫染色が最終診断に効力を発揮する．図 3b にみられる p53 染色の染色態度（びまん性・強陽性）は，通常の大腸腫瘍では高異型度癌にみられるパターンであり，腺腫では決して認めることはなく，低異型度癌でもごくまれにみられるに過ぎない．dysplasia では，たとえその細胞異型が低いもの（low-grade）であっても，p53 染色態度は散発性の高異型度癌と同等のことが多い．
　　　　　　　　　　　　　　　　　　　　　　　　（病理コメント：味岡洋一）

■ 外科手術後の発生例

杉田　昭　　木村　英明　　小金井一隆*
鬼頭　文彦*　　福島　恒男**

Case 14
潰瘍性大腸炎に対する回腸直腸吻合術後，残存直腸に発生した high-grade dysplasia の1例

横浜市立市民病院外科　*横浜市立大学市民総合医療センター難病医療センター　**横浜市立脳血管センター

【症例】62歳，女性

【現病歴および経過】症例は全大腸炎型潰瘍性大腸炎で，発症後14年で難治のため当時の標準手術であった結腸全摘，回腸直腸吻合術を受け，術後は経過良好であったが，発症29年後に直腸指診で残存直腸に丈の低い隆起性病変を認めた．注腸造影X線検査では直径20 mmの半球形隆起性病変と肛門側に連なる丈の低い隆起性病変があり（図1），大腸内視鏡検査では吻合部に接した直腸に表面が粗大顆粒状，凹凸不整，やや白色調の周囲との境界が不明瞭で肛門側に6 cmにわたって続く1/3周性の隆起性病変を認めた（図2）．ポリペクトミーした球形隆起性病変の組織学的検索では，核はhyperchromaticで一部に重層化があり，tubular adenomaに類似した組織で（図3），腺管の蛇行，核のhyperchromatism，重層化の著しい部分もあり，low-grade dysplasiaと診断した（図4）．周囲粘膜の炎症はMatts' IIと軽度であった．4カ月ごとの大腸内視鏡検査を行ったが，病変は広範で縮小はなく，high-grade dysplasiaの存在も否定できないため，残存直腸切除，回腸嚢肛門管吻合術を行った．切除標本では6 cm×5 cmの表面が不整の楔状の病変で（図5），割面では軽度隆起し（図6a），組織学的にはhigh-grade dysplasiaの所見であった（図6b）．術後は再発もなく経過は良好である．

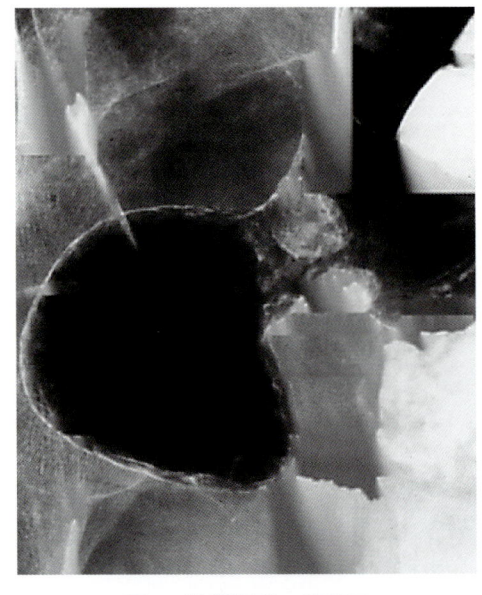

図1　注腸造影X線所見
残存直腸に半球状隆起を伴う隆起性病変を認める．

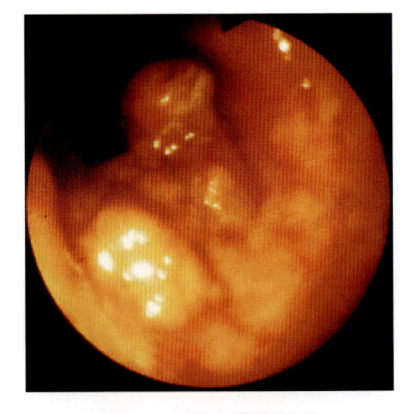

図2　大腸内視鏡所見
吻合部に接した直腸に境界不明瞭，不整な病変を認める．周囲の直腸粘膜は緩解期の所見である．

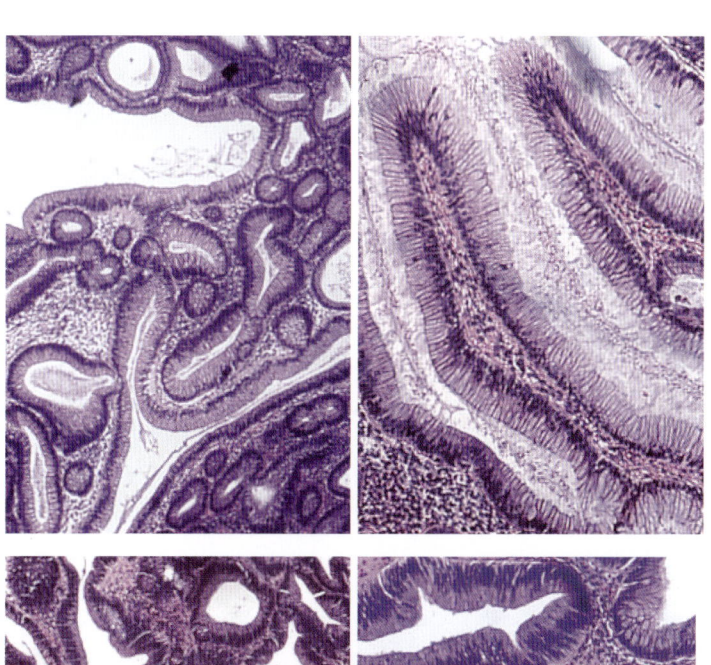

図3 半球状隆起の組織所見
核は hyperchromatic で一部に重層化を認める.

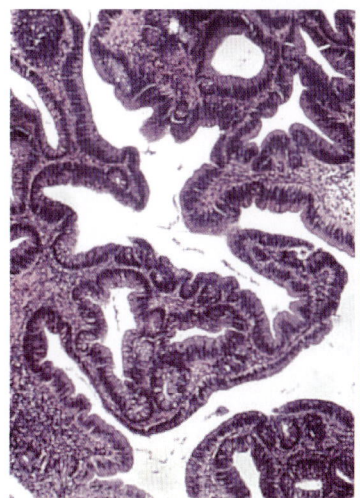

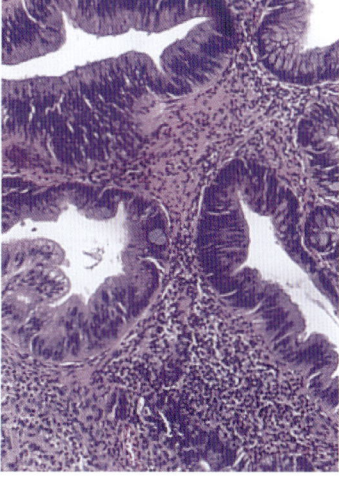

図4 半球状隆起の組織所見
low-grade dysplasia. 図3に比べて核の hyperchromatism と重層化が著しい.

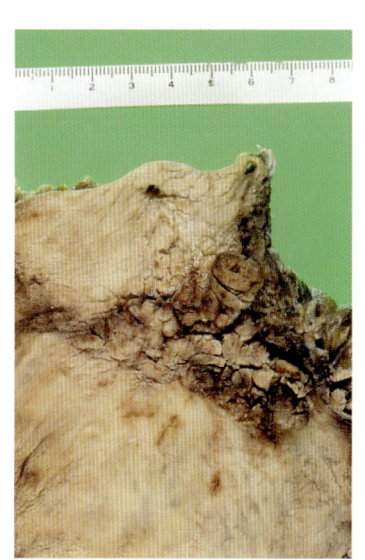

図5 切除標本
disease associated lesion or mass. 楔状の不整形隆起.

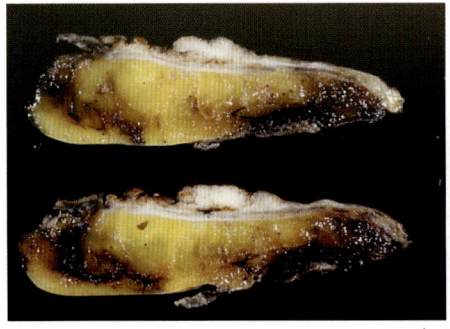

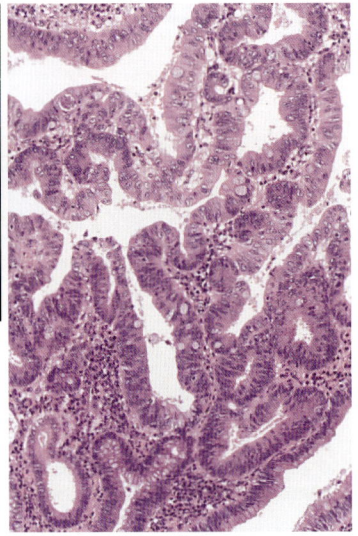

図6 a：切除標本（割面）．病変は軽度隆起している．
b：切除標本．high-grade dysplasia.

考　察

　直腸温存術を行った潰瘍性大腸炎症例の残存直腸からの癌発生は，潰瘍性大腸炎発症後20年で平均6％，30年で15％と報告されている[1]．潰瘍性大腸炎に対する回腸直腸温存術は残存直腸の再燃，癌化の可能性のために現在では標準的手術となっていないが，合併症も少なく軽度の肛門機能不良例などには行われることがある．本症例は外来受診時の直腸指診によってdysplasia associated lesion or mass(DALM)が発見され，この時点ではlow-grade dysplasiaと診断したが[2]，切除標本ではhigh-grade dysplasiaであった．以前に本手術を施行した症例には，直腸癌の早期発見には定期的な大腸内視鏡検査によるcancer surveillanceが必要である．

文　献

1) Baker WNW, et al：Cancer of the rectum following colectomy and ileorectal anastomosis for ulcerative colitis. Br J Surg　1978；65：862-868
2) 杉田　昭, 福島恒男, 諏訪　寛, 他：潰瘍性大腸炎の残存直腸に発生したdysplasiaの1例. 胃と腸　1988；23：561-564

病理コメント　dysplasiaかsporadicな腺腫内癌か？

　高齢者（62歳）の直腸（直腸に限らないが）には，UC粘膜を発生母地としたdysplasiaまたはcolitic cancerに加え，通常の腺腫または高分化腺癌が偶発する可能性も念頭に置く必要がある．本例は，組織学的には散発性の腺腫内癌（図3, 4が腺腫，図5が高分化腺癌）に近似する．生検で図3, 4の組織所見が得られた場合，adenoma, dysplasiaのいずれと診断するかは，病理医が苦慮するところであろう．診断に有用な情報は，p53免疫染色と顆粒状隆起周囲の平坦粘膜からも腫瘍性病変が証明されるかどうかである．p53染色が陰性で，顆粒状粘膜に限局した病変であれば，UCの術後残存直腸に偶発した，結節（顆粒）集簇様形態をとる腺腫内癌の可能性も残る症例である．こうした病変に対する治療法として，内視鏡的摘除（EMRやESD）を選択肢に加えるかどうかは，今後の課題であろう．

（病理コメント：味岡洋一）

■ 外科手術後の発生例

工藤　克昌　舟山　裕士
福島　浩平　佐々木　巖

Case 15
回腸直腸吻合術 29 年後に残存直腸癌を生じた 1 例

東北大学医学部生体調節外科

【症例】48 歳，女性

【現病歴および経過】19 歳時下痢・血便・発熱が出現したため，近医を受診したところ，潰瘍性大腸炎の診断となった．保存的治療にて改善を認めないため，結腸全摘・回腸直腸吻合術を施行した．術後経過は良好であったが，術後，残存直腸炎を認め，サラゾピリン®の内服やリンデロン®坐剤の投与を継続していた．45 歳時の直腸内視鏡検査にて直腸 Rb 左壁に polypoid lesion を指摘，biopsy にて Group 4 の診断であった．4 カ月おきに直腸内視鏡検査にてフォローしていたところ，48 歳時（術後 29 年）の biopsy にて Group 5, adenocarcinoma の診断となったため，手術目的に当科紹介となり，腹会陰式直腸切断術を施行した．

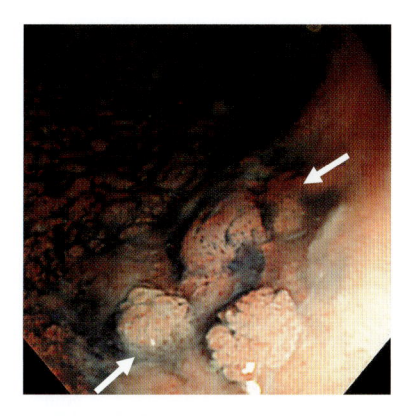

図 1　癌発見時の直腸内視鏡所見
残存直腸 Rb 左壁に顆粒状粘膜を伴う集簇性 polypoid lesion を認めた．

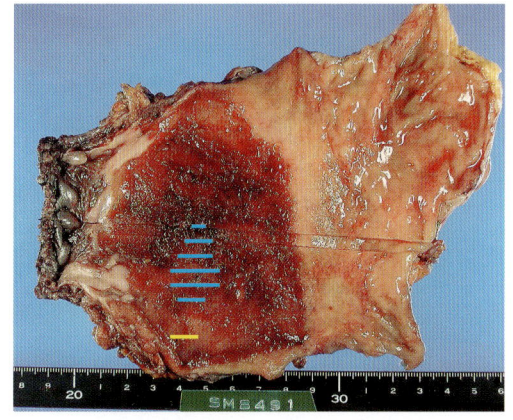

― well-differentiated adenocarcinoma
mp, ly$_0$, n($-$)
― displasia

図 2　摘出標本
残存直腸に 24 mm×16 mm の中心が陥凹した不整な結節性隆起性病変を認めた．歯状線からの距離は 16 mm であった．また残存直腸全体に炎症所見を認めた．

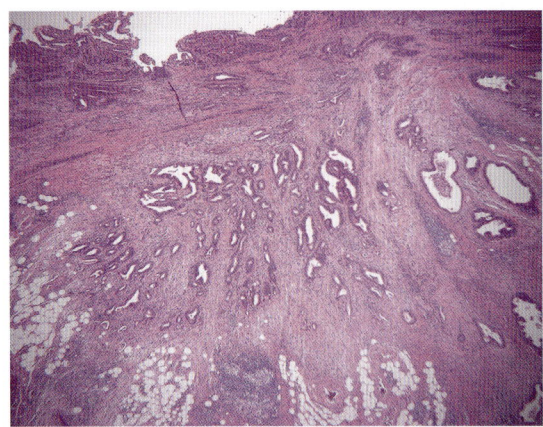

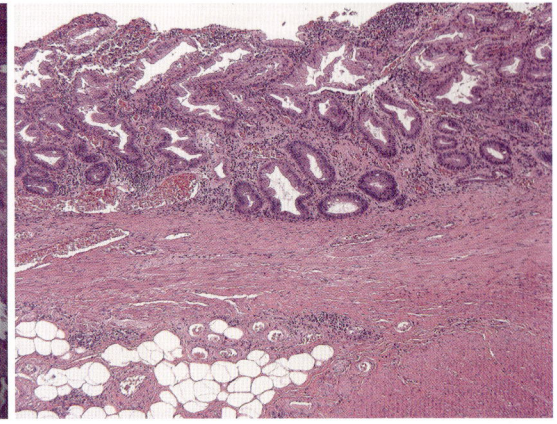

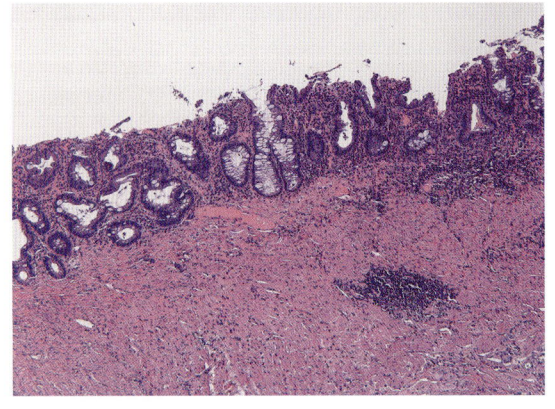

図3 病理組織所見
a：病変部には異型細胞が管腔状あるいは乳頭状に増殖し，最深部は固有筋層の浅層に達している．また腫瘍周囲にはリンパ球や形質細胞の浸潤が認められる．
b：癌部とは離れた周辺粘膜からは dysplasia と考えられる異型上皮が認められた．
c：非腫瘍部にも多数の炎症性細胞を認め，潰瘍性大腸炎の活動性の炎症所見と考えられた．リンパ節転移は認められなかった．

考察

潰瘍性大腸炎に対する結腸全摘・回腸直腸吻合術後には残存直腸の癌合併のリスクが高いことが知られており，その累積癌化率は，15年で2％，20年で5％，25年で13％と報告されている[1]．本症例は回腸直腸吻合術後，29年後に発症した直腸癌の症例であり，残存直腸の内視鏡による観察により，病変を比較的早期に発見でき，外科的治癒切除が可能であった症例であると考えられた．したがって，結腸全摘・回腸直腸吻合術後に残存直腸の長期にわたる定期的サーベイランス内視鏡検査を施行し，病変の早期発見に努めることが，きわめて重要であると考えられた．

文献

1) Grundfest SF, Fazio V, et al：The risk of cancer following colectomy and ileorectal anastomosis for extensive mucosal ulcerative colitis. Ann Surg 1981；193：9-14

病理コメント　残存直腸に発生した癌

colitic cancer は通常の大腸癌に比べ右側結腸に発生する頻度が高いが，それでもその半数近くは直腸に発生している（平成13年の第55回大腸癌研究会アンケート集計結果では colitic cancer の40％が直腸癌）．

外科手術後の残存直腸には高い発癌リスクがあることを念頭に置き，本例のような頻回の内視鏡観察が重要である．しかし，背景に活動性炎症があると，癌や dysplasia から生検組織が得られていても，その的確な診断が困難なことも多い．サーベイランス症例生検病理診断には，p53 免疫染色を併用することが望ましいが，とくに発癌リスクの高い残存直腸からの生検病理診断に関しては，そのルーチン化が必要かもしれない．

（病理コメント：味岡洋一）

■ 外科手術後の発生例

渡邉　聡明　　武藤徹一郎*
風間　伸介　　名川　弘一

Case 16
術後35年,サーベイランスを経ずに偶然発見された残存直腸進行癌症例

東京大学腫瘍外科　*癌研有明病院

【症例】63歳,男性

【現病歴および経過】26歳時に下痢,血便出現し,近医にて直腸鏡検査および組織検査にて潰瘍性大腸炎と診断.以後下血を繰り返し,入院治療を繰り返していたため,28歳時に手術施行.術前の直腸鏡検査では直腸の炎症は軽度であった.注腸造影にて,S状結腸から横行結腸および上行結腸まで炎症による変化が強く認められたため,結腸全摘・回腸直腸吻合術施行.術後は経過順調で退院となった.以後,外来通院による経過観察は行われていなかった.術後35年,63歳時に尿潜血が認められたため他院にて精査したところ,直腸回腸吻合部に進行癌が認められたため,残存直腸切除術(低位前方切除術)が施行された.

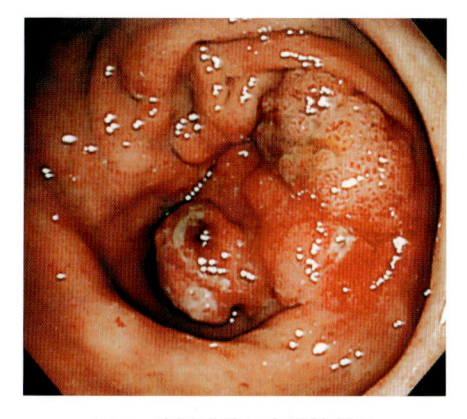

図1　癌発見時の内視鏡所見
回腸直腸吻合部に,易出血性で凹凸不整な半周性の隆起性病変を認める.

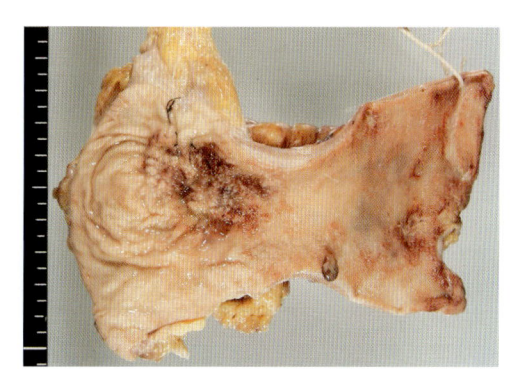

図2　摘出標本
回腸直腸吻合部に6.0×3.5 cmの細顆粒状隆起性病変が認められた.同部位に高分化腺癌(well differentiated adenocarcinoma, ss, ly_0, v_1, n_0)を認め,またその周辺にhigh-grade dysplasiaおよびlow-grade dysplasiaが組織学的に観察された.

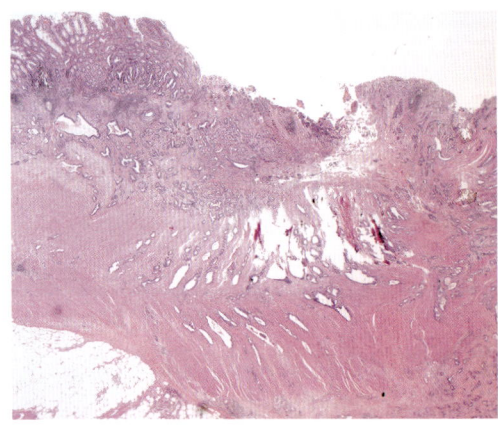

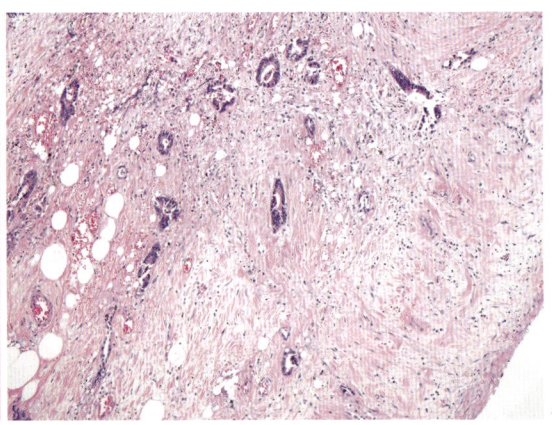

図3
a：隆起部に一致して高分化腺癌を認め，漿膜下層までの浸潤を認める．脈管侵襲は軽度であり，リンパ節転移は認めなかった．
b：漿膜下層への癌の浸潤像．

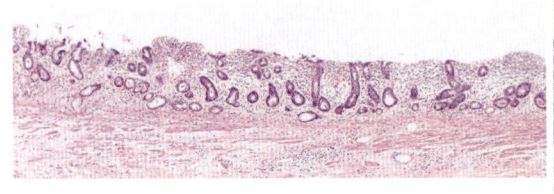

図4　癌の周辺に認められた low-grade dysplasia の組織所見
a：弱拡像
b：強拡像

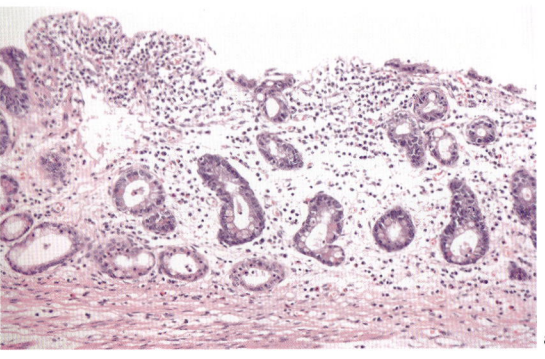

考察

　本症例は，発症後2年目に手術が施行されたが，直腸の炎症が軽度であったため結腸全摘・回腸直腸吻合術が施行された．術後35年目の検診にて尿潜血検査陽性であったため精査した結果，偶然直腸進行癌が発見された．手術は1960年代に行われたが，当時は本邦では術後のサーベイランスの重要性が認識されておらず，本症例にもサーベイランスは行われていなかった．この時代には大腸全摘術（pouch手術）が行われていなかったため，結腸全摘・回腸直腸吻合術が行われる頻度が現在より高かったものと考えられる．結腸全摘・回腸直腸吻合術が施行され，術後の残存直腸の精査なしに経過している症例があると考えられるが，本症例は結腸全摘・回腸直腸吻合術後の残存直腸の精査の重要性を示唆する症例である．

病理コメント　dysplasia を随伴する癌

　高分化腺癌にも関わらず浸潤性に発育し，平坦粘膜に dysplasia を随伴することから，UC 粘膜を母地として発生した大腸癌（colitic cancer）の典型例といえる．考察にも述べられているように，直腸温存術が施行された症例が colitic cancer 発生リスクの高い UC 長期経過例となってきている．さらにその多くは高齢者であり，散発性直腸癌の発生リスクも増加している．こうした症例を積極的にサーベイランスに組み込んでいく必要があろう．

（病理コメント：味岡洋一）

■ 外科手術後の発生例

荒木　俊光　　井上　靖浩
小林美奈子*　　楠　　正人

Case 17
長期間空置された直腸に発生したcolitic cancer の 1 切除例

三重大学消化管・小児外科学講座　*同 先進的外科技術開発学講座

【症例】 31 歳，男性

【現病歴および経過】 13 歳時に潰瘍性大腸炎と診断された．16 歳時（15 年前）に急性増悪により大量下血をきたしたため，緊急で大腸亜全摘＋S 状結腸粘液瘻造設＋回腸人工肛門造設術が施行された．しかし，S 状結腸粘液瘻部の脱落により腹腔内膿瘍をきたしたため再開腹となり，ハルトマン手術が行われた．この際，血栓性静脈炎，脳血管血栓によるてんかん発作を合併した．患者がこれ以上の手術を拒否したため，内視鏡検査による残存直腸の経過観察が行われていた．術後 15 年（発症後 18 年），残存直腸内視鏡検査（**図 1**）にて活動性の炎症所見を認め，粘膜生検（**図 2**）にて high-grade dysplasia が認められたため，残存直腸切除＋J 型回腸囊肛門吻合術を施行．

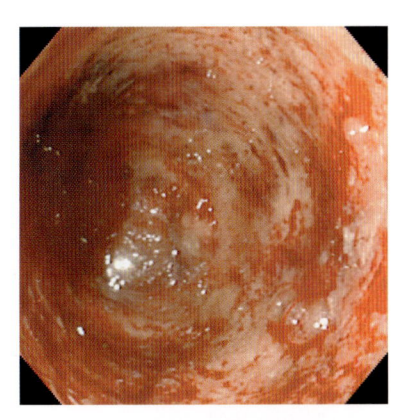

図 1　残存直腸内視鏡所見
血管の透過像は認めず，粘膜の発赤・浮腫，軽度の易出血性が認められた．

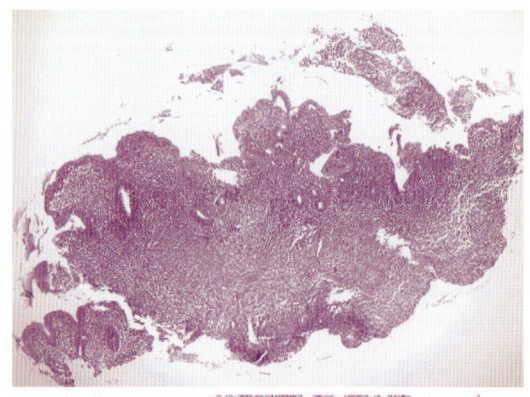

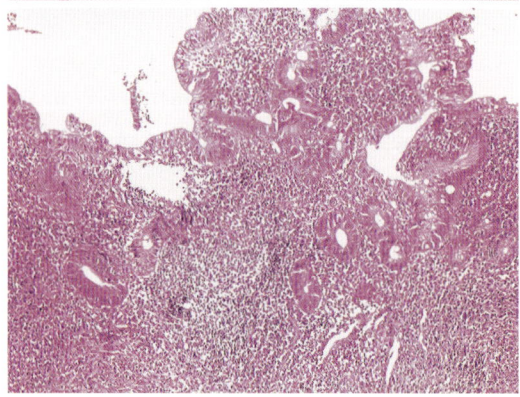

図2 残存直腸粘膜生検組織所見
間質に強い炎症細胞浸潤および陰窩膿瘍が，また，上皮の一部に high-grade dysplasia が認められた．

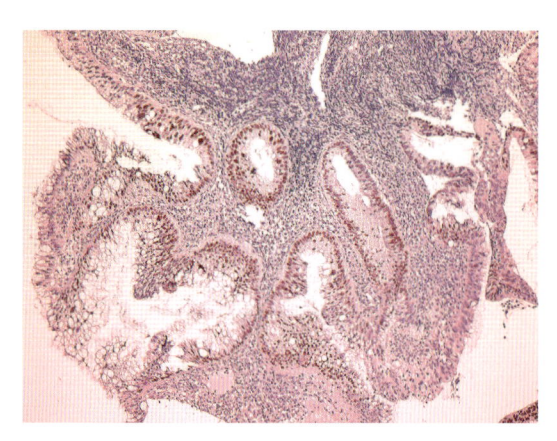

図3 残存直腸粘膜生検組織所見
追加染色の結果，p53 陽性であった．

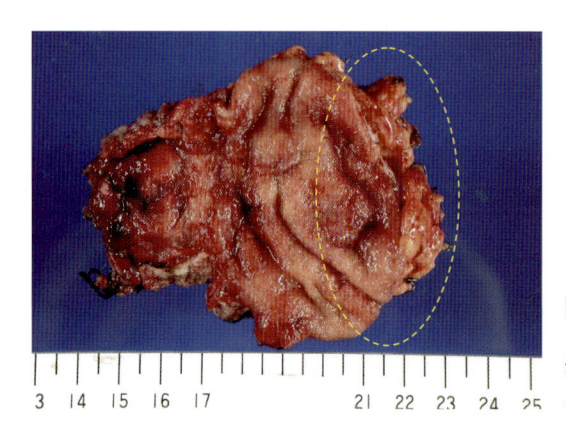

図4 切除標本
標本の盲端近傍（点線内部）に，筋層直上まで浸潤する粘液癌を認めた．また，癌を認めない部位においても high-grade dysplasia が認められた．

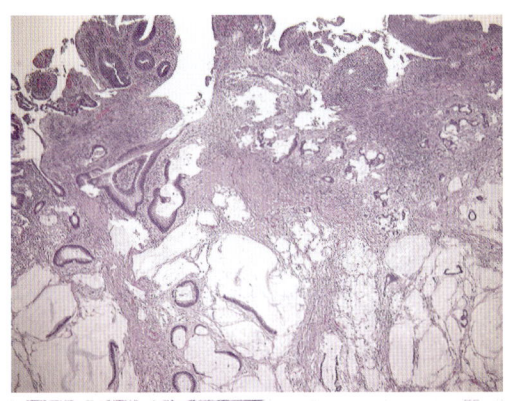

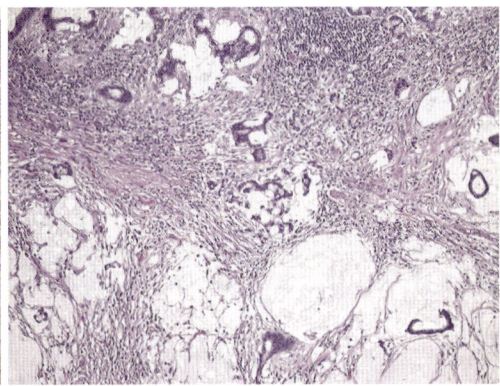

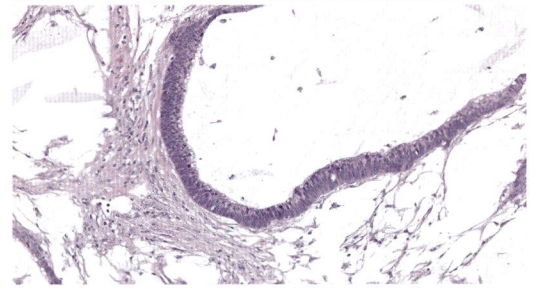

図5 切除標本病理組織学的所見

粘膜表層部では，構造異型の強い腺管の浸潤を認め，中〜高分化腺癌であるが，深部では粘液中に異型腺管が浮遊し，粘液癌と診断された．周囲には high-grade dysplasia と広範なびらんが認められた．

考察

この症例は分割手術の初回手術の際，複数の術後合併症を経験しそれ以降の手術治療を拒否していた．発症後長期経過例であり，それ以降，空置された残存直腸の定期的なサーベイランスを施行していたが，これにより組織学的に dysplasia が検出され，切除標本の病理組織学的検索にて最終的に直腸癌と診断された．サーベイランスの重要性と同時に，組織生検の診断能の限界，high-grade dysplasia に対し推奨される切除術の妥当性などを改めて認識させられた．また，たとえ空置されていても炎症の存在により，colitic cancer の発生のリスクに対し注意を要することが示唆された．

病理コメント　生検で high-grade dysplasia が診断された症例

残存直腸の癌は，colitic cancer で高頻度にみられる粘液癌であり，high-grade dysplasia を随伴していたこと，若年発生であること，から潰瘍性大腸炎粘膜を発生母地としたことに問題はない．また colitic cancer の多くがそうであるように，本例も内視鏡的に病変を認識することは困難であり，生検で high-grade dysplasia と診断されたことにより外科切除が施行されている．しかし病理生検診断の面では，図2に示された HE 組織像のみで high-grade dysplasia と診断することは危険と思われる．追加染色で p53 がびまん性に陽性（図3）であったことから，結果的には生検診断は的確であったことになるが，同組織にはびらんや陰窩膿瘍を伴う強い活動性炎症があり，HE 標本の診断時点では，炎症異型の可能性も否定できない．炎症活動期の生検診断では（HE 標本のみによる）dysplasia の判定は保留とし，炎症の鎮静を待って再検とするか，p53 染色を併用して診断することが望ましい．

（病理コメント：味岡洋一）

■ 外科手術後の発生例

飯合　恒夫　　谷　　達夫
岡本　春彦　　畠山　勝義

Case 18
上行結腸直腸吻合術後に発生した直腸癌の1例

新潟大学消化器・一般外科

【症例】77歳，女性

【現病歴および経過】1980年に潰瘍性大腸炎と診断され，内服治療を受けていた．1983年5月16日，潰瘍性大腸炎の増悪に対し，他院で大腸亜全摘，上行結腸直腸吻合術が施行された．その後，症状がなかったため，大腸内視鏡検査は施行されなかった．1999年8月より1日3～4行の下痢が出現し，約10 kgの体重減少があり，2000年1月，近医受診した．大腸内視鏡検査，注腸造影検査で直腸癌と診断され，2000年2月7日，当院紹介入院となった．入院時，身長140 cm，体重28.5 kgと著明なるいそうと，眼瞼結膜に貧血，肛門指診で肛門縁直上より全周性の腫瘤を認めた．検査所見では，貧血（Hb 8.8 g/dl），低栄養（TP 5.6 g/dl，Alb 3.2 g/dl），腫瘍マーカーの上昇（CEA 11.4 ng/ml，CA19-9 55 U/ml）を認めた．大腸内視鏡検査では，直腸，肛門管に壊死を伴った潰瘍底を有する長径10 cmのびまん性腫瘍（生検でGroup V，中分化腺癌）と虫垂入口部にびらん，発赤を認めた（図1）．注腸造影検査では，肛門縁より10 cmの直腸にわたり全周性の狭窄を認めた（図2）．CTでは，直腸に全周性の肥厚があり，傍大動脈リンパ節の腫脹を認め転移が疑われた（図3）．直腸癌の診断で2000年2月24日に腹会陰式直腸切断術を行った．術中，傍大動脈リンパ節や小腸間膜リンパ節が多数腫脹しており，迅速病理診断で転移と判定されたため，姑息手術となった（図4）．病理組織診断では，中～低分化腺癌（粘液癌），a_2，ly_2，v_2，n_4＋であった（図5）．

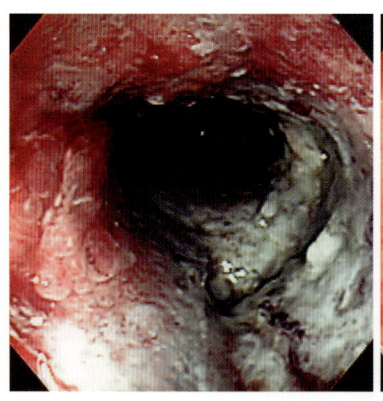

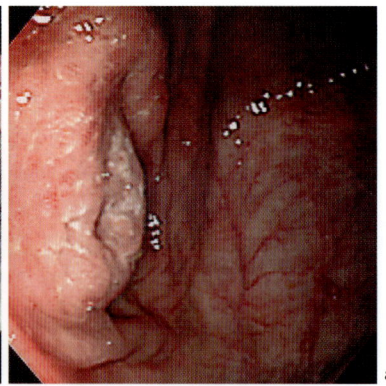

図1　大腸内視鏡所見
a：直腸，肛門管に全周性の壊死を伴ったびまん性の腫瘍を認めた．
b：虫垂入口部には，びらん，発赤を認め，潰瘍性大腸炎の病変と考えられた．

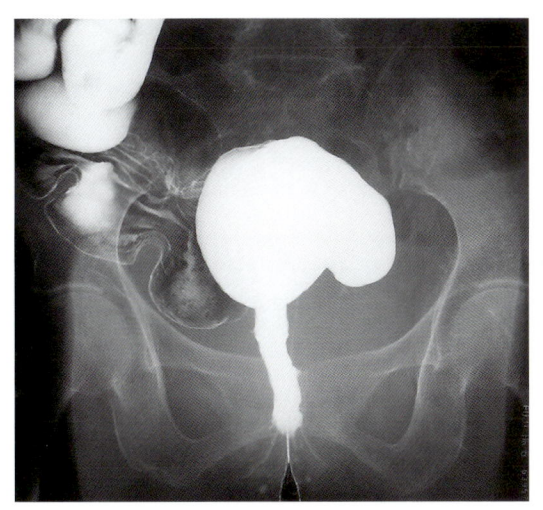

図2 注腸造影所見
肛門縁より10 cmにわたり，全周性の狭窄を認めた．

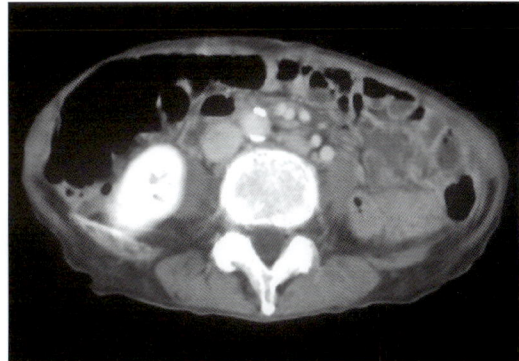

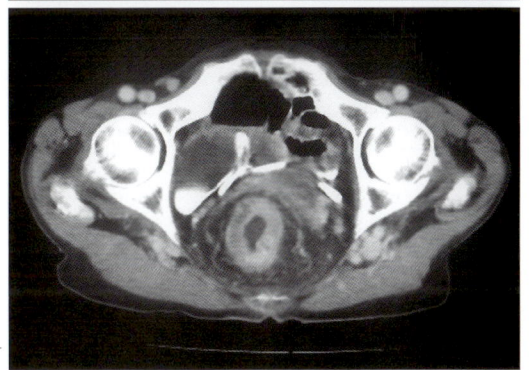

図3 腹部CT所見
a：大動脈周囲リンパ節の腫脹を多数認めた．
b：また，直腸に全周性の壁の肥厚を認めた．

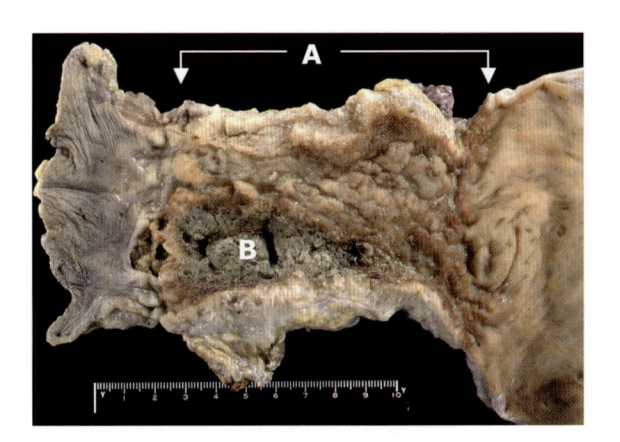

図4 残存直腸の切除標本
残存直腸には10 cmにわたって全周性狭窄を示す4型進行癌（A）があり，その中に比較的明瞭な周堤隆起を伴う潰瘍形成がある（B）．

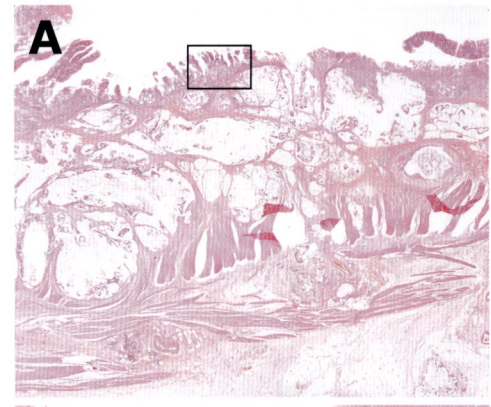

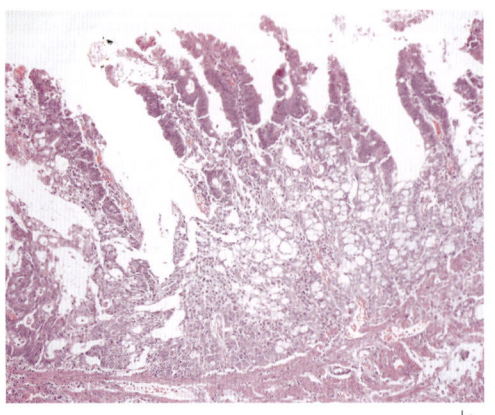

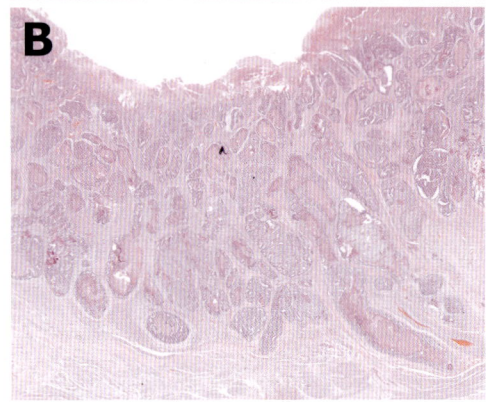

図5　病理組織学的所見

4型進行癌部分（図4のA）は中分化～低分化腺癌からなる粘液癌で，a_2まで進展しており（a），一部粘膜内には管状絨毛構造を呈し，深部で低分化化した高分化腺癌を随伴していた（b）．潰瘍形成部（図4のB）は比較的限局した発育を示す中分化腺癌からなる（c）．

考察

　本症例は，潰瘍性大腸炎に対し大腸亜全摘，上行結腸直腸吻合術が施行され，その後残存直腸に対し十分なサーベイランスがなされず，16年後，進行直腸癌となって発見された．根治術が不可能で姑息手術となったため，術5カ月後に癌死した．現在，潰瘍性大腸炎の外科治療方針としては，大腸全摘術が推奨され，広く行われている．しかし，全身状態の不良例などさまざまな理由で大腸全摘術が行われない症例も存在する．このような症例に関しては，発癌を念頭においたサーベイランスが必要であり，癌の早期発見と再手術を含めた対策が重要であると考える．

病理コメント　colitic cancer と偶発大腸癌の併存？

　本例の直腸癌は，異なる組織学的特徴をもつ癌で構成されている．病変の主体をなす4型進行癌部分は中分化～低分化腺癌からなる粘液癌であり，粘膜内部には低分化腺癌への脱分化を伴う高分化型腫瘍が随伴している．高分化型腫瘍部分のみをみた場合は，dysplasia と判定しうる組織所見であり，炎症粘膜を発生母地とした癌（colitic cancer）であると考えられる．一方，比較的明瞭な周堤隆起を伴う潰瘍形成部は中分化腺癌であり，その発育様式も通常の大腸癌として矛盾しない．両者は空間的には連続しており，同一起源病変か2つの癌の衝突かは判定できないが，組織所見に連続性が乏しく，衝突癌も否定できない．後者は厳密には colitic cancer ではなく，偶発大腸癌である可能性が高い．

（病理コメント：味岡洋一）

■ 外科手術後の発生例

角﨑　秀文　　樋口　哲郎
榎本　雅之　　杉原　健一

Case 19
結腸亜全摘後に吻合部に癌が発生した1例

東京医科歯科大学大腸肛門外科

【症例】53歳，男性
【主訴】下痢，腹痛．
【家族歴】特記すべきことなし．【既往歴】50歳時に尿路結石，十二指腸潰瘍，胆嚢結石．【現病歴】1981年に潰瘍性大腸炎に対し，他院にて結腸亜全摘，盲腸直腸吻合術を施行された．その後，潰瘍性大腸炎の治療やフォローアップはされていなかった．2004年2月より水様性下痢が出現した．同年3月，腹痛も出現したため近医を受診した．保存的治療により症状は軽快したが，大腸内視鏡検査にて吻合部付近に狭窄を認めた．同月，当科紹介受診し，手術目的で入院した．【入院時身体所見】黄疸・貧血を認めなかった．胸部は特記すべきことなし．腹部に手術痕を認めた．直腸診では腫瘤を触知しなかった．【入院時検査所見】CRP 0.6 mg/dl と軽度上昇を認めた以外は血算，生化学，腫瘍マーカーに異常所見はなかった．
【経過】図1，2の所見により，結腸全摘後残存盲腸または直腸の大腸癌〔CまたはRs，2型，全周性，SS，H0，P（−），N（−），M（−），StageⅡ〕と診断し，回盲部切除，残存直腸亜全摘，回腸嚢肛門管吻合を施行した．肝転移，腹膜播種を認めなかった．
【術後経過】術後，創感染を合併し，術後23日に退院した．

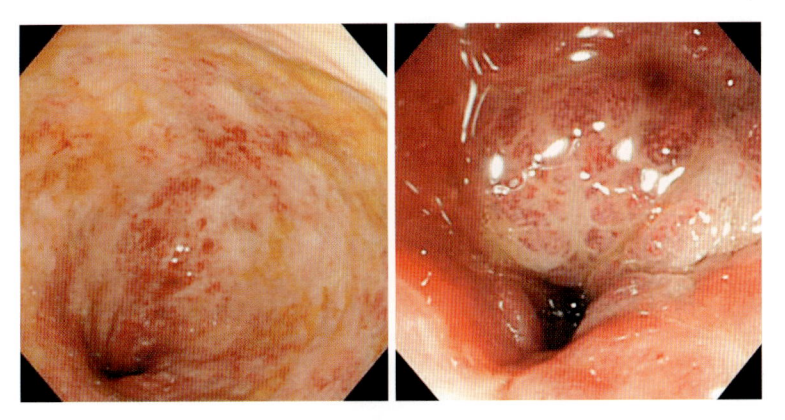

図1　大腸内視鏡所見
　吻合部付近に全周性狭窄を認めた．スコープの通過は不能であった．生検では，高～中分化腺癌であった．非癌部粘膜は全体に粗糙で発赤，びらんを認めた．

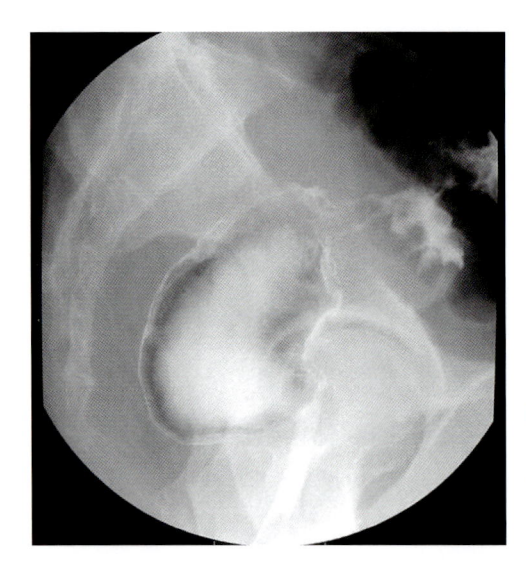

図2 注腸造影所見
直腸 Rs の吻合部付近に隆起性病変を認め，内腔は狭窄している．肛門側の境界は比較的明瞭，口側の境界は不明瞭であった．

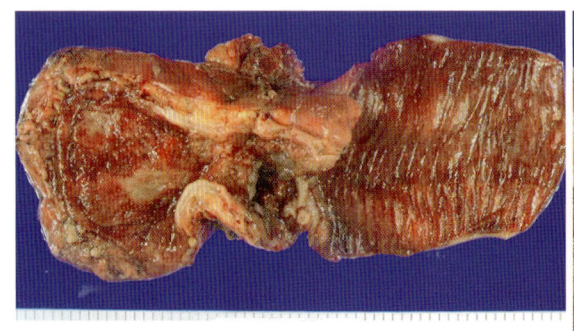

図3 切除標本所見
腫瘍は残存盲腸を主座として直腸および回腸に浸潤していた．大きさ5×7cm大，肛門側の周堤は境界やや不明瞭，口側境界は明瞭で，狭窄を認めた．非癌部直腸粘膜には発赤，びらんを認めた．

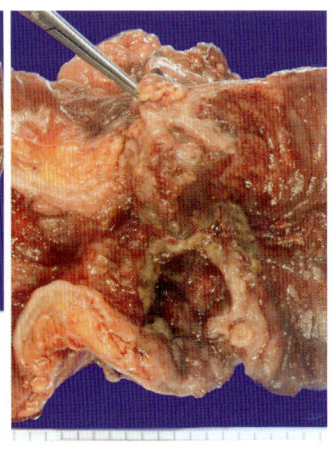

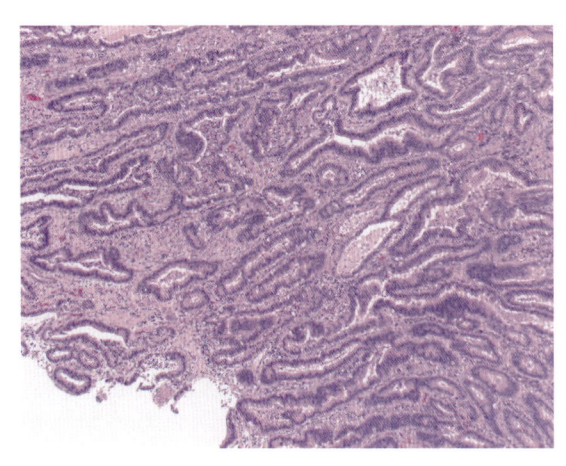

図4 病理組織所見
癌部．well〜moderately differentiated adenocarcinoma, se, ly_3, v_3, n_1

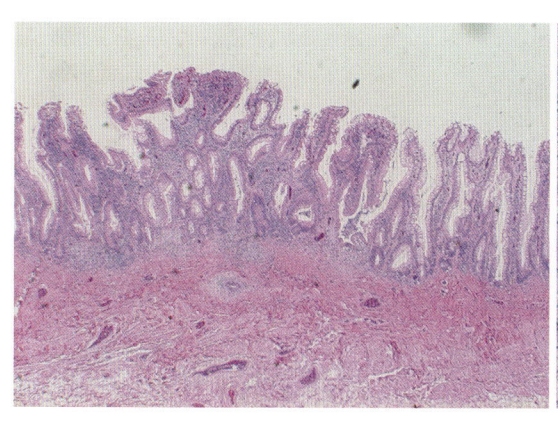

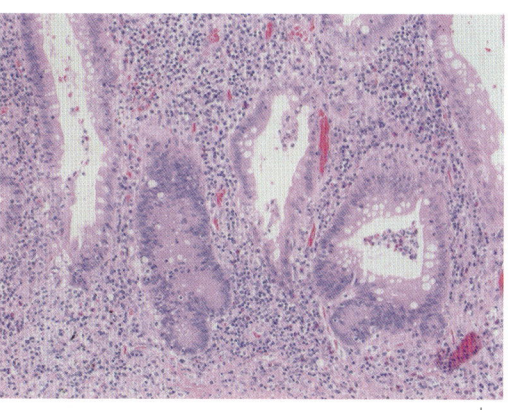

図5 病理組織所見 a|b
非癌部直腸．長期経過した潰瘍性大腸炎，活動期を示し，dysplasia は認めなかった．

考 察

　本症例は，潰瘍性大腸炎に対する初回手術の23年後に大腸癌を合併した．初回手術の詳細が不明ではあるが，温存した盲腸に生じた癌が直腸側に浸潤したものと考えた．潰瘍性大腸炎を背景とする大腸癌の30〜50％がdysplasiaなしに発症する．本症例でもdysplasiaは認めなかったが，残存直腸には活動期の潰瘍性大腸炎の所見を認めた．また盲腸はほぼ癌に置き換わっており，背景の炎症は不明であるが本症例はcolitic cancerとして矛盾しないと考えた．初回手術は他院で行われ，その後の経過観察の詳細については不明であるが，術後のサーベイランスの重要性が示唆された．

病理コメント　colitic cancerか偶発大腸癌か？

　本例は，外科手術後残存盲腸のcolitic cancerか通常の大腸癌の偶発か，が問題になる症例である．両者のいずれであるかの確実な判定は不可能であるが，癌発見年齢が53歳と比較的高く，dysplasiaの随伴がなく，組織学的にも通常の分化型腺癌と類似し，肉眼的にも潰瘍限局型を呈していることから，偶発大腸癌と考えても矛盾しない．colitic cancerとするためには，少なくとも癌が発生したと思われる盲腸粘膜も潰瘍性大腸炎罹患範囲であったことを示す必要があるが，残念ながら本例には盲腸粘膜の残存はない．初回手術は他院で行われており，術後の経過観察も行われていなかったため，生検組織から盲腸に炎症が存在したかどうかの確認もできない．colitic cancerか偶発大腸癌かの判断は留保せざるをえない症例と考えられる．

（病理コメント：味岡洋一）

■ 診断困難例

高崎　朋子　　飯塚　文瑛
白鳥　敬子　　板橋　道朗*

Case 20
内視鏡診断が困難であった平坦型 dysplasia の 1 例

東京女子医科大学病院消化器内科　*同 第二外科

【症例】44 歳，男性．罹病期間 21 年

【現病歴および経過】1983 年（23 歳時）に左側結腸炎型の潰瘍性大腸炎と診断．1984 年から 1990 年までは緩解を維持していたが，1991 年より再燃緩解を繰り返し，サラゾスルファピリジン，プレドニゾロン内服（5〜30 mg）により治療を行っていた．1990 年から surveillance colonoscopy を施行していたが，2004 年 3 月（44 歳時）に，Rb の萎縮した粘膜内の平坦病変から生検で UC-Ⅱb,Ⅲを認め，p53 染色は陰性であった．当院第二外科にて 4 月 30 日に IAA＋ileostomy を施行した．

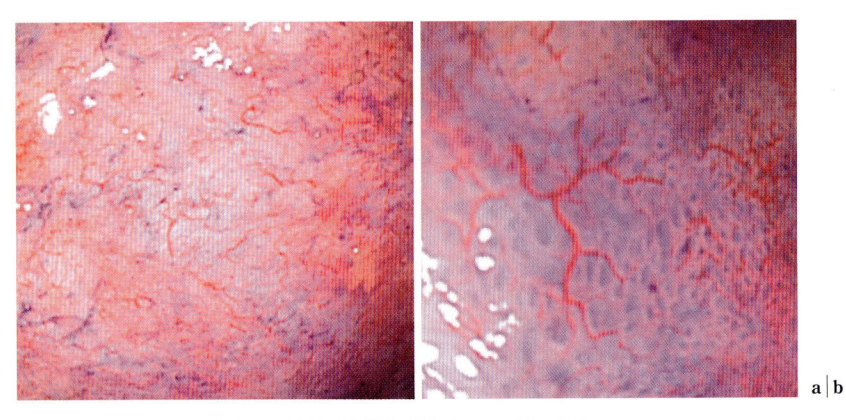

図 1　大腸内視鏡所見（2003 年 3 月）
a：Rb 萎縮性粘膜の平坦病変．縮れた血管像を有する．UC-Ⅱb．
b：粗糙な血管像を有する平坦病変．UC-Ⅲ．

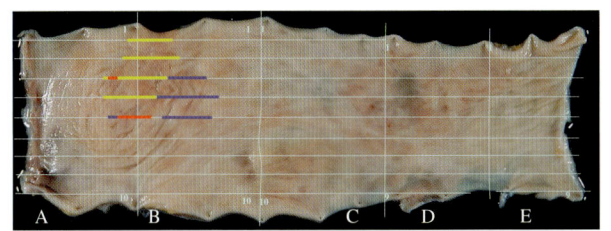

図2 手術組織肉眼所見
Rb. 肉眼的には境界不明瞭な平坦病変内に UC-Ⅱb, Ⅲ, Ⅳを認めた.

― UC-Ⅳ
― UC-Ⅲ
― UC-Ⅱb

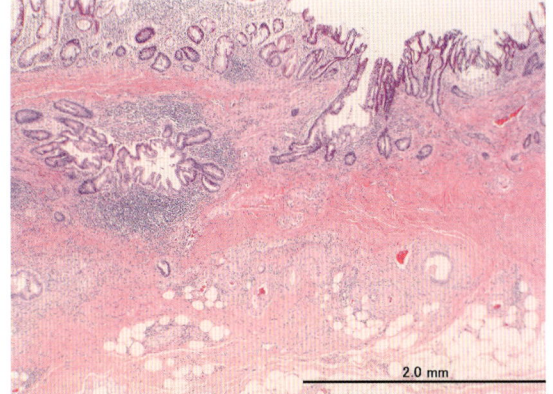

図3 病理組織所見
高分化腺癌. 管状の増生を主体とする異型腺管が, 粘膜下層へ浸潤性の増殖を示す.

考察

本症例は発症 21 年目の左側結腸炎型の潰瘍性大腸炎であり, 毎年 surveillance colonoscopy を行っていた. 今回認めた UC-Ⅱb〜Ⅳの dysplasia は境界不明瞭な平坦病変であり, 肉眼的に病変を同定するのは困難であった. S状結腸下部, 直腸, とくに Rb は dysplasia の多発部位のため, 当院ではこのような部位に target biopsy とともに数カ所の生検 (step biopsy) を併用している. 本症例の平坦病変もこのような生検方法で dysplasia を早期の段階で発見しており, dysplasia の早期発見に有効であった.

病理コメント　step biopsy で診断された平坦な dysplasia

本例のように, 平坦な肉眼形態を呈する dysplasia は, 組織学的診断がなされた後に振り返ってみても, 肉眼もしくは内視鏡像でそれを病変として認識することが困難なものが少なくない. 近年の surveillance colonoscopy では, dysplasia を効率的に拾い上げるため, 従来の step biopsy に対して target biopsy (隆起や微細な粘膜異常所見を示す部位に焦点を当てた選択的生検) が行われるようになってきている. しかし target biopsy のみの場合, 本例のような平坦な dysplasia は見逃される可能性も否めない. flat dysplasia は内視鏡的に隆起として認識しうる DALM に比べ, 粘膜下層以深浸潤癌を伴う頻度が少ないとされているが, 本例の flat dysplasia は, 粘膜下層で浸潤性発育を示す高分化腺癌も併存している. こうした癌を早期に発見するためには, 少なくとも colitic cancer の発生頻度が高い直腸に関しては, 臨床考察で述べられているように target biopsy に step biopsy を併用する必要があろう.

（病理コメント：味岡洋一）

■ 診断困難例

大井　秀久　　西俣　嘉人*
末永　豊邦**　徳留　一博*3

Case 21
直腸にみられたⅡa＋Ⅱcの1例

慈愛会今村病院消化器内科　*政記念研究所　**鹿児島共済会南風病院外科　*3日当山温泉クリニック

【症例】62歳，女性

【現病歴および経過】1976年4月（41歳時）に1日数回の下痢・粘血便が出現し，近医を受診．画像検査で潰瘍性大腸炎と診断された．発症から2年間は，プレドニゾロン60 mgの内服など，ステロイド治療も受けた．この間，2回の数カ月の入院治療歴がある．その後20年間は，1日4〜5回の下痢と時々の血便はあったが，サラゾスルファピリジン（SASP），漢方薬の内服のみで，症状は安定していた．1997年9月，血便が出現し，改善傾向がないため，11月大腸内視鏡検査を施行された．結腸は全体にわたって血管透見像に乱れがあり，長軸方向に短縮はあったが，伸展は良好だった．直腸粘膜は浮腫状であり，その中に強い発赤を認め，その部の生検で focal adenocarcinoma in dysplastic tubules と診断され，手術目的に入院となった．

a	b	c
d		

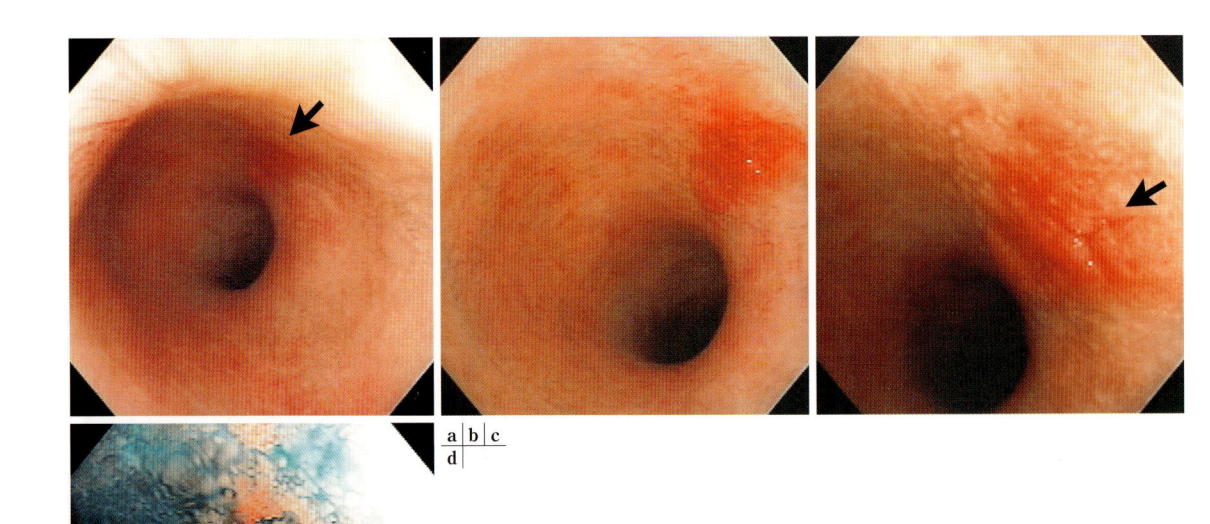

図1　直腸内視鏡所見
a：矢印に限局性に強い発赤を認める．
b：強い発赤以外にも大小の発赤を認める．
c：近接すると発赤は境界不明瞭であり，凹凸不整もみられる（矢印）．
d：色素散布すると凹凸不整は明瞭になり，矢印に溝状の陥凹がみられた．

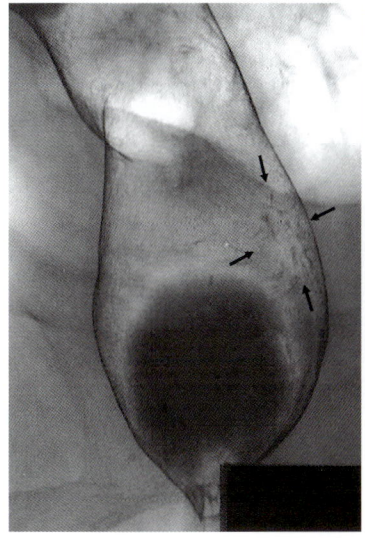

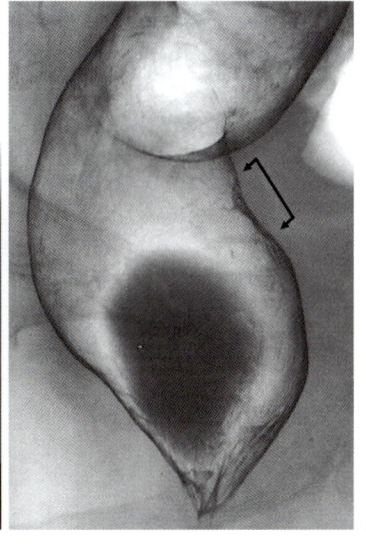

図2 注腸X線所見
a：直腸は粘膜粗糙であるが，全体の伸展は良好である．矢印に囲まれた部位に不整な透亮像と不整小バリウム斑を認める．
b：左側壁にわずかに伸展不良，二重輪郭像を認める．

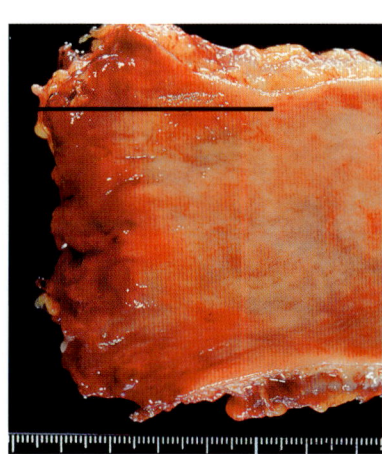

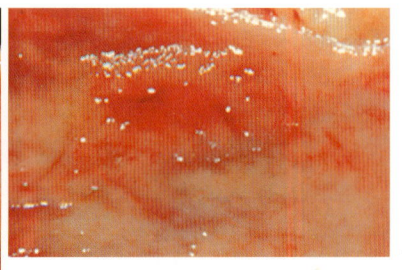

図3 新鮮切除標本所見
a：直腸の約 1.8×1.1 cm の不整形のわずかに隆起した病変の中に，1.0×0.3 cm の発赤の強い陥凹を認める．
b：病変部の拡大像

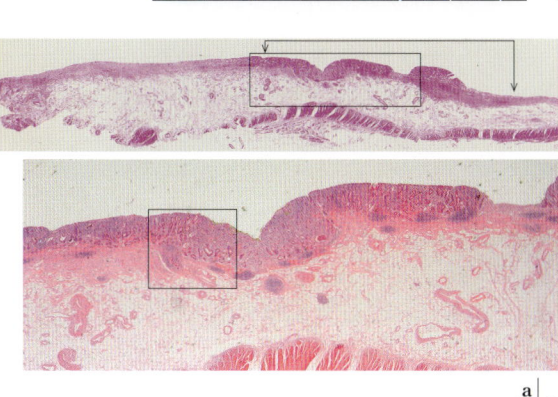

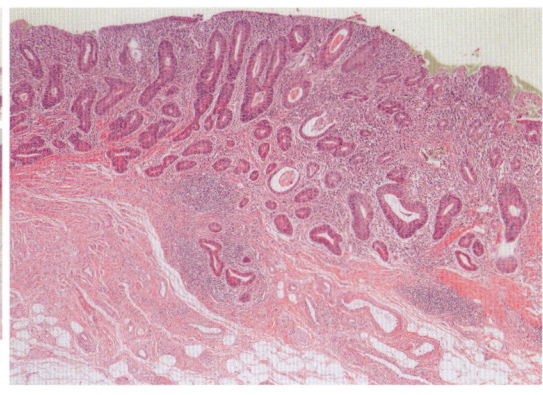

図4 病理組織所見
図3の線の割面である．大きさは2cm，高分化腺癌（↓　↓）で，IIa+IIc, sm_1, ly_0, v_0, n_0 である．bはaの四角の部位の拡大，cはbの四角の部位の拡大である．

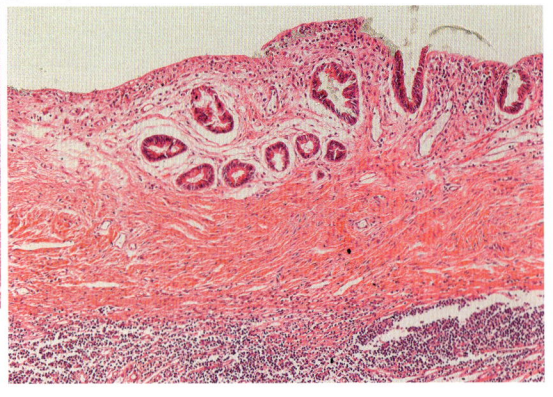

図5　病理組織像
図3の線の割面である．癌部（↓ ↓）のほかに離れた部位の癌周囲部に異型
腺管を認める．bはaの四角の部位の拡大，cはbの四角の部位の拡大である．

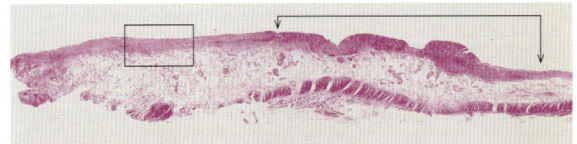

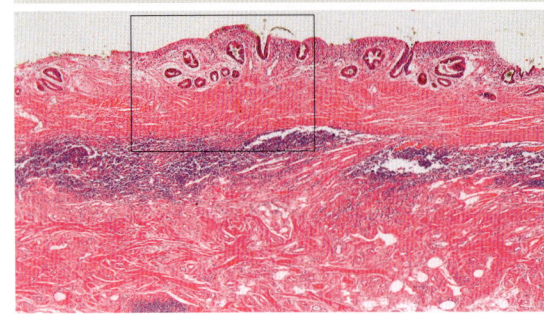

考察

　本症例は発症時にはステロイド投与されていたが，その後は SASP と漢方薬で症状が安定していたため，定期的な検査が施行されていなかった．発症 21 年目に血便がみられることが検査を受けるきっかけになった．結腸全体にわたって，血管透見像に乱れおよび腸管の長軸方向に短縮があり，炎症は長年繰り返していたものと考えられる．通常内視鏡では直腸全体の粗糙な粘膜の中で，癌の部分は発赤の強い粘膜として観察され，色素散布で凹凸不整は明瞭になったが，境界は不明瞭だった．生検で dysplasia の中に focal に癌が認められ，切除標本の病理検索でも癌以外の部に異型腺管を認めた．典型的な潰瘍性大腸炎を母地として発生した癌と考えられる．発症後長期間たっているものの症状が落ち着いているときには，画像検査は敬遠されがちであるが，癌サーベイランスの重要性を考えさせられる症例である．

病理コメント　典型的組織像を呈したⅡa＋Ⅱc型癌

　　組織学的には，潰瘍性大腸炎粘膜を発生母地とした管状腫瘍の典型例の一つである．腺管密度の増加がなく，杯細胞などの粘液産生にも乏しい．側方吻合や腺管融合などの構造異型を呈する場合もあり，構造異型から明らかな癌と診断されうるものも多い．しかし，潰瘍性大腸炎粘膜にみられた腫瘍性病変の病理診断では，良悪性判定よりも，通常型の腫瘍か炎症粘膜を発生母地とした腫瘍か，の判断が大切である．その意味では dysplasia のカテゴリーに入る．本症例のような組織所見を呈する dysplasia は，粘膜内部で低分化腺癌化するものや，垂直方向に浸潤性発育を示す高分化腺癌を随伴していることも少なくない．癌部とは離れた部位に認められた異型腺管（図5）は，Case 7 の図 5c（183 頁）と同様に，慢性虚血性変化による異型の可能性もあり，dysplasia かどうかの判定は呈示された弱拡大組織像では困難である．

（病理コメント：味岡洋一）

■ 診断困難例

鈴木　晴久　　斎藤　豊
下田　忠和*　　森谷　冝皓**

Case 22
サーベイランス内視鏡にて発見された
LSTに類似した colitic cancer の1例

国立がんセンター中央病院内視鏡部　*同 病理　**同 外科

【症例】35歳，男性

【現病歴および経過】14歳時に全結腸型の潰瘍性大腸炎（UC）と診断．以来21年間，近医にてステロイドホルモンやサラゾピリン®により治療を受け，緩解を維持していた．

　2003年11月にサーベイランスのため大腸内視鏡を施行．S状結腸に発赤調で境界不明瞭な，丈の低い扁平な隆起性病変を認めた（**図1**）．インジゴカルミン散布にて周囲との境界が明瞭となり，大きさ30 mmの laterally spreading tumor（LST）に類似した，扁平な隆起性病変と認識された（**図2a，b**）．拡大観察ではⅢL型類似の pit pattern を示し，UCの背景粘膜に発生した腫瘍性病変（DALM）との鑑別が問題となるが，粘膜内に限局した sporadic な腫瘍性病変も否定しきれなかった（**図2c**）．

　そのため，診断目的でS状結腸の隆起性病変とその周囲粘膜を含めて内視鏡的粘膜下層剥離術（endoscopic submucosal dissection；ESD）による一括切除術（**図3**）を施行した．

　病理組織学的にはS状結腸の大きさ50 mmのⅡa病変で，well differentiated adenocarcinoma with low grade atypia, sm superficial（500 μm）invasion, ly_1, v_0, LM（+），VM（-）であった（**図4a**）．免疫組織染色では病変部でp53が陽性であり（**図4b**），内視鏡的には非腫瘍と思われた隣接する粘膜にも dysplastic change を伴っており，p53が陽性であった（**図5a，b**）．以上から，LSTに類似した colitic cancer と診断し大腸全摘術を施行した．

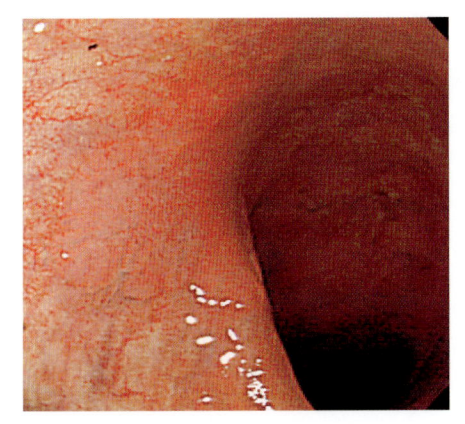

図1　大腸内視鏡所見
　S状結腸に発赤調で一部境界不明瞭な，丈の低い扁平な隆起性病変を認める．

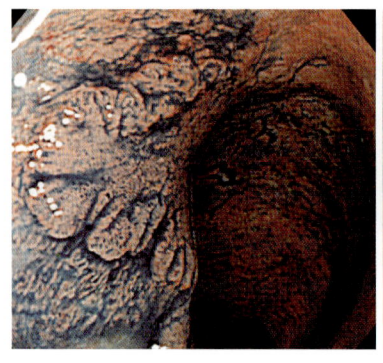

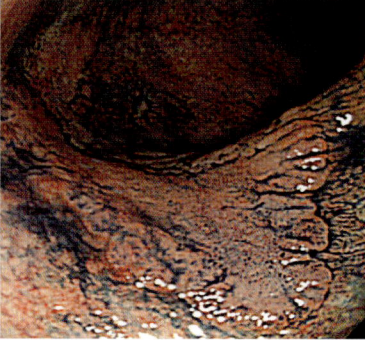

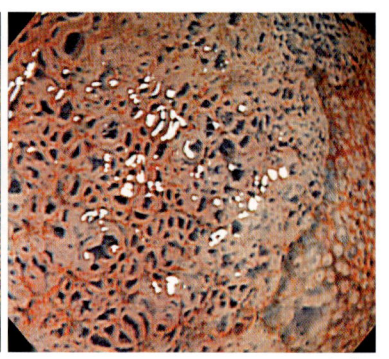

図2 色素内視鏡所見（インジゴカルミン散布）
a，b：通常内視鏡観察．大きさ30 mmのLSTに類似した，扁平な隆起性病変を認める．
c：拡大内視鏡観察．ⅢL型類似のpit patternを呈する．扁平隆起の外側では，Ⅰ型pitが観察される．

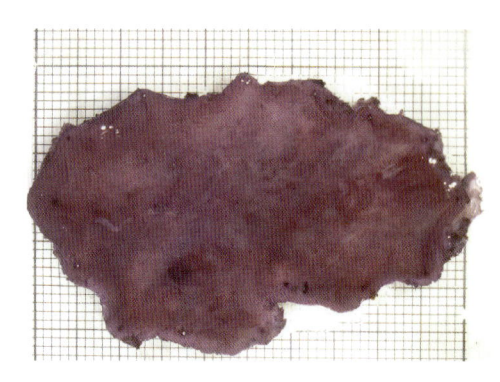

図3 ESD摘除検体

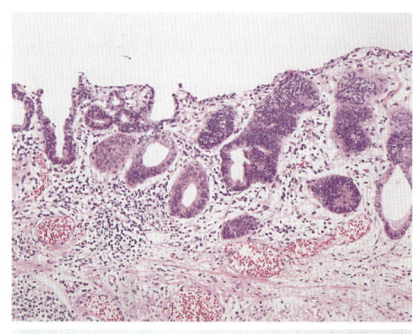

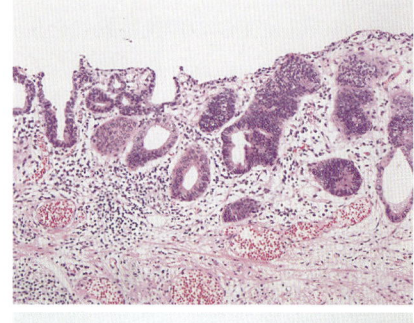

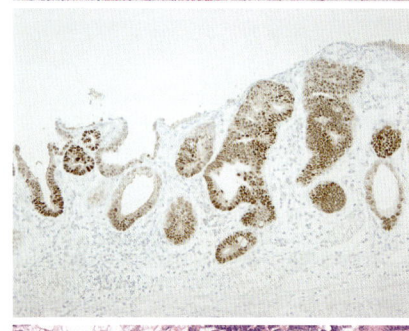

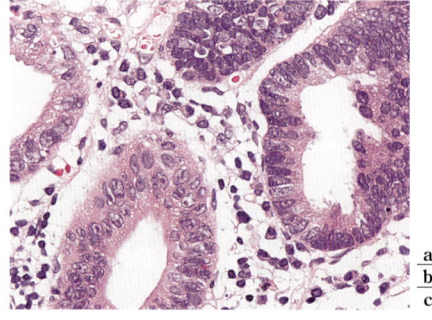

図4 病理組織学的所見（主病変）
a，c：病理組織学的所見．（HE染色）
b：病理組織学的所見．（p53染色）

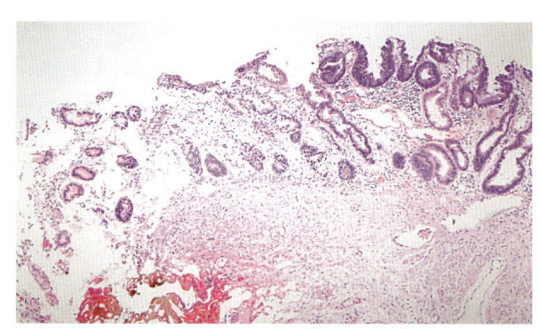

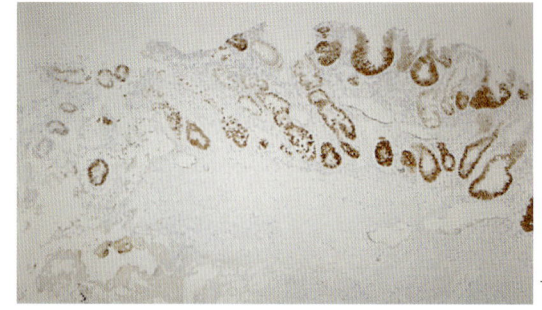

図5 病理組織学的所見（周囲粘膜）
a：病理組織学的所見．（HE染色）
b：病理組織学的所見．（p53染色）

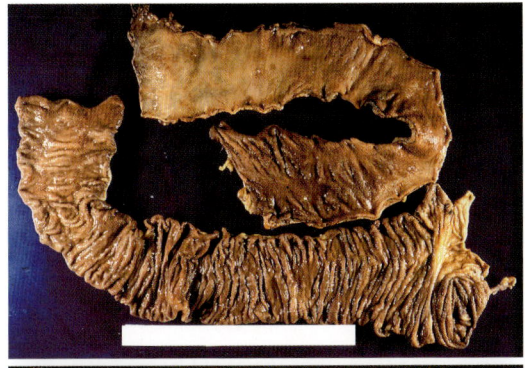

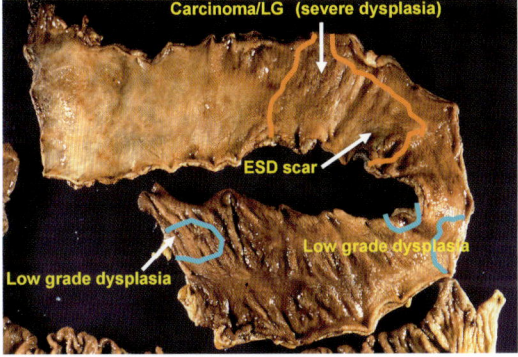

図6 摘除検体

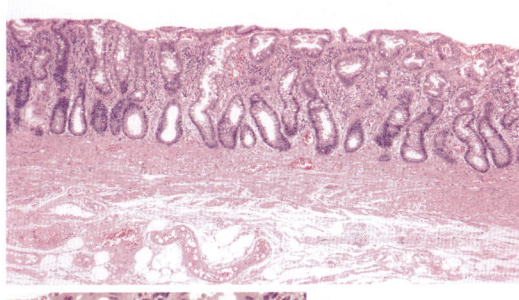

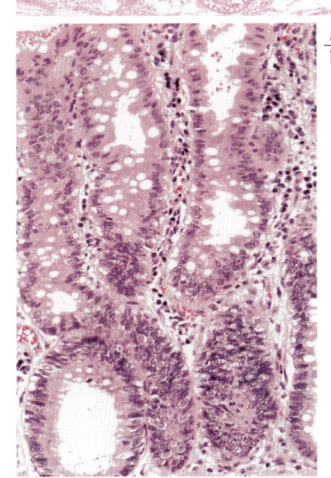

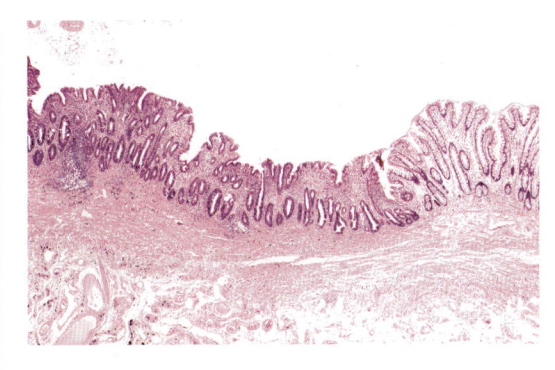

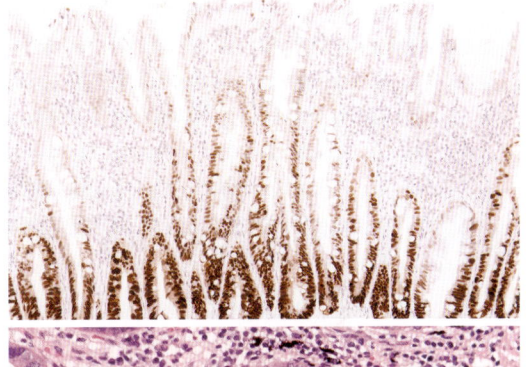

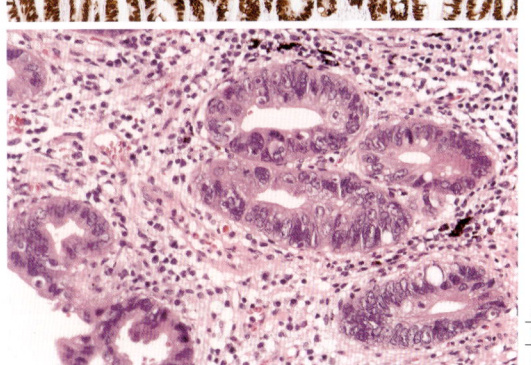

図7 病理組織学的所見（ESD後の瘢痕周囲粘膜）

全周性に粘膜内に限局した well differentiated adenocarcinoma with low grade atypia を認め，p53が陽性．
　a，c：病理組織学的所見．（HE染色）
　b：病理組織学的所見．（p53染色）

図8 病理組織学的所見（上行結腸）
　low-grade dysplasia を認めた．

考察

　本症例は UC 診断後 21 年目に，サーベイランスの内視鏡検査にて早期大腸癌が発見された．通常観察では範囲診断が困難であったが，インジゴカルミンによる色素・拡大内視鏡検査で範囲が明瞭になり，詳細な範囲診断ができたかと思われた．しかし，色素・拡大内視鏡では病変周囲の粘膜を非腫瘍と診断したが，摘除検体（図 6）の病理組織学的検討では病変周囲も well differentiated adenocarcinoma with low grade atypia であった（図 7a，b）．dysplasia や colitic cancer の一部には粘膜深部の増殖帯の変化のみが目立ち，表面では異型が弱いことがあり，粘膜表面からは診断できない病変が存在する．本症例も同様で，色素・拡大内視鏡は UC の詳細な範囲診断においては限界があるものと考えられた．

　UC を背景とした dysplasia や colitic cancer と sporadic adenoma との鑑別には，病変の周囲粘膜の生検により dysplasia の有無や炎症の程度を確認することが必要で[1]，最終的に sporadic adenoma と診断されれば，内視鏡的切除術の適応と考えられている[2〜4]．

　本症例では検体が一括切除できたことから colitic cancer と診断し，大腸全摘術を選択することができたが，仮に多分割切除となっていた場合，詳細な診断が困難であった可能性がある．振り返ってみると境界の不明瞭な非常に扁平な病変であり，周囲粘膜も以前の炎症の存在が考えられ DALM の内視鏡診断をすべき病変であった．

　本症例の検討から，明らかに UC を背景とした dysplasia と診断された場合には，病変の浸潤活性は高く，他部位にも dysplasia が認められる可能性が高く，内視鏡による局所治療では不十分であり大腸全摘術を施行すべきものと考えられた．

文献

1) Suzuki K, Muto T, Shinozaki M, et al：Differential diagnosis of dysplasia-associated lesion or mass and coincidental adenoma in ulcerative colitis. Dis Colon Rectum　1998；41：322-327
2) Medlicott SA, Jewell LD, Price L, et al：Conservative management of small adenomata in ulcerative colitis. Am J Gastroenterol 1997；92：2094-2098
3) Sinicrope FA, Wang K：Treating polyps in ulcerative colitis：adenoma-like lesions and dysplasia-associated mass lesions. Clin Gastroenterol Hepatol　2004；2：531-533
4) Engelsgjerd M, Farraye FA, Odze RD：Polypectomy may be adequate treatment for adenoma-like dysplastic lesions in chronic ulcerative colitis. Gastroenterology　1999；117：1288-1294, discussion 1488-1491

病理コメント　LST 類似の dysplasia/colitic cancer

　通常内視鏡像および pit pattern からは sporadic な腫瘍か dysplasia かの鑑別が問題となったが，組織学的には UC 粘膜を発生母地とした腫瘍の特徴が明瞭に示された症例である．ESD 標本の組織所見は，細胞学的には明らかな高分化腺癌であるものの腺管密度の増加に乏しく，p53 免疫染色ではびまん性陽性所見を示し，さらに追加腸切除標本では主病変周囲に平坦な dysplasia を伴っている．平坦 dysplasia 部の p53 免疫染色は腺管中層〜深部で陽性であり，表層部では陰性となっているが，これは表層分化を示す low-grade dysplasia に特徴的な染色態度である．本例で興味深いことは，扁平隆起周囲の平坦な dysplasia の pit pattern が，通常の大腸では正常粘膜でみられる I 型を呈していたことである．このことから，本病変は隆起部のみに病変が限局し，したがって sporadic な腫瘍である可能性も想定されたものと思われるが，本例の隆起周囲にみられた pit pattern が通常大腸の I 型と同等のものなのか，長期に慢性炎症が持続し，さまざまな構造の歪みを呈する再生上皮からなる粘膜でも，I 型を非腫瘍の pit pattern として見なして良いのか，等 dysplasia の pit pattern 診断の根幹に関わる問題が内包された症例と言える．

（病理コメント：味岡洋一）

■ 診断困難例

田中 信治　岡 志郎　國弘 真己

Case 23
全大腸炎型潰瘍性大腸炎に発生した顆粒集簇様 sm 微小浸潤癌の 1 例

広島大学病院光学医療診療部

【症例】44 歳，男性．【主訴】下痢
【家族歴】特記すべきことなし．【既往歴】1982 年，大腿骨頭壊死．1993 年，不整脈．
【現病歴】1978 年 8 月，1 日 10 回前後の頻回にわたる下痢が出現．近医を受診し，潰瘍性大腸炎と診断され入院．サラゾスルファピリジン，ステロイドホルモンにて治療を開始．症状はいったん改善したが，以後再燃と緩解を繰り返していた．その間，年 1 回のペースで大腸内視鏡検査を受けていた．1996 年 4 月，他病院で偶然行われた大腸内視鏡検査で step biopsy が施行され，上行結腸，下行結腸から Group 5 を認めたため，当科を紹介受診，6 月 17 日精査加療目的で入院した．
【生活歴】機会飲酒，喫煙歴 20 歳代の頃から 3 年間 1 日 10 本，以後中止．
【入院時現症】身長 175 cm，体重 55 kg，血圧 132/78 mmHg，脈拍 84/min，体温 37℃，理学的に明らかな異常所見を認めない．

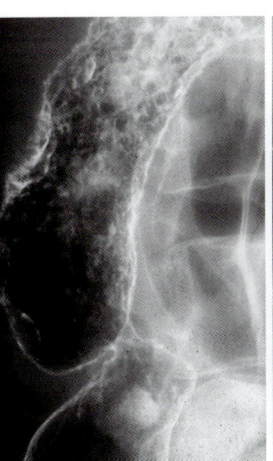

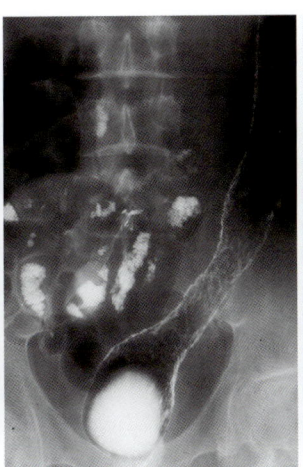

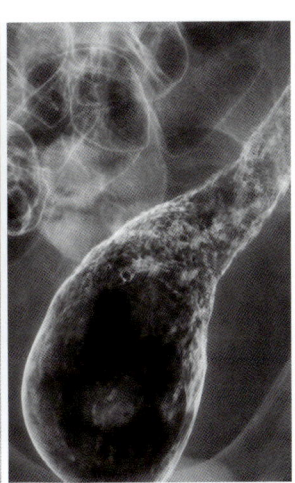

| 上行結腸 | 横行結腸 | 下行結腸〜S 状結腸 | 直腸 |

図 1　注腸造影所見
　大腸は全体的に著明に短縮しており，ハウストラは消失し鉛管様を呈している．粘膜面は細顆粒状で，バリウムフレッケを多数認める．上行結腸では壁の変形もみられる．

上行結腸　　　　　　　　　　上行結腸　　　　　　　　　　下行結腸

上行結腸　　　　　　　　　　上行結腸　　　　　　　　　　S状結腸

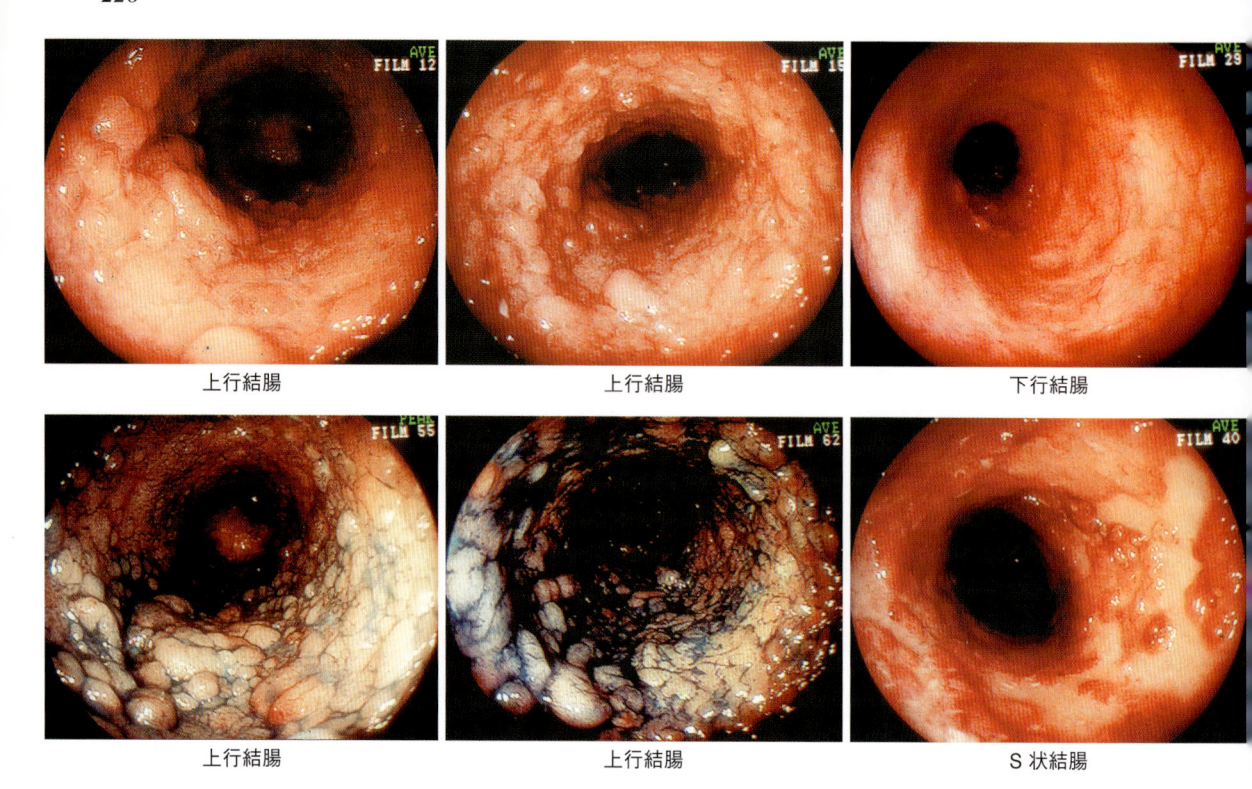

図2　大腸内視鏡所見
　上行結腸は大小の顆粒結節が密集しており，インジゴカルミン散布でより明瞭に観察される．大きな結節部からの生検でGroup 5と診断された．下行結腸には顆粒状変化を認めない．S状結腸には，地図状びらんの多発を認める．

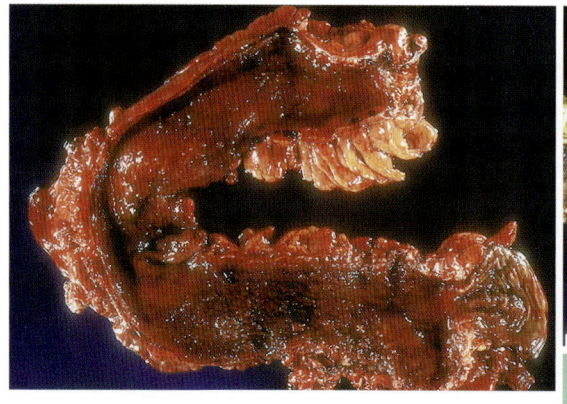

図3　手術標本所見
　潰瘍性大腸炎を背景に発生した大腸癌と診断し，大腸全摘術を施行した．上行結腸は，大腸内視鏡所見に一致して大小の顆粒が集簇していた．程度は軽いが，S状結腸も同様の所見を呈していた．

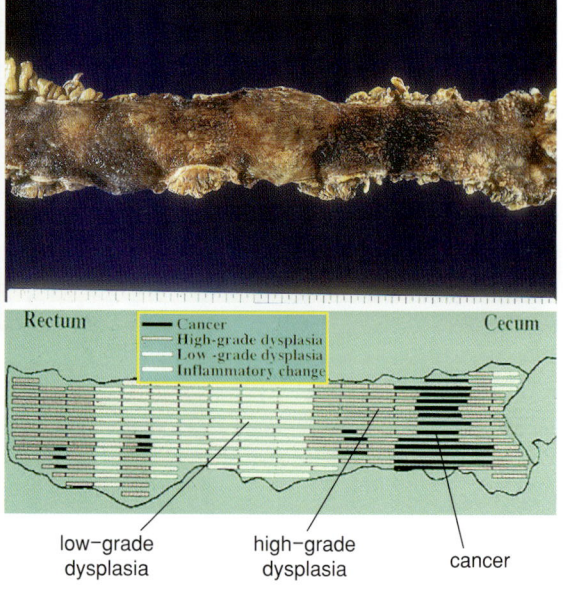

low-grade dysplasia　　　high-grade dysplasia　　　cancer

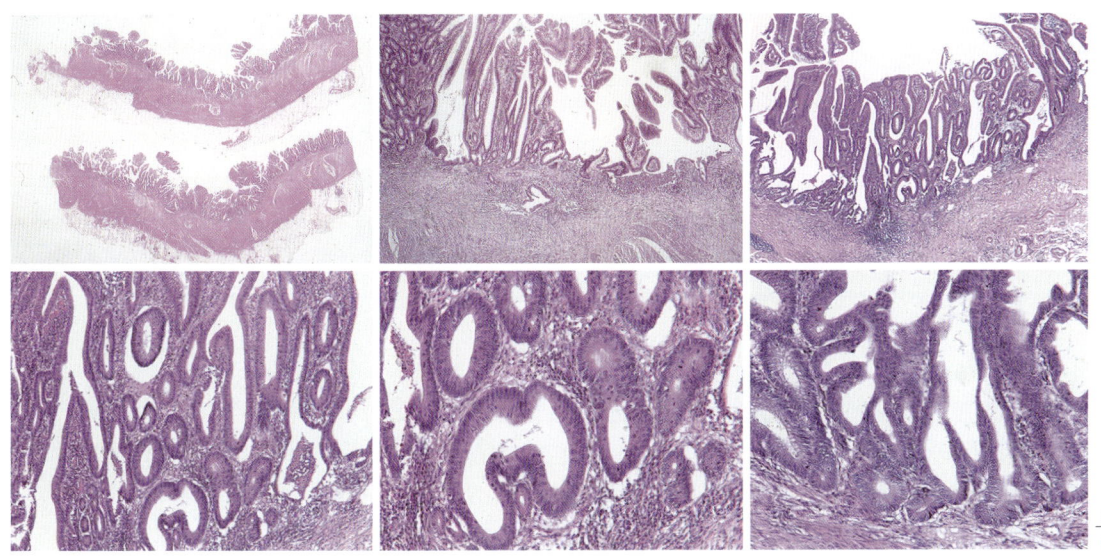

図4 病理組織所見

5 mm 間隔で全割を行い，病理組織学的検索を行ったところ（前ページ図3切り出し図），上行結腸の顆粒密集部とS状結腸に粘膜内を主体とした高分化腺癌が見られ（図 4a～f），上行結腸の顆粒密集部では粘膜下層に微小浸潤を認めた（図 4b）．両病変ともに，周囲粘膜に広範な dysplasia を伴っていた．脈管侵襲やリンパ節転移は認めなかった．

考察

本症例は，18年に及ぶ長期経過例であり，しかも，全大腸炎型で顆粒状粘膜を呈する大腸癌高危険群である．にもかかわらず，医療機関を転々としてきちんとしたサーベイランスがなされていなかった．この大腸癌は周囲に dysplasia を伴っており，典型的な潰瘍性大腸炎を母地に発生した癌と考えられるが，通常内視鏡像に示すように病変範囲の診断は困難である．

このような顆粒状粘膜を呈する症例では step biopsy は必須であるが，顆粒の大小不同や表面の微細構造を詳細に観察することが重要であろう．本症例は古い症例で拡大観察がなされていないが，現在，拡大内視鏡もルーチン内視鏡検査で使用可能となっており，このような病変に対する有用性が期待されている．

病理コメント　LST-G に類似し，組織学的には典型的な管状絨毛状の dysplasia

本症例の上行結腸病変は，顆粒状 dysplasia の典型例である．粘膜内腫瘍部（図 4e，f）は，日本の大腸上皮性腫瘍組織診断基準では高分化腺癌，欧米の dysplasia 分類では high-grade dysplasia と診断される．dysplasia の細胞動態の特徴として，増殖帯が非腫瘍腺管と同様に腺管中層～深部に存在することがある．そのため，組織学的には腺管中層～深部で細胞異型がもっとも高く，同部で腺管分岐などを伴うことが多い．本病変はこうした dysplasia の組織学的特徴がよく現れている．しかし dysplasia のこれらの特徴は，sporadic な絨毛管状腫瘍にも認められることがある．サーベイランスの普及により，今後これまで見逃されてきた顆粒状を呈する粘膜内腫瘍が多数発見されるようになると想定されるが，顆粒状 dysplasia と，絨毛管状腺腫からなる結節集簇様病変（もしくは LST）との鑑別が，病理診断上の問題となろう．深達度については，粘膜下層微小浸潤とされた腺管が，炎症に伴う上皮の misplacement かどうかが問題である（図 4b）．非腫瘍腺管でも，陰窩膿瘍が粘膜深部に破綻し炎症が粘膜下層に波及した場合には，粘膜下層以深に misplacement をきたすことが少なくない．本症例でも粘膜下層微小浸潤とされた腺管周囲には，膿瘍形成とそれに伴う腺管破壊がある．

（病理コメント：味岡洋一）

■ 診断困難例　　　　　　　　　　　　　　安保　智典　　今村　哲理

Case 24
癌との鑑別に苦慮した UC-Ⅲ の dysplasia を合併した潰瘍性大腸炎の1例

札幌厚生病院胃腸科

【症例】 49歳，女性
【主訴】 大腸腫瘍に対する精査希望．**【現病歴】** 25歳時より全大腸炎型の潰瘍性大腸炎を発症し，当科外来で定期通院治療中であった．1年前の大腸内視鏡検査では右側結腸に活動性病変を認めていた．このため，再検査を行ったところ脾彎曲付近に腫瘍性病変（生検では腺腫）を認めたため入院した．**【既往歴】** 46歳時，子宮筋腫．**【家族歴】** 特記すべきことなし．**【入院時現症】** 身長146 cm．体重46.9 kg．眼瞼結膜に貧血・黄疸を認めない．胸部理学所見上，異常なし．腹部は弾性軟，圧痛を認めず肝臓・脾臓も触知しなかった．

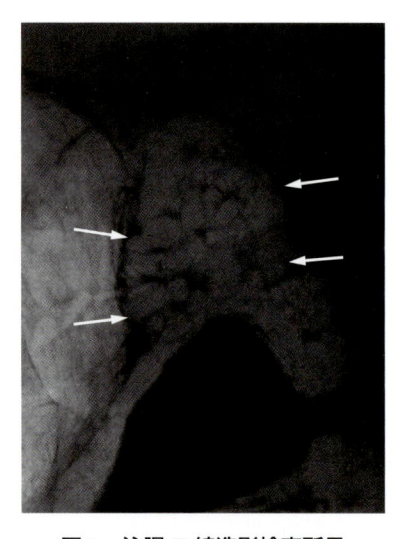

図1　注腸X線造影検査所見
脾彎曲部付近の横行結腸にX線フィルム上で3.0 cm×2.0 cmの結節集簇様病変を認める．中央部は最大径7 mm程度の結節集簇様病変で大小不同が目立つ．

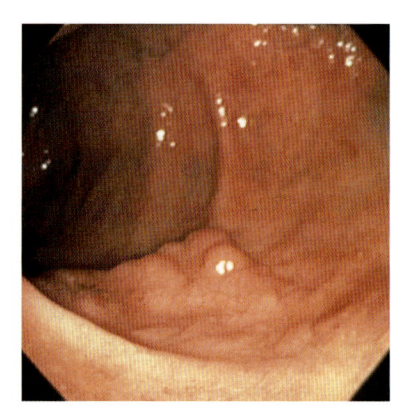

図2　通常大腸内視鏡検査所見
約6 mmまでの大小不同な結節が集簇した隆起性病変である．周囲粘膜とは同色調で立ち上がりは比較的なだらかである．周囲粘膜にも同色調からやや褪色調の扁平隆起が認められ，境界は不明瞭である．

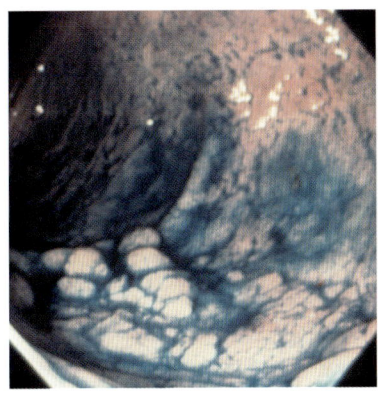

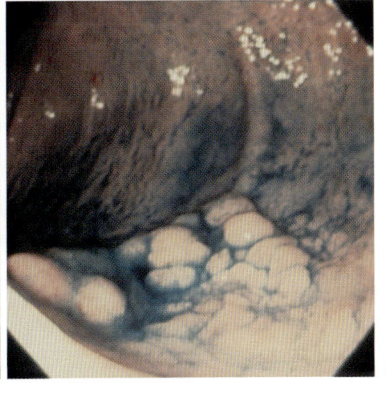

図3 インジゴカルミン散布大腸内視鏡検査所見
a：結節状隆起周辺の表面模様は周囲粘膜模様に酷似している．空気量を少なめに調節することにより，病変の辺縁部がわずかな隆起として認識された．
b：中央部の結節は類円形で大小不同が目立つ．表面性状には不整所見は認めない．

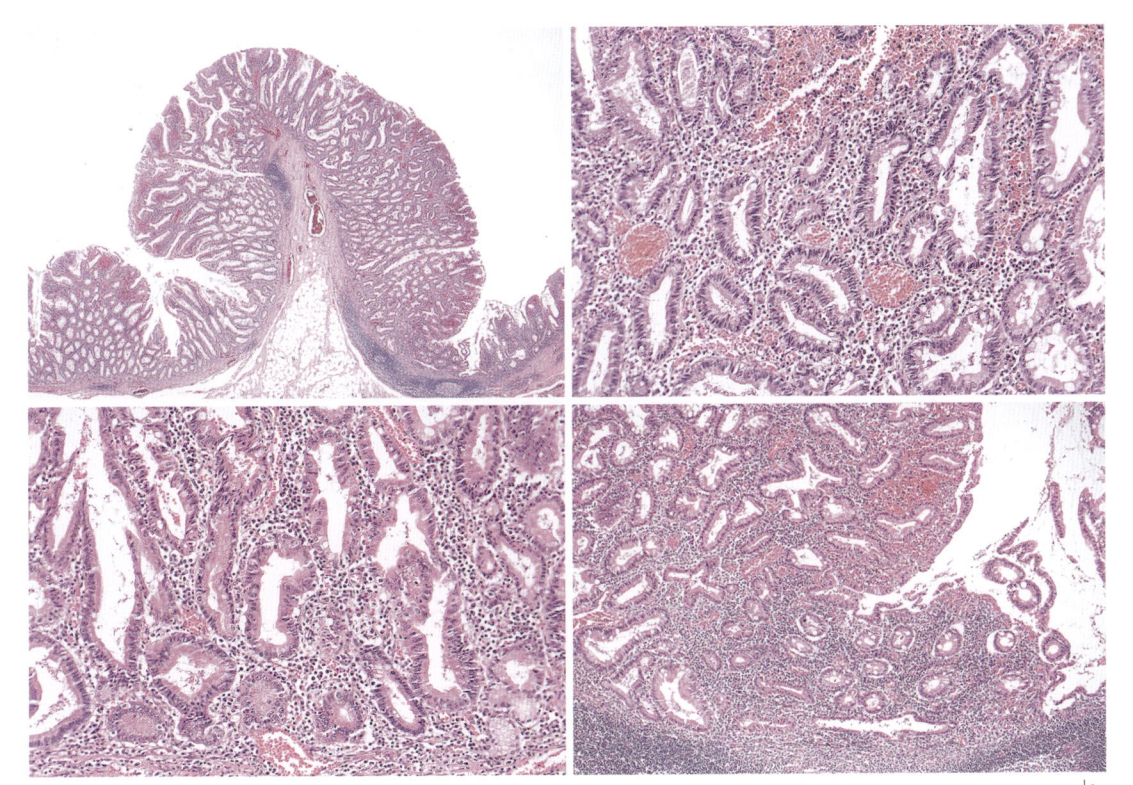

図4 病理組織学的所見
a：脾彎曲部病変の弱拡大像（×2）．
b：同病変表層部の強拡大像（×40）．
c：同病変腺底部の強拡大像（×40）．
d：同病変境界部の中拡大像（×20）．
　炎症性変化との鑑別に苦慮したが，UC-Ⅲ相当のdysplasiaと診断した．

考 察

　本症例は，潰瘍性大腸炎罹患後 24 年で荒廃した大腸粘膜に結節集簇様の dysplasia が出現した症例である．内視鏡および X 線所見では結節の大小不同所見から粘膜内癌を疑ったが，生検では腺腫とされた．潰瘍性大腸炎の荒廃した粘膜に発生する腫瘍性病変としては severe dysplasia または癌をもっとも警戒しなければならないことから，本症例は大腸切除術を行った．切除標本の病理学的検討では UC-Ⅲ の dysplasia であった．生検診断の難しさと臨床的取り扱いに苦慮した症例であった．

　切除標本でも至難な潰瘍性大腸炎に合併した dysplasia の診断が生検でどこまで的確に行えるのか．とくに UC-Ⅱb や UC-Ⅲ の経過観察はいつまでどのように行えばよいのか，一定の見解はない．これはその自然経過が十分に解明されていないためであるが，マクロ診断と生検方法および生検病理診断の臨床的位置付けに関する的確な評価と指針が必要である．

病理コメント　生検で腺腫と診断された，顆粒集簇様（LST-G）肉眼形態を呈する dysplasia

　Case 23（225 頁）と同様に顆粒集簇様（LST-G）肉眼形態を呈する粘膜内腫瘍であり，sporadic adenoma（UC 粘膜に偶発した腺腫）か，炎症粘膜を母地として発生した low-grade dysplasia か，の鑑別に苦慮する症例である．生検で sporadic adenoma, low-grade dysplasia のいずれと診断されるかにより，その後の治療方針は異なる．とくに本例のように内視鏡的に隆起として認識される病変は，生検で dysplasia の診断がなされた場合は DALM に相当し，low-grade であっても腸切除の適応となり，sporadic adenoma の場合は内視鏡的治療が第一選択となる．本例は，細胞像からは（軽度偽重層を呈する細紡錘核からなる）sporadic adenoma としても矛盾しないと思われるが，sporadic adenoma に比べ腺管密度の増加に乏しい点と，表層への分化傾向がうかがわれる点では，low-grade dysplasia としても矛盾しない．両者の鑑別に苦慮する際には，p53 免疫染色と，隆起周囲平坦粘膜にも腫瘍性病変の拡がりがあるかどうかが診断上重要となる．p53 染色陽性または生検で平坦粘膜にも腫瘍が証明される場合は，dysplasia と診断することが妥当であろう．一方，p53 染色陰性で隆起部のみに限局する腫瘍の診断に関しては，病理医間で明確なコンセンサスはないのが現状である．こうした病変の診断に有用な新たなマーカーの確立が，今後の病理学的検討課題の一つであろう．

（病理コメント：味岡洋一）

■ 診断困難例

藤沼　澄夫　　酒井　義浩
安田　正俊*　　高橋　啓**

Case 25
全周性狭窄を呈した mucinous carcinoma の 1 例

東邦大学付属大橋病院消化器内科　*日産厚生会玉川病院内科　**東邦大学付属大橋病院病院病理部

【症例】44 歳, 女性

【現病歴】19 歳より下痢, 血便, 腹痛が出現し, 21 歳時に潰瘍性大腸炎と診断された. 慢性持続型であり, いままでに入院歴は計 6 回ある. 1994 年春頃から下痢・粘血便が多くなり (6 回/日), 歩行時には動悸も感じるようになった. 7 月に大腸内視鏡を施行し直腸上部の狭窄より生検し, poorly differentiated adenocarcinoma の診断で, 7 月 26 日に入院した.

【入院時血液検査所見】WBC 6,900, RBC 308, Hb 6.0, Ht 21.3, Plt 52.4, Reti 29%, TP 5.4, Alb 2.9, GOT 9, GPT 7, Alp 104, LDH 401, AML 64, TC 137, TG 80, GLU 79, T-B 0.1, BUN 14, CRN 0.6, CRP 1.7, AFP 5.5, CEA 5.7

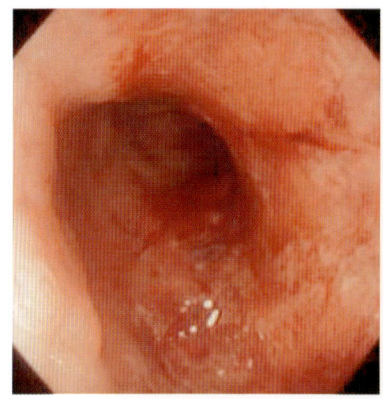

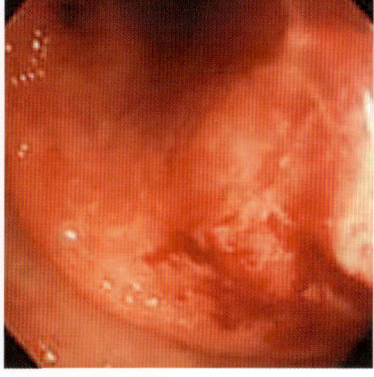

図1　内視鏡所見
a：直腸上部に発赤の強い粘膜局面があり, 狭窄していた.
b：近接すると病変辺縁部の一部で周堤様であり, 中央の狭窄部は陥凹し無構造の局面を呈している.

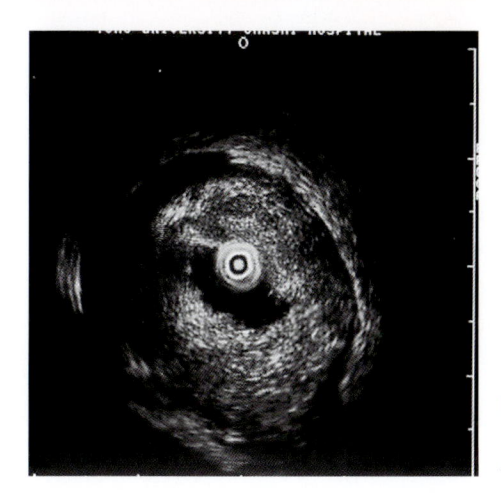

図2　内視鏡的超音波断層所見
　MP 層の肥厚があり, 漿膜下層の不整から, SS～SE の浸潤と診断した.

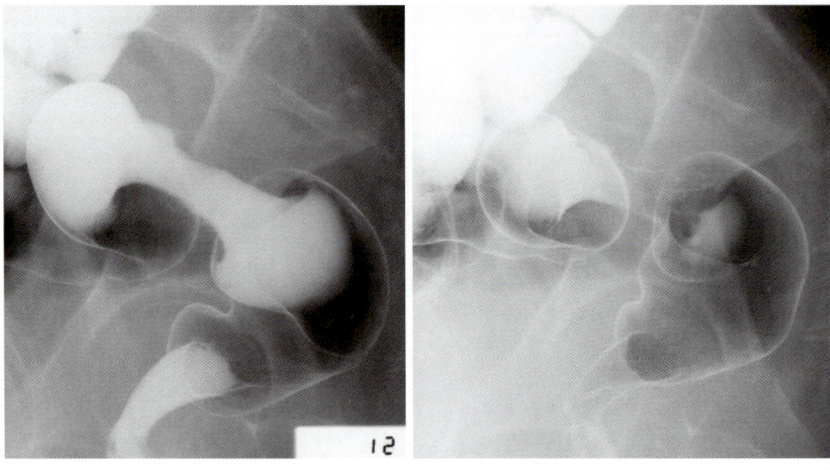

図3 注腸X線所見
a：直腸上部に両側変形を示す狭窄を呈する．
b：狭窄部の粘膜像は比較的平滑である．

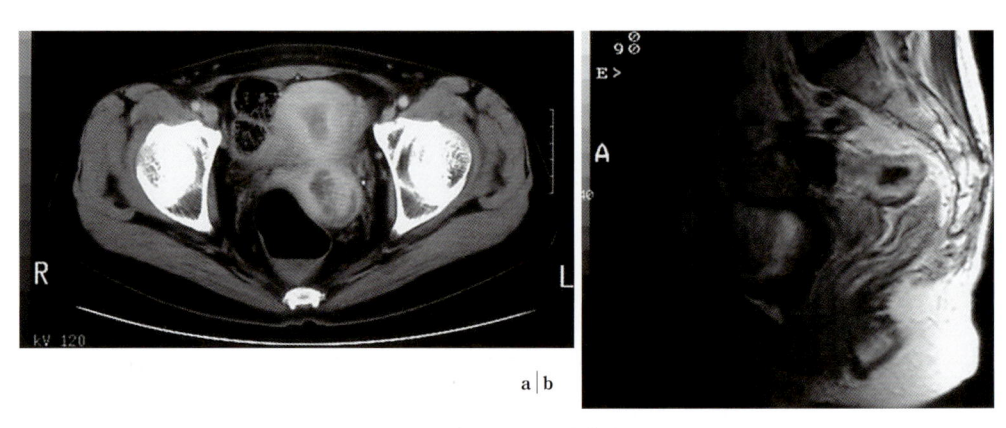

図4 CTとMRI所見
a：CT像で腸管壁の肥厚がある．
b：MRI像では仙骨前面の直腸壁が肥厚している．

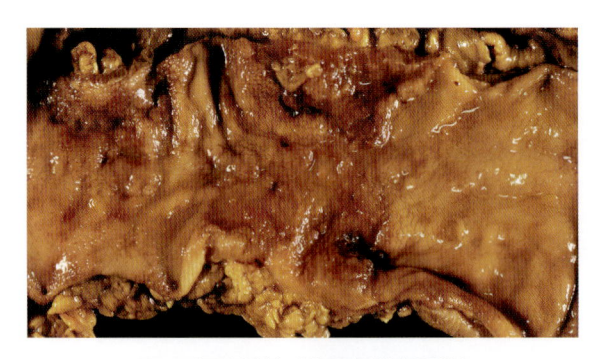

図5 切除材料（病理組織肉眼像）
直腸上部に褐色調の狭窄性病変があり，表面構造は小顆粒状と無構造部分が混在している．

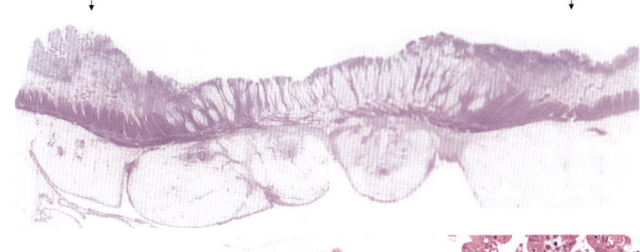

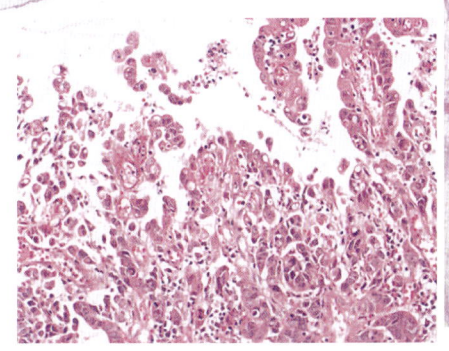

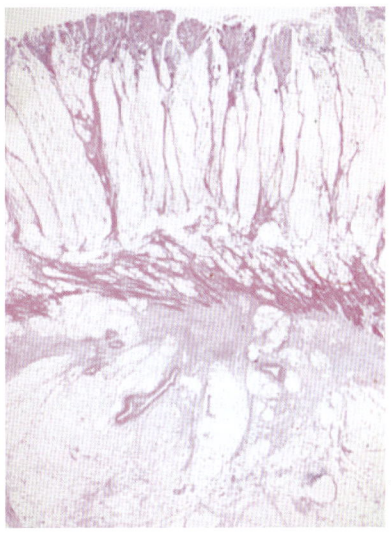

図6 病理組織学的所見
a：ルーペ像，mucinous carcinoma，type-3，se，ly-3，v-2，
　ow（−），aw（−），nNo. 253（＋）2/6
b：病変中心部強拡大像
c：病変中心部の表層部強拡大像

考察

　本症例は25年に及ぶ長期経過例であり，慢性持続型のため計6回の入退院を繰り返していた．そのたび，大腸内視鏡は多数行われてきたが，癌発見前の3年間は症状が安定していたため施行しえていなかった．3年前の所見では直腸からS状結腸は連続性，びまん性に炎症性変化があり，小白苔と炎症性ポリープが散在していたが，腫瘍性の変化は指摘できなかった．また，同時に行ったステップバイオプシーで直腸も生検していたが，悪性所見を見出せなかった．長期経過例では逐年による大腸内視鏡の重要性が改めて認識された．

　病変は表層部と腫瘍辺縁部に低分化腺癌がみられたが，中心部の粘膜下層〜漿膜にかけてはmucinous carcinomaの状態であり，陥凹した局面を形成していた．内視鏡と注腸X線造影で狭窄性病変が明らかになったのちに，同病変に対しEUS，CT，MRIで線維化の少ない肥厚した腸管として画像評価が可能であったことで臨床病理学的に興味のある症例と考えられた．

病理コメント　粘液癌

　通常の大腸癌に比べ，colitic cancerでは粘液癌の頻度が高い．粘液癌は線維化を誘発することが少なく，漿膜下層まで浸潤しても腸管壁の強い狭窄をきたさない．したがって，癌が腸管壁内を深く進展しているにも関わらず，臨床的発見が困難となることが多い．通常の大腸粘液癌は管状絨毛腺癌から進展するものが多いが，colitic cancerでは管状絨毛癌からの進展のほかに，（隆起を形成しない）粘膜内低分化腺癌または印環細胞癌から進展するものがある．本例はそれに相当する可能性が高いが，そのことが，病変の内視鏡的早期発見を困難にした理由の一つとも考えられる．

（病理コメント：味岡洋一）

■ 診断困難例

石黒　陽　　山形　和史*
島谷　孝司*　棟方　昭博*

Case 26
術前診断が困難であった colitic cancer 症例

弘前大学医学部光学医療診療部　*同 内科学第一講座

【症例】 27 歳，女性
【現病歴および経過】 1989 年 4 月（15 歳時），血便・下痢・腹痛の症状が出現し，近医小児科より当科紹介となった．当科にて大腸内視鏡検査を施行し，潰瘍性大腸炎（UC）（直腸炎型，中等症）の診断を得た．salazosulfapyridine（SASP）単独投与にて緩解となり，外来経過観察していた．1993 年 6 月，下痢・腹痛が出現し，大腸内視鏡検査で下行結腸まで病変が進展した UC（左側大腸炎型，中等症）の診断となった．SASP のみで症状の改善なく，prednisolone（PSL）40 mg/day を開始し，再び緩解となった．以後，1995 年 6 月再燃し，PSL で軽快．1996 年 1 月再燃（下行結腸までの左側大腸炎型，中等症）し，4 月に自然流産．1997 年 12 月に再燃（上行結腸までの全大腸炎型，中等症）があり，1998 年 2 月に自然流産．いずれも PSL の投与にて緩解となった．1999 年 11 月 30 日，10 行以上/day の粘血・血便，発熱が出現し，当科入院となった．12 月 16 日の全大腸内視鏡検査で直腸から下行結腸にかけて UC の再燃の所見がみられたが，観察範囲内に colitic cancer を示唆する所見はなかった．また，同時に妊娠 8 週が判明した．PSL，SASP にて再び緩解となった．これまでの既往から本症例は妊娠が UC の再燃因子の可能性がある[1]こと，UC の再燃による流産の可能性がある[2]こと，本人の強い挙児希望があることから，根治的治療を目的とした手術療法の適応であると判断し，人工中絶術を施行のうえ，大腸全摘術および回腸嚢肛門管吻合術を施行した．手術標本では UC は緩解期であったが，脾彎曲部に 10～15 mm 大の I s 様の隆起性病変が 2 個認められた．病理組織学的検査ではいずれの隆起性病変も緩解期 UC の背景粘膜上に発生した sm 浸潤の高分化腺癌であると診断した．その後は再発所見もなく 2001 年 7 月 18 日に第一子を無事に出産している．

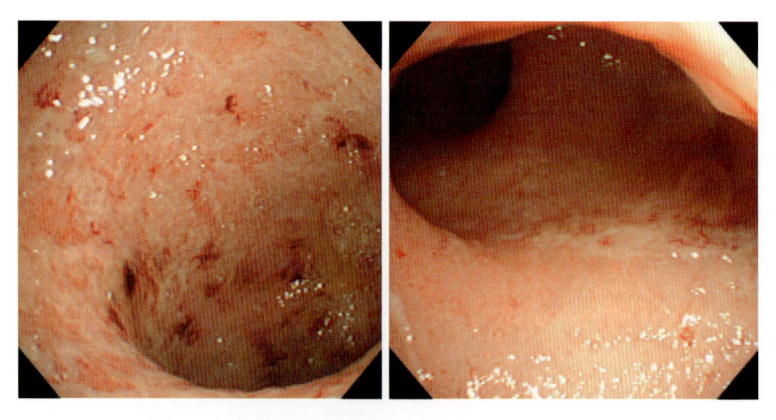

図 1　大腸内視鏡検査所見（1999 年 12 月 16 日）
　直腸～S 状結腸に粘膜の発赤・浮腫を呈した活動性の UC の所見が認められた．その口側の横行結腸～回盲部に UC 再燃の所見はなかった．dysplasia を示す所見はなかった．

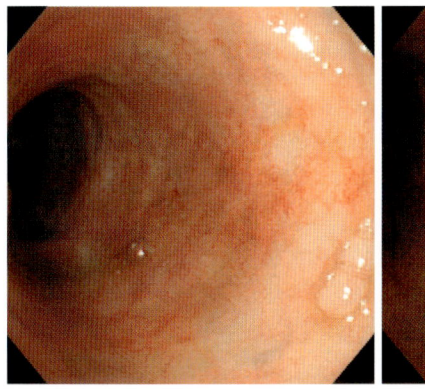

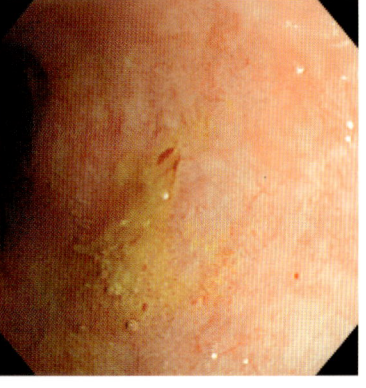

図2 大腸内視鏡検査所見（1999年12月27日）
　SASP，PSL で治療後の大腸内視鏡検査所見．わずかに直腸粘膜に発赤が残るものの病変部はほとんど緩解となった．観察範囲内に dysplasia や colitic cancer を示唆する所見はなかった．

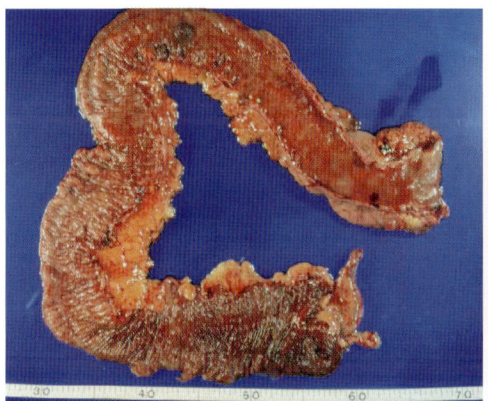

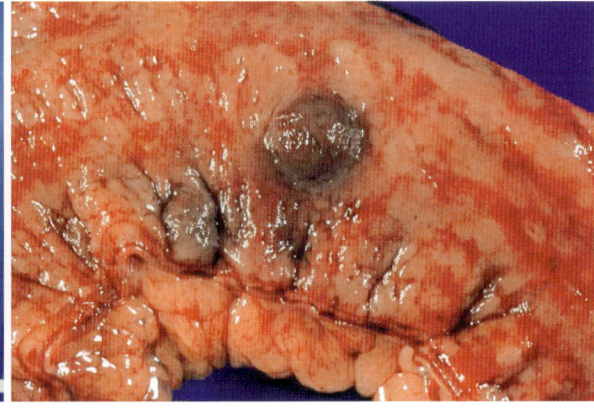

図3 手術標本所見（a：弱拡大，b：強拡大）
　直腸〜下行結腸に軽度の粘膜発赤・浮腫変化を認めるも大腸全体に緩解状態の所見であった．上行結腸の脾彎曲部付近に 10 mm，15 mm 大の 2 個の Is 様の隆起性病変を認めた．

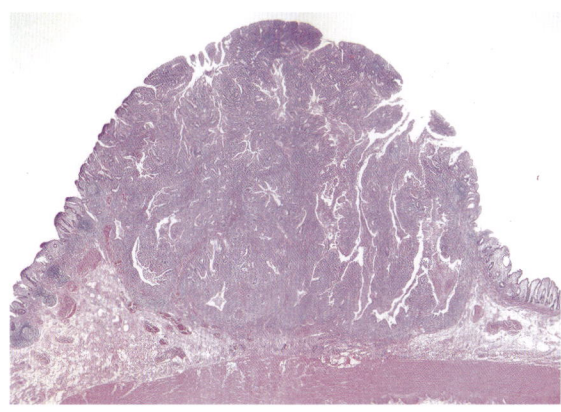

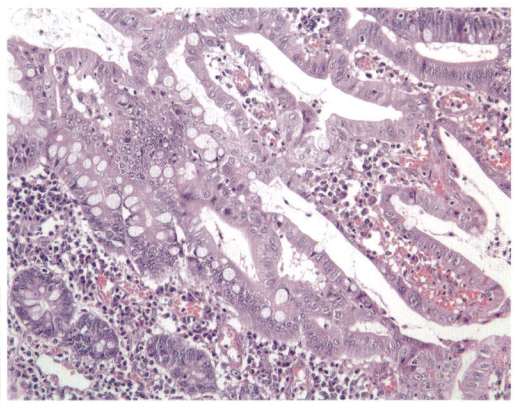

図4 病理組織所見（a：ルーペ像，b：強拡大）
　背景粘膜は大腸全体に resolving〜quicent な UC であり，直腸・S 状結腸に low-grade dysplasia を疑われる部分が 2〜3 カ所存在した．下行結腸の脾彎曲部に認めた 2 個の Is 様の隆起性病変はいずれも UC 粘膜上に発生した高分化腺癌で，深達度は sm，ly_0，v_0 であり，colitic cancer と診断した．

考察

　挙児希望のため外科的治療を行った際，偶然発見された colitic cancer 2 病変を伴った 1 例を報告した．術前約 1 カ月前に大腸内視鏡検査を行っており，この際に病変は detect できなかった．病変の進展速度がさほど早くないとすると見落としたことになるが，その原因として妊娠に及ぼす検査のストレスを回避するため，目的が炎症の有無にしぼられ，粘膜の観察が十分になされなかったことが大きい．また，治療により確実に緩解期を達成し慢性持続型ではなかったこと，内視鏡検査で UC の炎症の主座が左側大腸炎で直腸〜下行結腸に限局していたこと，colitic cancer が脾彎曲部に存在し，病変の範囲からはもっとも口側に位置していたこと，頻回に大腸内視鏡検査を行っていたことなどの理由で，術者に先入観があったことも否めない．危険因子として罹病期間，発症年齢，病変範囲があげられるが，本症例は 10 歳代の発症で 10 年以上経過している点が high risk であった．一方で本症例は，左側大腸炎型で再燃緩解型であったこと，colitic cancer の部位別頻度では脾彎曲部が 0.3％と少ない[3]ことから，比較的まれな症例であったと考えられる．いずれにせよ本症例から学ぶべき点は，再燃緩解型であっても緩解期に再度見直すこと，および全大腸を視野に入れて検索をすることが要求され，とくに危険因子を少しでも満たす場合には慎重な姿勢が求められるべきであると考える．

文　献

1) 小林清典，勝又伴栄，五十嵐正広，他：潰瘍性大腸炎と妊娠についての検討．日消誌　1991；88：1313-1318
2) Kane S, Hanauer S：Fertility and pregnancy. Sartor RB, Sandborn WJ（eds）：Kirsner's Inflammatory Bowel Disease（6th ed）. Chapter 23. 333-339, Saunders, Edinburgh, 2004
3) 斎藤修治，長嶺弘太郎，小松茂治，他：潰瘍性大腸炎に合併した大腸癌の 5 例ならびに本邦報告 203 例の集計．日消誌　1998；95：539-546

病理コメント　術前内視鏡診断が困難だった Is 型病変

　特異な発育様式を示す colitic cancer である．ルーペ像（図 4a）では，病変の粘膜部分はほぼ残存し，高度の炎症細胞浸潤を伴う粘膜下層の癌巣により，丈の高い粘膜下腫瘍様隆起が形成されている．粘膜下層の癌巣は，粘膜が幾重にも折りたたまれたような特異な組織構築を示している．強拡大像（図 4b）では，癌巣周囲の間質には desmoplastic reaction はなく，同部は粘膜固有層のそれに類似しており，通常の癌の間質浸潤による粘膜下層進展とは組織像が異なる．炎症により粘膜下層に misplacement をきたした粘膜から発生した腫瘍が，粘膜下層を主座として発育したか，膿瘍形成などにより脆弱化した粘膜下層を腫瘍が進展した可能性が想定される．潰瘍性大腸炎に発生した癌には，通常の大腸癌に比べ特異な発育様式や肉眼形態を呈するものがあるが，その要因として，腫瘍自体の特性の他に，炎症により腫瘍が進展する"場"である粘膜・粘膜下層に，さまざまな修飾が加えられていることも考えられよう．

（病理コメント：味岡洋一）

■ 内視鏡治療後に手術を要した例　　　　　　　　　　　　　池内　浩基　　嵯峨山　健
　　　　　　　　　　　　　　　　　　　　　　　　　　　　中埜　廣樹　　山村　武平

Case 27
内視鏡治療後に手術を要した1例

兵庫医科大学第二外科

【症例】57歳，男性

【現病歴および経過】41歳時，下痢にて発症の潰瘍性大腸炎（以下UC：左側大腸炎型，再燃緩解型）で，近医でステロイドによる治療を受けていた．2003年11月施行の下部消化管内視鏡検査で，肛門縁より約3cmの部位に10mm大のIsp型のポリープを認め，ポリペクトミーを受けた（図1）．一部に高分化腺癌を認めたが，断端は判定困難であった．2004年4月のポリペクトミー部の断端に対するEMR時の切除標本でも高分化腺癌を認め，6月に再度EMRを試みるもlifting sign（－）のため（図2），手術目的で当院転院となる．当科では2期分割の結腸全摘，直腸粘膜切除，J型回腸嚢肛門吻合術を行った．術後は良好に経過し，現在排便回数6～7回/day程度で経過している．

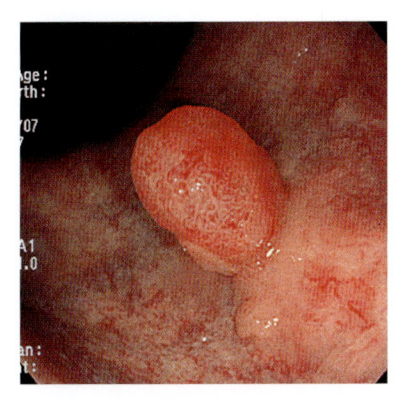

図1　肛門管直上のポリープ像
肛門縁から約3cmの部位に約10mm大のIsp型のポリープを認める．ポリープの肛門側にも扁平な隆起を認める．

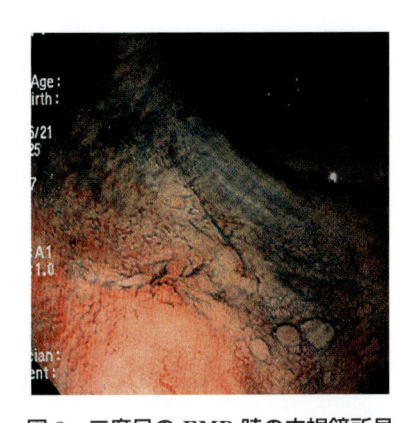

図2　二度目のEMR時の内視鏡所見
一度目のEMRから，2カ月後の内視鏡検査．再度EMRを試みるもlifting sign（－）のため，EMRは困難であった．

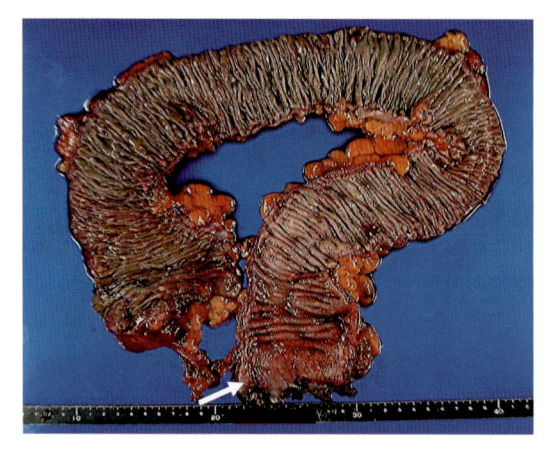

図3 切除標本
　直腸からS状結腸にかけては粘膜面の炎症所見を認めるが，下行結腸から口側の炎症は軽度である．矢印の部位にEMRを行った後の残存病変を認める．

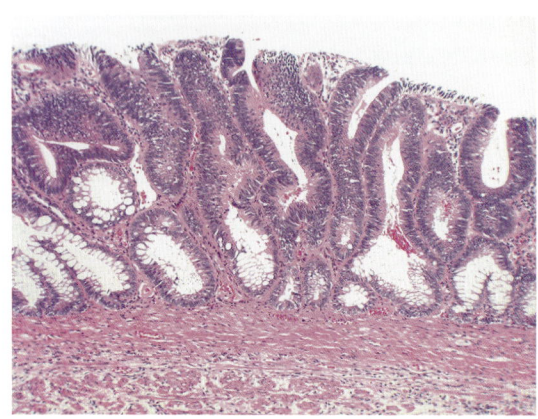

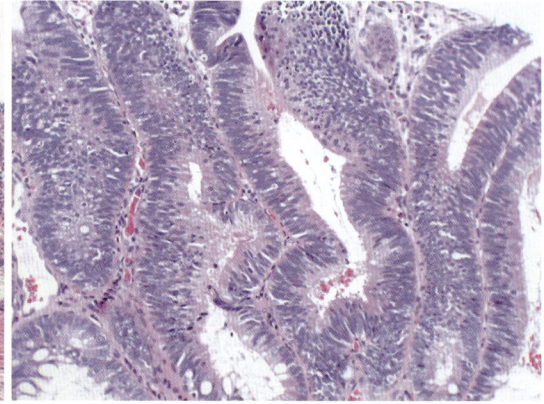

図4 残存病変周囲の病理組織
　炎症所見を伴う潰瘍性大腸炎の組織像を背景として，粘膜内に high-grade dysplasia に相当する異型腺管の増生を認める．（a：×100，b：×200）

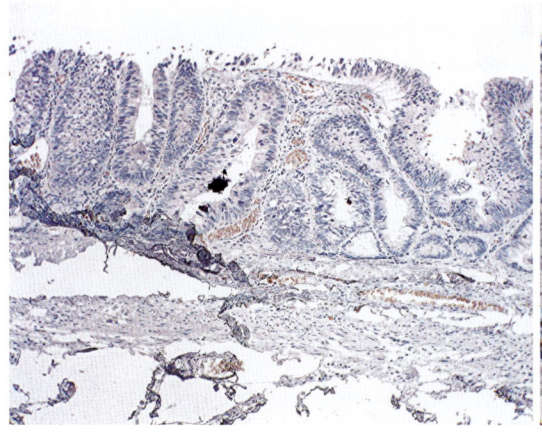

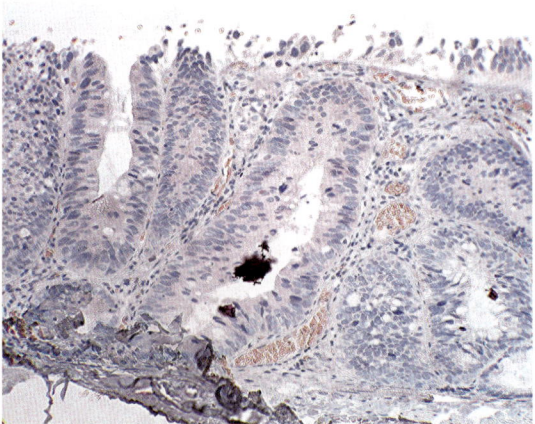

図5 残存病変周囲のp53免疫染色
　異型腺管のごく一部に陽性のところを認めるものの，腺管全体には染まっておらず，p53免疫染色は陰性と思われる．（a：×100，b：×200）

考 察

　本症例は 16 年の病歴をもつ UC 症例であるが，病歴の経過は比較的緩やかで，再燃緩解は繰り返すものの，左側大腸に限局し，ステロイドも 5～10 mg 程度でコントロールが可能であった症例である．UC に対する術式としては，粘膜切除を行い pouch と肛門とを吻合する回腸嚢肛門吻合術（IPAA）と，粘膜切除を行わずに pouch と肛門管とを器械吻合する回腸嚢肛門管吻合術（IACA）が存在する．本症例のように，肛門管直上に癌を合併する症例では IPAA が絶対的適応となる．

　粘膜切除部（切除断端から 2 cm 以内）の dysplasia に関して，2003 年 1 月から 2004 年 12 月までに IPAA を行った全症例の粘膜切除部の全割切片の病理検査を行ったところ，137 例中 6 例，4.4％に dysplasia を合併していた．口側大腸に同様の病変が存在する症例では，有意に粘膜切除部に合併する頻度が高く，われわれは，癌や dysplasia で手術となる症例には粘膜切除を行うべきであると考えている．

病理コメント　EMR 後，周囲平坦粘膜断端に腫瘍が存在した病変

　本例は，内視鏡的に摘除された Isp 型ポリープ周囲平坦粘膜にも高分化腺癌（dysplasia 分類では high-grade）が拡がっていたが，p53 染色は陰性であった．内視鏡的に摘除され，p53 染色が陰性であった粘膜内腫瘍病変を，dysplasia とするか sporadic な腫瘍とするかは，その組織所見と肉眼形態の総合判断によらざるをえない．p53 染色は陽性所見に診断的価値があり，陰性であっても dysplasia を否定するものではないからである．本例のような場合，病変が組織学的には明らかな腺腫と診断が可能で，腫瘍が隆起のみに限局している場合は sporadic adenoma として経過観察，組織学的に癌と診断しうる病変や隆起周囲平坦粘膜にも腫瘍が拡がっている場合は，dysplasia と診断して追加腸切除施行，が現時点では妥当な選択肢と考えられる．

（病理コメント：味岡洋一）

■ 見逃し例

西岡　均　黒河　聖
今村　哲理　村岡　俊二*

Case 28
S状結腸のUC合併癌（深達度ss）例

札幌厚生病院胃腸科　*同 病理

【症例】 41歳，男性
【現病歴および経過】 31歳時に下痢，下血を認め当科受診．注腸X線検査，大腸内視鏡検査にて全大腸炎型潰瘍性大腸炎と診断．その後1年間隔で定期的に経過観察を行っていたが，再燃・緩解を繰り返していた．41歳時に行った注腸X線検査にて図1のようにS状結腸に長さ約3cmの狭窄を認め，大腸内視鏡検査では図2に示すように同部位にびらん，狭窄を認めた．生検にて中分化腺癌と診断され，大腸全摘術を施行した．

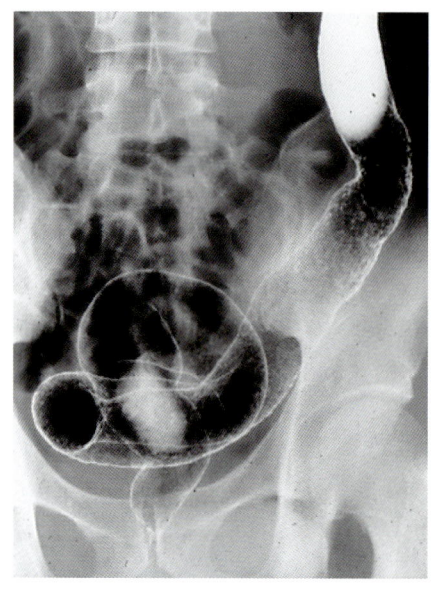

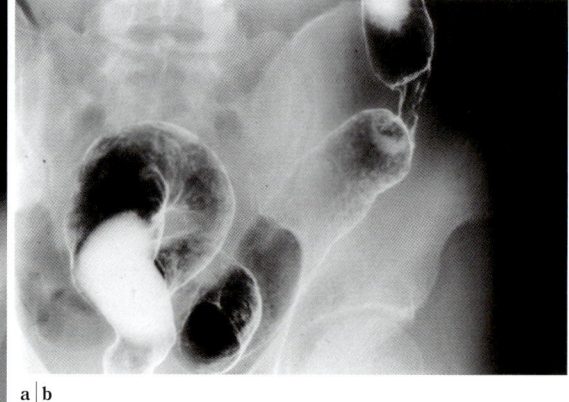

図1　注腸X線所見
a：38歳時（3年前）．潰瘍性大腸炎による顆粒状変化を認めるが，狭窄，壁硬化などの変化は認めなかった．
b：41歳時．S状結腸に約3cmにわたる不整な全周性狭窄を認める．

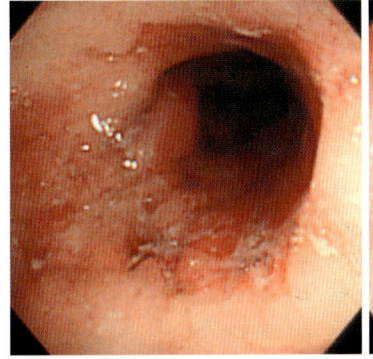

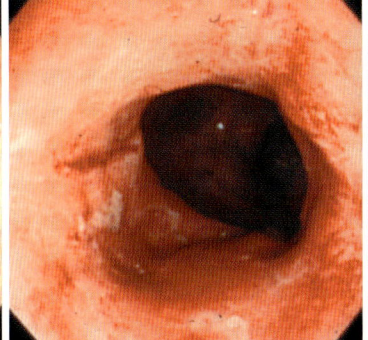

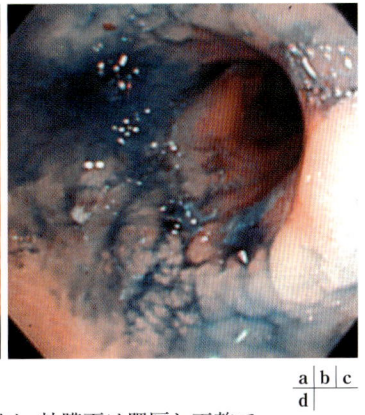

図2 大腸内視鏡所見
a，b：病変部に全周性の狭窄を認め，粘膜面は肥厚し不整で易出血性であった．
c，d：色素散布像．ほぼ全周性の内腔の硬化所見がみられた．

図3 切除固定標本肉眼所見
　S状結腸に大きさ4.5 cm×3 cmの表面粗大結節と粗糙粘膜から成る4型癌類似の病変を認めた．

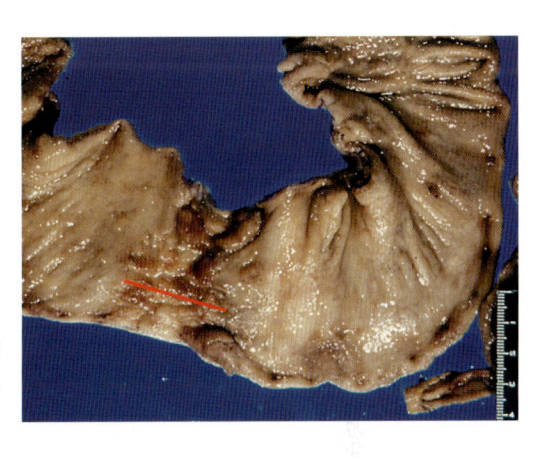

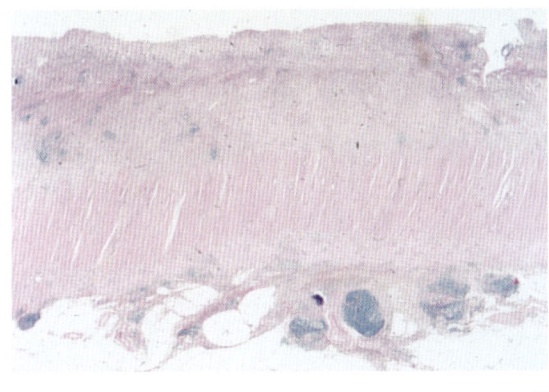

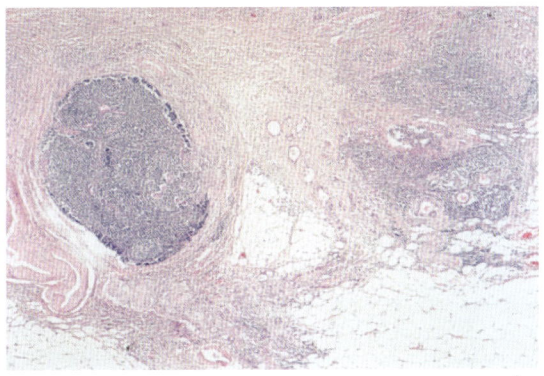

図4
a：切り出し赤線部の組織像では，深達度ssの低分化腺癌を伴った中分化腺癌で，ly_1，v_1，$inf\gamma$，n_1であった．
b：リンパ節転移像．

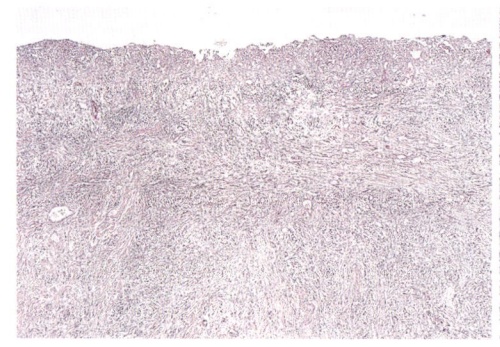

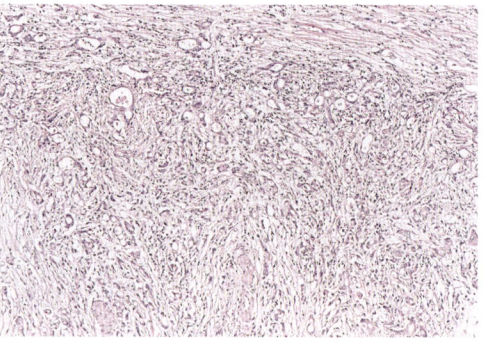

図5 癌部（図4a）の強拡大像
a：×10，b：×25

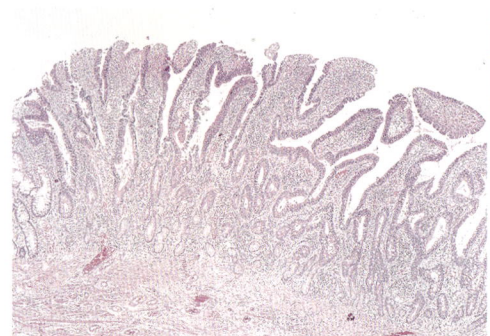

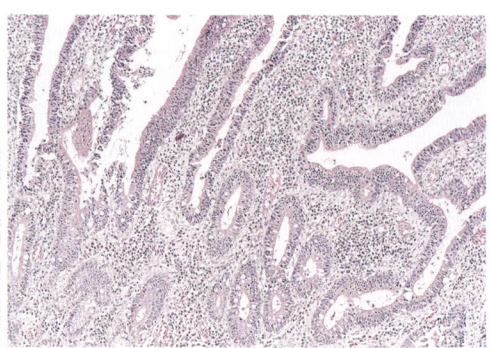

図6 癌周辺のdysplasia部
a：×10，b：×25

考察

　本症例では発症8年目までは定期的にほぼ年1回の大腸内視鏡検査を行っていたが，病変発見時には前回検査より1年9カ月と間隔があいたことと，肉眼型が4型癌相当のため結果的に見逃しとなった症例である．また本症例のように周囲に活動性の炎症を認める場合には，炎症に癌所見が埋没してしまい，たびたび癌発見が困難となる．色素散布を用いた内視鏡観察や注腸X線検査の併用も考慮すべき症例であった．

病理コメント　さまざまな要因が考えられる見逃し

　本例は，次回内視鏡検査までの間隔が1年9カ月と延長したために，4型進行癌を見逃した症例であるが，進行癌周囲のdysplasiaは，前回内視鏡検査時にも存在していた可能性が高い．しかし，（外科切除例でみて）その肉眼形態は平坦もしくは細顆粒状であり，前回検査時が炎症活動期であれば，その認識はきわめて困難であったことが推定される．サーベイランス症例でのcolitic cancer見逃しには，①次回内視鏡検査までの間隔（間隔があくことにより，その間に病変が発生・進展），②内視鏡検査の観察条件（炎症活動期の検査による病変の見落とし），③生検診断の精度（炎症異型と誤認），に加え，④colitic cancerの生長様式の特殊性（癌の進展に伴う潰瘍化，狭窄，癌塊の形成，などの形態変化に乏しい），の複数の要因が関連している．本例は，生検診断精度に関しては言及できないが，それ以外の要因についてはすべて悪条件が重なってしまったものと思われる．サーベイランスによるcolitic cancer早期発見の効率を上げるためには，④colitic cancerの生長様式の特殊性を熟知したうえで，①〜③の条件をクリアしてゆくことが必要不可欠であろう．

（病理コメント：味岡洋一）

■ 見逃し例

多田　正大

Case 29
直腸病変を看過した1例

多田消化器クリニック

【症例】56歳, 女性
【現病歴および経過】12年前 (44歳時) から全大腸炎型潰瘍性大腸炎として治療を継続してきた. この間, 慢性持続型の病型であり, ステロイド, サラゾピリン®, ペンタサ®, 免疫抑制剤, 中心静脈栄養などの治療を試みたが粘血便が持続した. 最近になって血便は減少したが, 定期検査として行った大腸内視鏡検査で結腸脾彎曲部に大きさ1cmの亜有茎性ポリープを発見した. 拡大内視鏡, 超音波内視鏡, 生検などでcolitic cancer (深達度m) と診断した〔図1：この病変についての詳細は『下部消化管 画像診断のピットフォール』(神保勝一 編, 中山書店, 東京, 2005年) において記述した〕. colitic cancerは多発することがあるので, 術前検査として合併病変の有無を検討した. このときの注腸X線検査でも直腸に病変を指摘することはできなかった (図2). 術前検査では明らかな悪性腫瘍は確認できなかったので, 結腸全摘術を予定した. 手術直前に全身麻酔下に最後の直腸指診を行ったところ, 直腸前壁に柔らかい腫瘤を触知した. 肛門鏡で確認したところ, Ⅱa型の背丈の低い病変が確認できた. 迅速凍結標本で悪性腫瘍が疑われたため, 術式を変更して全大腸摘出・人工肛門造設術とした (図3). 術前検査時には何度も直腸指診を行ったが病変を触知できず, 内視鏡検査と注腸X線検査でも看過していた.

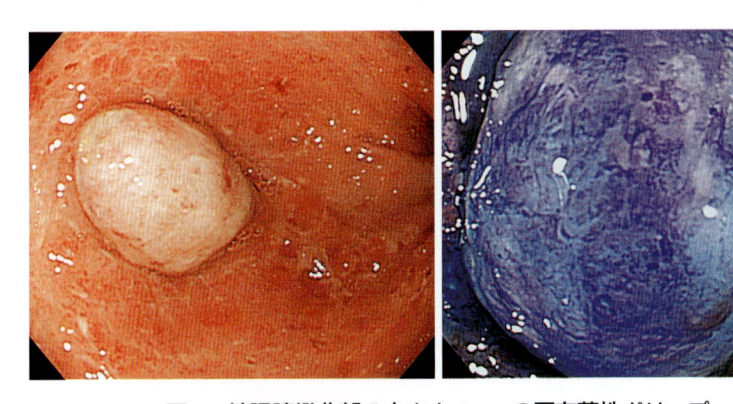

図1　結腸脾彎曲部の大きさ1cmの亜有茎性ポリープ
色調は白苔に薄く覆われ, 白色を呈したが, 表面は平滑であった. 周辺粘膜にびらんがみられ, 血管透見像もなく活動期の内視鏡所見であった. 拡大内視鏡像では工藤分類Ⅴ N型に相当する不整無構造のpit patternが確認でき, 悪性腫瘍 (colitic cancer) であると診断した.

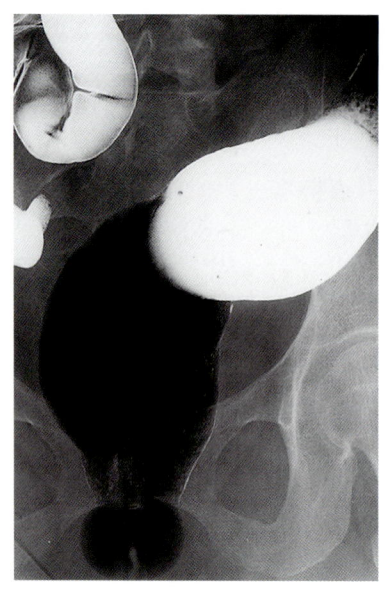

図2 術前の注腸X線所見
　バルーンを用いた造影を行ったため，直腸下部はバルーンと重なって盲点になってしまい，病変を指摘することはできなかった．

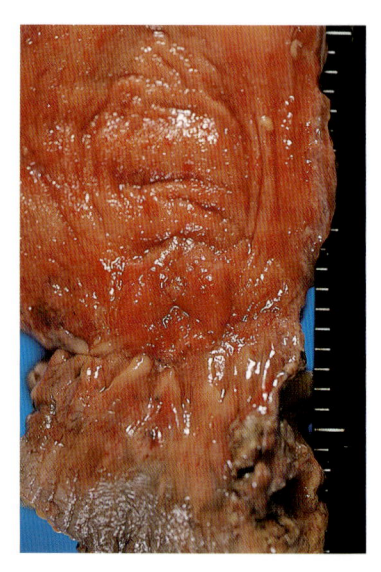

図3 切除大腸の肛門直腸部の肉眼標本
　肛門歯状線に接する直腸側に大きさ2 cm のⅡa 病変が確認できた．

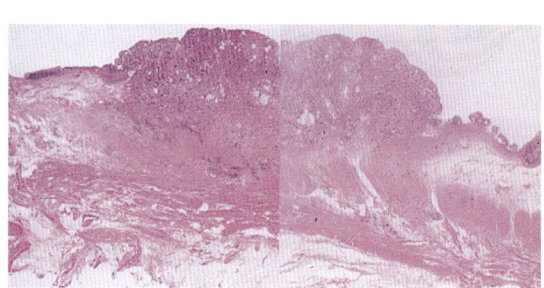

a	b
c	

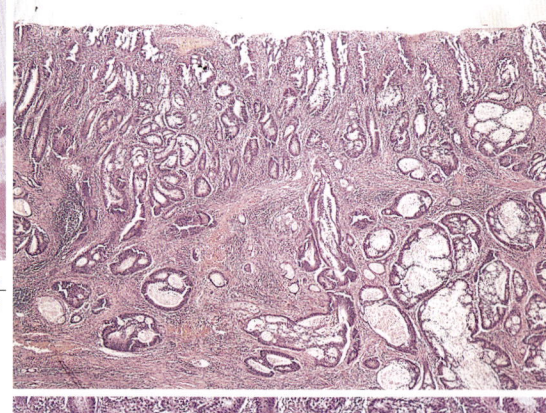

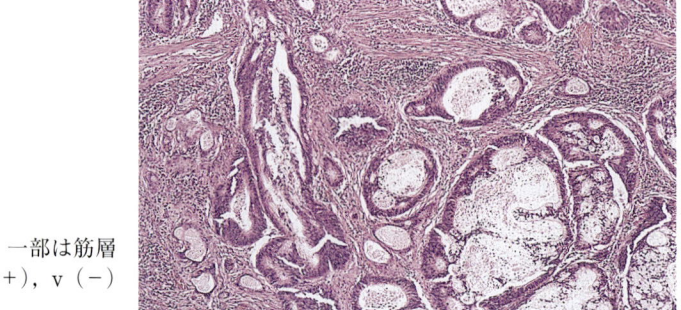

図4 病理組織所見
　直腸腫瘍は中分化腺癌であり，一部は筋層を貫いて外膜に達しており，ly（＋），v（－）であった．

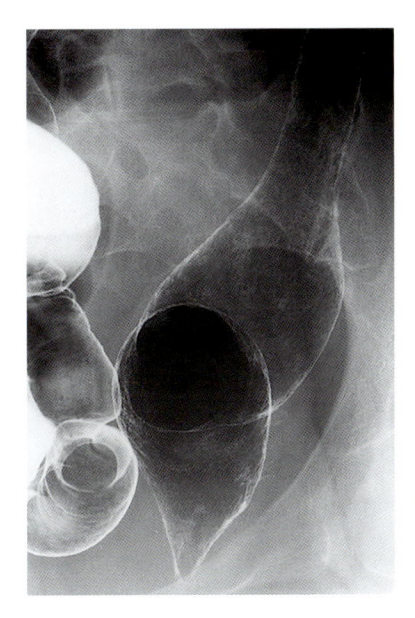

図5　1年8カ月前の注腸X線所見
　本例の1年8カ月前に注腸X線検査が行われていたが，遡及的に見ても下部直腸に病変を指摘することはできなかった．

> **考　察**
> 　直腸肛門部は腫瘍性病変の好発部位であるものの，この部位の画像診断は必ずしも容易ではない．この部位は狭い場所であり，粘膜面とレンズ面の距離をとることができず，内視鏡観察上の盲点になりやすい．そこで直腸内反転観察によって盲点を克服しなければならないが，潰瘍性大腸炎に長期罹患したケースでは直腸の伸展性が不良であり，反転観察が困難である．本例でも反転操作は施行していなかった．注腸X線検査でも本例の術前検査のように，造影剤漏出を防止するためのバルーンを用いた場合，完全に盲点になってしまう．本例でも撮影時にはバルーンを抜去して撮影したが，結腸脾彎曲部の病変の描出に主力を注いだため，直腸肛門部の撮影は疎かになって満足な画像が得られていなかった．画像診断時に行う直腸指診は重要であるが，指を挿入したときの患者の緊張状態によって満足な触診ができないこともある．本例では全身麻酔下の直腸指診でかろうじて病変の存在に気付いたが，直腸指診は難しいことを知らされた症例であった．

病理コメント　colitic cancer の発育様式に起因する見逃し

　粘膜内部を残存させたまま垂直方向に浸潤性発育を示す分化型 colitic cancer の典型例の一つである．

　明瞭な潰瘍形成がないため，癌の深部浸潤があっても病変として認識することが困難なことが多い．固有筋層以深まで癌が浸潤すると，腸管壁の狭窄として病変の存在診断ができるが，本例のように腸管壁が周囲組織に固定されている下部直腸では，狭窄所見が出現しにくく，そのことも臨床的発見を困難にさせた理由の一つであると考えられる．

（病理コメント：味岡洋一）

■ その他

角﨑　秀文　樋口　哲郎
榎本　雅之　杉原　健一

Case 30
原発性硬化性胆管炎とAFP産生性大腸癌を合併した潰瘍性大腸炎の1例

東京医科歯科大学大腸肛門外科

【症例】29歳，男性
【主訴】下痢，血便
【家族歴】母：肺癌．【既往歴】特記すべきことなし．【現病歴】1995年より排便回数が増加（1日1回が3回に）した．2000年より粘血便，貧血を認めた．2004年3月，水様性下痢が出現し近医を受診した．大腸内視鏡検査で潰瘍性大腸炎，下行結腸癌と診断された．また，MRCPで原発性硬化性胆管炎が疑われた．2004年4月に当科紹介受診し，手術目的で入院した．
【入院時身体所見】結膜に軽度の貧血を認めた．黄疸なし．胸部，腹部は特記すべきことなし．直腸診では，少量の粘血便の付着を認めた．腫瘤を触知しなかった．【入院時検査所見】Hb 8.6 g/dlと貧血を認めた．γ-GTP 78 U/l，ALP 396 U/lと高値を示したが，その他の生化学検査の異常はなかった．CEA 5.6 ng/ml，CA19-9 48.5 U/mlと軽度上昇を認めた．AFPは未検．抗核抗体40倍（上昇），抗DNA抗体2.0 IU/ml（正常），抗Sm抗体陰性，抗ミトコンドリア抗体陰性であった．
【経過】図1〜3の所見より，下行結腸癌（D，1型，1/2周性SS以深，H0，P（−），N（−），M（−），StageⅡ）を伴う全大腸型潰瘍性大腸炎，原発性硬化性胆管炎（PSC）と診断し，腹腔鏡補助下大腸亜全摘術（D3），回腸直腸吻合を施行した．肝転移，腹膜播種を認めなかった．
【術後経過】術後7日目に経口摂取を開始したが，五分粥摂取で腹痛・発熱を認め，胆管炎，胆嚢炎と診断した．禁食で軽快し，その後，成分栄養と三分粥で再燃はなかった．紹介医で経過観察するため，2004年6月に退院した．

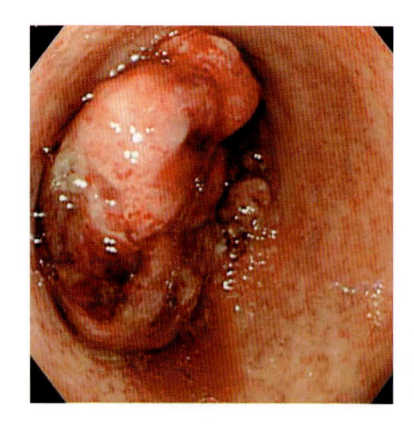

図1　大腸内視鏡所見
全大腸にわたり発赤，びらん，毛細血管透過性の減弱，ハウストラの減少を認めた．肛門縁から35 cmに1/2周性，1型の腫瘍を認めた．生検では低分化腺癌であった．

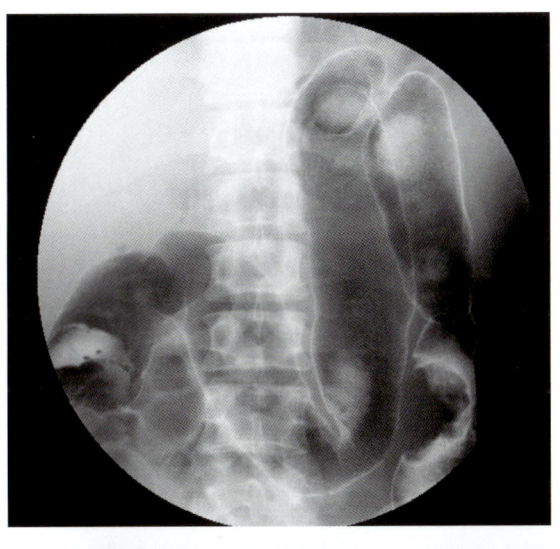

図2 注腸造影所見
全体にハウストラの減少を認めた．下行結腸に長径3cm，境界明瞭な隆起性病変を認めた．

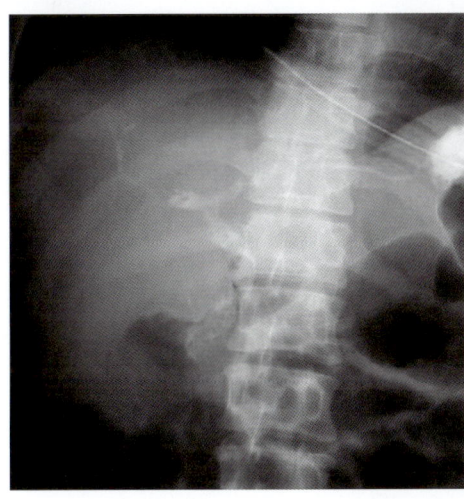

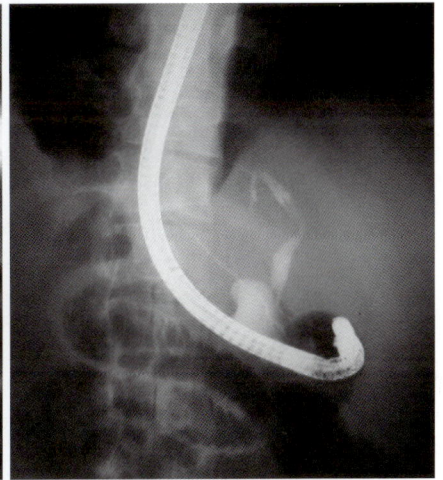

図3 ERCP所見
肝内胆管や総胆管に不規則な狭窄を認め，原発性硬化性胆管炎に特徴的であった．

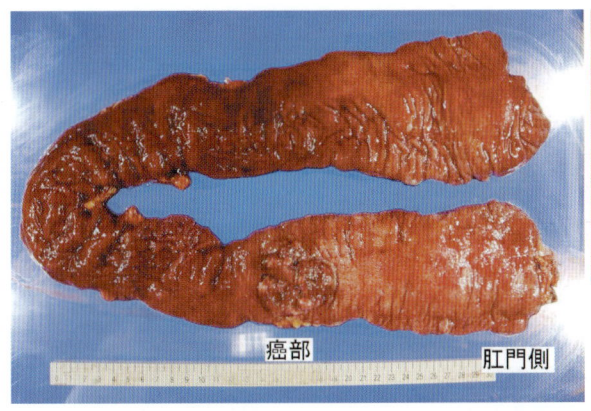

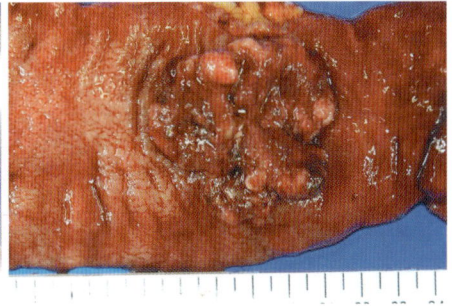

図4 切除標本所見
下行結腸に5×5cm，境界明瞭で表面やや凹凸不整の1型病変を認めた．背景の大腸粘膜は萎縮性でひだの減少を認めた．ざらざらとした顆粒状であり，回盲部付近では粗大顆粒状局面を認めた．

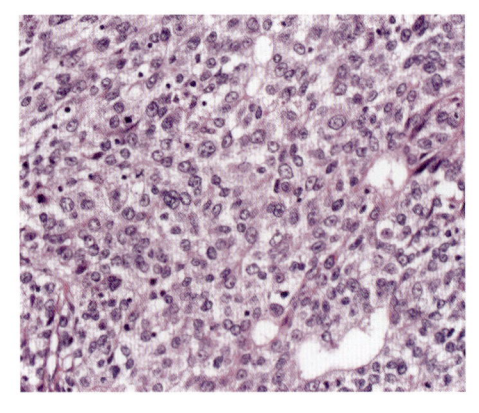

図5 病理組織所見
癌部．poorly differentiated adenocarcinoma, ss，ly_0，v_0，n_2

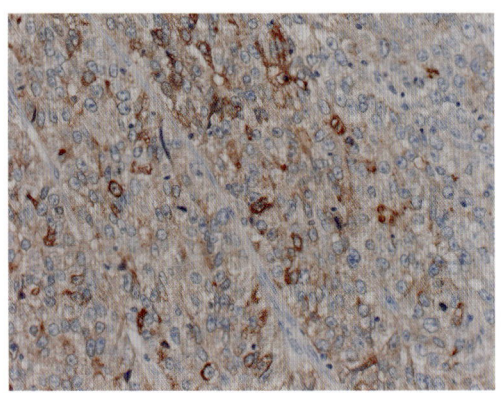

図6 病理組織所見
癌部．AFP染色で陽性．

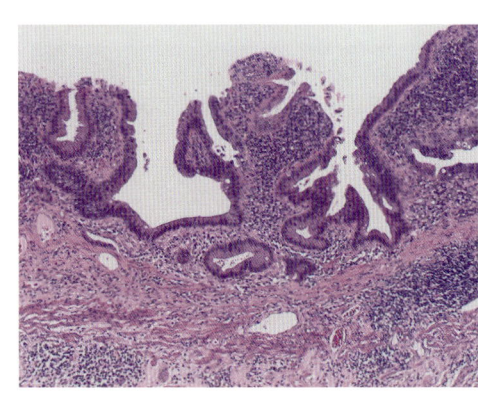

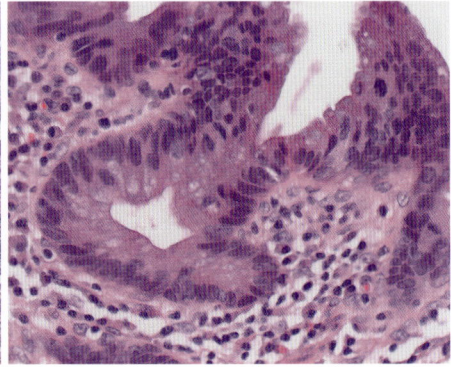

図7 病理組織所見
非癌部．全結腸にわたりさまざまな程度のdysplasiaを認めた．通常の粘膜構造は消失し房状，絨毛様の構造であった．

考 察

本症例は，当初，大腸全摘，回腸囊肛門管吻合を予定していたが，小腸間膜の短縮を認め，また，予後不良であるPSCを合併したことから，QOLを考慮し，直腸を一部温存する術式を施行した．PSCは潰瘍性大腸炎に伴うことが多いとされ，また，比較的まれとされるAFP産生性大腸癌であったことが興味深い点であった．

病理コメント　AFP産生性大腸癌

AFP産生性癌は胃癌では早期癌の2％，進行癌では7％前後に認められるとされている．しかし大腸癌ではきわめてまれであり，これまでに通常の大腸進行癌で数件の症例報告があるに過ぎない．AFP産生性胃癌はその組織形態から，①肝様腺癌，②卵黄囊腫瘍類似癌，③胎児消化管上皮類似癌，に分類されるが，本例の組織形態は肝様腺癌に相当する．胃癌では多くの症例で粘膜内に一般型の分化型腺癌を随伴しており，AFPは腺癌内の腫瘍細胞が異分化，脱分化をきたすことにより産生されると考えられているが，本例でも粘膜内部に一般型の腺癌またはdysplasiaを随伴していたかどうかに興味が持たれる．

（病理コメント：味岡洋一）

■ その他

荒木　俊光　　三木　誓雄
井上　靖浩　　楠　　正人

Case 31
sporadic adenoma からの発生と考えられた直腸癌を合併した1例

三重大学消化管・小児外科学講座

【症例】51歳，男性

【現病歴および経過】49歳時に持続する下血を主訴に近医を受診．大腸内視鏡検査および組織診断にて全大腸炎型潰瘍性大腸炎と診断された．その後再燃を繰り返し，ステロイドを中心とした治療が継続されていた．51歳時（発症1年6カ月後）に再燃し，RbRaに1型腫瘍を認め（図1），生検（図2）の結果，直腸癌と診断され，手術目的にて当院に紹介された．大腸全摘回腸嚢肛門吻合術（1期法）を施行．

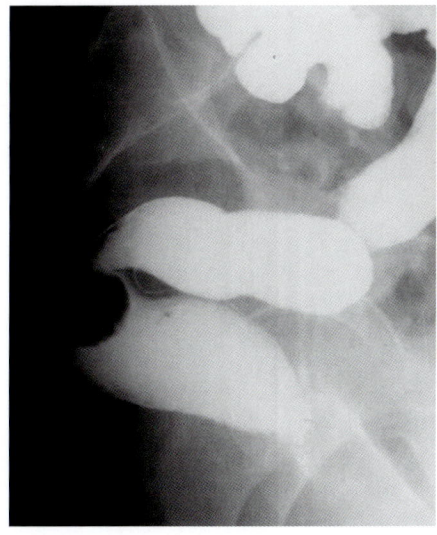

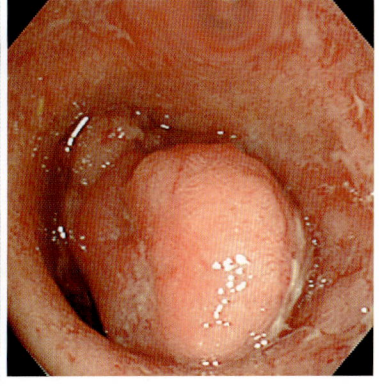

図1　注腸造影および内視鏡所見
下部直腸（RbRa）に1型の腫瘍を認めた．

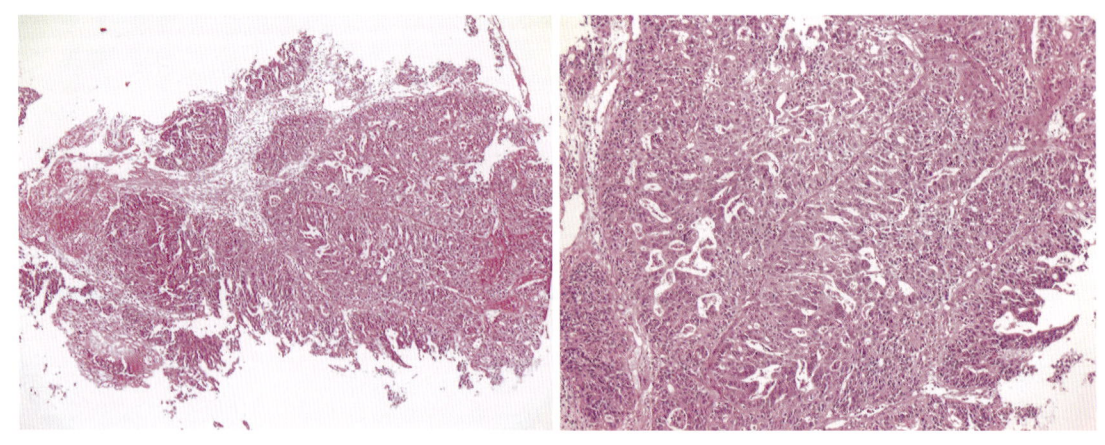

図2 組織所見
直腸腫瘍部からの生検標本にて中分化腺癌と診断した．

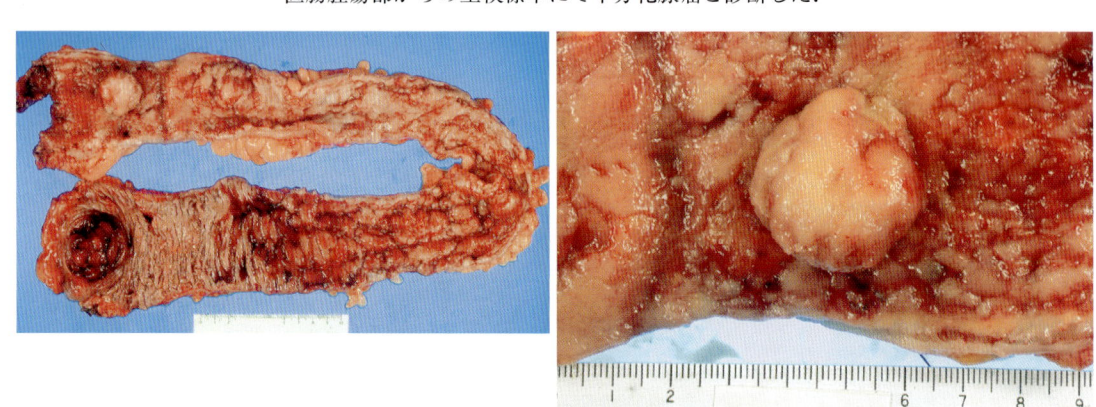

図3 切除標本
横行結腸から直腸にかけ粘膜の発赤・びらん，偽ポリポーシスが認められた．直腸には3×2.5 cm大の1型腫瘍を認めた．

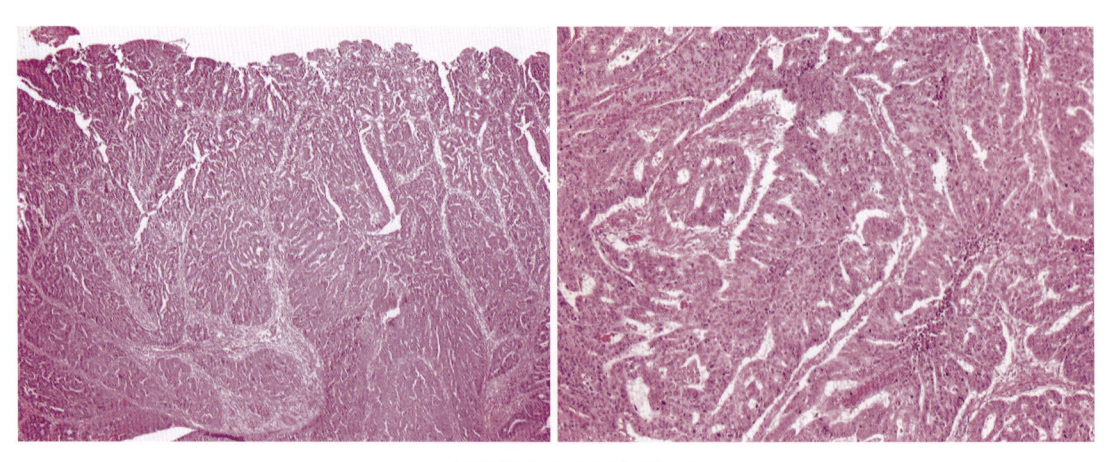

図4 切除標本病理組織学的所見
濃染や腫大を示す腫瘍細胞が不規則な乳頭腺管構造や癒合腺管を形成．粘膜下層深く，固有筋層との境界付近まで浸潤．腫瘍中央部では一部壊死．腫瘍周囲にはdysplasiaの所見は認められなかった．中分化腺癌，sm, ly$_2$, v$_1$の所見であった．

考察

　この症例は発症後1年6カ月と短期間で癌の発生が認められた症例で，潰瘍性大腸炎の罹患期間および腫瘍周囲に flat dysplasia の所見が認められなかったことより，潰瘍性大腸炎に合併した sporadic adenoma からの直腸癌と考えられた．直腸癌に対し側方リンパ節郭清は実施していない．潰瘍性大腸炎の場合，通常直腸固有筋膜より直腸間膜に切り込む line で直腸を切除するが，この症例のように直腸癌を合併した場合には，肛門挙筋付着部までの直腸間膜を完全切除する total mesorectal excision（TME）を施行している．組織学的評価にて1群リンパ節に転移が認められ，histological stage はⅢa であった．通常の直腸癌と同様に術後補助化学療法施行中で1年経過したが再発，転移の兆候は認めていない．

病理コメント　通常型大腸進行癌

　本例は癌発見までの潰瘍性大腸炎経過年数（1年6カ月），患者の年齢，および dysplasia の随伴がないことから，潰瘍性大腸炎とは関連せずに発生した通常型の大腸癌として矛盾しない．その組織発生については，sporadic adenoma からの発生のほか，*de novo* 発生の可能性もある．こうした炎症粘膜とは無関係に発生したと考えられる癌に対しても，大腸全摘術が適応となるかどうかについては，今後の議論が必要であろう．

（病理コメント：味岡洋一）

■UC 以外の炎症性腸疾患に合併した癌　　　　　　　渡辺　憲治　　細見　周平
　　　　　　　　　　　　　　　　　　　　　　　　澤田　鉄二*　押谷　伸英

Case 32
放射線性腸炎に合併した直腸癌の 1 例

大阪市立大学大学院医学研究科消化器官制御内科学　*同 腫瘍外科学

【症例】69 歳，女性

【既往歴】1998 年，子宮頸癌（stage Ⅲ b）にて子宮付属器切除術を施行．術後，補助的放射線療法として合計 50.4 Gy の外照射を受けた．

【現病歴および経過】2000 年 2 月頃から下血を認め，大腸内視鏡検査にて放射線性腸炎と診断され，以後定期的に内視鏡にて follow していた．経過観察目的で 2003 年 2 月に施行した大腸内視鏡検査にて，直腸 S 状結腸移行部に辺縁不整な潰瘍を認めた．生検の病理組織検査にて中分化腺癌であったため，3 月当院外科にて高位前方切除術を施行．

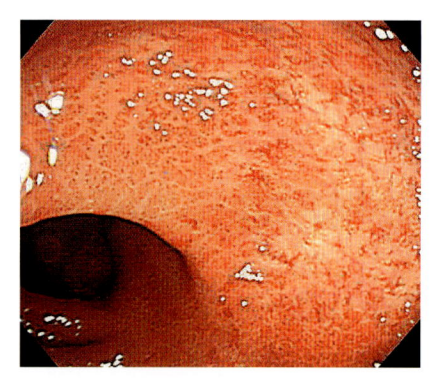

図 1　術前の直腸の放射線性腸炎の内視鏡所見
不整な血管拡張を認める．

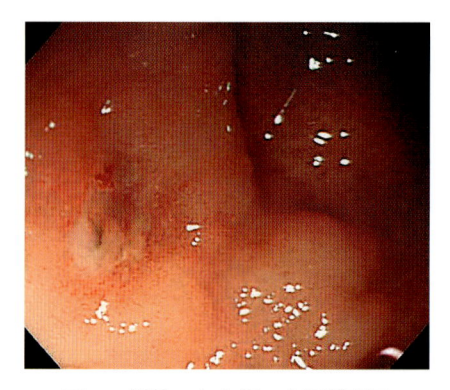

図 2　術前の病変部の内視鏡所見
放射線性腸炎の萎縮した粘膜内に，辺縁不整な潰瘍を認める．

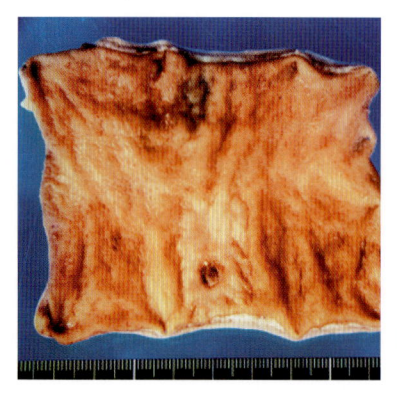

図 3　手術標本の肉眼所見
不整な潰瘍性病変を認める．

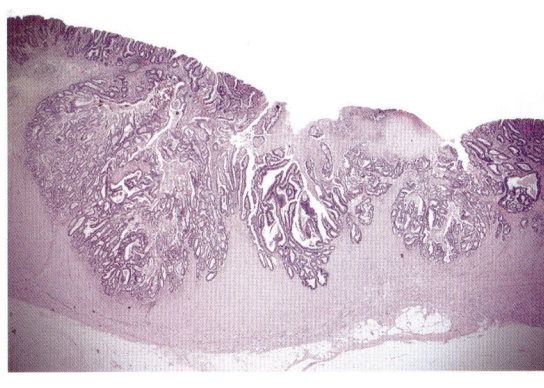

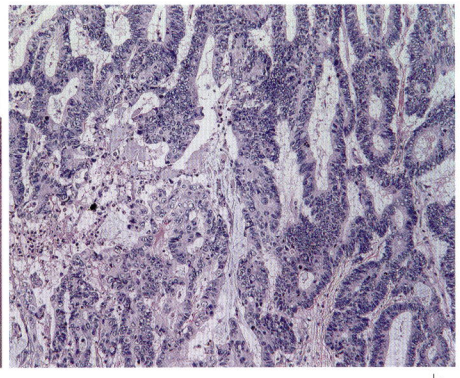

図4 手術標本の病理組織所見
a：ルーペ像
b：病変中心部の拡大像
　深達度 mp, ly_0, v_0 の中分化腺癌であった．

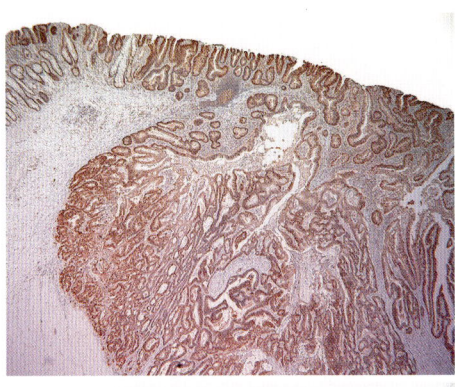

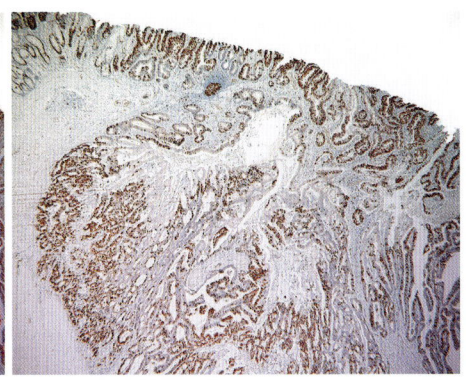

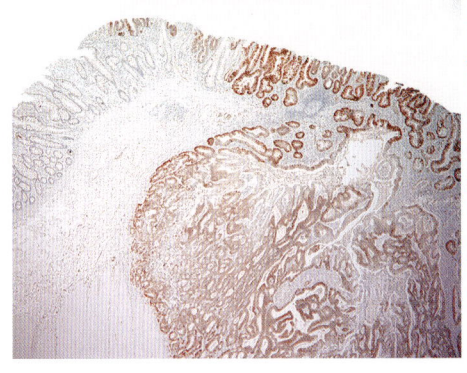

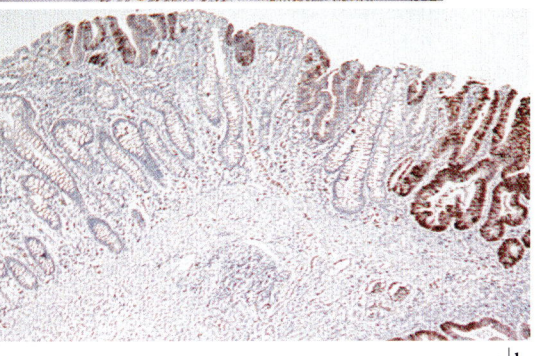

図5 手術標本の免疫組織化学染色所見
　PCNA（proliferating cell nuclear antigen）染色（a）では，腫瘍部，非腫瘍部，ともに染色され，非癌部の放射線性腸炎粘膜も広く全層性に陽性像を示した．
　Ki-67染色（b）では，癌組織周辺の異型細胞を含む粘膜および癌組織部で陽性像を認めた．
　p53染色（c）では，腫瘍部では強陽性像を認め，癌周囲の異型細胞の部分でも spot 状に陽性像を認めた（d）．

考 察

　本例は，子宮頸癌術後の放射線照射から約4年半という短い期間での発生であったが，放射線性腸炎の内視鏡像と，その中に小潰瘍の癌病変を認めたこと，および免疫組織化学染色の結果から，放射線性腸炎に合併した放射線誘発癌であると診断した．本例は，とくに症状の変化もなく，経過観察の内視鏡で偶然発見された．当院では，腸結核の瘢痕萎縮帯粘膜にびらん，小潰瘍を呈した癌症例も経験している．潰瘍性大腸炎も含め，病変の罹患範囲内に，周辺粘膜とは様相の異なる潰瘍，びらんを認めた際には，癌合併を念頭におき，積極的に生検を行う必要がある．

病理コメント　放射線性腸炎に合併した直腸癌

　本例は，放射線性大腸炎粘膜に発生した癌であるが，放射線照射から癌発見までの経過が4年半と短期間であるため，厳密には，放射線誘発癌（通常は，照射から10年以上経過の後に発生するとされる）かどうかの判断は難しい．癌の組織像も，通常の大腸癌と何ら変わりはない．しかしその深部発育様式には特徴があり，そのことが，病変の内視鏡診断をやや困難なものにしている．図4のルーペ像でみるように，癌は粘膜下層に大量の塊を形成しないまま，固有筋層に浸潤している．そのため，潰瘍周囲には（通常の分化型大腸進行癌にみられるような）明瞭な周堤隆起形成がなく，炎症性変化との鑑別が問題となる．本例は，浸潤部癌周囲に丈の低い粘膜内癌が随伴しており，表面平坦もしくは陥凹型粘膜内癌から進展した進行癌と推定される．このことが，癌の深部発育様式を規定していると考えられる．すなわち，表面平坦もしくは陥凹型粘膜内癌は高い粘膜内隆起を形成しないため，腸管蠕動運動による病変の内腔に向かっての牽引が生じにくく，病変直下粘膜下層の引き上げによる拡大が起きない．したがって，粘膜下層に大量の塊が形成されないまま，癌は固有筋層に浸潤することになる．こうした深部発育様式（および肉眼形態）の癌は，通常の大腸にも散見され，必ずしも炎症を背景に発生する癌に特異的なものではない．すなわち，背景に炎症性変化がある場合は，散発性大腸癌であってもその内視鏡診断には苦慮する可能性があることを念頭に置く必要があろう．　　　（病理コメント：味岡洋一）

■ UC以外の炎症性腸疾患に合併した癌

高木　靖寛　　古川　尚志
松井　敏幸　　岩下　明徳*

Case 33
Crohn病に合併した肛門直腸粘液腺癌の1例

福岡大学筑紫病院消化器科　*同 病理部

【症例】31歳，女性

【現病歴および経過】1978年（16歳時）より肛門・外陰部の腫瘤が出現．1985年（24歳時），小腸大腸型のCrohn病と診断され，同年，痔瘻に対し手術を受けた．1987年（26歳時），腸管内瘻が出現し，右半結腸切除，小腸部分切除，S状結腸部分切除を，肛門狭窄に対し肛門拡張術が施行された．1993年31歳時（診断8年後），肛門痛，粘血便が出現し，精査を行ったところ，肛門より約10 cmにわたる全周性の管腔狭小化を認め，肛門部からの生検で粘液癌が認められたため，3型進行癌と診断され，骨盤内臓器全摘術が施行された．しかし，切除標本の病理組織学的検索で，すでに子宮，腟への直接浸潤が認められ，1年6カ月後に癌再発のため死亡した．

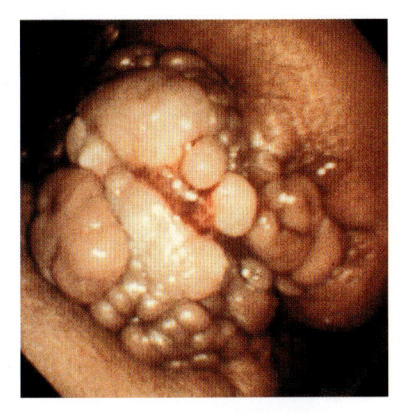

図1　肛門・外陰部所見
肛門部には直径約4 cmの硬いカリフラワー状の多結節性腫瘤を認めた．

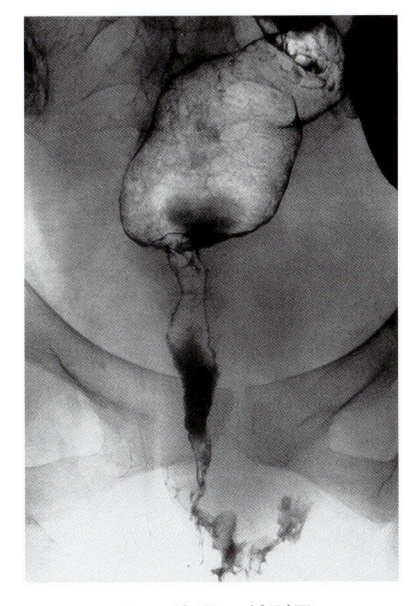

図2　注腸X線所見
肛門輪から10 cmにわたり全周性の管腔狭窄があり，狭窄部の辺縁には壁のけば立ち，不整が認められた．

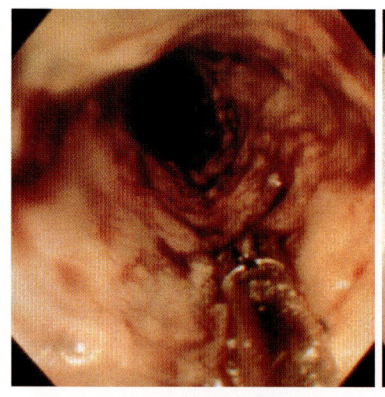

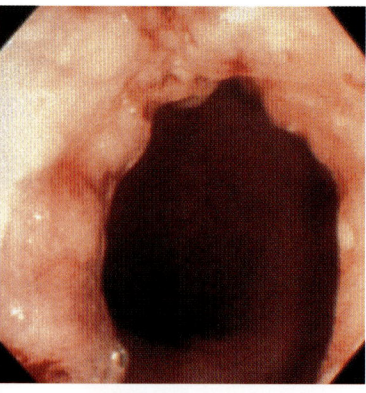

図3 大腸内視鏡所見
a：狭窄部は凹凸不整で浅い白苔に覆われ，易出血性であった．
b：病変のもっとも口側境界部には小結節状隆起を認めたが，明らかな周堤の形成はみられなかった．

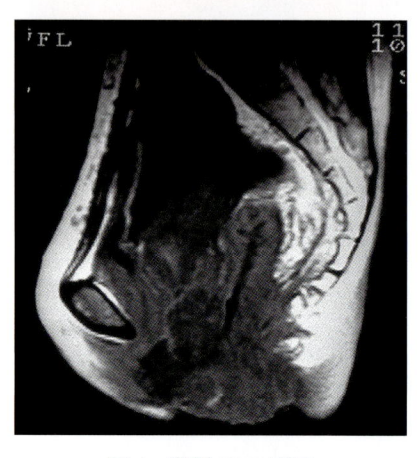

図4 腹部 MRI 所見
病変は直腸，肛門周囲脂肪層に広く浸潤し，子宮，後腹膜，会陰部皮膚に連続していた．

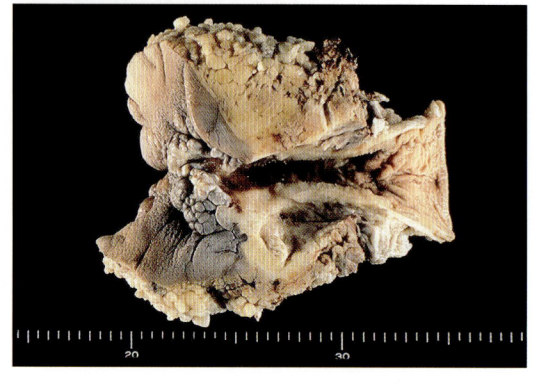

図5 切除標本肉眼所見
病変は肛門から会陰部表皮に露出していた．肛門輪から約 10 cm までの直腸は全周性に硬く肥厚し，正常粘膜の構造は認められなかった．腫瘍径は 9×5 cm であった．

考察

　本症例は 15 年来の痔瘻と 8 年にわたる Crohn 病の病歴を有し，肛門直腸部に粘液癌が発生した症例である．Crohn 病に合併する大腸癌の特徴は，すなわち，①癌発生年齢は平均 52.7 歳で，通常の大腸癌と比較すると若年である．②癌発生までの罹病期間は，平均 15.2 年である．③癌は Crohn 病の病巣内に発生し，1/3 の症例は癌の近傍に瘻孔，痔瘻を伴っている．④単発である．⑤肉眼型は 4 型が高率であり，組織型は約半数が粘液癌である．これらの特徴は欧米の報告とほぼ同様であるが，癌に並存する dysplasia については，欧米では癌の近傍に高率にみられるとされるが，本邦報告では 15 例中 1 例と低率であり，今後の検討が必要である．また，痔瘻癌の特徴では，①痔瘻が長期間治癒せず排膿を繰り返し，②痔瘻に新たな疼痛，硬結などの症状が生じ，③ mucin 様分泌がみられ，④直腸肛門以外の臓器に癌がない，などとされている．本症例は若年時から痔瘻，肛門直腸部の狭窄，肛門部腫瘤が存在し，内視鏡的に癌の早期発見は困難であったと考えられる．しかし，瘻孔や痔瘻を有する Crohn 病患者は癌発生を念頭におき，その疼痛や硬結，分泌物や病変の推移に十分留意することが重要である．

　本症例は，胃と腸　30(9)；1201-1207（1995）に掲載した．

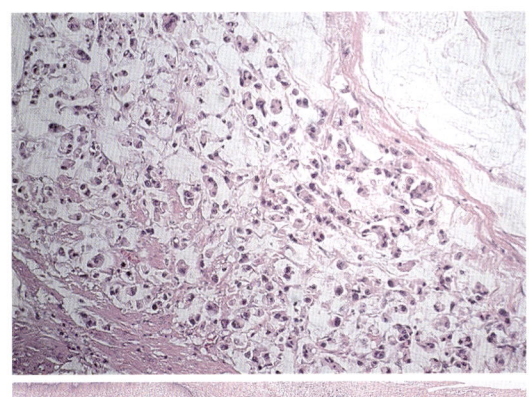

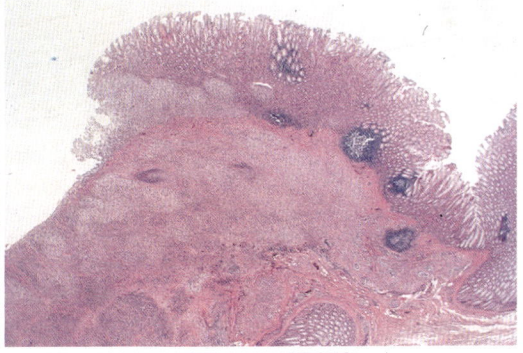

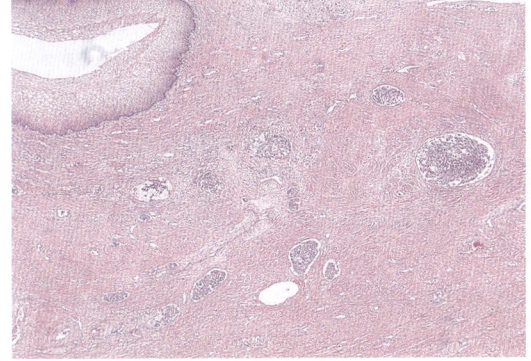

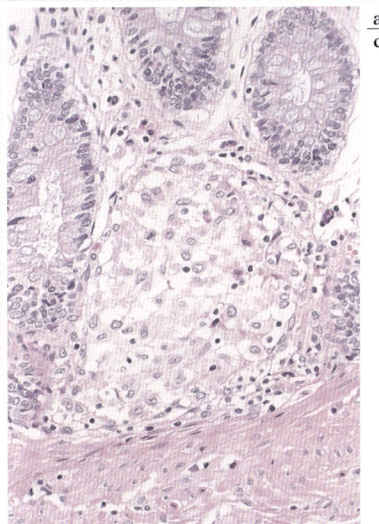

図6 病理組織学的所見
 a：腫瘍は著明な細胞内粘液および細胞外粘液産生を示す異型度の高い低分化腺癌で，組織学的には mucinous adenocarcinoma であった．
 b：肥厚した直腸壁には全層にわたり signet-ring cell のびまん性増殖が認められたが，間質の線維化は軽度であった．病変口側では癌細胞が上皮下に浸潤し隆起を形成していた．
 c：病変部および辺縁では著明なリンパ管侵襲が認められた．
 d：全標本中，非乾酪性類上皮細胞肉芽腫は1カ所のみ認められた．

病理コメント　Crohn 病に合併した肛門直腸粘液腺癌

　　　痔瘻を伴う低分化（印環細胞癌）・粘液癌で，Crohn 病に合併する直腸癌の典型例である．癌の発生起点としては，直腸粘膜か痔瘻が考えられるが，8年にわたる痔瘻歴があること，腸管内腔側に腫瘍形成がないこと，肛門皮膚直下まで癌の進展がみられたこと，等から，痔瘻原発の癌の可能性が高い．Crohn 病の痔瘻または瘻孔に癌が発生しやすいことが，慢性の持続性炎症が存在するためだけなのか，あるいは Crohn 病という病態自身も関わっているのか，については興味がもたれる．
　　　　　　　　　　　　　　　　　　　　　　　　　　（病理コメント：味岡洋一）

■ UC以外の炎症性腸疾患に合併した癌

黒河　聖　　今村　哲理
後藤田裕子*　村岡　俊二*

Case 34
Crohn病に合併した小腸癌の1例

札幌厚生病院胃腸科　*同　病理

【症例】37歳，女性

【現病歴および経過】16歳時に腹痛，下血にて近医受診し，Crohn病と診断され，同年，回腸上行結腸切除．以後炎症持続し，32歳時に当院紹介受診となる．当科にて内科的治療施行するが，小腸に瘻孔を認め，1998年10月，外科手術施行．その後，大量下血，腸閉塞にて2001年10月に回腸切除術施行．当科では経腸栄養療法を施行していたが，反復する腸閉塞にて完全静脈栄養による在宅高カロリー輸液療法を施行．2003年1月より下血，腹痛を認め，同年2月入院．腹部CT検査にて回腸末端部に膿瘍を認め，抗生剤を投与し，同年4月手術施行．膿瘍と瘻孔を認めた回腸を部分切除後，組織学的検索にて，同部位に中分化から低分化腺癌を認め，ss，ly_0，v_0であった．その後も腸閉塞症状繰り返し，内科的治療にて保存的に加療していたが，2004年5月，突然の消化管出血にて死亡された．

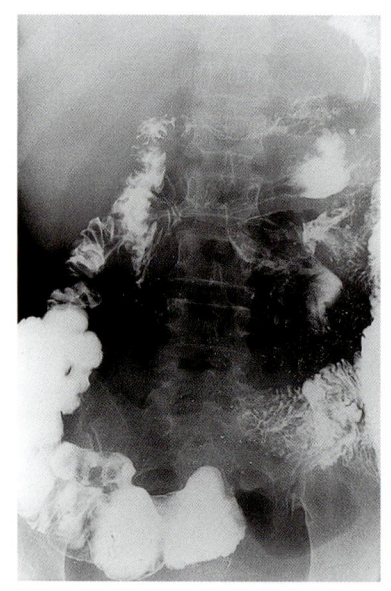

図1　2002年6月の経口小腸造影所見

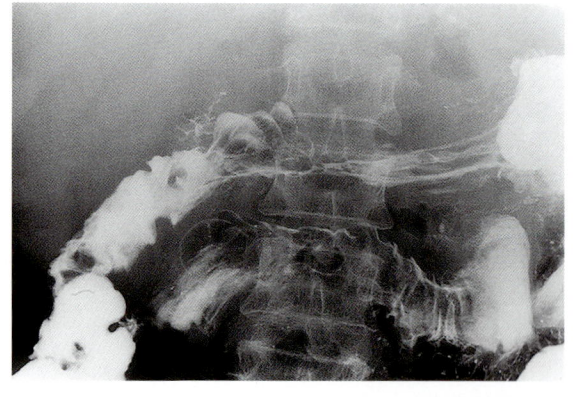

図2　2002年6月の右上腹部の吻合部付近の回腸部位

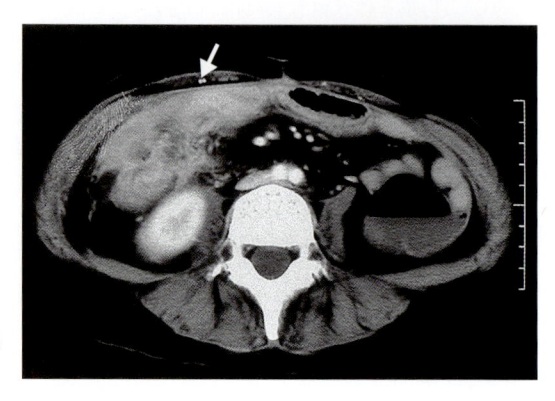

図3　2003年3月，入院時の腹部CT所見
右上腹部に膿瘍を認めた（矢印）．

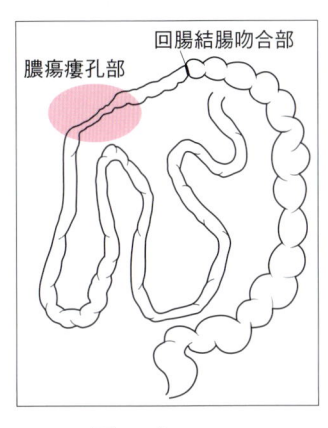

図4 シェーマ
2003年4月，手術所見

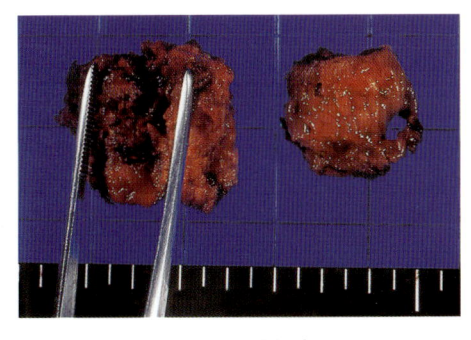

図5 切除標本
小腸部分切除術．膿瘍が器質化したところを剥離し，切除．一部瘻孔を形成していた．

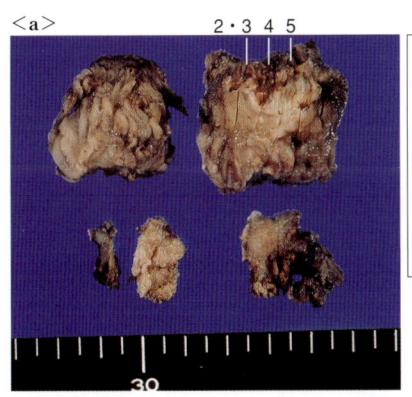

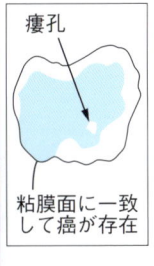

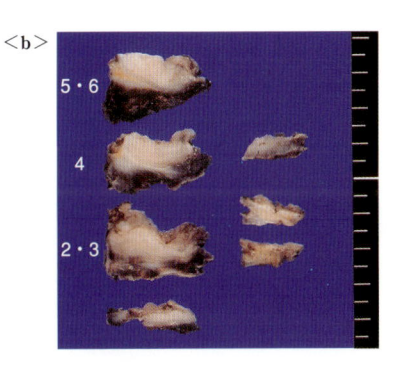

図6 固定標本（a）と割面（b）

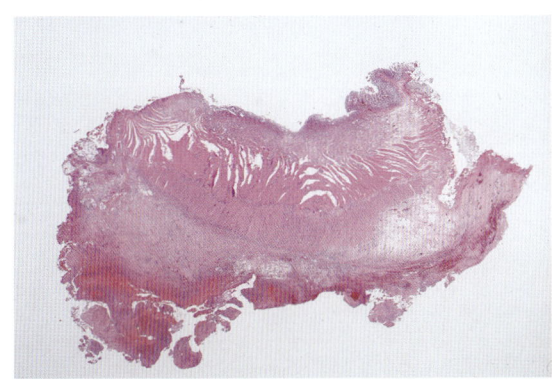

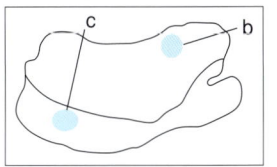

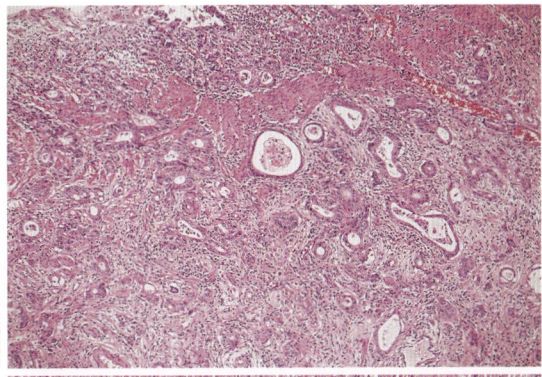

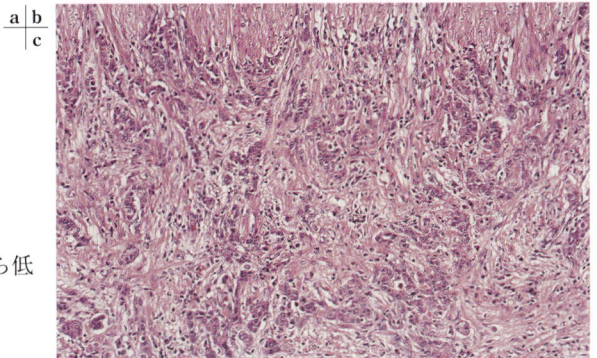

図7
a：粘膜表層から漿膜にかけて中分化から低分化腺癌を認めた．(HE×1)
b：中分化腺癌像．(HE×20)
c：低分化腺癌像．(HE×40)

考察

　Crohn病における消化管癌の発生頻度は，本邦においては比較的頻度が少なく，炎症が発癌に関与しないと考えられているが，欧米ではCrohn病において結腸癌，小腸癌を合併する危険度が高いと報告されている[1]．本症例は，回腸に癌を合併した症例であったが，一般的な小腸癌合併Crohn病の特徴としては，発症年齢が若く，男性，部位は回腸に多く，狭窄に対して空置された腸管に癌が発生しやすいと報告されている[2]．本例は何度も炎症，狭窄にて腹部手術を施行され，癒着も高度にみられ，腹部膿瘍，腸閉塞にて手術施行後，組織学的検索で偶然，癌と診断された．術前，十分な検索を施行できず悪性腫瘍の合併を考慮していなかったが，急激に進行する狭窄や膿瘍の悪化，貧血の増悪などの場合，頻度が少ないが発癌の可能性に注意を払う必要がある．

文　献

1) Mellemkjaer L, et al：Crohn's disease and cancer risk（Denmark）. Cancer Causes Control 2000；11：145-150
2) Koga H, et al：Rapidly and infiltratively growing Crohn's carcinoma of the small bowel：serial radiologic findings and a review of the literature. Clin Imaging　1999；23：298-301

病理コメント　Crohn病に合併した小腸癌

　Crohn病に合併する腸癌の中には，痔瘻・瘻孔近傍もしくは同部粘膜に発生するものが少なくない．本例も，瘻孔形成部に小腸癌が発生していたが，小腸粘膜にも癌が存在していた（図6）ことから，瘻孔近傍の小腸粘膜に発生した癌が，瘻孔も含めた腸管壁に進展したものと思われる．Crohn病は粘膜よりも粘膜下層以深に炎症の主座があるため，おそらくは，UCと異なり粘膜面全体が慢性炎症による高い癌化ポテンシャルを有している訳でない．したがって，痔瘻・瘻孔部やその近傍の炎症が持続する粘膜が，癌好発の特異点となりやすいのかもしれない．

（病理コメント：味岡洋一）

索　引

和　文

い

遺伝子学的診断法　128
印環細胞癌　22

え

エストロゲンレセプター遺伝子　130

か

ガイドライン（欧米の dysplasia の治療指針）　137
回腸囊　141
拡大内視鏡　59, 61, 66, 68, 70, 100, 108
　──の有用性と問題点　66, 80
顆粒集簇様（LST-G）肉眼形態　57, 63, 195, 230
　──の sm 微小浸潤癌　225
癌合併例に対する手術術式　158
癌の急速進展例　183
癌発見時の UC 経過年数　154

き

急速な腫瘍増大　166
急速に進行した例　164, 167, 169
狭窄　117
　管状──　95
　全周性──　231

く

工藤分類　85, 162

け

外科手術　135
結節集簇様の形態→「顆粒集簇様」を見よ
結腸亜全摘後　213
結腸全摘・回腸直腸吻合術（IRA）後癌発生　142, 156, 196, 200, 203, 205
原発性硬化性胆管炎　18, 246

こ

高危険群　37
厚生省研究班による UC における異型上皮の病理組織分類　32
厚生省サーベイランスプログラムの作成　33
高分化腺癌　24
　細胞分化に乏しい──　27
　表層分化を示す──　26
　分化細胞を豊富にもつ──　27

さ

サーベイランス　70, 99, 110, 152, 174
　──開始年齢　151
　──間隔　151, 152
　──対象　150
　──内視鏡　37, 47, 52, 54, 128, 175, 187, 190, 217
さざ波模様　74
左側大腸炎型　18, 155, 236
残存直腸　193, 205, 207
　──直腸粘膜　143

し

色素内視鏡（色素散布法）　48, 54, 66, 68, 100, 108
痔瘻原発の癌　257
若年発症　174
絨毛状〜絨毛管状 dysplasia　166
絨毛状粘膜　54
手術歴　155
腫瘍 pit　71
上行結腸直腸吻合術後　210

す

ステップバイオプシー　70, 105, 157, 217, 227

せ

生検病理診断　33, 230
腺腫　139
　──と dysplasia の鑑別法　152
　──とも癌とも判定困難な腫瘍　27
全大腸炎型潰瘍性大腸炎　17, 155, 240

そ

側方リンパ節郭清　251
組織型　19, 159

た

ターゲットバイオプシー　51, 68, 103, 110, 157
大腸亜全摘　207
大腸全摘・回腸瘻造設術　142
大腸全摘・回腸囊肛門管吻合術（IACA）　141, 193
大腸全摘・回腸囊肛門吻合術（IAA）　141, 175, 195, 249
大腸全摘術　141, 206
多発癌　160, 174

──の発生部位　160

ち

注腸X線　92, 94
超音波内視鏡　88
直腸指診　245

つ

通常内視鏡　52

て

低分化腺癌　22, 27, 159, 171

な

内視鏡的粘膜下層剝離術　221

に

肉眼型　159
肉眼的特徴　28

ね

粘液癌　22, 159, 233

は

ハイリスク群　106
倍加速度　174

ひ

非顆粒型LST　63
非腫瘍性粘膜　128
表層分化傾向を示さない上皮　35
表層分化を示す上皮　33

ふ

分化型腺癌　23
吻合部　214

へ

平坦型 dysplasia　15, 216

平坦粘膜　139
平坦病変　98
　　──のX線所見　97

ほ

放射線性腸炎に合併した直腸癌　252
補助診断　133

ま

慢性虚血性変化　220

ら

ランダムバイオプシー　68, 100

り

隆起性病変　95, 139
　　──のX線所見　97

欧 文

A

AFP 産生性大腸癌　246
age-related methylation　129
APC 蛋白　122

B

β-catenin　84, 122
backwash ileitis　18
Brown 変法　94
brush cytology　106

C

chemoprevention　18
COBRA 法　130
colitic cancer　15
　──における注腸 X 線検査の意義　98
　──と偶発大腸癌の併存　212
　──の X 線所見　95
　──の合併頻度　17
　──の危険因子　17
　──の内視鏡像　114
　──の発育様式　245
　──の発生部位　19
Crohn 病　258
　──に合併した肛門直腸粘液腺癌　255
　──に合併した小腸癌　258

D

DALM（dysplasia-associated lesion or mass）　15, 32, 48, 52, 63, 76, 83, 84, 100, 114, 135, 174, 178, 190, 198
　adenoma-like──　139
　──と腺腫の鑑別　80
DCC 遺伝子　122
DNA aneuploidy　129
DNA 修復遺伝子　123
DPC4 遺伝子　122
dysplasia　15, 19, 21, 52, 61, 62, 70, 93, 110, 121, 128, 178, 215, 220, 227, 230, 239
　──と sm 以深癌の頻度　153
　──の pit pattern 診断の問題　224
　──の X 線描出率　94
　──の意義と問題点　112
　──の内視鏡的特徴　52
　──の病理診断の問題点　113
　──の併存　160
　──分類と臨床的取り扱い　31

E

E-cadherin 遺伝子　122
endoscopic mucosal resection；EMR　193
endoscopic submucosal dissection；ESD　221
EUS　88

H

hand-assisted laparoscopic surgery　187
high-grade dysplasia（HGD）　62, 112, 136, 190, 200
　──の取り扱い　152
hMLH1　123
hMSH2　123
hMSH6　123

I

IAA（大腸全摘・回腸嚢肛門吻合術）　141, 175, 195, 207, 239, 249
IACA（大腸全摘・回腸嚢肛門管吻合術）　141, 193
IPAA（回腸嚢肛門吻合術）　239
IRA（結腸全摘・回腸直腸吻合術）術後　142, 156, 196, 198, 200, 203, 205

K

Ki-67 免疫染色　48, 180
Kras 遺伝子　121

L

low-grade dysplasia（LGD）　62, 112, 136, 175, 180, 190
　──平坦型の取り扱い　153
　──隆起型の取り扱い　153
LST（laterally spreading tumor）　61
　──類似 colitic cancer　221
LST-G 様肉眼形態　57, 63, 195, 225, 230
LST-NG 様肉眼形態　63

M

microsatellite instability　123

O

oxidative injury　132

P

p14ARF　123
p16INK4a　123
p21WAF1/CIP1　124
p27Kip1　124
p53 遺伝子　121, 129
p53 過剰発現　84
p53 免疫染色　33, 48, 81, 132, 180, 209
patchy distribution　106
PCR-SSCP 法　132
pit pattern　29, 40, 48, 59, 64, 66, 81, 100, 108, 116, 146, 162
plaque-like lesion　105
pouch 手術　141, 206

R

rapid cell turnover　132
regression　108
Riddell らの分類　31, 136

S

S 状結腸癌　240
sampling error　108
sialyl-Tn antigen　129
sm 以深浸潤癌
　——に連続する dysplasia の有無　160
　——の深達度と発見の契機　158
　——の発生部位　158
sporadic adenoma　32, 48, 52, 74, 83, 249
　——との鑑別　113

sporadic cancer　40
surveillance colonoscopy　37, 47, 52, 54, 128, 175, 187, 190, 217

T

telomere length　131
TGF-β1RⅡ遺伝子　123
total mesorectal excision（TME）　251

V

villous 構造　81
von Hippel Lindau（vHL）遺伝子　124

W

washing　106

colitic cancer
──診断と治療の現況──

2006年5月20日　第1版1刷発行

編　集　　渡邉　聡明，味岡　洋一，五十嵐正広，田中　信治
発行者　　増永　和也
発行所　　株式会社　日本メディカルセンター
　　　　　東京都千代田区神田神保町1-64（神保町協和ビル）
　　　　　〒101-0051　TEL 03（3291）3901㈹
印刷所　　三報社印刷株式会社

ISBN4-88875-185-4　¥16000E
ⓒ2006　乱丁・落丁は，お取り替えいたします．

本書に掲載された著作物の複写・転載およびデータベースへの取り込みに関する許諾権は日本メディカルセンターが保有しています．

JCLS <㈱日本著作出版権管理システム委託出版物>
本書の無断複写は著作権法上での例外を除き，禁じられています．複写される場合はそのつど事前に㈱日本著作出版権管理システム（☎03-3817-5670 FAX 03-3815-8199）の承諾を得てください．